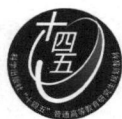

科学出版社"十四五"普通高等教育研究生规划教材

神经外科学

主　　审　杨树源
主　　编　杨新宇
副 主 编　王增光　孙　宁
编　　委（按姓名笔画排序）

于圣平（天津医科大学总医院）　　　　　马　骁（天津市儿童医院）
马　峻（天津医科大学总医院）　　　　　王永军（天津市儿童医院）
王凯杰（唐山市工人医院）　　　　　　　王晓光（天津医科大学肿瘤医院）
王恩敏（复旦大学附属华山医院）　　　　王增光（天津医科大学总医院）
尹　强（天津医科大学肿瘤医院）　　　　尹绍雅（天津市环湖医院）
田　野（天津医科大学总医院）　　　　　权　伟（天津医科大学总医院）
朱　涛（天津医科大学总医院）　　　　　任吉滨（天津市儿童医院）
刘　东（天津医科大学第二医院）　　　　刘　博（天津医科大学总医院）
刘　辉（天津医科大学总医院）　　　　　刘水源（福州市第二医院）
刘宝斌（天津医科大学总医院）　　　　　刘盛泽（厦门大学附属福州第二医院）
江荣才（天津医科大学总医院）　　　　　孙　宁（天津市儿童医院）
孙玉晨（河北医科大学第二医院）　　　　李　宏（天津医科大学第二医院）
李国栋（天津市儿童医院）　　　　　　　杨卫东（天津医科大学总医院）
杨学军（清华大学附属北京清华长庚医院）　杨新宇（天津医科大学总医院）
汪俊萍（天津医科大学总医院）　　　　　张　耐（天津医科大学总医院）
张　振（天津医科大学肿瘤医院）　　　　张文川（上海交通大学医学院附属第九人民医院）
张庆九（河北医科大学第二医院）　　　　张建宁（天津医科大学总医院）
张春燕（天津市儿童医院）　　　　　　　张晓炜（河北医科大学第二医院）
陈　实（厦门大学附属福州第二医院）　　陈旨娟（天津医科大学总医院）
林　健（福州市第二医院）　　　　　　　岳树源（天津医科大学总医院）
周忆频（天津市第三中心医院）　　　　　周宇浩（天津医科大学总医院）
赵　岩（天津医科大学总医院）　　　　　姜泽宇（天津市儿童医院）
宫达森（天津医科大学总医院）　　　　　费　川（天津市儿童医院）
贾　亮（河北医科大学第二医院）　　　　贾文清（首都医科大学附属北京天坛医院）
徐广明（山东第一医科大学附属省立医院）　郭二康（天津市儿童医院）
黄　强（天津医科大学总医院）　　　　　崔建忠（唐山市工人医院）
梁　军（天津医科大学总医院）　　　　　尉辉杰（天津医科大学总医院）
詹梦熊（福州市第二医院）　　　　　　　蔡新旺（唐山市工人医院）
熊建华（天津医科大学总医院）　　　　　魏中南（天津市儿童医院）
魏盈胜（天津医科大学总医院）

科 学 出 版 社

北　京

内 容 简 介

神经外科学是临床医学领域具有代表性的专业之一，在发展和实践之中不断汇集各种最新科技成果，并对其进行整合与优化，为神经系统疾病患者提供更完善、更安全的诊疗服务。

近几十年来，神经外科学在更加精细的专业分工上有了显著发展。神经肿瘤、颅底外科、脑血管病、功能性神经外科、神经创伤和神经重症、脊髓和外周疾病、小儿神经外科等亚专业诊疗方法不尽相同，专业特色更加明显，培养专科医师需要更长的时间和更专业化的训练。

本书从临床实践出发，着重讲解神经外科临床实践知识和疾病管理，是神经外科学专业研究生的基本教材，也可用于神经外科住院医师培训。

图书在版编目（CIP）数据

神经外科学 / 杨新宇主编. — 北京：科学出版社，2025.4
科学出版社"十四五"普通高等教育研究生规划教材
ISBN 978-7-03-077282-4

Ⅰ. ①神… Ⅱ. ①杨… Ⅲ. ①神经外科学－教材 Ⅳ. ① R651

中国国家版本馆 CIP 数据核字（2023）第 250790 号

责任编辑：王锞韫/责任校对：宁辉彩
责任印制：张 伟/封面设计：陈 敬

科 学 出 版 社 出版
北京东黄城根北街 16 号
邮政编码：100717
http://www.sciencep.com

涿州市般润文化传播有限公司印刷
科学出版社发行　各地新华书店经销
*
2025 年 4 月第 一 版　开本：787×1092　1/16
2025 年 4 月第一次印刷　印张：20
字数：590 000
定价：150.00 元
（如有印装质量问题，我社负责调换）

前　　言

研究生教育肩负着高层次人才培养和创新创造的重要使命，是国家发展、社会进步的重要基石，是应对全球人才竞争的基础布局。改革开放特别是党的十八大以来，我国研究生教育快速发展，已成为世界研究生教育大国。中国特色社会主义进入新时代，各行各业对高层次创新人才的需求更加迫切，研究生教育的地位和作用更加凸显。

当前的神经外科学研究生培养，要坚持党的领导，把正确政治方向和价值导向贯穿研究生教育和管理工作全过程；要以习近平新时代中国特色社会主义思想为指导，全面贯彻党的教育方针，坚定走内涵式发展道路，育人为本、以立德树人、服务需求、提高质量、追求卓越，面向人民群众的健康需求，瞄准神经外科学科技前沿和关键问题，深入推进学科专业发展，完善人才培养体系，实现神经外科学研究生教育体系和教育能力现代化。

人脑是非常复杂的生物系统，有上千亿个神经细胞，有复杂的神经纤维连接，通过百万亿个突触连接点，形成神经网络和完成各种脑功能的神经环路。当今时代，人脑的研究和疾病诊治是复杂的生命科学与医学科学的主要分支与交叉结合点，脑科学涉及理解认知、思维、意识和语言等脑功能原理，解析各种脑功能神经基础，对诊断和治疗脑疾病有重要临床意义，也推动了新一代人工智能和新型信息产业的发展。同时，脑疾病和脑创伤是目前社会医疗和保健体系面临的最严重问题之一，根据世界卫生组织的数据统计，脑疾病相关的社会医疗护养负担是所有疾病中最高的，超过了心血管病和癌症。

神经外科学以人体最为复杂的脑和脊髓疾病作为治疗目标，是集最先进医疗技术、科学理论于一体的新兴学科。在此背景下，科学出版社组织新一批医学专业研究生教材的编写，要求教材的内容具有科学严谨、简洁全面、与时俱进的特点。本教材以医学本科毕业，进入到神经外科学专业学习的研究生为主要读者，为他们从事神经外科学日常临床工作，了解神经外科学疾病谱，学习认识疾病、诊断疾病、治疗疾病的方法提供基本知识，帮助他们在进入本专业的关键时刻，打下牢固基础。

来自多所医院的从事神经外科临床和教学工作的骨干专家参与了本教材的编写，他们总结本专业的最新技术进展、各种疾病的诊治特点，从临床工作实战出发，在书稿撰写中毫无保留地予以介绍；同时来自天津医科大学神经外科学专业的博士、硕士研究生作为各位专家的助手，也付出了极大的精力，认真仔细地完成了各项赋予的工作，在此一并表示感谢。

杨新宇

2024 年 9 月

目　　录

第一篇　神经外科学基础

随着医学理论和技术的进步，从事神经外科必须掌握的基础知识也在不断扩展，神经外科手术始终是神经外科学治疗疾病的核心任务。

传统的神经外科学基础包括神经解剖、神经生理、神经影像、神经内科、神经眼科、神经耳科等专业知识，是神经外科医师临床工作中必备的背景知识，这部分内容在医学本科教育阶段的教材和授课中有详细讲解，因篇幅所限，本书不再赘述。

第一章　神经外科手术学

成功、顺利地完成现代显微神经外科手术，不仅要有麻醉和护理团队的密切配合，更需要术者拥有扎实的解剖学知识、周密的手术策略和计划，具备在术中将术前计划与局部解剖学和影像学高度整合的能力，具备熟练和精细的外科技能，还需拥有精致的手术器械和光学放大照明设备。

第一节　神经外科手术术前评估

全面、完善的神经外科手术术前评估是顺利完成治疗、避免手术并发症的基础。手术前应详细了解患者的生理状况、病灶的病理生理特点，做好术中患者管理的准备。术前评估也为术者与患者及其家属的互动沟通提供了重要的机会，在此阶段术者可以向患者及其家属解释有关手术过程、手术风险和手术效果等。术者团队还应关注手术麻醉的相关事项及术前的药品、物资准备，与麻醉医师和手术护理团队做好沟通交流。

一、了解病史

术者在术前需了解患者以往的疾病和治疗史，做好围手术期各项准备。需明确患者既往手术史和是否有麻醉并发症的问题（如肺和气道管理、静脉通道、术后疼痛等）；明确患者的过敏史、类固醇激素使用史、抗惊厥治疗史和抗凝/抗血小板治疗史等；对吸烟、饮酒及不良嗜好等个人史，以及家族史也应了解记录。

二、全面体检

（一）全身体检

手术前全身检查应包括患者的意识水平、精神状态、身体状态、营养和生命体征参数等。与手术相关的重点问题：①与麻醉和气管插管相关的气道评估、消瘦/肥胖，以及颈椎病、冠状动脉疾病、限制性肺病、睡眠呼吸暂停和胃食管反流等合并症的问题；②因术前液体摄入少，或呕吐、脱水造成麻醉后低血压的问题；③颅内动脉瘤、动静脉畸形、血管性肿瘤、颅内静脉窦和长阶段脊柱手术中可能大量失血的问题。

（二）器官系统评估

1. 神经系统　神经外科手术前对神经系统全面评估非常重要。对神经系统的关注要点包括：①对意识水平低下的患者，术前使用镇静药要警惕呼吸抑制的问题，术后要做好继续机械通气的准备；②对有运动性功能障碍的患者，给予镇静药可能引起原有神经症状恶化，尤其是在脑干损伤和（或）后组脑神经功能障碍者，术后存在误吸的风险；③术前高颅压患者可有嗅觉丧失、单侧钩回疝（同侧瞳孔扩大、对光反射消失）等问题；④垂体和鞍上肿瘤术前可有视野损伤；⑤累及三叉神经或面神经的病变，已导致神经功能障碍时，麻醉和气管插管后存在拔管困难和误吸风险；⑥迷走神经受损声音嘶哑患者，麻醉复苏后有气道阻塞的风险；⑦近期脑卒中患者行颈动脉内膜切除术或颈动脉支架置入术，需慎重确定最佳手术时间。

2. 呼吸系统 术前评估要重点关注：①有阻塞性或限制性肺病患者，围手术期呼吸并发症风险较高，可能发生围手术期低氧血症或高碳酸血症，加重原发呼吸系统疾病，需做好选择性术后机械通气的准备；②术前戒烟 6～8 周；③哮喘等气道反应性疾病在气道操作和气管拔管时，存在支气管和喉发生痉挛的风险，呛咳会使痉挛风险增加；④在家中使用持续气道正压通气（CPAP）装置的睡眠呼吸暂停患者，术后要备好相同的装置；⑤上呼吸道感染会增加围手术期呼吸系统疾病的风险；⑥颅内病因导致意识降低、高颈段脊髓病变或脑神经麻痹的患者，术前可能存在肺不张，术后可能发生吸入性肺炎，需要做好机械通气的准备。

3. 心血管系统 合并心血管疾病能显著增加麻醉和手术风险，术前心血管功能状态低下的患者，发生并发症的风险较高。术前心脏评估必须根据需手术疾病的情况和性质进行仔细调整。需要特别关注：①冠状动脉疾病和近期心肌梗死对神经外科手术影响最大，新发心肌梗死与神经外科手术间隔 30～60d 能显著降低再发心肌梗死和围手术期死亡率；②高血压患者通常血容量减少，麻醉后全身血管扩张，术中容易出现心率不稳定和血压不稳定；③有心力衰竭的患者麻醉后左心室功能障碍会恶化，尽可能避免使用甘露醇，但长期接受 β 受体阻滞药治疗的患者可以手术；④冠脉支架置入等介入治疗后的患者，应在神经疾病和出血风险之间平衡，适当推迟手术。

4. 胃肠系统 ①有胃潴留、肠梗阻和胃食管反流的患者，术后有误吸风险；②后组脑神经功能障碍或意识水平降低的患者，也有误吸风险；③病态肥胖者有较高的食管裂孔疝和（或）胃食管反流发生率，同时有较大的残余胃容量，术后有误吸风险。

5. 泌尿系统 有急性或慢性肾功能障碍的患者，可能有液体潴留（如充血性心力衰竭、胸腔积液、腹水）、血容量减少，易患高血压、代谢性酸中毒、电解质失衡（如高钾血症、低钠血症、低钙血症）、贫血和胃排空延迟等。术前需检测红细胞比容、血清电解质、凝血功能、血尿素氮（BUN）和肌酐。呼吸困难的患者需要进行胸部 X 线片和动脉血气分析，并检查心电图是否有缺血和传导阻滞的迹象。术前评估治疗药物是否能被肾脏清除。

血容量减少、影像对比剂、氨基糖苷类抗生素、血管紧张素转化酶抑制剂和非甾体抗炎药（NSAID）等都是导致肾功能急性恶化的危险因素，必须避免。无尿患者禁用甘露醇，肾衰竭患者有时需要术后机械通气。

6. 血液系统 术前应彻底检查并纠正任何出血倾向，如有必要，手术时应准备凝血因子和血小板。术前应提前停止服用抗凝血药物，如华法林 7～10d，氯吡格雷 5～7d，阿司匹林 7～10d，非类固醇抗炎药 5d。对于短暂性脑缺血发作、近期支架置入或心房颤动（简称房颤）的患者，必须与患者的心血管科医师商定停用抗凝血药物的利弊性和术后服用方案。

7. 内分泌系统 对糖尿病患者应仔细排查肺、心血管和肾脏系统合并症。糖尿病患者存在高血糖和高渗透压，易发生感染和伤口愈合不良，而且加重脑缺血发作；而低血糖会影响脑的能量供应，需要注意维持血糖在正常范围内。糖尿病自主神经病变可导致心率、血压不稳定，甚至心脏性猝死。磺脲类药物和二甲双胍半衰期长，不应在手术前 24～48h 内使用。

垂体腺瘤导致库欣病、过量使用类固醇激素导致皮质醇增多症的患者，常有血容量超负荷、低钾代谢性碱中毒。依赖类固醇的患者如果围手术期未补充类固醇，可发生急性肾上腺功能不全。骨质疏松症患者在摆放体位过程中有骨折风险。甲状腺功能减退症（简称甲减）或甲状腺功能亢进症（简称甲亢）患者，手术前必须将甲状腺激素调整至正常水平。

三、术前实验室检查评估

术前应根据患者的临床特征、手术要求进行术前检查，以指导或优化围手术期管理。在全面评估的基础上，实验室检查还需注意：①对于已知冠心病、严重心律失常、外周动脉疾病、脑血管病或其他严重结构性心脏病的患者，术前必须行静息 12 导联心电图检查和超声心动图检查；②吸烟者和近期上呼吸道感染、慢性阻塞性肺疾病或心脏病患者，需要进行胸部 X 线片检查；③术前需要检测血红蛋白或红细胞比容、血糖和电解质，以及凝血功能；④对所有颅内手术，应检测血型和交叉配血备血；⑤内分泌疾病患者通常需要进行激素测定；⑥应考虑对所有育龄女性患者进行妊娠检测；⑦对不明原因的呼吸困难患者、临床状态变化的心力衰竭患者，术前需要评估左心室功能。

四、神经外科专科评估

（一）颅内肿瘤

告知患者开颅手术的一般并发症，包括术中和术后出血、癫痫、脑卒中、昏迷、死亡、脑积水、脑膜炎、手术区相关的神经功能障碍（瘫痪、失语、感觉障碍及小脑功能障碍），患者应该明确表明知晓这些风险，并且签署手术知情同意书。

术前可以使用皮质激素来控制瘤周水肿。长期使用皮质激素控制脑水肿或者高颅压的患者，可能会出现下丘脑-垂体轴抑制，需要注意补充皮质激素。术中可使用利尿药（如甘露醇）来降低颅内压。要密切监测血容量，防止出现低血压和维持足够的脑血流量。对颅后窝大型占位患者，术前可行腰大池置管引流，预防脑膜剪开时的恶性脑膨出和脑干移位。

（二）缺血性脑血管病

进行颈动脉内膜切除术的患者常有其他合并症，如冠状动脉疾病、高血压、周围血管疾病、慢性阻塞性肺疾病、糖尿病或者肾功能不全等，这些合并症在术前应进行认真评估。

（三）动脉瘤性蛛网膜下腔出血

接诊动脉瘤性蛛网膜下腔出血（aneurysmal subarachnoid hemorrhage，aSAH）患者时，应采用 Hunt-Hess 分级、WFNS 分级和 Fischer 评分等分级系统，对病情进行分级评估，同时对伴发的疾病（如吸烟史、高血压、主动脉狭窄、多囊肾和纤维肌发育不良）进行评估。

动脉瘤性蛛网膜下腔出血患者的预后和 Hunt-Hess 分级密切相关。较高级别者血管痉挛、高颅压、脑血管自主调节功能失调等概率较大，心律失常、心功能障碍、低血容量和高钠血症的风险也增加。如果患者血流动力学不稳定、心室射血分数低于30%，临床诊断为心力衰竭，应推迟破裂动脉瘤的显微手术或血管内介入治疗。

（四）动静脉畸形

动静脉畸形（arteriovenous malformation，AVM）富含血运，显微切除手术中可能出现非常危险的大出血，因此，术前应先验血型并交叉配血，同时留置大通道静脉输液管路。患者的 Spetzler-Martin 分级可以预测动静脉畸形切除的手术风险。AVM 患者有出现脑血管自动调节功能失调和"正常灌注压突破"现象的可能，术中要把患者的收缩压维持在低于术前血压的20%～30%，术后继续维持这种血压水平 2～3d，以尽量减少术后血肿和脑水肿的发生率。

（五）颅后窝手术

颅后窝手术常把患者置于侧卧位，便于进入脑桥小脑三角、斜坡区和枕骨大孔等区域。这种体位对心肺系统要求高，术前需要进行针对性检查，同时也要对脑干受压引起的症状和体征进行评估。刺激小脑幕和岩骨硬膜，以及脑神经，特别是第V、IX和X对脑神经，均有可能引起短暂性心脏停搏或者心律失常，必须有处理这些心律失常的应急预案。

电生理监测最常用于颅后窝和脑干手术，包括躯体感觉诱发电位（somatosensory evoked potential，SEP）、运动诱发电位（motor evoked potential，MEP）和肌电图（electromyogram，EMG）等，可监测和描记脑神经和脊髓功能。脑干听觉诱发电位（brainstem auditory evoked potential，BAEP）可监测脑干和第VIII对脑神经的功能。

（六）颅脑创伤

颅脑创伤患者经常要行急诊手术，由于时间紧迫，术前只能进行有限评估。保持患者气道通畅、维持呼吸和血液循环是救治的基本要求，要尽量避免低氧血症、高碳酸血症、低/高血压、高血糖症、颅内压增高、癫痫发作和血管痉挛等，以免加重神经系统损伤；对合并颈椎损伤患者进行气管插管时，需注意避免加重颈髓损伤。一旦建立气道，需要纠正高/低碳酸血症，维持脑灌注压大于8.00kPa（60mmHg）。

（赵 岩 王 震）

第二节　神经外科手术计划

全面规划、制订切实可行的治疗目标，是神经外科手术的首要任务和基础。

一、神经影像

术前影像包括X线片、计算机体层成像（computed tomography，CT）、磁共振成像（magnetic resonance imaging，MRI）、数字减影血管造影（digital substraction angiography，DSA）等。CT和磁共振血管成像可以对血管系统进行静态解剖评估。相比之下，DSA的视频结果更有助于诊断血流动力学疾病，如动静脉畸形、静脉窦栓塞等。

目前，术中成像和图像引导的神经导航已经越来越多地被用作手术辅助手段，手术过程中在手术室进行神经影像学检查，能更准确地反映术中解剖和病变切除情况。术中进行DSA/CT/MRI，需要在手术室安装整套设备、配置与磁共振兼容的其他系统和器械，需要放射技术人员术中支持参与。术中磁共振用于各种肿瘤手术。术中X线透视通常用于脊柱或颅底手术。术中经导管血管造影术和荧光素血管造影术是血管手术中常用的方法，Hybrid复合手术室在这方面显示出了明显的优势。

二、麻醉计划

麻醉医师术前对患者的评估，包括患者的精神和功能状态、既往史、药物与过敏反应，以及对心肺症状或危险因素的全面评估。对术中所需麻醉药和诱导药物的特殊要求做好准备。

手术医师应与麻醉团队沟通，确认最佳的术中生理参数，如血压、液体状态和体温。如果预计术中会有大量出血，要做好自体血液回收或等容量血液稀释的计划。进行神经生理监测时，需要考虑麻醉药抑制电生理信号的问题。对患者处于清醒状态的局部麻醉手术或脑深部刺激器置入术，需要准备预防疼痛的药物。

围手术期给药，如抗生素、类固醇、止血或抗凝血药物、抗癫痫药物和利尿药等也需要手术医师和麻醉团队、重症监护病房（ICU）医师共同讨论决定。

三、手术室准备

（1）术前通知手术室工作人员，准备好手术必需的物品，如术中用于固定头部、身体或四肢的支撑器材和装置。

（2）如果术中进行神经生理监测，如 SEP、MEP 和 BAEP 等，需要在手术开始前做好基线记录，与麻醉团队配合，达到有效使用的目的。

（3）手术前选择和测试手术显微镜、手术放大镜或内镜系统，确保所有组件正常工作。准备好止血所需的器械或药品，如单极和双极烧灼器、明胶海绵、氧化纤维素和凝血酶等。

（4）如果行神经导航手术，应在手术开始前做好计划，验证其准确性。手术时注意导航屏幕、摄像头，以及其他大型设备的位置，为手术室工作人员留下通道。

（5）脑肿瘤手术需准备好活检、部分切除、完全切除的准备。对血管或血运极丰富的肿瘤可行术前血管内介入栓塞术。活检手术方法包括立体定向及基于框架的手术、神经导航引导的手术或开放活检，活检前应提前通知神经病理科医师。

（6）提前准备好颅底或内镜肿瘤手术的器械，如经鼻蝶、颅底的特殊器械及内镜设备和超声吸引器（cavitron ultrasonic surgical aspirator，CUSA）等。如果术中可能发生脑脊液漏，准备好从患者腹部或大腿进行自体脂肪/筋膜移植，并在术前谈话中向患者和家属介绍说明。

（7）脑血管病外科手术，术前要拟定周密的计划，确定是否需要血管内介入辅助，准备多种型号的动脉瘤夹子。备好载瘤血管近端控制的准备，如果术野中没有暂时放置阻断夹的位置，可行术中球囊闭塞或暴露阻断颈部近端血管。如果有可能牺牲载瘤血管的必要，必须考虑血流动力学的因素，提前进行球囊闭塞试验，以评估患者是否能耐受血管闭塞，同时做好血管重建或旁路移植的准备。

四、手术体位

手术体位是颅脑手术的关键环节之一，正确的体位可以最直接地到达手术靶点，缩短工作距离。需将患者头部抬高到心脏水平以上，避免颈部挤压静脉，防止颅内压增高。要注意防止皮肤压疮、眼部损伤、颈椎和周围神经损伤。体位错误会使简单的手术变复杂，增加不良结果的风险。

（一）仰卧位

仰卧位时通过颈部关节活动和转动手术床，能达到颅前、中、后窝大多数脑部病变手术标准。对于创伤、头皮和头盖骨手术，以及脑脊液分流手术，可以将头部放置在头圈（棉/海绵）或马蹄形头枕上，其他择期手术可用头架固定头部。三点头架的双针通常放置在耳朵上方和下方，单针放置在对侧同样的位置，或眶上外侧。手术台的头/背要抬高，腿侧要放低，患者的髋关节和膝关节保持轻微屈曲，头部保持在心脏上方。仰卧位可用于翼点开颅手术、经鼻蝶入路、颞骨/颞下入路，以及一些枕骨外侧入路，甚至可用于乙状窦后入路和经岩骨入路至颅底。

（二）侧卧位

侧卧位通常用于颞叶和颅中窝的病变，枕下外侧入路可到达脑桥小脑三角和小脑外侧，远/极外侧入路可到达松果体区、颅后窝、枕骨大孔和颅颈交界处。侧卧位的优点是减轻颈部旋转，利于静脉回流。颞下入路要将头顶向地面倾斜，使颞叶随重力离开颅中窝底。

患者侧卧在手术台上时病变一侧向上，在对侧腋下及胸部放置垫子，以避免臂丛神经或血管受压。对侧臂垂直于躯干伸展放置在臂板上。患者躯干的前面和后面放置垫子，并提供支撑。患者的两腿之间放枕头，上膝伸展，下膝屈曲。用软垫垫起踝部和腓骨头，防止压疮。用安全带或胶带将患者固定在手术台上。

（三）俯卧位

俯卧位用于到达枕叶、小脑中线或旁正中区、松果体区、第四脑室和上颈椎等部位的手术。如果使用头架，双针放置在耳前上方的轴面上，单针放置在对侧同样位置。将软垫放在患者大腿和膝关节受压部位，通过升高手术台的腿侧部使患者膝关节弯曲，并在胫骨下放置软垫。患者下颌尽量贴近胸口，将枕下区置于最高水平，获得舒适的小脑暴露角度。如果颈部不能充分弯曲，可转用坐位手术。

（四）侧俯卧位

侧俯卧位介于俯卧位和侧卧位之间，优点是不压迫胸部，能将枕下旁正中区域放置在术野的顶部。肥胖、脖子较短的患者因肩部前倾不会遮挡术者操作。适用于枕部经天幕入路进入松果体和小脑幕区域肿瘤；后转头部可以完成枕下外侧、脚桥小脑三角区病变手术。

（五）坐位

坐位可用于松果体区小脑上入路、乙状窦后入路、顶枕和中线枕下开颅手术。患者仰卧在手术台上进行麻醉诱导和气管插管，术中应使用经食管超声心动图（TEE）检查或胸前多普勒超声监测空气栓塞，并放置中心导管。在整个手术过程中应用呼气末正压通气（PEEP）有助于降低空气栓塞的风险。术前超声心动图发现卵圆孔未闭（PFO）是坐位的相对禁忌证。

（六）脊柱手术体位

俯卧位是脊柱外科手术中最常用的体位，便于直接接触到脊柱后中线和侧方的病灶。仰卧位最常用于颈椎前路和腰椎前路。

五、切开和缝合

神经外科手术切口应考虑美学和愈合潜力。了解基本的伤口愈合、头皮解剖和重建手术的原则有助于获得美观、愈合良好的伤口。

（一）头皮的切开

头皮的血液供应来自颈内和颈外动脉的 5 对分支血管，由眶上动脉、滑车上动脉、颞浅动脉、耳后动脉和枕动脉组成网络，血液由头皮的四周流向头皮的顶端。手术皮瓣切口尽可能不要横断血管，走行方向尽量与这些血管平行。翼点入路或者额颞入路尽量保留颞浅动脉，可以保留该入路皮瓣的血管供应。枕下中线开颅术可以利用两侧枕肌之间的无血管间隙，优化伤口愈合和闭合。

对于身体上的大多数切口，应该完全垂直于皮肤。切开头皮软组织时使用有齿的钳子或拉钩，减少对皮肤的挤压伤，要考虑头发的生长角度，避免损伤毛囊，切口线应垂直于相邻毛囊的方向，以便头发覆盖瘢痕线。

（二）头皮的缝合

头皮缝合分两层完成，首先对帽状腱膜层进行倒置、间断的缝合，然后完成真皮和表皮质的间断缝合。

择期手术一期缝合伤口时要以手术切口规划为基础，选择适当的缝线，消除潜在的无效腔，垂直于目标软组织或皮肤边缘入针，伤口两侧的深度和距离相等，针距、针脚均匀并与组织强度适配，完成无张力缝合，在充足的血液供应下，头皮伤口一般会顺利愈合，不出现并发症。如果软组织对合不均匀，会造成伤口边缘内翻，伤口愈合后不平整。

（熊建华　李　健）

第三节　神经外科常用手术入路

一、翼点入路

翼点入路是利用额颞发际内的弧形切口，通过切除蝶骨嵴、解剖外侧裂及各基底脑池后所形成的锥形空间，暴露深部基底池和鞍区结构的手术方式。适用于同侧和对侧的颅前窝、同侧的眶区、鞍区、鞍旁、海绵窦、斜坡和斜坡后区、同侧的颅中窝和颞区的内底病变，以及整个大脑动脉环（又称 Willis 环）的动脉瘤。

（一）手术体位

取仰卧位，头高于胸，后仰约 10°，向对侧旋转约 30°，向对侧肩部倾斜约 15°，使额骨颧突处于最高点和视野中心。

（二）皮肤切口及皮瓣设计

典型的切口起于耳屏前方约 1cm 处颧弓上缘，避开颞浅动脉主干，垂直于颧弓，向上达颞线附近，再弧形转向内前，止于发迹内中线处。切口根据不同的手术需要，可向顶部、颞部或中线对侧等不同方向做扩大变化。

（三）术中要点

固定好头位、充分去除颅底骨质、释放脑脊液、锐性解剖蛛网膜等均是手术成功的关键要点。蝶骨嵴在翼点入路中对视野的阻挡非常明显，须尽量磨除蝶骨嵴后，才能获得更充分的视野。

二、乙状窦后入路

乙状窦后入路是颅底外科常用的手术入路，常用于脑桥小脑三角的病变；扩大乙状窦后入路用于向岩斜区连接部生长的病变，或者与脑桥和延髓紧密粘连的病变（小脑外侧面和岩骨之间）。

（一）手术体位

枕下外侧乙状窦后入路的手术体位包括侧卧位、侧俯卧位、坐位或仰卧位，对于显露颅后窝外侧各有利弊，可根据术者经验和病变特点进行选择。

（二）皮肤切口及皮瓣设计

从耳郭后上 2cm 开始到乳突尖做一个耳后的弧形或直形切口，皮肤切开后，可以暴露从星点向下到枕骨大孔、从乳突到乙状窦几厘米的颅骨。术前定位需要准确标记的是颅骨颞枕外侧的骨性结构，如颧弓、乳突上嵴、乳突、星点等，星点和枕外隆凸的连线即横窦的体表标记线。

（三）术中要点

术前要制订详细计划、精准标记解剖标志、正确摆放手术体位。开颅过程中损伤横窦或乙状窦可导致严重的静脉出血；脑脊液释放不充分可导致小脑挫伤，产生相应的神经功能障碍；硬脑膜缝合不严密以及乳突气房开放可导致术后脑脊液漏及颅内感染。

三、远外侧入路

远外侧入路用于暴露脑干腹侧及外侧。与乙状窦后入路相比，远外侧入路能提供更好的由下至上的角度，增加对脑干腹侧的显露。远外侧入路可用于上颈段、延髓（腹侧、外侧）、枕骨大孔、下斜坡和颈静脉孔的病变，以及椎动脉和小脑下后动脉（PICA）近段动脉瘤。

（一）手术体位

取侧俯卧位，躯干侧方抬高 15°，头自然位或向地面方向旋转 30°；屈颈，下颌贴近胸壁，离胸骨 1cm 左右，适当牵拉肩膀以增加显露。

（二）皮肤切口及皮瓣设计

切口设计有直切口和"曲棍球棒"形切口。直切口起自耳缘后方外耳道水平，经胸锁乳突肌后缘向下至第 2 颈椎（C_2）棘突水平，术中直接分离切断枕下肌肉，分离过程中需注意防止椎动脉损伤。

"曲棍球棒"形切口较长，起自乳突—上项线—中线—第 2 颈椎棘突，皮瓣自中间白线和上项线处切开，颈部肌肉和筋膜可以整块翻向下方，术中须保留枕动脉用于可能的血管旁路移植术，骨窗的大小可以根据不同显露需求进行调整。

（三）术中要点

开颅过程中最重要的是椎动脉的解剖与保护。全层切开枕下肌肉筋膜，打开枕下三角后，可以显露第 1 颈椎（C_1）后弓、椎动脉及其静脉丛，椎动脉周围有很多脂肪组织和静脉丛，在显露枕下三角后，需格外小心，避免损伤椎动脉。确定 C_1 以及枕髁的位置显露椎动脉以后，可将 C_1 上附着的肌肉由内向外行骨膜下分离，如无必要（如血管旁路移植术），无须显露椎动脉。肌肉可以自 C_2 棘突完全剥离以增加显露。枕髁的切除范围没有明确规范，取决于向脑干腹侧暴露范围的需求。枕髁切除过度（大于 1/3）可造成颅颈交界处不稳定，并且不会增加显露。

四、内镜下经鼻蝶入路

内镜下经鼻蝶入路是目前神经外科处理绝大多数鞍区病变的重要手术方式，而且内镜手术的适应证已经扩大到了整个颅底中线区的病变，即前到额窦，后达齿状突区域。

（一）手术体位

患者取仰卧位，颈部略微伸展（10°～20°），头部朝向外科医师转 5°～15°。外科医师站在手术台旁边，通过患者的鼻孔完成手术。

（二）术中要点

经鼻蝶入路分为鼻腔、蝶窦和鞍区 3 个阶段，保持中线操作十分重要。术中应避免损伤蝶窦外侧壁，内镜下经蝶手术中向外侧切除蝶窦前壁应限制在距蝶窦开口 10mm 之内，以避免损伤视神经、颈内动脉等重要结构，术中神经导航对中线定位有很大帮助。

（赵 岩 王 震）

第四节　术中脑牵拉技术

神经外科手术最基本的要求，是在最大程度保护有功能脑组织的前提下处理病灶，处理脑实质内和颅底的病灶经常涉及脑牵拉的问题。脑牵拉技术的进步体现了神经外科手术的发展，也受到日益复杂手术需求的推动。

一、脑牵拉技术

（一）脑牵拉的目的

1. 建立并维持一条通往手术靶点的安全通道，通过该通道进行手术器械操作。

2. 将位置深在的结构转化为可视化。

3. 使器械通过手术通道，隔离或远离重要结构。

4. 分离组织界面，识别正常和异常的组织。

（二）体位设计

体位对静脉压会发生影响，如果回流受阻静脉压升高，会加大牵引器对脑实质的压力。神经外科医师必须设计好患者在手术台上的位置，尤其是头部的位置，确保下巴和颈部之间有 $1 \sim 2$ 个手指的距离，避免颈部过度屈曲，保证静脉回流。

（三）颅骨骨窗设计

开颅手术骨窗的大小与脑叶牵拉的程度相关。大骨窗的开颅手术，更有助于最大限度地减少牵拉，减轻脑实质的损伤。

（四）手术通道和颅内操作空间

广泛解剖蛛网膜下腔和脑池、释放脑脊液可以降低脑对牵拉压力的抵抗，获得手术操作空间。

（五）脑压板使用要点

摆放和固定脑压板要在解剖蛛网膜和释放脑脊液的基础上进行，脑压板与脑组织的接触面要有完整的蛛网膜、软脑膜起到保护隔离的作用，如果是脑实质内的操作，脑压板与切开的脑组织之间要有明胶海绵和棉条的保护。脑压板主要起到轻柔推开脑组织的作用，严禁大力度压迫脑组织。

二、辅助技术

（一）释放脑脊液

在脑水肿或颅内压增高的情况下，牵拉需要更多的直接力量，很有可能导致脑实质损伤。释放脑脊液是有助于减少脑水肿影响，或降低颅内压、同时能够维持足够脑血流量的技术，是最大限度地减少牵拉损伤和获得手术成功的重要保障。

释放脑脊液可以通过术前脑室外引流、腰大池引流，或术中解剖蛛网膜暴露脑池、开放终板等操作完成。

（二）神经导航

神经导航和手术计划互补，导航能够反映头部位置和颅内解剖，辅助脑牵拉技术能以最小的牵拉力完成暴露。

三、牵拉损伤

牵拉后对脑及周围结构的损伤与机械变形和血流灌注有关。损伤的部分原因是手术区域的脑血流量减少，如果持续超过 $5 \sim 10 \mathrm{min}$，就会发生不可逆的细胞损伤。脑压板牵拉力过大，直接压迫组织会形成压力梯度差，其剪切力导致组织的破裂。如动脉瘤手术，特别是前交通动脉瘤手术，由于位置深在，会有脑牵拉损伤的风险，术后患者有出现脑压板下脑内血肿、脑梗死的可能。

四、脑牵拉衍生技术

（一）管状牵开器系统

管状牵开器用于神经外科，主要应用于大脑实质深层病变，包括脑室肿瘤或血肿清除。该方法避免了脑压板损伤，控制了手术范围，保护了周围的大脑。

（二）无牵拉神经外科

神经外科越来越趋向于更微创的手术，经验丰富的神经外科医师常通过手持器械进行动态牵拉。一只手持吸引器，另一只手使用器械，在小通道中对手术区进行局部牵拉，无须固定脑压板，还可以更快地调整视野。

（杨新宇　蔡仕飞）

第五节　术中显微镜技术

神经外科手术大多位于又深又窄的腔隙，手术时需要在脆弱的组织中辨别和分离重要的解剖结构。因此，达到充分的照明和立体感、实现足够大的镜下视野，是运用手术显微镜中的两项主要挑战。此外，在脑血管手术中实时且清晰地显现血流情况，在脑肿瘤手术中区分不同组织的类型，成为现代神经外科领域重要的需求。近年来，术中吲哚菁绿（indocyanine green，ICG）荧光血管造影、5-氨基乙酰丙酸（5-aminolevulinic acid，5-ALA）显影辅助高级别胶质瘤切除、三维立体成像和导航等技术的不断革新，极大地满足了手术需求。

当今手术显微镜从光学路径发展为光学-数字混合路径。光学显微镜通过透镜、光圈和光源提供术野放大时，景深不足和组织热损伤是一道技术屏障。随着计算能力和电耦合器件传感器技术的不断提高，数字显微镜提供了替代解决方案。数码摄影中常见的动态增强对比和增加景深的技术逐渐被采用，同时，数字显微镜画面可以通过数字信号在互联网实时传输，极大地推动了同行间的交流和年轻医师的成长。

一、高动态范围成像技术

显微外科的一个基本矛盾是以相同的敏感度来捕捉术野中亮和暗两部分，这一矛盾与相机胶片或传感器的动态范围有关，短曝光时在较暗区域会产生较差的细节，而长曝光时在明亮区域会丢失细节。高动态范围（high dynamic range，HDR）技术可以通过改进传感器或将多次曝光与软件结合来克服这一限制。

在过去的几十年里，显微镜制造企业开发出了强大的照明设备，以充分照亮手术中的暗区。光源包括环境光、白炽灯，最后是卤素灯，这些光源造成的高温可能会损伤组织，通过光纤连接光源到显微镜解决了这个问题。数字显微镜可以通过使用 HDR、通过越来越复杂的传感器、多次曝光时间和软件操作图像，以较少的照明产生更好的结果，从而完美地曝光图像的所有部分。

二、聚焦技术

光学显微镜的另一个难题是聚焦，随着放大倍数的增加，对焦平面变得越来越窄，手术通道中比焦平面稍深或更近的部分会失去焦点，因此，外科医师在高倍放大下处理较深的病变时，往往需要频繁地调整焦点。不受纯光学限制的数字显微镜可以通过使用软件，组合不同焦平面的图像来克服这个问题。另一种解决方案是光场技术，数字相机除了摄取颜色和光强信息外，传感器阵列还能记录光到达的角度，通过软件在任何焦平面上计算图像，使图像的所有部分都处于对焦状态。

三、图像注释技术

除了提供更高质量的图像外，数字显微镜还能提供视觉注释。从术前检查（如 CT、MRI 或 DSA）中获得的患者解剖和病理模型，用立体定向系统可以实时无缝地叠加在实时图像上。随着手术过程中脑移位和被牵拉，病变被移除，系统需要根据当前图像以及手术过程中收集的先前数据修改其模型。这种图像注释将进一步增强传统无框架立体定向系统之外的"图像引导手术"，帮助外科医师"看穿"大脑或肿瘤组织，以定位血管或其他重要结构。

四、荧光技术

（一）荧光技术在胶质瘤中的应用

因脑胶质瘤呈高度浸润性生长，肿瘤组织与正常脑组织边界模糊，传统显微镜模式下难以准确辨别，切除范围多依靠术者的主观判断。研究发现，脑胶质瘤术后复发部位常见于首次手术病灶旁 2～3cm，手术切缘残留的肿瘤细胞是脑胶质瘤复发的主要原因。因此，脑胶质瘤术中准确判断肿瘤边界对提高肿瘤切除程度至关重要。近年来，荧光导引技术辅助切除脑胶质瘤的运用日益增多，其优势在于术中可较为直观地显示肿瘤及肿瘤边界，有利于最大程度地切除肿瘤。目前，应用于临床的荧光显影试剂主要包括荧光素钠（fluorescein sodium，FLS）、5-氨基乙酰丙酸（5-ALA）和吲哚菁绿（indocyanine green，ICG）等，其中 FLS 应用较为广泛。

FLS 是一种人工合成的具有强黄绿色荧光的染料示踪剂，分子量为 376.27kDa，为非靶向示踪剂，通常不能通过血-脑屏障进入肿瘤细胞内，亦不能与肿瘤细胞特异性结合。由于脑胶质瘤呈浸润性生长，可破坏脑血管内皮超微结构，导致血管壁通透性改变及血-脑屏障受损，故静脉注射的 FLS 可以通过血-脑屏障，并在肿瘤组织内蓄积。术中将专用的显微镜调至荧光模式，在蓝色背景下蓄积了 FLS 的肿瘤组织显示出独有的黄绿色荧光，从而实现脑胶质瘤术中可视化。

（二）荧光技术在动脉瘤中的应用

术中 ICG 荧光血管造影能清晰显示出动脉瘤方向、大小、形态、瘤颈和载瘤动脉与四周血管的关系，还能监控手术过程中是否有穿支动脉闭塞、载瘤动脉狭窄、动脉瘤颈残留情况。术中 ICG 荧光血管造影应用于动脉瘤夹闭术中，可提供丰富血流与血管结构信息，利于动脉瘤安全夹闭，改善患者预后。

（杨宜璠　赵　岩）

第六节　颅骨修补术

颅骨修补术是常见的神经外科手术，每一位神经外科医师都应该掌握。修补颅骨能重建颅骨结构，恢复正常脑脊液动力学。

一、颅骨修补术的临床适应证

1. 颅骨缺损直径大于 3cm。

2. 缺损部位有碍美观。

3. 颅骨缺损引起长期头晕、头痛等症状难以缓解。

4. 脑膜-脑瘢痕形成伴发癫痫（需同时行致痫区切除术）。

二、颅骨修补术的时机选择

颅骨修补术的时机类似于可还纳骨瓣的开颅手术适应证。当肿瘤侵犯头盖骨行开颅手术时，可以在切除肿瘤后立即行颅骨修补术。去除骨瓣减压术后 5～8 周可行颅骨修补术。有颅内感染或难治性高颅压时，需要延迟颅骨修补术。

三、术前管理

术前对患者基础疾病进行彻底排查，明确是否有颅骨修补术的禁忌证。头部 CT 骨窗和三维重建能指导修补材料塑形。如果头皮或硬脑膜等软组织结构与颅骨缺损有未明确的问题，需行 MRI 检查。

颅骨修补术是择期手术，对于脑血流动力学不稳定、有菌血症或有持续性高颅压的患者，应延期手术，在这些医疗问题得到解决后才能进行。

四、颅骨修补材料选择

修补材料包括自体材料、陶瓷、聚合物、金属置入物和复合材料等，每种材料都有其优缺点。理想的非自体材料需要有良好的延展性、可消毒、非磁性、可透过辐射、轻便，并且容易固定到头骨上等特点。

（一）自体修补材料

脑外伤或脑卒中的患者，在减压手术时可将自体骨瓣冷冻保存或在腹部脂肪中皮下保存。自体骨瓣置于低于−28℃温度下是一种有效的保存方法，可避免腹部切开的并发症，冷冻自体骨移植最显著的缺点是吸收率高，尤其是在儿童中。自体骨瓣感染也是常见的并发症，室温下保存之前，可使用环氧乙烷气体对自体骨瓣进行灭菌。自体骨瓣一旦被细菌污染，不能再次植入使用。

（二）异体修补材料

钛网是常用的颅骨修补术材料，钛无铁磁性、无腐蚀性，不引起炎症反应。钛网、羟基磷灰石或甲基丙烯酸甲酯等，可在 CT 重建解剖模型后进行个体化塑形定制。

五、手术技巧

术前给予抗生素，应沿着原手术切口切开，以避免头皮坏死。瘢痕组织会形成新生血管，手术中再切开失血量可能较大。掀开皮瓣辨认帽状腱膜和硬脑膜之间的平面，必须特别注意颞肌的区域，应将整个肌肉同皮瓣一起掀开，否则会导致美容效果不理想。颅骨缺损区暴露后，严密缝合硬膜破孔，骨缘不能有残留软组织，准确覆盖修补材料并固定。放置帽状腱膜下引流管，头皮适当加压包扎。

六、术后管理

情况复杂的患者术后至少在监护室中密切监测一晚。对于常规颅骨修补术，术后进行颅脑 CT，然后将患者转回普通病房。引流管可在术后第 2 天拔除。

七、颅骨修补术后并发症

颅骨修补术虽然是一种常规的神经外科手术，但可导致显著的并发症。

（一）术区血肿

修补前颅骨缺损处已明显塌陷者，术后术区可能出现硬脑膜外血肿；因脑创伤或脑出血行去骨瓣减压者，术区脑组织有陈旧损伤可能发生脑实质内血肿。对占位效应明显者，应及时手术清除血肿。

（二）自体骨吸收

在成人人群中，骨吸收比率高低不等。患有粉碎性颅骨骨折、骨瓣本身骨折或潜在脑挫伤的患者，有较高的骨吸收比率。

（三）术后感染

手术部位感染在颅骨修补术后相对常见。手术部位感染的危险因素包括颅骨缺损、手术部位与鼻窦沟通、头皮缺乏血供、硬膜下或帽状腱膜下持续积液、术前神经功能障碍、多次手术。围手术期延长抗生素治疗和加强伤口护理，能降低感染率。

（四）癫痫

颅骨修补术后癫痫的发生率为3%～14%。原始损伤的类型，特别是脑出血和创伤，以及术前神经功能障碍与较高的围手术期癫痫发生率有关。

（五）脑积水

在大多数情况下，颅骨修补术改善了脑脊液动力学，恢复了颅骨内正常的颅内压关系。然而在某些创伤性脑损伤或蛛网膜下腔出血的病例中，颅骨修补术后脑脊液通路的阻塞可能会变得明显。如果由于伤后固有的脑实质丧失，大脑不能完全扩张以填满颅腔，可能形成单侧或双侧硬脑膜下积液。

（杨新宇　宋云飞）

第七节　神经外科手术常见并发症及处理

对于神经外科手术，避免并发症与治疗疾病一样重要。避免手术并发症首先需要对患者作出正确的诊断；选择正确的手术方案，让患者从手术干预中受益。术前须将手术风险充分告知患者，让患者能够作出明智的决定，也能在术后出现不良结果时为双方沟通做好铺垫。

一、严重医疗并发症

（一）静脉空气栓塞

患者头部和右心房之间静脉常为负压，颅后窝手术或坐位手术时，静脉破裂有静脉空气栓塞的风险，术中脱水或失血造成中心静脉压降低会增加空气栓塞的风险。空气进入头颈部静脉系统后，经心脏最终到达肺，导致肺收缩和肺动脉高压。随着注入空气量增加，心输出量下降，血压也随之下降，可能发生心搏骤停。

由于空气栓塞高度危险，需早期发现栓子。监测方法有胸前多普勒超声、经食管超声心动图、二氧化碳监测和右心导管监测等多种。空气栓塞的治疗包括通过右心房导管抽吸空气、停用一氧化二氮气体、给予纯氧。术者应立即封闭空气入口，麻醉医师迅速纠正心律失常、低血压和低氧血症。患者左侧卧位有助于从右心房经导管排出空气。如果血流动力学难以稳定，则需提前终止手术。

（二）深静脉血栓和肺栓塞

深静脉血栓（deep venous thrombosis，DVT）和肺栓塞是导致神经外科术后患者出现严重后果的主要因素。风险因素包括长时间手术、制动、既往 DVT、恶性肿瘤、直接下肢创伤、肢体无力、使用口服避孕药、革兰氏阴性菌败血症、高龄、高凝状态、妊娠和充血性心力衰竭等。多普勒超声可检测下肢近端静脉血栓。

围手术期肝素预防静脉血栓有术区出血的风险，顺序气动腿部加压装置预防 DVT 有效，可在术中、术后使用。术后患者早期活动对于预防血栓形成也很重要。尽管有颅内出血的风险，但有大量危及生命栓子的患者，仍应进行下腔静脉置入滤网或抗凝治疗。

二、与患者体位相关的并发症

（一）仰卧位

头部及手术部位与患者心脏的相对关系非常重要，颈部过度弯曲可能使咽喉、气管导管扭结或颈静脉阻塞及头颈部静脉压增高，发生脑出血或灌注减少。患者手臂、足跟、臀部、肩膀和头部需要有足够的衬垫，防止压疮和跟腱受压。

（二）俯卧位

俯卧位时患者头面部悬垂角度要小，避免压迫气道；患者手臂如被置于伸展位可能发生桡神经和尺神经损伤；注意检查男性生殖器，确认不会受到挤压；膝部、踝部需要加垫，双足悬空；腹部应悬空，防止静脉受压影响静脉血液向心脏回流。

长时间俯卧位手术可引起视网膜动脉/静脉闭塞、眼眶综合征或缺血性视神经病变，导致单侧或双侧失明，因此，手术过程中应经常检查患者的眼睛，尽量减少失血和低血压发作，保持床头略微抬高，减少发生这种并发症的机会。

（三）侧卧位

侧卧位或侧俯卧位有下方臂丛神经拉伸损伤的风险，术侧上肢需要防止尺神经损伤。

三、伤口并发症

头皮的血管丰富，大多数伤口愈合良好。当出现脑积水、蛛网膜下腔出血和脑膜炎等情况时，容易发生伤口脑脊液漏，甚至术后假性脑膜膨出。

术中细致止血可预防术后血肿；术后使用引流装置，尤其是术后需要抗凝或抗血小板治疗的患者。围手术期不使用抗生素可能导致局部感染，在切口前 1h 和术后 24h 可预防性使用抗生素。

长期使用类固醇、放射治疗（简称放疗）或化学治疗（简称化疗）、再次手术和营养不良会导致伤口愈合不良。一旦敷料明显染色或变湿则必须立即更换。

四、与解剖或手术操作相关的风险

（一）术后癫痫发作

幕上手术后第 1 周内癫痫发作可能是代谢紊乱、脑缺氧、术前结构缺陷、脑卒中、血管异常造成的。脑组织手术损伤、术后水肿和血肿是诱发癫痫发作的常见原因。术前有癫痫病史的患者，术后癫痫发作的风险较高。预防癫痫发作的药物浓度低于治疗浓度时，术后癫痫发作的风险也更高。

神经外科手术后可能发生所有类型的癫痫发作，癫痫持续状态相对少见。癫痫发作可发生在无意识、昏迷的患者中，大多数是自限性的。应积极治疗多次癫痫发作或持续超过 5min 的癫痫发作。对于难治性发作需要气管插管者，给予苯巴比妥或全身麻醉。对术前有癫痫病史的患者，手术后持续使用抗癫痫药 3～6 个月。

（二）术后脑水肿和颅内压增高

神经外科手术可能导致术后脑组织肿胀。脑压板牵拉组织持续时间和力量与术后脑组织肿胀程度直接相关。如果静脉引流受损，可导致局部充血、水肿恶化，持续的静脉高压可能导致脑梗死和出血，带来灾难性后果。因此，手术期间保护脑血管、仔细处理脑组织可以减少术后严重水肿的发生。

脑组织肿胀常在手术后 5h 内开始，在 48～72h 后达到高峰，患者可能发生精神状态改变、脑神经障碍，以及运动、感觉功能障碍等。脑 CT 扫描可见低密度影、脑沟消失、中线移位、灰白质界面缺失和侧脑室变小，同时可以排除出血、脑积水和颅内积气。如果怀疑静脉引流受损，常规的静脉期血管造影或磁共振静脉造影有助于诊断，以便采取适当的手术和医疗措施。

处理脑水肿可连续测量动脉血压和颅内压，维持脑灌注压（CPP）在 7.33～8.00kPa（55～60mmHg）及以上；将床头抬高至 30°～45° 有助于静脉回流；血管源性水肿患者应给予大剂量地塞米松以减轻肿瘤相关肿胀；短期过度换气将 PCO_2 降至 30mmHg 可有效降低颅内压；给予呋塞米和甘露醇等利尿药可进一步降低颅内压，使用利尿药时要监测血清电解质和渗透压，确保患者不会严重脱水。对难治性病例可使用镇静药来抑制脑代谢，降低颅内压。

（三）术后脑脊液漏

脑脊液漏是颅底手术最常见的术后并发症之一，蝶窦最常受累。渗漏通常于术后即刻发生，从鼻孔、外耳道或伤口流出透明液体，检验 β_2 转铁蛋白阳性可证实液体为脑脊液。脑池造影 CT 或磁共振脑池造影可用于渗漏定位。

水密性硬脑膜修补与缝合可防止脑脊液渗漏，如果无法实现水密闭合则应使用肌肉、脂肪和筋膜填充重建颅底。脑脊液腰大池引流可以转移脑脊液，给予硬脑膜生长重建密封的机会。如果持续脑脊液漏或 CT 显示颅内积气进行性增加，则需要手术修复。

（赵 岩 王 震）

第八节 脑损伤的康复

脑损伤（脑卒中、脑外伤、脑肿瘤等）患者大多存在不同程度的生理功能和社会心理方面的障碍，这些功能障碍限制了患者的日常活动和社会参与程度，降低了患者的生活质量。合理适度的康复治疗能够有效降低患者相关致残率，是神经系统疾病临床管理中不可或缺的重要环节。

一、三级康复医疗服务体系

目前，推荐采用国内已广泛应用的三级康复医疗服务体系。一级康复指患者在神经内外科病房的早期康复治疗；二级康复是指患者转入综合医院康复病房或专业康复机构后进行的康复治疗；三级康复指患者在社区或家中继续进行的康复治疗。

二、早期康复时机

早期康复的时机一般是患者生命体征平稳、病情稳定 24～48h 后，症状体征不再进展，应尽早介入康复治疗。在超早期（发病 24h 内），不建议患者进行大量活动和高频率的训练，其可能会降低 3 个月时获得良好功能转归的可能性。

三、常见康复问题及评估

脑损伤患者的康复问题可分为残损、活动限制和参与受限 3 个层次。

（一）残损

残损主要包括肢体肌肉无力、感觉缺失、平衡障碍、吞咽障碍、构音障碍、失语症、认知障碍和心理障碍等。肌力可用徒手肌力测试评定，感觉缺失可用四肢感觉功能评测法（Fugl-Meyer 运动功能评分量表）评定，平衡障碍则可用伯格（Berg）平衡量表评定，吞咽障碍可用洼田饮水试验、视频吞咽造影检查评定，构音障碍可用改良 Frenchay 法评定，失语症可用波士顿诊断性失语检查法评定，认知障碍评定可用简易精神状态检查量表（MMSE）、认知与精神测定量表评定，焦虑和抑郁可用汉密尔顿焦虑和抑郁量表评定。

（二）活动限制

活动限制是指上述神经残损导致患者在移动和自我照料方面的困难，可采用 Barthel 指数、功能独立性量表（FIM）评定。

（三）参与受限

参与受限是指上述神经残损导致患者在就业、家庭生活及社会融合等方面的困难，可采用《国际功能、残疾和健康分类》评价量表评定。

（四）康复训练强度

对于脑损伤患者而言，确定合理的训练强度非常关键，要确保训练量安全并足以产生训练效果。训练强度应与患者对治疗效果的预期以及患者的耐受度相对应，并需要考虑到患者的体力、耐力和心肺功能情况。在条件许可的情况下，开始阶段每天完成至少 45min 的康复训练，能够改善患者的功能。在可以耐受的情况下，适当增加训练强度对改善功能预后是有益的。一般来说，以经过休息后，第 2 天清晨患者体力基本恢复、不觉得劳累为宜。

（五）康复出院前评估

所有脑损伤患者在出院前应接受日常生活活动（activities of daily living，ADL）和工具性日常生活活动（instrumental ADL，IADL）能力、交流能力、功能性移动能力及出院后生活环境的全面评估，并将评估结果纳入到出院计划内容中。

对能行走的脑损伤患者，可以考虑进行平衡和步速的标准化评估，以用于损伤后康复治疗计划和患者/家庭的有关活动安全性方面的咨询。推荐在所有脑损伤患者出院回家前，对其进行认知功能损害的筛查与评估。需要重返工作岗位的患者应接受感觉、运动、知觉、认知等多方面的评估。

（梁 军 李 杨）

第九节　神经外科医疗安全

医疗活动中，尤其是手术后并发症会给患者带来不良后果，神经外科是易发专业。神经外科医师不仅要提高技术技能、力求完美，还要建立系统思维，认识到整个医疗系统安全有效运行对于患者安全至关重要。

一、医疗活动中的不良事件和错误

　　医疗不良事件是由于医疗、护理的失误，或未能对患者进行适当治疗而造成的意外伤害，可导致残疾或死亡，需要额外的监测、治疗。不良事件可进一步分为可预防的不良事件和不可预防的不良事件。

　　不可预防的不良事件包括可接受的手术并发症，如放置脑室外引流管的出血风险，以及一些药物副作用（如高剂量地塞米松增加高血糖的风险）。可预防的不良事件是明显的医疗错误造成的伤害，如在错误一侧开颅手术、越级手术、非标准治疗（如手术前忽视深静脉血栓形成的预防）等。并发症是外科专业术语，是所有可预防和不可预防的不良事件的总和，还包括疾病直接带来的损伤，如脑瘤、脑卒中、颅内出血。

　　医疗错误是导致或可能导致不良后果的医疗行为或医疗疏忽，如计算机输入系统错误、药物剂量错误或药物交叉反应被忽略的问题。医疗错误可进一步分为主动错误和潜在错误。主动错误是指当患者就诊时医务人员发生的错误，如设定静脉泵速率时的错误；潜在错误是指组织或设计中的错误，如一个科室同时使用多种类型的静脉泵，导致护理混乱和不良事件发生率增加的问题。

二、系统性问题

　　医学是复杂的系统工作，不仅会发生技术错误和失误，还会在人文、社会和组织管理方面产生错误，因此，系统思维至关重要。系统思维承认所有人都会犯错误，但不良事件和医疗错误代价高昂，与外科医师的技术、技能有关，也与其他参与医疗活动的人员（如麻醉医师、护士和设备技术人员等）有关，还有许多错误是医师自身可控范围以外因素造成的。

　　医疗系统中必然会发生这些错误，因此，医疗系统应在设计时采取稳健的策略，让系统有发现这些错误并减轻其伤害的功能，这在其他与安全相关的行业（如核电和航空运输业）中早已实施，值得医学界学习和借鉴。

三、预防与改进

（一）提高患者安全的工具

　　在多年的实践中，医疗部门采用了各种各样的方法来提高患者的安全性。通常会针对先前已确定的某个问题，如手术清单登记、手术部位标记等，完善安全治疗的程序。随着电子病历和数据上传的进步，医疗监督部门可以更早、更全面地审查医疗安全、事件报告和各种数据，在大量的医疗数据中发现问题。

（二）发现错误和并发症及纠正

　　医疗部门应该建立不良事件和并发症的报告机制，获取真实数据。如研究某部门、某个专业的致残率和死亡率，不仅监督管理成本相对较低，对年轻医师具有教育意义，也能让涉及部门和医师进行自我和集体反思。研讨发病率和死亡率不仅要涉及医师、关注个人或团队的表现，还要更多地讨论系统问题，以及这些基于系统问题导致的潜在错误。

（三）防止特定错误和并发症

　　由跨学科团队在调查相关事实的基础上，进行原因分析可以识别、预防医疗系统内的错误和并发症，并设计和实施降低风险的策略，防止未来发生类似错误。在神经外科有3个主要方面须特别注意，即术前查对预防手术部位错误、预防术后感染、医师和团队手术量和经验的积累。

　　　　　　　　　　　　　　　　　　　　　　　　　　（杨新宇　彭　超）

第二章 神经外科学亚专科技术

第一节 颅底外科技术

随着颅底解剖学、影像学、放射治疗外科、神经导航、高精度磨钻和止血材料等的不断完善，颅底专业在尽可能减少手术对脑和神经结构的损伤、减少手术并发症的同时，最大限度地完成切除病变和功能重建的任务。当今的颅底外科专业需要耳鼻喉、整形外科、肿瘤学科、病理学科、麻醉、血管内介入和重症监护等专业联合辅助，并且向着更简单、损伤更小的方向发展。

颅底疾病主要为肿瘤性病变，脑膜瘤、垂体瘤和前庭神经鞘瘤是颅底最常见的良性肿瘤，脊索瘤和软骨肉瘤是最常见的恶性肿瘤。颅底也是转移性肿瘤的好发部位，前列腺癌和乳腺癌是颅底最常见的转移癌，其次是肺癌和淋巴瘤。此外，颅底鼻窦和鼻腔（嗅神经母细胞瘤）、鼻咽（鳞状和非鳞状细胞癌）、口咽、耳部或眼眶（横纹肌肉瘤、眶内脑膜瘤和骨瘤）等可直接受到恶性肿瘤的侵犯。

一、术前计划

制订计划是颅底手术成功的关键。计划阶段需要就预期结果、潜在风险和收益与患者及其家属沟通，然后对患者进行严格的医疗风险评估，如完成神经导航计划、脑功能成像、血管造影等，最终确定手术时机。

（一）术前神经科检查和准备

术前必须进行详细的神经检查，确定患者的疾病状态，让患者及其家属了解受累脑神经和其他脑组织在术中的潜在风险和可能的损伤后果。关于累及脑神经病变的术前准备要点如下。

1. 双侧嗅神经 第Ⅰ对脑神经（嗅神经）损伤会导致嗅觉缺失和味觉丧失，对患者生活产生较大影响。

2. 第Ⅱ～Ⅳ和Ⅵ对脑神经 第Ⅱ对脑神经（视神经）损伤和视力丧失是影响患者生活的重大残疾；完全动眼神经损伤在功能上与失明类似；第Ⅲ对脑神经（动眼神经）部分麻痹、第Ⅳ对脑神经（滑车神经）或第Ⅵ对脑神经（展神经）损伤会出现复视，可通过佩戴眼镜来改善。

3. 第Ⅶ、Ⅷ对脑神经复合体 面神经功能丧失虽然不危及生命，但面瘫会给患者心理和日常生活带来严重影响，还会影响进食、并发角膜炎。

4. 后组脑神经（第Ⅸ～Ⅻ对脑神经） 后组脑神经损伤可造成吞咽困难、发音障碍。要告知患者和家属应做好术后胃管进食、气管造口的准备。

（二）术前风险评估和准备

颅底肿瘤的手术切除可能需要较长时间，对患者的心血管和呼吸系统有较高的要求。全身麻醉气管插管手术超过 2.5～4h，会增加肺部并发症的发生率，有吸烟史的患者风险会进一步加大。术前应与麻醉医师沟通做好心肺功能评估。

复杂颅底病变需要在手术前进行全面的实验室检查。鞍区或鞍旁病变患者，应在手术前常规进行内分泌评估和视野测试。病变位于内听道附近者，应进行听力检查。对服用抗凝血药物和抗血小板药物的患者，在适当的时间范围内停止使用。

对有症状的大型占位性病变患者，术前应使用类固醇治疗。地塞米松通过降低血管系统对肿瘤分泌的渗透因子的反应和降低肿瘤因子表达率，减少脑水肿，有助于术前准备。

（三）术前影像

CT 成像能反映正常骨结构和病变对骨质的侵蚀程度，能显示鼻窦的气化程度。薄层 CT 和脑池造影 CT（必须选择正确的对比剂进行鞘内注射）在寻找脑脊液漏口时有较大帮助。

弥散张量成像（diffusion tensor imaging，DTI）可用于前庭神经鞘瘤中识别面神经的位置；T_2 序列有助于显示髓外病变与脑实质之间是否存在蛛网膜平面，以便评估肿瘤侵蚀性并辅助设计手术起初计划；磁共振弥散加权成像可以帮助确诊表皮样囊肿；磁共振波谱常用于幕上脑实质内的病理诊断，但靠近骨结构的部位会产生过多伪影，故在颅底应用较少；磁共振和 CT 静脉成像可以显示病变与颅底静脉窦的毗邻关系或侵犯的程度，评估手术中损伤静脉结构的风险。

DSA 能确定肿瘤血供情况，还可以与栓塞结合，利于手术切除；当拟行亨特结扎术（Hunterian ligation）处理大血管时，可以在诊断性血管造影的同时进行球囊闭塞试验，评估脑组织缺血耐受性或做好血管旁路移植手术准备。此外，DSA 还是评估静脉回流通畅和评价各种病理下血流动力学改变的"金标准"方法。

（四）手术时机

大多数颅底病变为良性，生长缓慢，但随着占位体积增加，并进一步取代正常的颅内容物（脑脊液、血液、脑组织等），颅内压也随之增加。手术干预时机取决于患者症状的轻重和进展速度。

当接近颅内压代偿点时，肿瘤体积小幅增加会导致颅内压急剧增高，发生肿瘤卒中和急性梗阻性脑积水时都需要紧急干预。

二、颅底手术方案

（一）入路选择

1. 翼点入路　翼点入路的核心是暴露额叶、颞叶和侧裂池到达颅底，是治疗前循环动脉瘤和海绵窦区病变的标准入路，还可以处理鞍上病变，如大型垂体腺瘤和颅咽管瘤，以及岩尖脑膜瘤和上斜坡病变。

2. 额下入路　分为单侧和双侧额下入路，适合于切除颅前窝中线脑膜瘤，也能很好地观察处理鞍区和鞍上区域。使用内镜能进一步到达第三脑室、颞极前、内侧颞叶和颅中窝。

3. 岩前入路　经岩前天幕入路又称为 Kawase 入路，是颞下经幕入路和乙状窦前经岩幕入路的替代方案，适用于延伸到颅后窝、海绵窦和梅克尔囊的岩尖病变，能尽量减少对颞叶和听器的损伤。该入路与岩后骨切除术联合称为全岩切除术，是治疗广泛岩斜脑膜瘤的方法。

4. 乙状窦后枕下入路　乙状窦后枕下入路是处理颅后窝，尤其是脑桥小脑角病变最常用入路。该入路可以很好地显示幕下以及一些幕上结构，向上可以看到同侧动眼神经、滑车神经、天幕和天幕缘，中部可以看到同侧脑干和第Ⅵ至第Ⅻ对脑神经，以及基底动脉中段和小脑下前动脉。√

5. 经鼻蝶入路　经鼻蝶入路可以在神经导航辅助下，通过显微镜、内镜或两者兼用来完成手术。现代扩大经鼻蝶入路可处理多种颅底病变，包括筛状板、鞍结节、蝶鞍、斜坡、齿状突和颅颈交界处，以及眼眶、岩尖、海绵窦、颞下窝、咽旁间隙和颈静脉内孔的病灶均可通过此入路治疗。

（二）麻醉

在颅底手术中需要麻醉师调整患者心血管系统、凝血状态，维护患者生命体征安全，了解神经监测的情况，根据手术体位、时长、失血量，以及接近关键血管和神经结构等情况作出麻醉调整，降低手术并发症。

在经口和经上颌入路中，需要采用其他气道策略，如气管造口术。此外，手术时间长、液体输入量大向组织内转移、俯卧位等可能会导致严重的气道水肿，妨碍术后在手术室安全拔管。

（三）体位

颅底手术有 4 种基本体位，即仰卧位、俯卧位、侧卧位和坐位，其他所有体位都是从这 4 种体位派生出来的。摆放体位时不能将任何身体部位置于非自然体位，以避免损伤。要对所有压力点、眼和外耳道予以缓冲和保护。头部要置于心脏水平，颈部松弛确保足够的静脉回流，避免静脉高压和高颅压；某些体位头部明显高于心脏水平，有增加静脉空气栓塞和术后症状性颅内积气的风险；最后，头部应处于大脑依重力能自然回落的位置。一般来说，手术入路垂直于地面是术者最舒适的位置。

（四）神经保护和神经监测

1. 术中管理 严重失血时要及时输血补充血容量，肿瘤释放组织型纤溶酶原激活物可能会导致术中弥散性血管内凝血（DIC），高血糖会加重脑损伤导致细胞内酸中毒，临时阻断动脉会导致脑组织缺血，术者和麻醉医师要及时应对和调整。

2. 电生理监测 术中神经监测运动诱发电位（MEP）时避免使用肌肉松弛药，保持神经传导的完整性。吸入麻醉药对脑干听觉诱发电位（BAEP）的影响较小，但对躯体感觉诱发电位（SEP）有一定的影响。

（五）肿瘤切除

治疗良性颅底疾病如脑膜瘤、听神经瘤的目标是根治性切除，防止复发。对脊索瘤、软骨肉瘤和嗅神经母细胞瘤等，切除程度与生存期延长以及生活质量也密切相关。但是，在根治性切除术可能导致永久性神经功能缺损时，对残留病变辅以立体定向放射治疗的方案更为可取。

髓外肿瘤切除的基本方法是先烧灼肿瘤包膜，然后去除肿瘤内部组织；靠近脑神经时，应避免双极电灼止血。瘤内切除可通过负压吸除、电凝切除、CO_2 激光或超声碎吸等方法完成，应避免囊内过度切除，以免损伤深处的肿瘤包膜累及神经血管；囊内切除后，将肿瘤包膜向内折叠，将肿瘤从大脑、神经和血管表面剥离，同时，将湿润的神经外科棉片放置在肿瘤和大脑之间的蛛网膜平面，保护脑组织，直到肿瘤的外壳和包膜被切除。肿瘤在硬脑膜的附着点可以切除或烧灼，并尽量切除肿瘤侵犯区域的增生骨质。

（六）脑脊液释放和引流

关于颅底手术围手术期脑脊液释放、引流，目前尚无一致的标准。术前腰椎穿刺或放置引流管释放脑脊液，可以促进大脑放松，但并非必需。如果颅底手术后有脑脊液漏的问题，可放置腰大池引流管持续引流脑脊液。颅后窝术后的脑脊液漏，可以 10～15ml/h 的速度进行 3d 的脑脊液引流；对前颅底术后的脑脊液漏，需要以同样的速度进行 5d 的脑脊液引流，同时要注意低颅压和颅内感染等问题。

在脑脊液分流无效时，可行手术探查和泄漏部位的修复。一般使用自体脂肪移植，并缝合固定，覆盖纤维蛋白胶，用 Surgicel 或 Gelfoam 加固。

（七）神经内镜

内镜的优势是在狭窄的入路范围内能提供成角度的视野，在充分照明下可以近距离观察手术目标，但目前内镜图像还缺乏三维立体感。

颅底手术中内镜辅助和内镜为主的方法越来越常见，如在经鼻内-蝶窦手术时使用内镜（30°或45°视角），能在最小骨切除量下，扩大标准显微颅底入路的观察范围，发现残留肿瘤。

（八）放射治疗的作用

对于某些颅底病变，如脊索瘤和恶性颅底疾病，术后辅助放射外科或放疗是标准的治疗方式。

对良性病变如良性脑膜瘤和听神经瘤，辅助放射外科的需求取决于手术切除的程度，无症状的小肿瘤可以保守治疗或以放疗作为主要的治疗方式。

（九）并发症的预防与处理

颅底手术最常见的并发症是脑脊液漏和感染。防止脑脊液漏的最有效方法是使用硬脑膜材料进行水密性硬脑膜闭合，并提供足够的软组织覆盖。术后发生脑脊液漏时，必须及时处理，以防止感染。遵从如下颅底手术的一些核心原则，有助于减少术后并发症。

1. 额窦被打开时，必须将其黏膜完全剥离暴露骨质，以防形成黏液囊肿，有利于额窦壁的修复。

2. 任何颅骨内的鼻窦和气房开放，都必须严密修补，将颅内容物与颅外隔开。

3. 在暴露鼻窦和鼻咽腔等污染区域之前，应通过硬脑膜修复、封闭硬脑膜。

4. 纤维蛋白胶和硬脑膜覆盖材料不能取代水密性硬脑膜闭合技术。

（十）重建策略

有的颅底病变需要广泛切除，导致较大缺损，需要考虑颅底重建策略。颅底重建的目标是在颅内和颅外建立解剖和功能性密封，防止脑脊液漏，能继续辅助治疗，尽可能多地恢复患者功能。颅底重建可分为硬脑膜封闭、骨重建和软组织覆盖等。

封闭硬脑膜有缺损时，可采用自体筋膜修补，或其他替代材料修补，减少硬脑膜缝合线的张力，降低脑脊液漏的风险。骨重建时应尽可能用钛板和螺钉替换、固定开颅骨瓣；在大型骨缺损的情况下，应采用软组织覆盖，以缩小无效腔。软组织覆盖有局部皮瓣、带蒂肌皮瓣和游离皮瓣转移等方式。

（十一）静脉损伤与重建

颅底开颅手术常在硬脑膜静脉窦附近进行，有静脉窦损伤的潜在风险。发生此类损伤时首先要防止静脉空气栓塞，应迅速降低患者头部至心脏下方，并冲洗手术区，然后修复缺损。应避免使用止血药，防止微粒进入静脉窦导致窦阻塞或血栓栓塞事件。

对于小的（<5mm）硬脑膜静脉窦缺损，可以小心地在缺损处放置一块同样大小的凝胶海绵，注意不能将其插入窦内，再用神经外科棉片和吸引器在凝胶海绵顶部施压几分钟来止血。一旦止血成功，可以使用少量纤维蛋白胶将其固定。对于较大的硬脑膜窦损伤，应仔细检查损伤的大小和形态，决定是否修补或重建静脉窦。

（岳树源 马 峻）

第二节 神经内镜技术

一、简 介

神经内镜是神经外科手术中进行观察和操作的工具。神经内镜手术具有视野清晰、局部高亮照明、近距离操作观察等优势，目前广泛应用于临床。近10年来，随着神经内镜技术的进步、光学设备的改良和图像显示技术的发展（包括高清和3D技术），使手术的准确性和安全性得到提高。

神经内镜手术可以通过较小的切口进行复杂的手术，特别适合神经外科中需要进行微创精细手术操作的部位，具有创伤小、并发症发生率低、治疗效果好等特性。目前，神经内镜技术已经广泛应用于各种脑室、脑池病变及颅底肿瘤、脑血管病、三叉神经痛、面肌痉挛和脊柱脊髓病变等的治疗之中。

此外，随着科技的进步，在传统神经内镜基础上，3D外视镜已逐步应用于临床，其有着更长的焦距、更高的放大倍数、额外的照明、更高分辨率的图像，以及更高的手术舒适度，克服了二维成像的局限性。

二、神经内镜系统设备组成

神经内镜系统主要由镜体、光源、成像系统、图像记录装置及计算机管理系统等部分构成。

（一）镜体

1. 硬性内镜　简称"硬镜"，其外径一般为 2～8mm，内可有多个通道（如照明、冲洗、吸引、工作等），长度一般为 130～300mm。内镜直径越大，图像就越清晰，术野亮度也越高。内镜操作器械可以沿着镜内、外进入术野，在手术显示器引导下完成。成角内镜包括 0°、30°、45°、70°、120° 等，其中 0°（直线视野）和 30°（侧面视野）内镜可用于观察和手术操作；70° 和 120° 内镜主要用于观察。

2. 软性内镜　简称"软镜"，包括纤维软镜和电子软镜。软性内镜一般细长，最长可达 1.0m；外径为 0.75～4mm，头端直径为 2～4mm。软镜通常将工作通道、冲洗通道和吸引通道合为一体，具有镜体柔软、可屈伸等特点。其头端可根据需要做成角或侧偏，最大视角可达 160°。软镜操作灵活，可在脑室或脑池内移动，抵达硬镜无法到达的部位进行观察和操作。

3. 其他

（1）观察剥离镜：是一种头端直径约 1mm 的短小型硬镜，像显微神经外科器械一样，使用灵活但视野较小。最初用于脊柱手术，后逐步用于颅内蛛网膜下腔的观察，可与其他类型内镜配合使用。

（2）应用于脑室-腹腔分流术的内镜：主要用作脑室-腹腔分流管的管芯，可将脑室端分流管置入脑室合适的位置，避免血管损伤，减少脉络丛的包裹机会。

（二）光源

光亮度直接影响图像的质量。目前，临床常用的光源主要有 LED 冷光源、卤素灯和氙灯。

（三）成像系统

成像系统包括摄像头、摄像系统主机和显示器。摄像头与神经内镜目镜相连，通过摄像系统主机将图像传至显示器。显示器显示摄像头采集到的所有图像，它的放置位置很关键，多放置于外科医师操作位置的正前方，距离不超过 2m，以便观察。

（四）图像记录装置及计算机管理系统

辅助记录和保存完整的资料信息，目前广泛应用的高清多媒体工作站可以实时动态全屏显示手术影像，具有脚踏实时控制、回放抓图等功能，可对患者资料进行全方位管理。

三、神经内镜的临床应用简介

（一）脑积水

神经内镜下第三脑室造瘘术（endoscopic third ventriculostomy，ETV）是治疗梗阻性脑积水的一个重要方法，避免了置入分流管及其相关并发症，且术后脑脊液循环更符合生理状态。应用神经内镜治疗脑积水的手术还包括导水管成形术、透明隔造瘘术、脉络丛烧灼术等。脑室-腹腔分流术中亦可应用内镜在直视下放置分流管。脑室-腹腔分流术后出现分流管功能障碍时，还可借助神经内镜进行脑室端分流管的调整或拔除，降低了脑室内出血的可能性。

（二）颅内囊肿、脑室内及脑室旁病变

1. 颅内囊肿　应用神经内镜可以较大范围地进行囊壁开窗或部分切除，效果确切，损伤较小，目前大多数颅内囊肿均可应用神经内镜手术治疗。

2. 脑室内及脑室旁病变　在切除脑室内及脑室旁病变时，神经内镜不仅能清晰显示脑室内形态结构、明确脑室内病变的位置及多发病变的数目、避免盲目操作造成的副损伤，还可观察和切除显微神经外科手术盲区的残留肿瘤。

（三）颅底疾病

使用内镜经鼻、经口可直接显露从前颅底到鞍区、斜坡、枕骨大孔等颅底中线区域病变。由于颅底的特殊结构，显微镜观察常存在死角，而神经内镜可以很好地显露这些区域。

1. 垂体瘤　神经内镜下经鼻蝶手术治疗垂体瘤无须使用扩鼻器，可以最大限度地保护鼻腔正常结构，利用内镜的角度及鱼眼效应，便于近距离显露病变，增加了显露范围，提高了全切除率，因而具有创伤小、操作简便、治疗效果好等特点，目前已成为治疗垂体瘤的首选术式。

2. 脑膜瘤　颅底脑膜瘤基底（血供主要来源）位于肿瘤腹侧，且背侧存在诸多重要神经血管，因而自腹侧切除颅底脑膜瘤符合颅底脑膜瘤的病理特点和生长方式。可先从腹侧离断肿瘤基底，切断血供，进一步全切肿瘤。但受到解剖结构限制，经鼻蝶神经内镜手术目前主要用于治疗颅底中线区域的颅底脑膜瘤。

3. 颅咽管瘤　适合应用神经内镜手术治疗的颅咽管瘤类型有鞍内型、鞍内鞍上型及部分鞍上型颅咽管瘤，而第三脑室型颅咽管瘤则不适合应用神经内镜治疗。

4. 脊索瘤　目前神经内镜手术应用于颅底脊索瘤的治疗范围包括：①经鼻蝶入路，并以此为中心向周围扩展，适用于在蝶筛窦及中上斜坡向前方生长为主的肿瘤；②经口咽入路，适用于位于下斜坡、枕骨大孔、上位颈椎前方的肿瘤；③内镜与显微镜双镜联合，适用于治疗生长范围广、单一方法无法完整切除的肿瘤。应用神经内镜手术治疗脊索瘤照明良好、视野相对宽广、颅底显露充分，能探及显微手术死角，利于肿瘤全切，减少肿瘤复发，减少术后并发症。

5. 表皮样囊肿　具有沿蛛网膜下腔向邻近部位生长的特性，显微神经外科手术常因存在死角而无法完全切除。神经内镜可直接抵达颅内深部，配合良好的照明及成角内镜，有助于发现残存肿瘤，提高全切率，减少肿瘤复发，减少副损伤。

6. 其他　①海绵窦内肿瘤：在传统显微镜下主要通过开颅手术显露海绵窦的外侧壁及上壁，由于外侧壁分布着第Ⅲ、Ⅳ、和 V_1、V_2 对脑神经，故手术时损伤脑神经的风险较大。神经内镜经鼻入路显露的则是海绵窦的内侧和腹侧壁，由于海绵窦内绝大多数的空间位于窦的内下方，这为神经内镜经鼻手术提供了较为宽广的手术空间。经海绵窦内侧壁途径手术创伤小、恢复时间短，对脑组织无牵拉，是切除海绵窦区肿瘤的重要治疗方法之一。②翼腭窝、颞下窝病变：翼腭窝、颞下窝位于颅底交界处，与颅内外通过多个孔道相通，该部位解剖毗邻结构复杂，位置深在，传统手术方式难以到达此部位。应用神经内镜经泪前隐窝入路，视野清晰，创伤小，必要时可行辅助唇龈沟切口、鼻腔外侧壁切开等。

（四）脑实质内肿瘤

近 10 年来，逐渐兴起了应用神经内镜手术治疗脑实质肿瘤的治疗方式，可与显微镜双镜联合，利用神经内镜视野清晰、局部高亮照明、近距离操作观察等优势，提高了肿瘤全切率，降低了手术并发症。神经内镜下荧光造影可在肿瘤切除术中实时明确肿瘤切除程度，但对于此项技术还需长期观察统计来验证。

（五）动脉瘤

神经内镜经鼻蝶扩大入路或经眉弓锁孔入路等，可以减少动脉瘤手术开颅范围，减小切口及

骨窗；可多角度观察动脉瘤结构、探查动脉瘤深部是否存在穿支血管等，并可在夹闭后从后方、侧后方观察动脉瘤夹位置，明确动脉瘤是否安全且完全地夹闭，尽可能地减少并发症发生。此外，神经内镜下吲哚菁绿荧光造影可在动脉瘤手术夹闭后实时明确是否有残留死角。经鼻蝶扩大入路可清晰暴露眼动脉瘤和颈内动脉床突段动脉瘤等常规开颅手术难以暴露的位置。

（六）颅内血肿

由于神经内镜可在血肿腔内照明，只需皮质小切口、轻微牵开脑组织即可，可供内镜及双极电凝或吸引器通过，减少了牵拉导致的皮质损伤以及脑水肿。采用内镜治疗脑室内出血，可直接清除血肿，较快地打通脑脊液循环。对于有分隔的慢性硬脑膜下血肿，常规钻孔引流常难奏效，采用软性内镜技术可在直视下打通血肿腔内分隔，有助于血肿的彻底引流。

（七）肿瘤活检

对于脑室或脑池内等肿瘤，应用神经内镜活检相较于立体定向活检，在直视下操作，降低了活检组织误差，并减少了副损伤。

（八）脑脓肿

传统显微手术创伤较大，立体定向穿刺置管存在血管损伤风险，神经内镜的应用可在直视下进入脓肿腔冲洗引流。

（九）脑脊液鼻漏

神经内镜修补脑脊液鼻漏具有微创、直视下操作、术中瘘口准确判断、面部无瘢痕、不易感染等优势，已成为目前治疗脑脊液鼻漏的首选方式。可根据术中脑脊液鼻漏的不同程度及硬脑膜缺损的特点，采用相应的神经内镜下颅底重建技术。

（十）微血管减压

应用神经内镜微血管减压术可以通过多角度观察，更加确切地判别责任血管，减少对周围脑组织的牵拉等优势。

（十一）脊柱脊髓疾病

神经内镜技术可用于脊髓栓系综合征、脊髓空洞症、椎间盘突出、脊膜膨出等疾病的治疗，手术切口小，术中出血少。

四、神经内镜手术操作要点

（一）神经内镜下经鼻蝶垂体瘤切除术

1. 体位 患者采取仰卧位，上半身抬高 20°～30°，以利于头部静脉回流；头架固定，头部后仰 10°～30°。

2. 内镜 多采用 0° 或者 30° 神经内镜。

3. 手术操作要点 麻醉、消毒、铺单后，1∶200 000 肾上腺素棉条收敛鼻甲，向外推移中、下鼻甲，寻找双侧蝶窦开口，根据术前判断是否需要保留鼻中隔带血管蒂黏膜瓣决定切开鼻中隔黏膜的位置。显露并广泛磨除蝶窦前壁，磨除蝶窦内骨性中隔，辨识鞍底、斜坡、颈动脉隆起、颈动脉视神经隐窝解剖标志物，磨除鞍底骨质，注意避免损伤颈内动脉而引起灾难性后果；如果需要扩大入路，要进一步磨除鞍结节、蝶骨平台骨质。注意正常垂体的辨识与保护，按照下部、两侧、后上、前上顺序切除肿瘤，以避免鞍膈过早塌陷而过早增加视野死角。一旦出现脑脊液漏要多层修补颅底；对于低流量脑脊液漏，硬脑膜补片、自体脂肪、筋膜、肌质可以实现有效的重建。

对于中等偏上流量脑脊液漏，除上述方法外，带血管蒂鼻中隔黏膜瓣最有效；亦可以通过下鼻甲黏膜瓣、挽救性鼻中隔黏膜瓣、经额窦的颅骨骨膜瓣等方式修补。

（二）第三脑室造瘘术

1. 体位　患者取仰卧位，倾斜手术台或使患者颈部屈曲，使头部与水平面大约成 30° 角。可以在一定程度上避免因脑脊液过度丢失而引发的颅内积气、硬脑膜下血肿及小脑通过天幕孔向上疝入。

2. 内镜　内镜设备同常规神经内镜手术，单纯第三脑室造瘘术有硬性内镜和软性内镜两种选择。

3. 手术操作要点　①穿刺点位置的选择：冠状缝前 1～2cm，成人中线旁开 2～3cm，儿童中线旁开 2cm。②脑室穿刺：剪开硬脑膜后，双极电灼皮质后切开，以内镜穿刺鞘行侧脑室穿刺，穿刺方向为两侧外耳道假想连线中点。③置入内镜，探查脑室：内镜下显露侧脑室额角和室间孔，辨认脉络丛、丘纹静脉、室间孔、隔静脉等重要解剖结构。通过室间孔到达第三脑室底部，可观察到漏斗、乳头体及第三脑室底等结构。内镜进入第三脑室时，动作轻柔，避免伤及穹窿。④第三脑室造瘘术：造瘘位置通常选择正中平面乳头体前第三脑室底最薄弱的无血管处，即乳头体和漏斗隐窝之间的三角区。应用钝性手术器械穿透第三脑室底；打开第三脑室底后，蛛网膜下腔清晰可见，扩大造瘘口≥5mm，以免术后瘘口粘连闭塞。探查下方 Liliequist 膜，以同样方式打开该膜，辨认基底动脉分叉和斜坡结构。仔细冲洗脑室后撤出内镜及工作鞘，皮质隧道妥善止血，常规关颅。

（张庆九　孙玉晨）

第三节　神经影像技术

一、概　　述

神经影像技术是中枢神经系统影像学检查手段，如常规 X 线、CT 和 MRI 等的总称。借助神经影像技术可以探索大脑在病理状态下的改变，为神经系统疾病的诊断和治疗提供重要帮助。目前，以 CT 和 MRI 为代表的神经影像技术是颅脑疾病的主要影像学检查方法。

二、CT 检查技术

CT 图像是数字化模拟灰度图像，与 X 线图像相比，具有较高的密度分辨力，采用 CT 值对图像的密度进行量化，单位为亨氏单位（Hounsfield unit，Hu）。

1. CT 平扫　绝大部分颅脑 CT 检查都需先进行 CT 平扫，且部分病变仅依此即可作出初步诊断，如脑出血、脑梗死等。

2. CT 增强　CT 增强的对比剂主要是含碘对比剂。CT 增强可以提高病变的检出率，并进一步明确病变的性质。正常脑组织存在血-脑屏障，对比剂不能通过，迸而不能产生增强效果；当病灶破坏血-脑屏障后，对比剂即可进入，从而表现为病灶的增强。

3. CT 灌注（CT perfusion，CTP）　是注射对比剂后对感兴趣区层面进行不同时相的扫描，利用不同的数学模型计算各种灌注参数，以反映病变的血流灌注情况。CTP 对鉴别良恶性脑肿瘤和了解缺血病灶的血流灌注情况有很大的帮助。

4. CT 血管成像（CT angiography，CTA）　是利用螺旋 CT 的快速扫描技术，在团注对比剂浓集于血管内时完成一定范围内横断面扫描，再利用最大密度投影（maximum intensity projection，MIP）或容积再现（volume rendering，VR）技术重建血管影像。CTA 对于颅内动脉狭窄、动脉瘤、动静脉畸形等显示良好，同时还可观察血管与周围组织或病灶的关系。

三、MRI 检查技术

MRI 图像同样是数字化模拟灰度图像，可以多参数、多序列、多方位成像，软组织分辨力高且无 X 线辐射损伤等优势，可早期发现颅内的小病变。

1. MRI 平扫 可观察病变的有无及病变位置、大小及信号特点，并为 MRI 增强检查提供参考。可以获得轴位、冠状位及矢状位的 T_1 加权成像（T_1 weighted imaging，T_1WI）、T_2 加权成像（T_2 weighted imaging，T_2WI）。

2. MRI 增强检查 即静脉内注射含钆对比剂后进行扫描。此种对比剂主要缩短 T_1 值，可增加 T_1WI 上病变与正常组织的信号强度对比。

3. MRI 血管成像 包括磁共振血管成像（magnetic resonance angiography，MRA）和磁共振静脉成像（magnetic resonance venography，MRV）。头部 MRA 和 MRV 检查不需要注入对比剂。头部 MRA 的价值大致同 CTA 检查。MRV 对静脉窦血栓、肿瘤侵犯静脉窦等显示较好。

4. MRI 功能成像

（1）弥散加权成像（diffusion weighted imaging，DWI）：是基于水分子布朗运动的成像方法，可以获得活体组织的水分子弥散信息。DWI 已成为脑梗死的常规检查序列，在发病 1～6h 内即可显示病灶。另外，DWI 在鉴别肿瘤的良恶性中也具有一定的作用。

（2）MR 灌注加权成像：目前常用的是动态磁敏感对比增强（dynamic susceptibility contrast-enhanced，DSC）和动脉自旋标记（arterial spin labeling，ASL）两种技术。DSC 需要团注钆对比剂后行动态重复扫描；ASL 不需要注入对比剂，具有无创、可重复检查的优点。两者的价值大致同 CT 灌注。

（3）磁共振波谱：磁共振波谱成像（magnetic resonance spectroscopy，MRS）是可以获得活体组织代谢物化学成分和含量的检查技术。目前，临床应用最为广泛的 MRS 技术为 ^{1}H-MRS，已经应用于脑肿瘤等多种颅脑疾病的诊断及鉴别诊断。

（4）磁敏感加权成像（susceptibility weighted imaging，SWI）：利用不同组织间磁敏感性的差异产生图像对比，可用于显示小静脉、微出血、铁沉积和钙化等。

（5）功能 MRI（functional MRI，fMRI）：可反映人脑功能信息以及病变导致的功能变化。任务态 fMRI 是研究特定任务所引起的脑区激活的方法，临床上常用于运动和语言区的定位。

四、CT 和 MRI 技术应用限度

对于 CT 检查而言，首先，CT 检查使用 X 线，辐射剂量显著高于传统 X 线检查，如何降低 X 线辐射剂量仍是当前关注的焦点；其次，对某些病变的检出尚有困难，如对中枢神经系统微小转移灶的显示远不及 MRI 检查；再次，对某些病变的定性仍存在困难，如有时难以确定肿瘤性和非肿瘤性病变，有时虽能确定为肿瘤，却难以明确肿瘤的良恶性。

对于 MRI 检查而言，首先，若患者体内有铁磁性置入物、心脏起搏器或为早期妊娠、幽闭恐惧症患者，则不能行 MRI 检查；其次，MRI 图像容易产生不同类型的伪影，如运动伪影、磁化率伪影、流动相关伪影等，尽管可以采用不同的技术对其进行纠正，但有时伪影并不能完全消除，这给图像解释带来了一定的困难。

（汪俊萍 刘智绚）

第四节 神经导航技术

一、概　　述

神经导航也称为无框立体定向手术，是一种旨在帮助神经外科医师进行颅脑或脊柱手术时，通过使用一组术前图像［CT、MRI、fMRI、正电子发射体层成像（PET）、单光子发射计算机体层摄影（SPECT）等］精确定位不同脑内病变过程的技术。该技术的应用提高了神经外科手术的准确性和安全性，正在成为神经外科的一种标准技术，广泛用于指导神经外科医师实施手术。

二、神经导航的发展历史

早在 1986 年由美国 Stanford 医学院的 Roberts 教授首先将神经导航技术应用于神经外科临床，于 1999 年成熟进入市场，于 2001 年引入中国。在随后的 20 年间，神经导航随着各种影像技术，如功能磁共振成像（fMRI）、弥散张量成像（DTI）、弥散加权成像（DWI）、磁共振波谱成像（MRS）、灌注加权成像（perfusion weighted imaging，PWI）、脑磁图（magnetoencephalography，MEG）、正电子发射体层成像（positron emission tomography，PET）、术中超声、术中 CT/MRI 的成熟，以及电生理监护技术的发展而迅速发展。

三、神经导航系统在神经外科手术中的应用前景

神经导航技术是现代微创神经外科发展的重要标志，利用该项技术，可辅助并全面开展对功能区、脑深部肿瘤、脑血管病、脑功能性疾病手术，在追求极大限度切除病灶的同时，将手术精确性提高到极大程度，将手术创伤减少到很低的限度。

随着精准医学和个体化治疗模式的发展，神经导航技术在神经外科手术中的作用尤为重要。基于神经导航技术的术前定位，可以根据导航定位用于手术切口及骨瓣大小的设计，并安全地切除颅内病变。在使用导航技术时，还可借助多模态影像融合技术，在导航工作站提前将手术计划完成，清楚地呈现病变在颅内的位置、明确病变与颅内动静脉的关系，可视化地反映病变与神经纤维束的关系。

导航技术在精确定位功能区肿瘤，并辅助实施手术切除中具有重要的作用，图 2-1 所示为一例邻近右侧运动区的脑胶质瘤，使用基于多模态影像融合的神经导航技术实施该部位肿瘤的切除，该肿瘤被安全切除，没有任何运动缺陷。

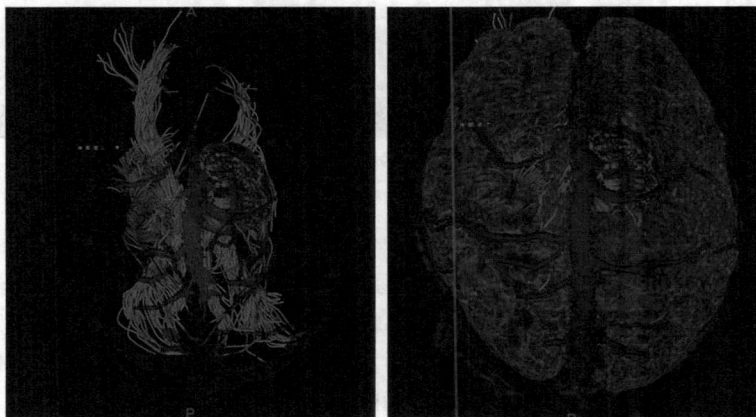

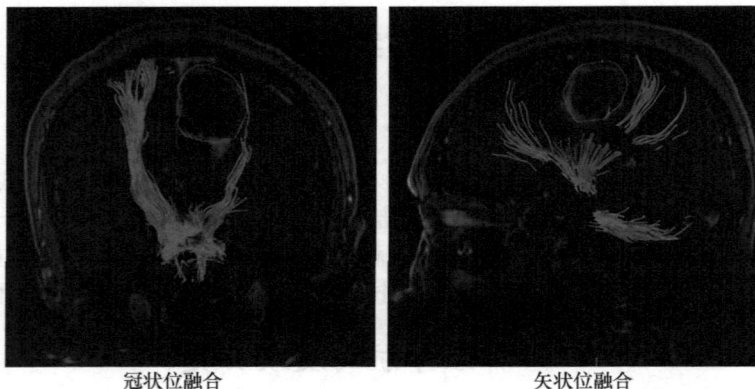

冠状位融合　　　　　　　　　　　矢状位融合

图 2-1　使用基于多模态影像融合的神经导航技术切除右侧运动区脑肿瘤

四、神经导航系统的组成和常用导航系统

神经外科手术导航系统一般包括导航工作站（加载相关软件的计算机、显示器和鼠标、键盘等输入装置）、定位追踪装置（红外线定位仪）、参考架、导航探针、头部固定装置和导航探针上带有可以被定位追踪装置识别的标志物（如红外反光球等），见图 2-2。

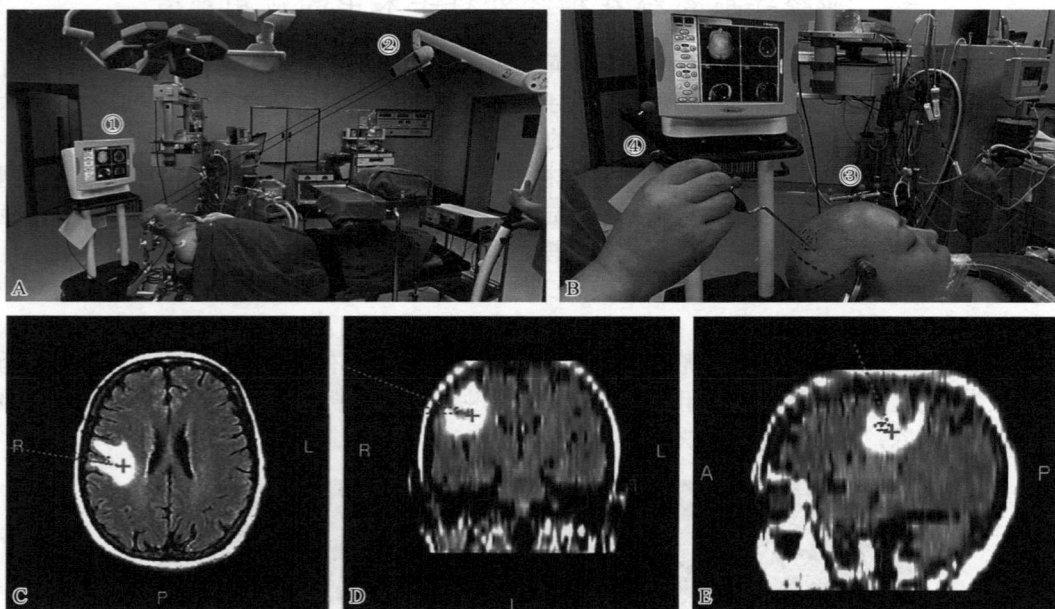

图 2-2　Brainlab 导航系统在神经外科脑肿瘤切除中的使用场景展示

A. ①为导航工作站；②为定位追踪装置（红外线定位仪）；B. ③为参考架；④为导航探针；C～E. 显示导航可精准术中定位病变位置

20 世纪 80 年代后期，高分辨率的三维神经影像技术获得普及和应用，三维图像和数字可以实现互相转化，高速、大容量计算机工作站的出现，推动了神经外科手术导航系统的产生。早期神经外科手术导航系统普遍采用光学导航以获得较高的导航精度，现在已经逐步发展到磁导航及激光、结构光导航和融合术中 B 超或显微镜进行实时导航等。近年来，我国自主研发的神经导航系统也取得了迅猛的发展，并形成了日益成熟的市场，已有多款产品应用于临床。

五、神经导航的使用步骤

（一）术前影像学数据准备

神经导航系统可使用常用的临床序列进行术前计划设计，可应用的临床序列包括 MRI、CT 及 PET。

颅脑 MRI 是颅脑肿瘤手术最重要的影像学检查之一，常用的临床序列包括 T_1WI、T_2WI、T_2 磁共振成像液体衰减反转恢复序列（T_2 FLAIR）、对比增强的 T_1 加权（T_1 CE）、MRA、MRV、DTI、血氧合水平依赖（BOLD）等。结构序列包括 T_1WI、T_2WI、T_2 FLAIR 及 T_1 CE，主要用于肿瘤及瘤周水肿范围的勾画，部分临床中心可应用对比增强 T_2 FLAIR 勾画肿瘤的范围。

神经导航可以利用 $3D-T_2$ FLAIR 进行脑表面结构重建，清晰显示脑沟、脑回和重要的解剖功能区，如双侧中央前回、双侧中央后回、左侧额下回后部及左侧颞上回后部等。血管序列包括 MRA 和 MRV，该导航可以自动识别序列中的血管信息，通过阈值设定调整颅内动脉、静脉的识别，并融合结构序列，显示血管走行与病变之间的位置关系。

手术相关的功能序列主要包括 DTI、BOLD。DTI 可以显示全脑纤维束，包括皮质脊髓束、弓状束和视束等。神经导航提供了 DTI 融合模块，可自动生成全脑纤维束，通过感兴趣区确定通过该区域的神经纤维，以了解病变与神经纤维之间的关系，术后获得更好的神经功能预后。

颅脑 CT 的优势在于显示骨质、钙化及血肿范围。薄层 CT 扫描（层厚≤2mm）可以显示正常或病变颅骨的结构与形态，并明确颅骨与内侧硬脑膜及硬脑膜窦之间的关系，以指导术中骨孔设置，评估是否需要颅骨修补以及切削或铣削颅骨的位置。对脑出血或者肿瘤卒中，可以明确急性期血肿的范围、指导切口位置，并设计血肿抽吸路径或囊内减压的范围。

颅脑 PET 可以提供病变代谢的信息，肿瘤性病变往往代谢不均，高代谢的病变往往对应更典型的病理特征，非肿瘤性病变不同的代谢特征对于开放活检取材有着至关重要的意义。神经导航可以轻松融合 PET 信息，指导术中病理取材。

（二）术前计划

在进行导航计划时，第一，需要收集相关影像学数据，数据格式应为医学数字成像和通信标准（DICOM），并包含 1 个薄层扫描（1mm）3D 序列作为基准参考序列，并将所有序列导入所需导航软件中。第二，选取基准序列，并将所有序列向基准序列配准，配准方法可以选择自动配准和手动配准。自动配准可用于两序列融合显示误差较小时，算法将自动通过误差和最小的方式将不同序列注册至同一空间。手动配准可用于两序列融合误差较大时，通过操作者视角将两序列移动至融合显示误差较小，再通过自动配准注册至同一空间。第三，感兴趣区勾画，该导航系统可通过手动隔层勾画再进行插值计算最终确定感兴趣区，或通过阈值设定进行区域预选再进行逐层勾画。感兴趣区勾画可分为病变靶区勾画以及 DTI 辅助感兴趣区勾画（图 2-3A、B）。可以利用 FSL 软件中的 Bet Brain 功能对 $3D-T_2$ FLAIR 提前进行脑表面重建，再进行感兴趣区勾画用于重建皮质（图 2-3C）。第四，神经纤维束重建。全脑纤维束重建，计算经过 DTI 辅助感兴趣区的神经纤维，对于不符合先验假设的纤维束再通过，感兴趣区勾画，去除经过该区域的神经纤维（图 2-3D）。第五，血管序列勾画，先进行阈值设定，然后保留感兴趣区的血管，包括动脉及静脉。

术前及术后肿瘤范围及大小勾画使用 ITK-SNAP 软件进行半自动分割，并计算肿瘤体积，最终由手术医师确认切除范围。高级别肿瘤利用 T_1 对比增强序列确定肿瘤范围；低级别肿瘤使用 T_2 FLAIR 确定肿瘤范围。

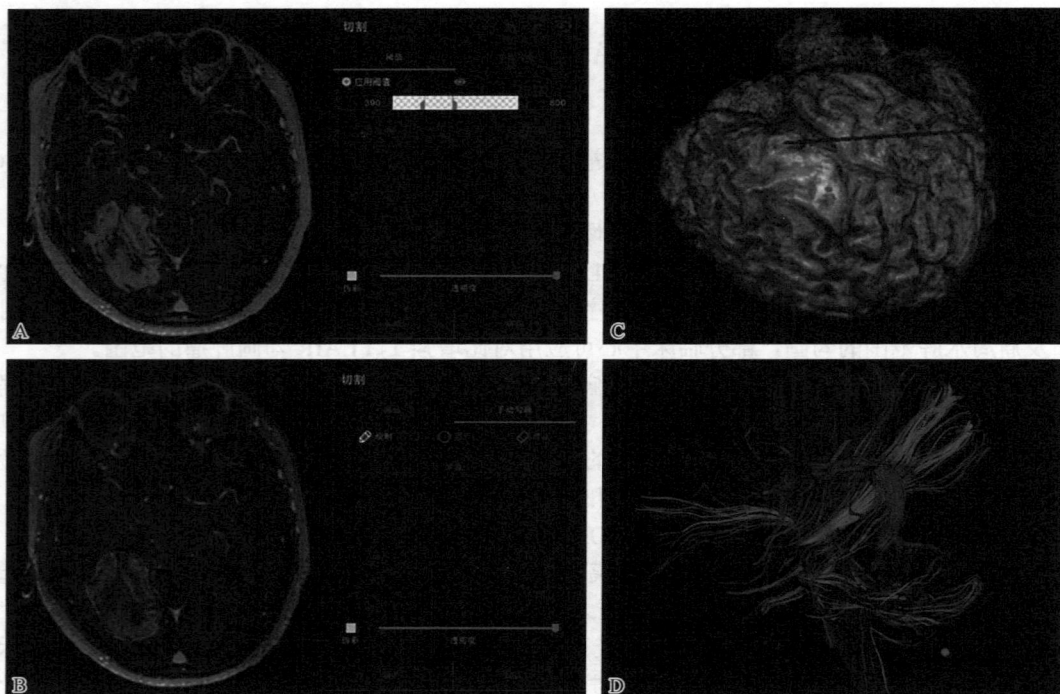

图 2-3　枕肿瘤术前计划和脑表面、纤维束重建

A. 基于阈值的感兴趣区勾画；B. 手动感兴趣区勾画；C. 皮质重建；D. 纤维束

（三）术前注册流程

术前注册流程：①连接导航支架、参考架及 Mayfield 头架；②在计算机工作站系统中选取参考序列，快速提取头部表面特征，并选取拟用来注册的 4 个粗配准参考点（容易识别的体表标志物，如鼻尖、耳郭前缘、外眼角等）；③利用光学导航确认，同时识别参考架以及探针，并利用探针点取 4 个粗配准参考点进行粗配准；④踩下踏板，并使用探针在面部及额部进行反复重复采样；⑤依靠头皮指示点进行验证，按照标准导航要求，配准误差应在 4mm 以内。术中可在头皮、头骨、颅内血管分叉处进行校正点标记，以校正术中振动移位。

（四）术中肿瘤切除过程

手术切除前需用 3D 导航确认手术边界后再进行手术切除，保留皮质静脉；切除术后严格止血，镂刻切除，并使用 3D 导航确认切除边界是否达到（图 2-4）。

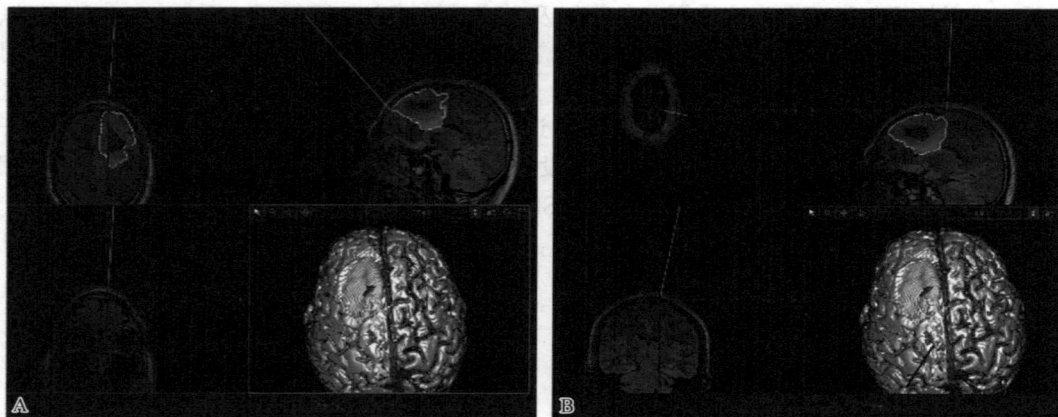

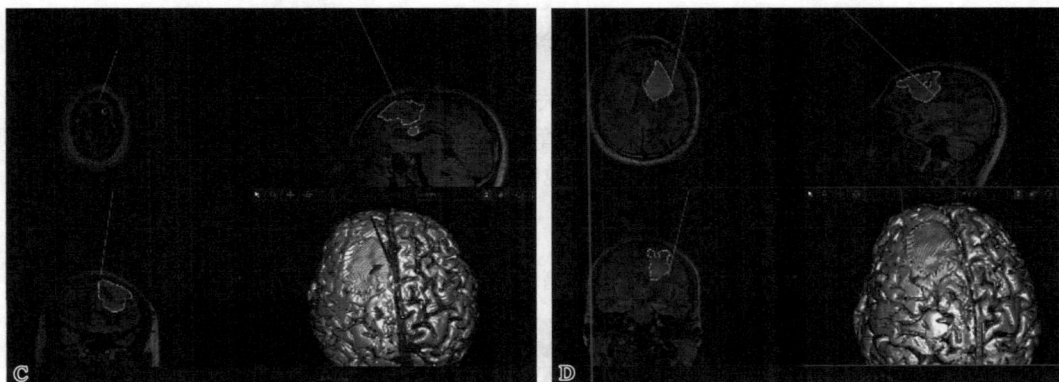

图 2-4　术中应用导航进行切除

A~C.导航确认肿瘤脑表面边界（A.前界；B.后界；C.内侧界）；D.导航确认肿瘤切除是否达边界

六、小结与展望

　　神经导航已经成为神经外科医师使用的常用手术工具之一，为神经外科手术带来诸多优势，如可以辅助进行手术入路的设计、术中精准地定位病变，以及实现可视化的手术切除过程等。这种技术虽然一开始看起来非常复杂，但在经历了相对较短的学习曲线后，使用者会逐渐感受到其对神经外科手术带来的巨大帮助，并会逐渐感觉到导航技术配套软件的操作界面友好，可操作性强，并受到使用者的积极赞赏。对于正在学习和积累 3D 神经外科手术经验的年轻神经外科医师来说，它的价值更高，具有增加手术者的信心、缩短学习和训练曲线及提高手术效果等优势。

　　未来，神经导航的使用可能而且必须扩展到更多的脑肿瘤和功能性神经外科手术中。这种现代技术为患者和神经外科医师带来了重要的舒适性和安全性。

（尉辉杰　杨宜璠）

第五节　神经介入技术

一、概　　述

　　神经介入技术是指利用血管内导管操作技术，在计算机控制的数字减影血管造影（DSA）系统的支持下，对累及人体神经系统血管的病变进行诊断和治疗，达到栓塞、溶解、扩张、成形和抗肿瘤等治疗目的的一种神经外科临床诊断及治疗技术的统称。

　　神经介入较外科手术技术起步晚，是一门年轻的技术，既独立于内外科技术之外，又和它们交叉并存、协同发展。不同于心脏介入与外周介入，神经介入所涉及的专业领域主要为脑血管相关疾病的处理，神经介入技术是在 DSA 系统的支持下，采用血管内导管操作技术，通过选择性造影、栓塞、扩张、成形、抽吸、牵拉，以及药物递送等具体方式，对累及人体神经血管系统的病变进行诊断和治疗。它是一种新兴的微创临床技术，为许多脑与脊髓血管疾病开辟了新的思路和治疗途径。既可以独立解决许多脑血管病，如动脉瘤栓塞、脑血管狭窄支架置入成形、脑血管血栓形成取栓、颅内静脉血栓性闭塞介入溶栓等，又可以与传统的开放手术、放射治疗等巧妙结合，形成复合手术系统，使原来无法或难以治疗的疾病得到满意疗效，减少手术风险及损伤，更大程度地抵达和消除病变，使传统神经内外科治疗方法、技术及疗效都得到很大提升。

二、神经介入技术应用

神经介入技术主要是治疗脑与脊髓血管相关性疾病，如出血性脑血管病中的颅内动脉瘤、脑血管畸形、颅内及脊髓动静脉瘘；缺血性脑血管病中的头颈部血管狭窄、急慢性闭塞，以及颅内肿瘤血供的介入栓塞等。以下病种举例可简要说明神经介入技术的应用范围。

（一）缺血性脑血管病

如大脑中动脉狭窄（图2-5）、急性或慢性脑动脉闭塞。

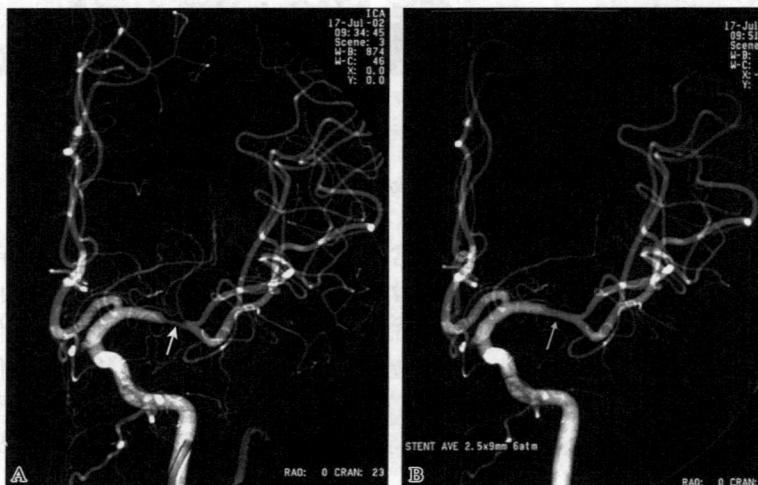

图2-5　右侧大脑中动脉M1段重度狭窄
A.箭头指示为狭窄部分；B.箭头指示为支架置入术后，狭窄解除

（二）出血性脑血管病

如颅内动脉瘤（图2-6）、硬脑膜动静脉瘘。

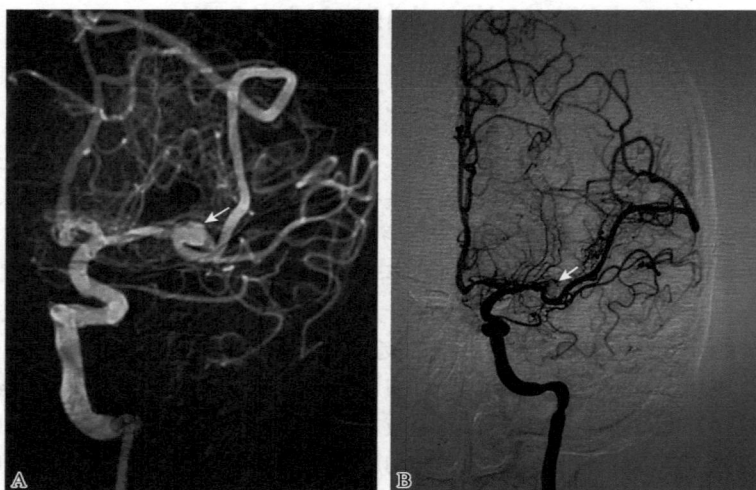

图2-6　右侧大脑中动脉M1段动脉瘤
A.箭头指示为动脉瘤；B.箭头指示为弹簧圈栓塞术后，动脉瘤栓塞致密，载瘤动脉通畅

三、神经介入技术操作

DSA 目前仍是神经血管疾病诊断的"金标准"。一般通过股动脉或桡动脉建立检查通路，大多数患者均可以在局部麻醉下完成。在穿刺区注射少量麻醉药后，穿刺股动脉/桡动脉放置血管鞘，然后通过"选择性导管到位技术"在不同神经血管内置入造影导管，对比剂注射后便可以在监视器上看到患者血管管腔的动态成像。头颈部 DSA 属于有创检查，目前的技术水平需要大多数患者住院接受 DSA 检查。术前腹股沟区备皮并禁食水，医师会根据患者状态选择性地给部分患者输液以减少对比剂的副作用。造影术后如没有不适反应，即可以适当恢复饮食。穿刺侧的下肢一般要制动 6～8h，从操作习惯及手术室设备设置角度考虑，多数患者使用右侧穿刺，若术后在股动脉穿刺处应用血管闭合器或者用压迫器，患者可以 4～6h 后床下活动。

对于需要进一步介入治疗的患者，根据病情和治疗内容不同，会有不一样的处理措施，如复杂的治疗需要在全身麻醉下手术、头颈部放置动脉支架术前和术后一段时间要服用阿司匹林/氯吡格雷等抗血小板药物、有的疾病需要在术前给予一段时间的抗凝治疗（如皮下注射低分子肝素、口服华法林及达比加群等）。患者要配合医师进行有关凝血功能的治疗及调整，不能随意停药、加药。术后患者还要按照医师的要求，定期接受随访及神经血管复查，如 MRA、CTA 等。

四、神经介入 DSA 常用器材

神经介入常用的介入器材包括穿刺针、血管鞘（血管扩张器）、Y 阀、三通、高压输液/冲水袋、高压注射器延长管、导丝、造影导管等；此外，对于 DSA 以外的介入治疗过程还要用到支架、保护伞、扩张球囊、弹簧圈、Onyx 胶、微导管、微导丝等材料。DSA 常用器材见图 2-7。

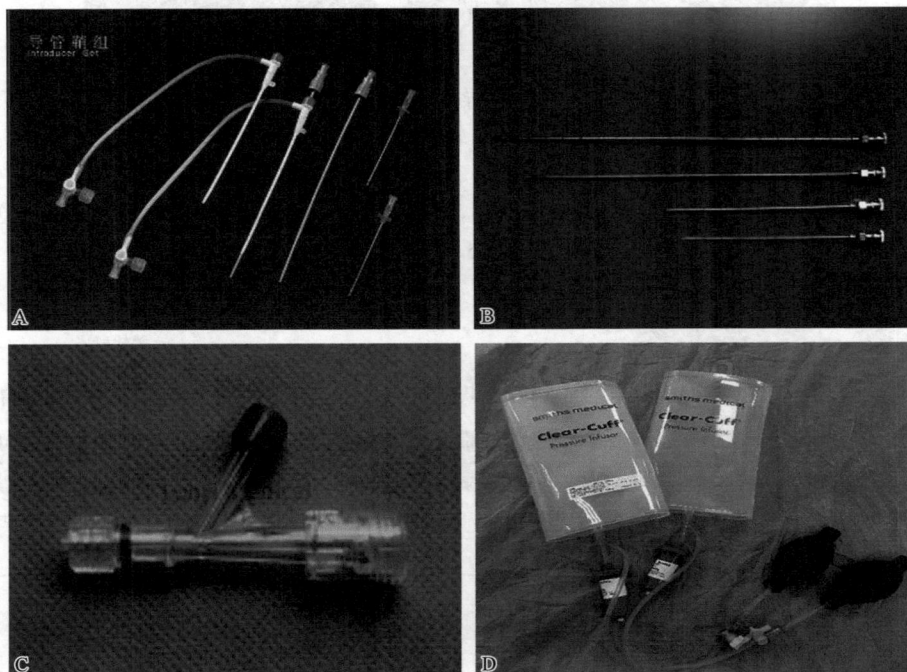

图 2-7　DSA 常用器材

A. 血管鞘；B. 穿刺针，常用规格为 4～8F；C. Y 阀；D. 高压输液/冲水袋

血管穿刺是完成介入血管造影和介入血管治疗的首要步骤，穿刺针的粗细以 G（gauge）表示，号码越大，管径越细。股动脉穿刺针一般为 18G，长度为 7～20cm（图 2-8）。

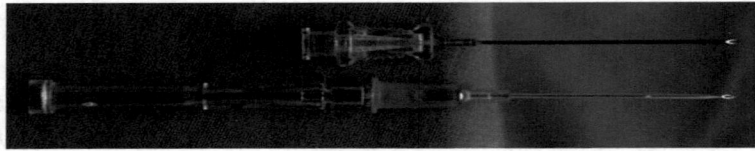

图 2-8 血管穿刺针

图 2-9 所示为动脉鞘，鞘管可以起保护、固定、输送治疗药物及装置、参与治疗等作用。标准短鞘为 10～12cm，按适用部位分为桡动脉鞘、股动脉鞘；长鞘为 30～100cm，按功能分为翻山鞘、输送鞘、血栓抽吸鞘，4F、5F、6F、8F 规格最为常用。组成部分包括鞘管、扩张器、引导导丝。F 为内径单位，1F=0.33mm。

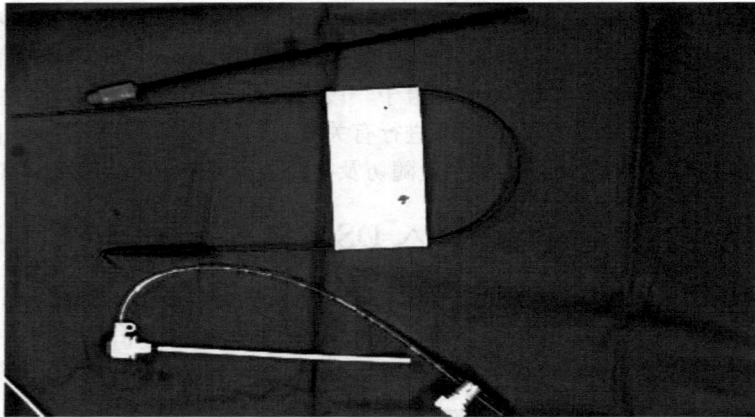

图 2-9 动脉鞘

图 2-10 所示为引导导丝，也被称为"泥鳅导丝"，直径为 0.089cm，长度为 150cm，远端形态多为 J 型；结构见图 2-10B：尖端柔软段部分与轴心杆中间段相连接，近端推送杆段中心钢丝贯穿整个钢丝全长，在远端呈阶梯式或锥形变细；中心钢丝的粗和变细阶段的长短、方式决定了钢丝的支撑力、推送力和柔软度；中心钢丝越粗，末段锥形变细越短，导丝支持力、推送力越好，但柔软性差；中心钢丝越细，末段分解变细越长，导丝支撑力、推送力差，但越柔软。

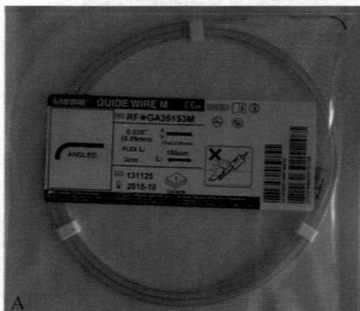

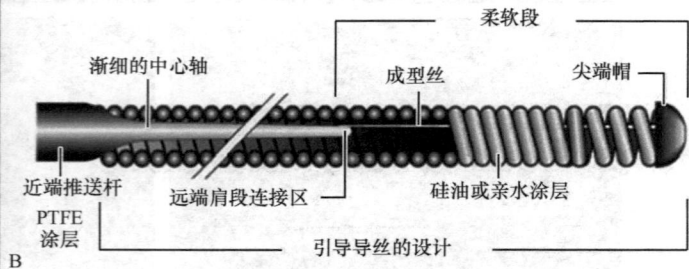

图 2-10 引导导丝

图 2-11 所示为常用造影管，包括 PIG（猪尾）、Hinck（单弯）、Headhunter（猎人头）、Simmons（Sidewinder）、VER（椎动脉）、MP- A1（多功能）等多种导管，前两者最为常用，常用管径为 4～6F（外径）。

其余支架、弹簧圈、Onyx 生物胶等材料的性能亦具有其具体相关特点及数据，此处不再赘述。

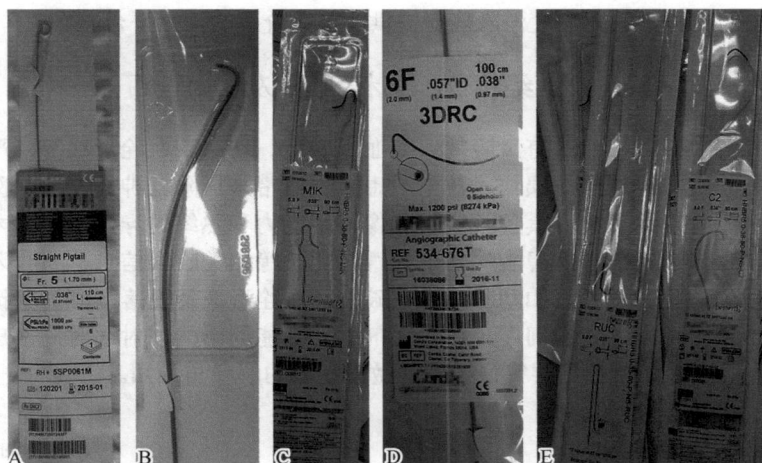

图 2-11　常用造影管

A. PIG 导管；B. 多功能导管；C. Simmons 导管；D. 导引导管；E. 眼镜蛇导管

五、神经介入技术优点

神经介入手术与传统的神经外科开放手术相比，具有以下一些优势。

（一）微创、组织损伤小

神经介入手术避免了开颅手术带来的组织创伤，术后恢复快，并发症少，所以容易被患者接受。在手术中对于脑组织、脊髓组织的创伤较少，造成的神经功能受损程度较轻；神经介入手术多采用股动脉途径，手术创口仅需 1～2mm，手术入路处隐蔽，体表不会留下瘢痕、影响美观。

（二）适应证广泛，手术禁忌证范围较小

脑血管病以中老年人多见，而且常伴有其他疾病，如心房颤动、高血压、糖尿病、心脏病、高血脂等，患者耐受性差，包括身体条件和心理因素。神经介入手术操作创伤小、时间短，对患者而言损伤轻、痛苦小、危险低；对于合并症多或者合并症较重、不能耐受开放手术或全身麻醉的患者，多了一个优先选择。由于介入手术采用血管内途径，避免了医病变部位带来的手术限制，如高位颈动脉狭窄，血管内膜剥脱手术常常难以暴露颈内动脉，介入手术可轻松实施支架置入，缓解动脉狭窄；颅内多发动脉瘤，行介入手术治疗可以一次完成，避免多次开颅夹闭造成的神经系统损伤及患者的手术痛苦；脑深部或重要功能区的血管病变，如丘脑、脑干的动静脉畸形，开颅手术很难实施，神经介入手术常可以安全到达病变部位并成功治愈。

（三）快捷迅速

神经介入手术在紧急情况下可以快速实施，如急性脑血栓的介入取栓治疗。完成股动脉穿刺，并将导管插至病变血管，常可以在数分钟或 10 余分钟内完成，可以在最短的时间内完成血管再通，挽救脑组织，对于"时间就是大脑"的脑卒中治疗具有得天独厚的优势。

（四）与神经外科开放手术密切结合

如范围较大的脑动静脉畸形，直接手术切除创伤大、出血多、危险高，可先部分栓塞，缩小体积，控制血流量，手术全切就可增加成功率与取得良好疗效。再如，颅内血供较为丰富的肿瘤，术中出血不好控制，常常无法切除或不能全切，采用术前肿瘤供血动脉栓塞，可以减少术中出血量、降低大出血风险，并且明显提升肿瘤的切除程度和手术的安全性。近年来，复合手术在脑血管病的治疗中逐渐得到青睐，其原因就是将神经介入技术与开放手术有机地结合，为减少手术脑

卒中风险、准确安全到位、最大程度消除病变提供了更有价值的治疗平台。

六、神经介入技术风险及副作用

神经介入手术的血管内操作是有风险的，如血管破裂、堵塞、血栓形成等，严重时可以引起颅内出血、脑梗死，造成神经组织损伤，甚至给患者生命带来风险。神经介入科医师需要有深厚的神经解剖、神经影像理论基础，具备敏锐的影像辨别能力和熟练的导管操控技术，将潜在的手术风险降到最低。在术前充分了解患者病情、检查、化验等相关临床信息，将介入治疗的简要过程、术中可能出现的风险、意外，如动脉瘤术中破裂、血栓形成及脱落、血管壁损伤等充分告知家属及患者；对于术后可能存在的问题，如对比剂对肾功能的影响、射线对局部皮肤和毛发的影响，以及穿刺口血肿形成、血管夹层等，于术前做出充分的解释与预知。

（张　耐　权　伟）

第六节　神经电生理技术和术中监测

神经电生理技术可以帮助神经外科医师辨别神经结构、保护神经功能、预防神经永久性的损伤，是提高手术质量非常重要的一种监测手段。目前，神经电生理技术在神经外科临床实践中得到了广泛应用。

一、躯体感觉诱发电位

躯体感觉诱发电位（somatosensory evoked potential，SEP）是神经组织受到刺激时，沿感觉神经通路上行，在感觉皮质及皮质下记录到的复合神经元冲动。通过监测躯体感觉传导通路的完整性，可以让手术操作避免伤害神经冲动所经过的脑干、感觉皮质等功能区，从而提高手术质量，改善预后。

SEP广泛应用于神经外科的多种手术中，包括幕上、下肿瘤和脑干周围肿瘤、脑血管病、脑缺血性疾病等。利用SEP位相倒置的特点还可以定位中央沟。

监测时上肢刺激部位多为腕部正中神经或尺神经，下肢刺激部位多为内踝部胫后神经。按照国际脑电图学会10-20系统电极放置法，上肢感觉神经头皮电极记录点为C3'/C4'，下肢感觉神经头皮电极记录点为Cz，Fz为参考电极。当SEP波幅降低>50%时，潜伏期延长>10%是SEP报警标准。术中要注意麻醉药物、温度、血压及电磁等造成的干扰。

二、运动诱发电位

运动诱发电位（motor evoked potential，MEP）是通过电或者磁刺激运动皮质，经过皮质脊髓束或者皮质核束，以复合肌肉动作电位（compound muscle action potential，CMAP）的形式在靶标肌肉出现。临床上MEP与SEP常联合监测。

MEP适用于颅内各种影响运动神经通路的占位性病变、颅底畸形、脑血管病、脑缺血性疾病的监测。需注意MEP刺激可以引发癫痫、干扰体内置入物的放电，安装心脏起搏器、脑起搏器的患者禁忌行MEP监测。

MEP刺激电极安放于运动皮质手和足的投射区，即国际脑电图学会10-20系统的头皮C1、C2处或C3、C4前方约2cm，C1、C2互为参考电极。记录电极采用针电极，置于刺激运动皮质所支配对侧肌肉的肌腹。

当复合肌肉动作电位波幅下降20%～30%时要引起注意；当MEP波幅下降超过50%或者潜伏期延长10%时要立即报警。尤其是当MEP完全消失时提醒神经外科医师和麻醉医师纠正影响

MEP 改变的药理及生理因素。术中要连续监测患者血压（BP）、平均动脉压（MAP）、血氧饱和度（SpO$_2$）、呼气末二氧化碳分压（PetCO$_2$）、心电图（ECG）等生命体征，维持体温和内环境的稳定。

三、脑干听觉诱发电位

脑干听觉诱发电位（brainstem auditory evoked potential，BAEP）记录了从耳蜗神经到中脑的听觉传导通路。颅后窝的各种手术容易造成听觉通路的损伤，术中对脑干功能进行连续监测有利于保护脑干功能，听觉诱发电位监测尤其重要。

听觉诱发电位可用于监测与听觉通路相关的各种肿瘤、影响脑干功能的血管和功能性疾病，还可以用于脑创伤、昏迷患者的评估等。

一般使用交替性咔嗒音，但对于严重高频听力损伤的患者，使用稀疏或压缩咔嗒音的效果较好；刺激强度（intensity）为 80～90dB HL；对侧耳用低于给声强度 20～40dB HL 的白噪声掩蔽。记录电极采用皮下针电极，放置在耳屏前下或者乳突部位，参考电极放置在头顶 Cz 部位。

脑干听觉诱发电位波形中，Ⅰ波、Ⅲ波、Ⅴ波波形稳定、清晰，术中常用来监测。听觉通路损伤早期往往Ⅰ波潜伏期不变，Ⅲ波、Ⅴ波潜伏期延长。脑干受损常会出现Ⅴ波潜伏期及Ⅲ～Ⅴ波峰间潜伏期延长的情况。与基线比较，若Ⅰ波、Ⅲ波、Ⅴ波波幅下降＞50%，潜伏期延长＞1.0ms，尤其是在手术操作单侧发生改变时，具有重要的临床意义。术中要防止刺激耳机脱落、消毒液进入中耳。单极、双极电刀及电动手术床等因素也会干扰 BAEP 的记录。

四、视觉诱发电位

视觉诱发电位（visual evoked potential，VEP）使用闪光刺激引起视觉发生电位变化，由此来判断整个光感通路是否受到手术影响的过程。VEP 监测可以帮助辨别肿瘤与视神经的关系，保护视觉功能，指导手术的入路和进程。但是，由于刺激眼罩过于庞大、个体反应差异较大、术中监测结果与预后相关性差等因素限制了 VEP 在临床的广泛应用。

涉及鞍区及鞍区周围的肿瘤、枕部视皮质区占位、视神经管减压等手术都可以考虑行 VEP 监测。采用红色发光二极管（LED）进行双眼刺激。术前对瞳孔对光反射进行评估，术前结膜滴药进行散瞳可达到最好的效果。根据国际脑电图学会 10-20 系统电极放置标准，记录电极 Oz/O1/O2，参考电极 Cz/Fz。多次重复获得稳定的波形基线。

VEP 通常会出现一个三相波，开始是一个比较小的正向波（40～50ms），随后是一个较大的负向波（70～90ms，N70 或 N1），最后是一个约 100ms 的正向波（P100 或 P1）。术中 P100 潜伏期延迟与视神经损伤有关联；VEP 瞬间变化与预后无明显相关。若 VEP 消失达 4min 以上，提示术后视神经可能伴随损伤。术中给予肌肉松弛药（简称肌松药）可以消除部分肌电带来的干扰。

五、脑电图监测

脑电图（electroencephalogram，EEG）是从颅内、外记录到的脑部神经元电活动的总和。脑电图的异常程度与神经功能的缺失相一致。由于脑电图对皮质缺血和脑功能障碍非常敏感，因此，临床上常用脑电图监测脑部的多种疾病。

EEG 适用于动脉瘤夹闭、颈动脉内膜剥脱血管临时阻断颅内缺血的监测，也适用于癫痫、肿瘤、颅脑损伤、颅内炎症等各种脑部疾病的监测。

根据国际脑电图学会 10-20 系统的标准，经头皮脑电采集双侧大脑半球表面的电活动，临床上有 8 导联、12 导联、16 导联，甚至更多导联的脑电记录。参考电极选择双侧耳垂、耳后乳突部位。使用平均参考电极可以减少位置造成的影响。

脑电图可以反映脑缺血的程度和位置，缺血范围越大、部位越表浅，脑电图异常越明显，表

现为频率减慢的 α 波、θ 波、大的慢波，甚至是低平慢波。大脑中动脉缺血可见患侧半球频率减慢、波幅增高及不规则的 θ 波、δ 波增多；大脑前动脉缺血可见患侧额叶间断节律性 δ 波出现；大脑后动脉缺血可见患侧 α 波节律解体甚至消失，顶枕区 δ 波活动明显增多。此外，动脉瘤破裂出血会导致 α 波节律解体，慢波活动增多，少量患者会伴随棘波发放。

六、肌电图监测

肌电图（electromyogram，EMG）通过监测肌肉的肌电变化来反映支配该肌肉的神经受到的影响。肌电图可以实时、灵敏地反映术中神经功能的完整性，帮助区分不同的神经组成，避免手术造成神经损伤，改善预后。肌电图分为自由肌电图（free electromyogram）和诱发肌电图（evoked electromyogram）。两种肌电图联合使用可以更好地判断脑神经种类以及与周围结构的关系，减少神经牵拉，避免神经损伤。

术中使用短效肌松药，调整肌松药输注量及速度，使患者在术中的肌松程度相对恒定。

七、术中 B 超在神经外科的应用

术中 B 超利用超声多普勒效应，对颅内的肿瘤、占位、血管畸形甚至外伤出血等进行探测，以确定病变大小、深度、范围，以及与周边组织结构的关系，是一种快速、高效、无创的检查方法。在神经外科的诊断和治疗中具有重要的意义。

术中 B 超检查也有局限性，B 超的空间分辨率不如 CT 和 MRI 精确，检查断面不标准，随机性很大；另外，B 型超声波距离越远衰减越明显，对于位置过深、直径较小的病变定位困难。

（宫达森）

第七节　神经放射治疗技术

1951 年，瑞典的 Lars Leksell 教授在从事多年神经外科的基础上，提出了"立体定向放射外科"的概念，即利用多条交叉的射线束聚焦于颅内病灶处，利用焦点高能量来损毁脑组织和杀死病变组织细胞，达到一种"无创"的类似于外科手术的毁损作用。Leksell 最初将 X 射线管球产生的 X 射线聚焦于患侧半月神经节上来治疗三叉神经痛，取得了出人意料的疗效，由此开创了立体定向放射外科应用的新纪元。他们随后对立体定向放射外科的辐射源进行了甄选，最后，Leksell 和 Borje Larsson 选择钴-60 释放的 γ 射线作为理想的光子辐射源。

一、放射外科的设备

（一）伽玛刀

1967 年，Leksell 与放射物理学家 Borje Larsson 合作研制出世界上第一台 γ 刀，其基本原理是采用三维立体定向技术对颅内靶点进行精确定位，将多条细束 γ 射线经多角度精确聚焦照射于靶点，其焦点能量强大并精确定位在靶点上，单次大剂量照射毁损靶点组织，从而达到治疗目的。由于该装置能精确定位受照射靶点，剂量高度集中，单次照射毁损靶区组织，靶区外剂量呈梯度迅速衰减，周边正常组织在焦点以外而免于损伤，使治疗达到如同刀割样的效果，故称 γ 刀。神经外科医师通过确立一个或多个等中心点来建立治疗计划，这些等中心点将被放置在 γ 射线的焦点上停留相应的时间。通过精确操控等中心点的位置变换和每个位置的停留时间，神经外科医师可以创建出高度适形的治疗计划。在当时，Leksell 的发明大大超前于人们对于复杂的放射生物学效应的认知范畴，也超前于执行这些过程所必需的影像学和计算机等技术的发展。

γ 刀放射外科应用于临床以来，已经历 50 余年的发展，特别是以 1987 年在美国匹兹堡大学医学中心引进 γ 刀并投入使用为开端，γ 刀在全世界范围内得以广泛应用。放射外科已从最初的一个概念发展成为神经外科学的一个重要分支——放射神经外科。近 20 年来，γ 刀放射外科的迅速发展主要归因于医学影像技术、计算机技术、自动化技术的飞速发展。自 2006 年 Leksell Perfexion™ γ 刀出现后，γ 刀的适应证得到了很大的拓展，治疗时间明显缩短，治疗精度进一步提高。2015 年 4 月，Leksell Gamma Knife® Icon™ 问世，将无框架定位技术应用于 γ 刀治疗领域，通过配备锥形线束计算机体层成像（CBCT）系统，可以使用无框架技术（即热塑性面罩）对固定的患者进行立体定向定位。无框架固定避免了安装传统立体定向框架所带来的创伤，能够达到刚性头架固定同样的精度，使得 γ 刀多次分割照射变得更为便捷，患者的治疗体验也更为舒适。

随着技术的进步和广泛应用，以 γ 刀为代表的放射外科技术已成为颅脑肿瘤、脑血管畸形，以及功能性神经外科疾病治疗的重要工具。据不完全统计，截至 2019 年底，全球累计用 Leksell γ 刀治疗各类颅脑疾病患者已逾 130 万例。

（二）直线加速器放射外科治疗

直线加速器（linac）于 1974 年由 Larsson 及其同事首次提出作为放射外科的射线源，而直线加速器应用于放射外科临床的报告最早见于 1984 年。用于放射外科的直线加速器通常是由放疗所用的直线加速器改进而来。对于立体定向放射外科治疗，通常选择 6MV 直线加速器。人们开发了多种大同小异的技术将直线加速器改造为放射外科工具，包括通过治疗床、机架旋转和准直器旋转的组合来从多个不同的角度将 X 线束引导到颅内靶区。它可以通过交叉的弧旋转，把辐射集中在等中心点；它可以用于颅外靶区和作为分割治疗。直线加速器的另一个应用是调强适形放疗（IMRT），是近 20 年来发展起来的一种先进的三维适形放疗技术，它借助限束装置对射束强度进行调节，调强适形放疗中，把每一个辐射野分割成多个细小的野（也称线束）。在制订计划时，按照靶区的三维形状和与相关危及器官之间的解剖关系，将这些线束分配以不同的权重，使同一个射野内产生优化的、不均匀的放射剂量分布，以便使通过危及器官的束流通量减少，而靶区其他部分的束流通量增大。多叶准直器（MLC）也被用来在治疗中调节射野形状跟随靶区，而且还可以在计算机控制下实现静态调强和动态调强。

目前，可用的基于直线加速器的专用放射外科工具包括 EDGE 放射外科治疗系统、Versa HD 加速器、螺旋体层放疗（TOMO）系统和机器人放射外科手术系统（又称射波刀）等。

（三）质子束放射外科

质子束放射外科是用带正电荷的质子在电场中持续加速，达到一定速度和能量之后，射入靶区之内，利用布拉格（Bragg）峰现象，对特定靶区内在某一深度位置释放大量能量，以达到对靶区特定深度区域进行破坏的目的。

1954 年，美国劳伦斯·伯克利实验室首先运用质子束聚焦照射技术进行了治疗性垂体功能抑制，Leksell 和其同事于 1958 年尝试运用质子束聚焦照射技术在患者颅内形成功能性损毁灶，但这两者均未利用质子束 Bragg 峰效应。1961 年，哈佛回旋加速器实验室的 Kjellberg 等开发出了可以精确控制射线穿透组织深度的技术，并在同年运用 Bragg 峰放射外科治疗了第一例颅内肿瘤的患者。从那以后，利用 Bragg 峰效应的质子放疗在放射外科领域悄然兴起。由于质子束的能量不同，所以为了给靶组织提供最佳匹配的 Bragg 峰效应，必须在治疗过程中调整质子束的能量和 Bragg 峰的扩散。几个重叠的交叉质子束产生一个调制的 Bragg 峰，产生足够的能量用于更大的治疗容积。这可以提供一个适中的入口剂量，在靶区组织内均匀地产生高剂量，在靶区之外为零剂量。质子束可以被精确聚焦以控制穿透深度，将大部分能量释放在靶区内。

质子放射外科可以产生良好的剂量分布，但治疗过程比 γ 刀或直线加速器更耗时、更昂贵，也更困难。

二、放射神经外科的应用

经过数十年的发展，已经有多种放射外科设备投入临床应用，包括 Leksell γ 刀、射波刀，以及多种改进型直线加速器系统等。其中接受 γ 刀放射外科治疗已逾百万例，积累了大量颅脑疾病放射外科治疗的经验。下面以 γ 刀为例对放射外科在神经外科领域的应用加以简单介绍。

（一）动静脉畸形（AVM）

脑动静脉畸形是颅内最常见的血管畸形，临床表现多为颅内出血、癫痫和头痛。文献报告，AVM 的年出血率约为 3%。治疗方案包括显微外科手术、介入栓塞、放射外科治疗，以及这些治疗方法的多模式联合。无论哪种方式，AVM 治疗的主要目的是防止颅内出血的发生，同时，神经系统功能障碍保持稳定和癫痫发作得到控制也是理想的治疗结果。这是通过完全闭塞畸形血管巢来实现的。因为不能达到完全闭塞就不能避免出血的风险。当干预治疗被认为符合指征，放射外科治疗是侵袭性较小的治疗选择。立体定向放射外科治疗能使血管闭塞，随后降低颅内出血的风险。然而，完全闭塞的过程可能需要长达 2～3 年，在等待疗效期间，仍存在出血风险，而手术切除成功，则会立即消除出血的风险。

1970 年，Steiner 等首次成功实施了用放射外科治疗 AVM。此后开展的常规分割放射治疗的长期研究显示，每次剂量为 2～4Gy，总剂量高达 75Gy 的闭塞率很低（8%～16%），最终得出的结论是不建议使用单次较低剂量的分割放射治疗 AVM。此后，多地陆续开展 AVM 放射外科治疗实践。

随着 Leksell γ 刀的引入，AVM 成为放射外科治疗的常见适应证之一。放射外科治疗作为一种安全有效的治疗方法，对于位于脑内深部或重要功能区的、血管内栓塞难度大、具有手术禁忌证的 AVM，可以选择放射外科治疗。与常规分割放射治疗的结果相反，放射外科治疗 AVM 是一种安全有效的微创治疗手段。AVM 闭塞的推荐剂量方案是单次（18～25Gy）高边缘剂量照射。Flickinger 等根据剂量-效应分析，认为 AVM 闭塞依赖于照射边缘剂量，在剂量为 25Gy 时，达到最大的闭塞率 88%。单次放射外科对于小病灶（体积≤14cm³，直径≤3cm）的闭塞率较高。对于较大的 AVM，可以适当调低边缘剂量或者采用分期治疗方案，以期在实现较高闭塞率的同时规避并发症。位于重要功能区的 AVM 往往难以实行手术治疗，一旦出血，死亡率极高，放射外科成为可选择的治疗方案。

AVM 放射外科治疗的一个关键限制仍然是靶区血管闭塞的潜伏期。在此潜伏期，出血率可能会略有减少，但出血仍然会发生。由于疾病的自然病程和干预治疗后个体差异的存在，对脑 AVM 的正确治疗方法仍然存在争议。一般来说，AVM 患者应该被转诊到有经验的治疗中心，那里配备有恰当的诊治设备和拥有由神经外科医师、神经介入医师、放射肿瘤学专家等组成的多学科领域团队，按具体个案选择治疗方案。

（二）前庭神经鞘瘤

前庭神经鞘瘤多发生于内听道（IAC）位听神经的前庭段，一般又称为"听神经瘤"，是一类生长缓慢的良性肿瘤，单侧听力的持续下降伴同侧的耳鸣是其最常见症状。目前，听神经瘤的治疗选择主要有 3 种：①临床动态观察；②显微神经外科手术；③立体定向放射外科。听神经瘤的治疗目的是完全切除肿瘤或长期控制肿瘤的生长，同时尽量保留面、听神经及三叉神经的功能。

尽管 γ 刀最初只选择开颅手术具有高风险的、高龄的或因其他原因拒绝手术的患者，但随着放射外科技术的不断进展，以及日益增多的长期（>10 年）临床随访经验的支持，γ 刀放射外科成为中小体积听神经瘤的一线治疗，Koos 1 级、2 级甚至某些 3 级的肿瘤选择 γ 刀治疗已得到广泛的认同。对于某些较大听神经瘤，临床占位效应不明显，且不具备开颅手术条件者，也可考虑选择放射外科治疗。

（三）脑膜瘤

脑膜瘤约占所有颅内肿瘤的 20%，是最常见的颅内良性肿瘤，多见于女性，男女比例约为 1 : 2.5。脑膜瘤多分布于大脑凸面、大脑镰、矢状窦旁、蝶骨嵴、鞍结节、海绵窦、脑桥小脑三角（CPA）、小脑幕等。主要表现为局灶性症状，根据不同的部位、肿瘤占位效应压迫，而产生相应的神经功能障碍。

开颅手术切除是大多数脑膜瘤病例的首选治疗方法，手术能够解除梗阻、减轻肿瘤的占位效应，但对那些位于重要神经血管结构部位的脑膜瘤，开颅手术往往无法完全切除。

γ 刀是治疗脑膜瘤，尤其是中小型良性脑膜瘤的有效方法，能够长期控制肿瘤生长，并发症较少。可作为小脑膜瘤的单纯首选性治疗，或较大肿瘤开颅手术后首选辅助治疗方法。对于不能耐受开颅手术的患者，可作为首选治疗。为了提高患者的生存质量、减少手术后残障率和死亡率，对于手术切除困难的脑膜瘤，可以进行大部分切除，解除肿瘤的占位效应，随后采用 γ 刀治疗残留的脑膜瘤。

在放射外科实践中，肿瘤边缘给予 50% 的等剂量线，剂量为 12～16Gy。然而，肿瘤邻近视路和耳蜗等放射敏感性结构时，应参考这些结构的辐射耐受阈值，如视神经受照剂量＜8Gy，耳蜗受照剂量＜4Gy，脑干最大受照剂量＜15Gy。

（四）脑转移瘤

脑转移瘤是成人中最常见的颅内肿瘤之一。近年来，脑转移瘤的发病率一直呈上升趋势。放射外科在脑转移瘤治疗中的作用日益加强，其目的是实现较高的局部肿瘤控制率，同时，尽量延迟或避免实施全脑放疗（whole-brain radiation therapy，WBRT）。发生脑转移瘤的患者可以将放射外科治疗作为初始治疗，特别是对于最大直径＜3cm 及手术难以切除的转移瘤。

放射外科治疗能达到 70%～90% 的肿瘤局部控制率，局部控制率主要与处方剂量、肿瘤体积，以及病理学诊断密切相关。常用的处方边缘剂量为 16～24Gy。较低的边缘剂量用于较大的肿瘤或位于脑干等重要结构的肿瘤。放射外科治疗通常能对许多病理类型的转移瘤达到相当高的局部控制率。

放射外科治疗后出现的放射不良反应可分为早期和迟发的。急性放射不良反应通常是短暂的，并且一般使用短疗程的类固醇皮质激素能顺利得到控制。有症状的放射不良反应占脑转移瘤患者的 5%～15%。贝伐珠单抗（Bevacizumab）在帮助控制放射外科治疗后的瘤周脑水肿中发挥了一定的作用。迟发的放射不良反应的出现是在放射外科治疗后的数月到数年才发生的。

近来将放射外科治疗与靶向药物和免疫治疗联合，可能达到叠加或协同效应。放射外科治疗可以改善到达中枢神经系统的药物透过血-脑屏障，同时还可以对免疫系统产生刺激。

（五）三叉神经痛

三叉神经痛（trigeminal neuralgia，TN）是一种以三叉神经分布区内反复发作的、短暂的、阵发性剧痛为特征的神经科慢性疾病，多见于 40 岁以上成年人及老年人。由于长期发作，患者疼痛难忍可发生精神性格的改变，影响工作、学习和生活，使患者生活质量和健康水平严重下降。

疼痛特征：发作无先兆，骤起骤停，呈电击样或刀割样。约 50% 的患者可因触碰"扳机点"而引起发作，"扳机点"多位于上唇、鼻翼、口角等处。

难治性三叉神经痛是 γ 刀放射外科治疗的一种常见适应证。γ 刀治疗三叉神经痛采用高分辨率 MRI 定位，可以清晰地显示三叉神经从脑桥到半月节的走行，主要推荐的照射区域是三叉神经脑池段。可以用单靶点照射三叉神经根出脑干区或靠近三叉神经半月节区域，也可采用双靶点覆盖三叉神经整个脑池段。目前，三叉神经痛 γ 刀治疗的最佳照射剂量尚不完全确定，但通常靶点中心剂量在 70Gy 以上，推荐剂量通常是 75～85Gy。γ 刀治疗三叉神经痛的治愈率（BNI 1～2 分）

平均为81%，其中术后完全缓解无须药物辅助（BNI 1分）平均为52%。放射外科治疗镇痛效果在15～81d内显效；γ刀治疗后的并发症主要为面部感觉减退，多在治疗后12个月出现。有文献报道，第5年面部感觉麻木发生率平均为20.4%，其他脑神经损伤未见报道，复发率较低。对于复发者第二次治疗仍然有效。

（刘　东　王恩敏）

第八节　神经重症技术

1923年，神经外科先驱Walter.E.Dandy在美国约翰·霍普金斯医院建立了首个可进行24h特别管理的单元，随后的模式是患者在ICU住院期间由重症团队管理，神经外科医师辅助。随着神经外科各项技术的不断发展，高风险手术量逐年增加，重症患者数量不断增加，从而催生了神经外科新的亚专业——神经外科重症医学。

一、神经重症医学的组织管理

（一）神经外科重症医学的任务

神经外科重症监护病房（NICU）收治的患者发病急骤、症状严重、进展迅速，通常急需建立人工气道、辅助通气和维持血流动力学稳定等；对危重患者需要持续监测生命体征、纠正内环境紊乱、维护脏器功能，以及治疗各种严重合并症和并发症等。应用颅内压、脑灌注压、脑氧代谢、脑血流动力学持续多模态实时监测技术，提高NICU临床干预的准确性和有效性，并对可能的病情恶化进行手术预警等，为神经外科围手术期保驾护航。

（二）收治患者的适应证

1. 保障生命功能　收治昏睡、昏迷、呼吸功能不全、伴有误吸的吞咽困难、癫痫持续状态或连续发作、休克、严重的心律失常，以及有其他危及生命疾病（多器官功能衰竭、心肌梗死、肺栓塞、主动脉破裂、中毒、严重的脉管炎、全身性炎症反应）的患者。

2. 需迫切进行的诊断和治疗，预防并发症　收治严重的急性头痛、急性颅内压增高、急性或进展性脊髓横断综合征、瘫痪平面上升、进行性肌无力、败血症、急性肝肾衰竭、横纹肌溶解等患者。

3. 重症监护　对纤溶治疗、神经外科手术后或神经介入治疗后、脑脊液外引流、精神疾病（酒精性疾病/药物滥用）、鞘内给药（如巴氯芬）、床旁血液透析、血浆置换、心律失常的患者，给予重症监护。

NICU的收治适应证往往不依赖于诊断，而取决于患者的病情。如果病情允许，上述部分工作也可以在神经外科其他病区的监护室完成。

（三）仪器设备要求

1. 一般床旁　需配置带有心电、呼吸频率、血氧饱和度、有/无创血压模块的联网监护仪及为其他参数留置的插口，以及带有湿化的中心供氧及负压吸引系统，至少3个输液泵和3个注射泵。

2. 加强床旁　需配置可调节的呼吸机（具有双水平气道内正压模式）、心律失常监测仪、有创压力监测（动脉、脑室内、颅内等）、营养泵，以及脑氧、脑温、脑电监测等设备。

3. 病区内　需配置有存储单元的监护中心、电脑病历记录（和通信）单元、移动监护单元、移动呼吸机、实验室检查设备（血气分析仪及Na^+、K^+和血糖测定仪）、脑脊液镜检/革兰氏染色、除颤仪、外置人工心脏起搏器*、EEG、经颅多普勒超声（TCD）、电生理监测仪、栓塞检测仪*、超声仪*、血液透析机*（*为非必需）。

（四）人员配备

NICU 的医师在具备 NICU 工作能力的基础上，还必须掌握神经重症的特殊知识和技能，如神经专科查体、病情及手术指征的判断、颅内压增高的管理等。

NICU 内随时有一名能独立值班的医师在岗，能够准确无误地使用病房内各种仪器、准确建立中心静脉输液通路及掌握气管插管技术、掌握危及生命的特殊疾病常识（如肺栓塞、急性心肌梗死）、掌握重症医学相关药物的安全使用。主治医师必须具备成熟的重症医学理论和长期的工作经验，以及操作实践能力。

护理人员要细致、谨慎地对患者、仪器、设备进行观察，发现问题及时与医师沟通。

（五）建筑条件

病房须有自然光，每个床位都须隔离保护隐私，须有独立的隔离房间，中心监护系统有专用场地，设立专门的医患谈话间和探视人员等待区。

二、神经重症患者的 NICU 救治

重症监护救治是神经外科实践的重要组成部分。这里主要介绍缺血性卒中、出血性卒中和脊髓损伤患者管理中神经重症监护。颅脑损伤后患者的重症监护管理在脑创伤部分中介绍。

（一）缺血性卒中

1. 血压　低血压和低血容量的患者应该得到及时纠正，以维持正常器官灌注。符合静脉溶栓适应证但血压偏高的患者，在溶栓前应积极降压至收缩压<185mmHg，舒张压<110mmHg。静脉溶栓后的 24h 内血压必须保持在 180/105mmHg 以下。未接受静脉溶栓、计划实施机械取栓时，推荐将术前血压维持在≤185/110mmHg。

2. 气道、呼吸及血氧管理　对于伴有意识水平下降或有延髓麻痹、影响气道功能的急性缺血性卒中患者，可以给予气道支持和辅助通气。吸氧以保障血氧饱和度>94%。无低氧血症的急性缺血性卒中患者不需要吸氧。如果急性缺血性卒中由空气栓塞引起，可考虑对患者进行高压氧治疗。

3. 血糖控制　急性缺血性卒中患者伴有低血糖（血糖<3.3mmol/L[①]）时应给予葡萄糖治疗。如果患者有高血糖，宜将血糖水平维持在 7.8~10mmol/L。

4. 体温　需要识别和治疗造成发热（>38℃）的原因，可使用退热药物来改善卒中患者的发热情况。

5. 液体平衡　不推荐通过血液稀释及使用大剂量白蛋白、血管扩张药等治疗急性缺血性卒中。补液应使用等渗溶液。经口进食水前需评估吞咽功能，以防止吸入性肺炎。肾功能受损或心力衰竭的患者，补液时需谨慎权衡液体，避免超负荷。

6. 心脏监护　急性期内必须持续进行心电图动态监测，尤其在右大脑中动脉（MCA）卒中岛叶皮质缺血的情况下。怀疑心源性栓塞卒中患者，需完善超声心动图。

7. 抗血小板治疗　对未曾接受阿替普酶静脉溶栓的非心源性栓塞性轻型缺血性卒中（NIHSS评分≤3 分）患者，在发病后 24h 内开始双联抗血小板治疗（阿司匹林和氯吡格雷），并持续 21d，可有效减少发病后 90d 内的缺血性卒中复发。在静脉阿替普酶治疗以后，通常将阿司匹林的给药时间推迟至 24h 后。对发病时间窗内的患者，应积极行阿替普酶静脉溶栓或机械取栓术治疗，不建议将阿司匹林作为替代治疗。

8. 营养　急性缺血性卒中后入院 7d 内应该开始肠内营养。对于吞咽困难的患者，卒中早期（最初的 7d 内）给予鼻胃管饮食；当预期吞咽困难会持续较长时间（大于 2~3 周）时，可经皮

---

① 1mmol/L=18mg/dl

内镜下胃造口置管。对于营养不良或有营养不良风险的患者，应使用营养补充剂。

9. 预防下肢深静脉血栓 在无禁忌证的卧床卒中患者中，除了常规治疗（给予阿司匹林和补液）外，建议下肢间歇气动加压。肝素对急性缺血性卒中患者预防下肢深静脉血栓效果尚不明确。弹力袜不应用于缺血性卒中患者。

10. 急性神经系统并发症的治疗

（1）脑水肿：针对脑水肿患者要限液、限糖，以及改善低氧血症或高碳酸血症。如果发生颅高压，宜按照渗透性利尿、脑室外引流和过度换气等标准流程来管理。大面积脑梗死患者，应考虑行去骨瓣减压术。小脑梗死水肿可导致脑干受压或脑积水，紧急颅后窝减压并部分切除梗死组织通常能挽救生命、改善临床结局。

急性神经功能下降伴脑水肿的患者，溶栓桥接动脉取栓手术前通过适当的过度通气（PCO_2 $30\sim34mmHg$）可降低颅内压。急性缺血性卒中患者，不推荐低温治疗或苯巴比妥治疗。不推荐使用皮质类固醇（常规剂量或大剂量）治疗缺血性卒中后并发的脑水肿。

（2）出血转化：患者出现脑出血体征后应立即停止阿替普酶（rt-PA）溶栓治疗，完善 CT 平扫、全血细胞计数、凝血功能及纤维蛋白原水平等检查。对于急性缺血性卒中合并出血转化的患者，可根据具体临床情况和可能适应证，慎重考虑抗血小板或抗凝治疗。

（3）癫痫发作：不推荐预防性使用抗惊厥药物。对有癫痫发作的卒中患者，推荐采用癫痫发作管理指南进行抗癫痫药物治疗。

（二）脑出血

脑出血（intracerebral hemorrhage，ICH）的治疗包括内科治疗和外科治疗，大多数的患者均以内科治疗为主，如果病情危重或发现有继发原因，且有手术适应证者，则应该进行外科治疗。

1. 内科治疗

（1）一般治疗：ICH 发病后的最初几天病情往往不稳定，应常规持续监测各项生命体征、神经系统评估。吸氧、呼吸支持及心脏病的处理原则与缺血性卒中所述相同。

（2）血压管理：ICH 常常出现血压明显增高，且血压增高 >180mmHg 与血肿扩大和预后不良相关。在没有急性降压禁忌证的情况下，数小时内血压降至 $130\sim140mmHg$ 是安全的。收缩压 >220mmHg 者，在密切监测血压的情况下，持续静脉输注药物控制血压是合理的，收缩压目标值为 160mmHg。在降压治疗期间应严密观察血压水平的变化，避免血压波动，每隔 $5\sim15min$ 进行一次血压监测。

（3）血糖管理：血糖值可控制在 $7.8\sim10.0mmol/L$。应加强血糖监测并进行相应处理：①血糖超过 10mmol/L 时，可给予胰岛素治疗；②血糖低于 3.3mmol/L 时，可给予 10%～20% 葡萄糖口服或注射治疗。目标是达到正常血糖水平。

（4）体温：ICH 患者早期可出现中枢性发热，特别是在大量脑出血、丘脑出血或脑干出血者中出现。入院 72h 内患者的发热持续时间与临床转归相关，应予以药物或物理降温。发病 3d 后，患者可因感染等原因引起发热，此时应针对病因治疗。

（5）病因治疗：使用抗血栓药物发生脑出血时，应立即停药；华法林相关性脑出血患者，可考虑将凝血酶原复合物作为新鲜冰冻血浆的一种替代选择，同时静脉应用维生素 K；对新型口服抗凝血药物（达比加群、阿哌沙班、利伐沙班）相关性脑出血，有条件者可应用相应拮抗药物（如依达赛珠单抗）；不推荐 rFⅦa 单药治疗口服抗凝血药物相关性脑出血；对普通肝素相关性脑出血，推荐使用硫酸鱼精蛋白治疗；对溶栓药物相关性脑出血，可选择输注凝血因子和血小板治疗；对于使用抗血小板药物相关性脑出血，不推荐常规输注血小板治疗。

（6）并发症治疗

1）颅内压增高的处理：应卧床、适度抬高床头、严密观察生命体征。需要脱水降颅压时，应给予甘露醇和高渗盐水静脉滴注，用量及疗程根据个体情况而定。同时，注意监测心、肾及电解质情况。必要时，也可用呋塞米、甘油果糖和白蛋白。对伴有意识障碍的脑积水患者，可行脑室外引流以缓解颅内压增高。

2）癫痫发作：不推荐预防性应用抗癫痫药物。有临床癫痫发作者，应进行抗癫痫药物治疗。疑为癫痫发作者，应考虑持续脑电图监测；如检测到痫样放电，应给予抗癫痫药物治疗。

3）深静脉血栓（DVT）和肺栓塞的防治：卧床患者应注意预防 DVT；疑似患者可做 D-二聚体检测及双下肢静脉彩超。鼓励患者尽早活动、腿抬高；尽可能避免下肢静脉输液，特别是瘫痪侧肢体。瘫痪或活动受限患者入院后即应用气压泵装置，可预防 DVT 及相关栓塞事件。对易发生 DVT 的高危患者，血肿稳定后 1～4d 可考虑皮下注射小剂量低分子肝素或普通肝素预防 DVT，但应注意出血的风险。当患者出现 DVT 或肺栓塞症状时，可使用系统性抗凝治疗或下腔静脉滤器置入。

2. 外科治疗　参见第十二章第二节自发性脑出血。

（三）动脉瘤性蛛网膜下腔出血

突发剧烈头痛的患者，应高度怀疑动脉瘤性蛛网膜下腔出血（aSAH）。对于怀疑 aSAH 的患者，应尽快进行全身及神经系统查体，重点评估患者生命体征及意识水平；Hunt-Hess 分级及 WFNS 分级系统是简单有效地评估患者严重程度及判断临床预后的手段。

1. 影像学检查　怀疑 aSAH 的患者，应尽早进行头颅 CT 平扫检查确诊；对于 aSAH 发现有颅内多发动脉瘤的患者，CT 有时能帮助判断责任动脉瘤；高度怀疑 aSAH 但头颅 CT 阴性者，MRI FLAIR/DWI/梯度回波序列有助于发现 aSAH；CT 或 MRI 阴性但高度怀疑 aSAH 的患者，建议行腰椎穿刺（简称腰穿）检查；CTA 可用于 aSAH 的病因学诊断，全脑血管造影是诊断颅内动脉瘤的金标准，首次造影或 CTA 阴性的患者，应复查脑血管造影。

2. 重症监护原则

（1）一般原则：颅内动脉瘤手术治疗前应对患者进行密切监测，并保持患者绝对卧床，进行镇静、镇痛、镇咳、通便等对症处理，降低再出血的风险。收缩压降至 <160mmHg 时，需注意维持脑灌注压和防止脑梗死。可以应用抗纤溶止血药物进行短期治疗（小于 72h），以降低动脉瘤闭塞治疗前早期再出血的风险。

对大部分破裂动脉瘤患者，血管内治疗或开颅手术应尽早进行，以降低 aSAH 后再出血风险。对于伴有脑内大量血肿（大于 50ml）和大脑中动脉动脉瘤者可优先考虑开颅手术，而对于高龄（大于 70 岁）、病情重（WFNS Ⅳ/Ⅴ级）、后循环动脉瘤或合并脑血管痉挛患者，可优先考虑血管内治疗。

（2）预防血管痉挛：aSAH 后脑血管痉挛发生率高，是影响预后的重要因素。经颅多普勒、CT 或磁共振脑灌注加权成像有助于监测血管痉挛的发生。所有 aSAH 患者均应启动尼莫地平治疗，维持正常循环血容量，对迟发性脑缺血患者可在术后进行诱导性升压治疗。对于症状性脑血管痉挛，尤其是控制性升压治疗不能迅速起效的患者，进行脑血管成形术和（或）选择性动脉内灌注血管扩张药治疗。

（3）脑积水：aSAH 相关急性症状性脑积水，应行脑室外引流；aSAH 相关慢性症状性脑积水，应采取脑脊液分流术。

（四）脊髓损伤

1. 血流动力学　脊髓损伤（spinal cord injury，SCI）后低血压很常见。SCI 通常伴有其他部位严重损伤，首先要考虑的是确认或排除导致大量失血的全身性损伤。孤立性 SCI 可导致心动过缓和低血压。以液体复苏为起始治疗，必要时应用血管活性药物。首选去甲肾上腺素，需警惕反射性心动过缓。血压目标需要个体化，首要原则是确保组织灌注充足，可监测尿量、血清乳酸水平和动脉 pH 等。

2. 呼吸系统 第 3 颈椎以上的完全性损伤通常需要紧急插管和机械通气。第 5 颈椎以下损伤膈肌功能尚存，但急性期肋间肌和腹肌会呈弛缓性瘫痪。因此，在脊髓损伤急性期，必须仔细监测呼吸功能，注意保持气道通畅；如呼吸频率持续升高或二氧化碳分压升高，提示应气管插管。急性颈脊髓损伤患者机械通气的平均时间长度约为 5 周，患者脱离机械通气的能力取决于肋间肌从弛缓性瘫痪向痉挛性麻痹的转变，大多数第 3 颈椎以下损伤的患者最终能够脱离机械通气。许多患者呼气功能和咳嗽能力也会显著减弱，需要气管造口术。

3. 低温治疗 对于急性 SCI，使用适度低温（32～34℃）有可能改善神经功能预后。

三、颅内压监测技术

颅内压（intracranial pressure，ICP）监测放置过程中创伤小，无脑脊液漏，操作简单、可靠，在各种诊断和治疗过程中能够继续发挥作用。多种 ICP 监测方法在研制中。ICP 监测和 ICP 指导治疗是当代神经重症监护的基石。

（一）有创技术

1. 脑室外引流 将脑室外引流（EVD）管连接到外部标准的 ICU 监测系统的方法是目前测量 ICP 的"金标准"。EVD 也可以作为一种治疗方式，通过引流脑脊液降低 ICP。EVD 的缺点是徒手放置 EVD 不够精确，对脑室小或移位的患者放置困难，有错位、闭塞、出血和感染等并发症的风险。

2. 光纤颅内压监测仪 光纤 ICP 监测设备可放置在硬脑膜下、脑实质内和脑室内，也可以与温度探头或脑组织氧探头一起置入。光纤器件的问题是放置时间长会出现零点漂移，导致 ICP 读数错误。

3. 微型应变计传感器 微型应变计传感器监测 ICP 使用一个有微芯片的压力传感器，放置在脑室、脑实质和硬脑膜下隙，与 EVD 测量的 ICP 有很好的相关性，漂移小。但对实质内 ICP 测量，微型应变计传感器似乎不太准确。

（二）无创颅内压监测

目前有通过超声检测视神经鞘直径、眼压计测量眼内压、经颅多普勒、体感诱发电位等多种方法，但准确性和可靠性尚需更多研究证实。

（魏盈胜　江荣才）

第三章　脑积水和神经外科感染性疾病

第一节　脑积水及治疗

一、脑脊液循环

脑脊液（cerebrospinal fluid，CSF）主要由侧脑室、第三脑室和第四脑室的脉络丛分泌，充满脑室系统、脊髓中央管和蛛网膜下腔内，成人每分钟大约分泌 0.35ml 脑脊液。来自心脏跳动和呼吸运动产生的动脉/静脉压力变化及脑搏动，为脑脊液循环提供动力。脑脊液经脑淋巴系统、硬脑膜蛛网膜粒和硬脑膜淋巴管回吸收。脑脊液清除神经组织分解的代谢产物，对中枢神经系统起缓冲保护、运输代谢产物和维持正常颅内压的作用，为神经元提供最佳组织环境，防止脑组织损伤。

二、脑积水的病理学

1. 病因　多种病因可引起脑积水，常见的有脑外伤、脑出血、蛛网膜下腔出血、颅内炎症（化脓性脑膜炎、结核性脑膜炎、脑室炎等）、脑血管畸形、脑肿瘤、各种内源性或外源性神经毒素、缺氧、酸中毒、肝肾衰竭等。

先天因素中脑室脉络丛增生脑脊液分泌过于旺盛，可导致脑积水。母亲妊娠期接触某些化学、放射性物质引起基因突变及妊娠早期发热、服用某些药物、胎位异常、羊水过多等也可以导致脑积水，常合并脊柱裂、中脑导水管狭窄等畸形。

2. 病理改变　脑积水后脑组织发生继发性改变，脑室系统扩张形成脑积水。中度脑积水可牵拉脑室壁，使室管膜逐渐消失，脑室周围呈星形细胞化，脑脊液进入室周组织而引起白质发生间质水肿。

如果脑积水更加严重，大脑皮质受压变薄，导致继发性脑萎缩，中脑顶盖部或由于脑干的轴性移位，产生类似帕里诺（Parinaud）眼肌瘫痪综合征，即上凝视麻痹，使婴儿的眼球不能上视，出现所谓的"落日目"征。

脑积水颅内压增高压迫双侧横窦，静脉血回流受阻，颈外静脉系统血液回流代偿性增加，可出现头皮静脉怒张。

三、临床特征

1. 分类　脑积水按年龄可分为婴儿脑积水、儿童脑积水和成人脑积水；按脑脊液循环情况分为梗阻性脑积水和交通性脑积水；按颅内压可分为高压、常压和低压性脑积水。

（1）交通性脑积水：是脑室系统外脑脊液循环通路受阻或吸收障碍，如出血后颅底蛛网膜纤维增生粘连所致的脑积水，也有脑脊液产生过多而导致脑积水（乳头状瘤）的情况。

（2）梗阻性脑积水：又称非交通性脑积水，因颅内病变位于第四脑室出口及以上部位，阻塞脑脊液循环而形成。常见于蛛网膜囊肿、导水管闭锁或狭窄、正中孔或侧孔发育不良、Chiari 畸形、颅咽管瘤等。中脑导水管狭窄增加了脑脊液流动阻力，导致类似正常压力脑积水（NPH）的综合征。迟发性、特发性导水管狭窄通常表现为慢性起病，年轻患者头痛起病，较年长的患者以 NPH 症状常见，导水管狭窄可通过内镜行第三脑室造瘘术缓解。

2. 影像学特征　CT、MRI 征象是脑室系统普遍扩大，尤其是第三脑室球样扩大、脑室周围低密度或低信号为特征性表现。

3. 临床表现　儿童及成人高颅压脑积水会导致头痛、恶心和呕吐、视物模糊、复视、眩晕、发作、尿崩症、脑型钠潴留及脑性耗盐综合征等。查体可见血压升高、呼吸紊乱，部分患者可有瞳孔改变、视盘水肿和展神经麻痹、锥体束征等。正常颅压脑积水常见典型的认知障碍、步态障碍和尿失禁三联征。

临床上要与脑萎缩相鉴别，脑萎缩一般于 50 岁以后发病，症状发展缓慢，CT 检查特征为脑室轻度扩大，但不累及第四脑室，脑沟回明显变宽，MRI 可见脑室和蛛网膜下腔均扩大。

婴幼儿脑积水可见头围增大、前囟扩大、张力增高、"落日目"征等，对脑积水患儿进行头部叩诊时（额、颞、顶叶交界处），声音如叩破罐样。重度脑积水若脑组织（皮质、白质）厚度不足 1cm 时，头颅透照性增强，用强光手电筒直接接触头皮，透照有亮度则为阳性。婴幼儿脑积水以原发性视神经萎缩较多见，患儿常伴有如脊柱裂等其他畸形，常发育迟缓。

临床需要与脑发育不全、积水性无脑畸形相鉴别。前者脑室也扩大，但头不大，无颅内压增高表现，有神经功能及智力发育障碍；后者 CT 上示在枕区外无脑皮质，可见突出的基底节。

四、治　疗

（一）非手术治疗

1. 药物治疗　药物治疗可以减少脑脊液的分泌或增加机体的水分排出，包括利尿药如醋甲唑胺、氢氯噻嗪、呋塞米、甘露醇等。

2. 脑脊液外引流　经前囟或腰椎反复穿刺、腰大池引流放液。

（二）手术治疗

非手术治疗无效的病例可行手术治疗。

1. 解除梗阻手术　对阻塞性脑积水，病因治疗是首选方法，如室间孔穿通术、导水管重建术、第四脑室囊肿造瘘术、脑室肿瘤切除术、第三脑室造瘘术、枕骨大孔减压术等。

2. 减少脑脊液形成　对交通性脑积水，可行内镜下侧脑室脉络丛切除或电灼术，主要用于分流手术失败或不适合进行分流的患者。

3. 脑脊液分流术　包括脑室-脑池分流（如侧脑室与枕大池分流术）、脑室体腔分流（如脑室-腹腔分流术/脑室-胸腔分流术）及脑脊液体外引流术（如侧脑室-输尿管分流术）、脑脊液引入心血管系统分流术（如脑室-心房分流术、脑室-颈内静脉分流术）。

（三）术后并发症

常见术后并发症有分流系统堵塞、感染、分流过度、分流管移位/断裂/脏器穿孔/肠梗阻/腹水等。

（周忆频　周宇浩）

第二节　神经外科感染性疾病

中枢神经系统内的感染包括脑膜炎、脑炎、脑脓肿和手术感染等，致病病原体包括细菌、病毒、真菌、寄生虫等。正常情况下，人体先天防御结构和功能可以防止这些病原体感染中枢神经系统，但在开放性颅脑创伤或神经外科手术后，可能会发生中枢神经系统机会性感染。

一、血-脑屏障和中枢免疫

血-脑屏障由血管-脑实质屏障和血管-脑脊液屏障组成，统称为血-脑屏障。血-脑屏障由一层微血管内皮细胞、周细胞和星形胶质细胞或室管膜细胞足突组成。病原体通过血-脑屏障进入中枢神经系统的途径主要有跨细胞途径（如大肠埃希菌、B 组链球菌）、细胞旁途径（如原生物）

和迁移中的白细胞内携带（"T-rojan"机制，如单核细胞增生性李斯特菌、猪链球菌、结核分枝杆菌、人类免疫缺陷病毒等）。

一旦病原体感染，中枢神经系统小胶质细胞、星形胶质细胞、血管周围巨噬细胞和脑膜巨噬细胞对入侵的病原体做出快速反应，提供先天免疫防御，并作为免疫反应桥梁启动全身免疫功能。

小胶质细胞在中枢神经系统中起吞噬细胞的作用，产生各种细胞因子、趋化因子和脂质介质，从中枢神经系统外召集其他免疫细胞。小胶质细胞是感染后促炎反应的调节细胞，在β-干扰素的刺激下小胶质细胞表达抗炎细胞因子，主动吞噬凋亡的T细胞。

星形胶质细胞是来源于神经外胚层的神经胶质细胞，是脑实质中神经元的"哺乳"细胞。除了维持血-脑屏障外，星形胶质细胞还参与中枢神经系统的损伤和感染，星形胶质细胞对中枢神经系统损伤的明显组织学反应称为反应性星形胶质细胞增生症。星形胶质细胞与入侵病原体的早期相互作用，分泌和调节细胞因子、趋化因子，其本身也可以成为细菌入侵的靶标，而星形胶质细胞对这一过程的特异性反应，能促进脑膜炎和脑脓肿等实质性感染的炎症过程。

二、病理和生理特点

（一）致病菌

开颅术后感染最常见的是革兰氏阳性菌、金黄色葡萄球菌和凝固酶阴性葡萄球菌；其他包括肠球菌、链球菌、铜绿假单胞菌、不动杆菌、柠檬酸杆菌、肠杆菌、肺炎克雷伯菌、大肠埃希菌，以及其他各种革兰氏阴性杆菌和酵母。

（二）感染途径

1. 手术消毒不充分、术中污染，或术后患者皮肤上的细菌污染伤口。

2. 通过毗邻结构（如脑神经、静脉窦或鼻窦）绕过血-脑屏障直接侵入。

3. 置入异物造成感染，如脑脊液分流术、硬脑膜置入物、电极置入、脊柱固定材料等。

4. 病原体通过黏膜、血液传播，间接进入中枢神经系统，如气管插管、血管插管、导尿术、胃肠道应激性溃疡等。

（三）病理生理变化

1. 脑水肿 感染导致中枢神经系统损伤，血-脑屏障受损，通透性增加，白细胞进入中枢神经系统，出现脑水肿和脑积水，发生颅内压增高、脑血流量减少、脑缺血。

2. 神经毒性 中枢神经系统感染的神经毒性，包括源自病原体的致病因子对神经元的直接细胞毒性损伤，或病原体对神经元的直接感染，以及通过免疫系统或神经生理改变而产生的间接细胞毒性。

3. 脑脓肿形成 脑脓肿是脑实质内的占位性化脓性感染，感染源自鼻旁窦或耳部结构的感染、牙源性感染、胸肺部感染（如肺脓肿、脓胸）、其他部位的血源性传播（如心内膜炎）、直接接种（如创伤、神经外科手术）、隐源性感染（为20%）等。这些感染中大多数是多种细菌共存，以链球菌最为常见，免疫功能低下者以真菌、诺卡菌和弓形虫常见。脑脓肿以早期脑炎（1～3d）开始，伴有水肿形成、组织坏死和中性粒细胞浸润，随后是中晚期脑炎，伴有巨噬细胞和淋巴细胞的渗透，这一过程中形成含浆细胞和肌成纤维细胞的包膜。包膜可以隔离感染，至少需要4周形成。

三、神经外科颅脑感染诊治

（一）基本原则

1. 手术室内严格无菌操作，在清洁手术中使用预防性抗生素。

2. 如发生感染，应将标本送革兰氏染色、常规需氧和厌氧培养、改良抗酸涂片及抗酸涂片培养，以及真菌涂片和培养。

3. 治疗原则　一旦确定感染，立即引流脓肿和感染的液体，清除坏死组织；同时，必须给予抗生素治疗，消除任何残留的局部感染。在获得细菌学结果之前，要根据到达感染组织的能力和对可疑病原体的敏感性来选择抗生素。一旦获得细菌培养和药敏试验结果，应迅速调整治疗。

4. 经验性抗生素治疗　在获得细菌学结果之前，神经外科术后感染的经验性治疗应涵盖所有潜在病原体，包括耐药的革兰氏阳性菌（抗甲氧西林金黄色葡萄球菌等）和医院内的革兰氏阴性杆菌（假单胞菌和不动杆菌等）。适用于开颅术后感染的经验性方案常包括万古霉素与具有抗假单胞菌活性的第三代或第四代头孢菌素（如头孢他啶、头孢吡肟）的组合。可能有厌氧菌感染（脑脓肿、鼻旁窦入路），应经验性地使用甲硝唑治疗；如果怀疑有曲霉菌感染，可使用伏立康唑等抗真菌药物。

第三代和第四代头孢菌素（特别是头孢噻肟、头孢曲松和头孢他啶）毒性低、抗菌谱广，经常用于治疗中枢神经系统和开颅手术后感染。碳青霉烯类（如美罗培南）可替代第三代头孢菌素和甲硝唑的组合，亚胺培南有增加癫痫发作的风险，需慎重选择。β-内酰胺类抗生素（青霉素类、头孢菌素类、碳青霉烯类）通过血-脑屏障的能力较差，提高全身剂量或有脑膜炎时，脑脊液浓度可升高，联合 β-内酰胺酶抑制药（如舒巴坦和他唑巴坦）治疗鲍曼不动杆菌脑膜炎有较好效果。

（二）浅表切口感染

浅表切口感染是限于皮肤和皮下组织的感染。开颅手术后的浅表感染可能从皮肤延伸到硬脑膜外，常表现为开颅手术部位局部红斑、肿胀和压痛，可能伴有化脓性引流物。随着感染的进展，可能会出现全身不适、发热和发冷，精神状态改变和新的局灶性缺陷等神经系统症状的出现强烈提示颅内感染的可能。浅表创面感染最常见的病原体是革兰氏阳性球菌，如金黄色葡萄球菌等。

浅层伤口感染的治疗取决于感染的程度。浅表蜂窝织炎是一种皮下组织的播散性感染，没有更深层次的盖骨下间隙或骨瓣感染，常采用口服或静脉抗生素治疗，包括第一代头孢菌素（如头孢唑林）或耐 β-内酰胺酶青霉素（如双氯西林）。对于感染迅速扩散、全身症状突出或有严重合并症的患者，应通过静脉途径给予广谱抗生素。高压氧治疗可增加感染组织中的氧分压，改善吞噬细胞对需氧细菌的氧化杀灭，可用于复杂浅表感染的治疗。

（三）深部切口感染

深度切口感染涉及颅骨下间隙和骨瓣，术中直接接触细菌或从邻近的皮瓣或硬脑膜外受到细菌侵犯，可造成骨瓣感染。游离骨瓣缺乏血运，治疗难度增大，治疗方案包括抗生素治疗、手术清除骨瓣。单纯抗生素治疗可以控制感染的临床表现，但很难根除感染，停用抗生素后经常复发，需去除感染的骨瓣，待组织愈合后延期颅骨成形。

（四）硬膜下脓肿

自发性硬膜下脓肿通常有发热和头痛，随后迅速发展为局灶性神经功能障碍、精神状态改变和癫痫发作。硬膜下脓肿多发生在开颅手术后 1 个月以上。

术后硬膜下脓肿隐蔽，但更需要早期诊断和积极治疗，以防感染向脑实质扩散，避免血栓性静脉炎和静脉梗死等并发症。脓肿手术治疗的目标是彻底排出脓液，在感染引起严重脑水肿时对大脑充分减压。手术后在抗生素治疗下手术区必须引流，以控制脓肿的进展。抗生素治疗的持续时间通常为 4～6 周。

（五）脑脓肿

开颅术后局部脑实质内脓肿可能是由于直接接触细菌，或浅表感染通过功能不全的硬脑膜所致。术后积液、脑挫伤或脑缺血区域是脓肿形成的高风险区域。患者可出现头痛、发热和局灶性神经功能障碍等，但症状没有特异性，因此，影像学在诊断脑脓肿中起到主导作用。在炎症期，颅脑 CT 通常显示一个边界不清的低密度区，并且伴有占位效应和明显的水肿。感染周围开始形成包膜，周边强化增加，病变中心逐渐变为低密度。磁共振弥散加权成像在鉴别自发性脓肿和其他环状强化病变方面具有高度的特异性和敏感性。

　　术后脑脓肿的治疗方法与自发性脓肿的治疗方法一致，治疗的总目标是缓解肿块占位效应，改善临床症状，完全消除感染。在大多数情况下，需要手术引流和长时间静脉注射抗生素相结合。手术选择包括开放手术引流或切除病变和立体定向抽吸。对于不能紧急手术引流的危重患者，在获得培养结果之前需要开始广谱抗生素治疗，大剂量静脉注射抗生素 6～8 周。如果脓肿进行性扩大，或脓肿虽经适当的抗生素治疗后仍不能缩小，应考虑再次手术引流和重新评估细菌学。

（六）细菌性脑膜炎

　　细菌性脑膜炎在神经外科手术后相对不常见，典型症状包括发热、头痛和颈部僵硬。脑脊液培养是诊断术后细菌性脑膜炎的"金标准"。对临床和实验室特征提示术后脑膜炎的患者，要立即顺序进行经验性和药敏试验结果指导下的抗生素治疗，直到脑脊液内确认无菌为止。在停止使用抗生素治疗后，应该对患者进行一段时间的密切临床观察。

（李　宏　周宇浩）

第二篇　神经肿瘤

　　神经肿瘤是发生于脑、脊髓、脑神经和脊神经等部位的肿瘤，这些肿瘤可起源于神经组织本身，也可起源于神经表面的被膜结构。神经肿瘤常分为良性肿瘤和恶性肿瘤，也可分为原发性肿瘤和继发性肿瘤。良性神经肿瘤以脑膜瘤、垂体瘤等肿瘤常见，恶性神经肿瘤以胶质瘤、脑转移瘤等常见。原发性神经肿瘤是起源于神经组织的肿瘤，如垂体瘤、胶质瘤、脑膜瘤等；继发性神经肿瘤是身体其他部位发生的肿瘤转移至神经系统，如脑转移瘤、脊髓转移瘤等。

第四章　胶　质　瘤

　　胶质瘤是指起源于神经胶质细胞的肿瘤，是最常见的成人原发性脑肿瘤。世界卫生组织（World Health Organization，WHO）将胶质瘤分为Ⅰ～Ⅳ级，Ⅰ级、Ⅱ级归为低级别胶质瘤（low-grade glioma，LGG），Ⅲ级、Ⅳ级归为高级别胶质瘤。WHO Ⅱ级肿瘤可能有核异型性；Ⅲ级肿瘤具有有丝分裂活性和核异型性；Ⅳ级肿瘤表现为核异型性，有丝分裂活跃，内皮细胞出现增生或坏死。

第一节　高级别胶质瘤

　　高级别胶质瘤具有复杂的生物学特征，预后差，需要综合治疗。严格意义上，胶质瘤只包括星形细胞瘤、少突胶质瘤、室管膜瘤、混合起源及不明起源的神经胶质瘤。儿童型弥漫性胶质瘤具有独特的临床表现和分子特征，本节不作论述。

一、恶性星形细胞瘤

　　恶性星形细胞瘤，起源于星形胶质细胞，是最常见的颅内原发性恶性肿瘤，即使实施最佳的治疗，WHO Ⅲ级的星形胶质瘤生存期仅为2～5年。因其弥漫侵袭浸润的特征，使得手术切除达不到治愈的目的，最终会复发。胶质母细胞瘤是最恶性的星形细胞瘤，中位生存期不足2年，将作单独论述。

（一）流行病学

　　恶性星形细胞瘤是成人最常见的原发性脑肿瘤，中枢神经系统原发性恶性肿瘤约占所有癌症的2%，却导致不成比例的肿瘤相关的发病率和死亡率。脑肿瘤的发病率是14.8/100万，约50%是恶性的。在美国，每年约新确诊11 000例高级别胶质瘤。

（二）组织病理学特点

　　恶性星形细胞瘤致命的部分原因是肿瘤侵袭生长到周围正常的脑组织中，限制了手术和其他治疗的效果。恶性胶质瘤细胞在体外及大鼠模型内被证实具有很强的迁移运动能力。尸体解剖研究发现，高级别胶质瘤通常能扩散到单根颈动脉或椎动脉的分布区或通过脑脊液播散，CT或MRI也证实其浸润范围常能延伸超过瘤周2cm。即使全切除了肿瘤，肿瘤细胞的微卫星灶也常遍及正常的脑组织，在其他脑区具有潜在的生长特性并导致肿瘤复发。

　　有研究对MRI定位的远离肿瘤区域（即T_2加权的高信号区）进行立体定向活检，发现仍富含肿瘤细胞。即使在 MRI 信号正常区域获取的活检标本，组织学上是正常的，但在体外培养的情况下，仍能发现含有肿瘤细胞。目前，影像学技术和组织学研究尚不能准确评估肿瘤的侵袭范围，难以寻找出肿瘤的真实边界。

（三）分子生物学

当今在认识恶性星形胶质瘤的起源和分子发病机制上，尤其是在肿瘤干细胞方面，获得了巨大的进步。肿瘤干细胞具有无限增殖、独立成瘤的特性，可能来源于室管膜下区，对放化疗有抵抗性，是肿瘤复发的主要原因。

另外，胶质瘤恶性转化可以是遗传突变的持续积累、生长因子信号通路失控、细胞周期控制机制失调等协同导致的。由低级别转化来的恶性星形细胞瘤常出现 DNA 拷贝数异常、p53 抑癌基因突变、血小板衍生生长因子受体（platelet derived growth factor receptor，PDGFR）的过表达、p16 和 Rb 通路的异常、10q 染色体杂合性缺失等。

异柠檬酸脱氢酶（isocitrate dehydrogenase，IDH）是脑胶质瘤中常见的分子病理标志物，对脑胶质瘤的个体化治疗及临床预后判断具有重要意义。Ⅰ级非浸润胶质瘤，如毛细胞型星形细胞瘤和神经节胶质瘤不含 IDH 突变。IDH 突变阳性只见于Ⅱ级和Ⅲ级星形细胞瘤和少突胶质瘤，以及继发性胶质母细胞瘤。野生型 IDH 见于原发性胶质母细胞瘤。IDH 突变患者接受放疗或者烷化剂治疗的预后相对较好。

（四）神经影像学

病情急剧加重的患者首先考虑 CT 成像，以除外颅脑出血或大面积梗死。CT 可见脑胶质瘤与正常脑组织存在密度差值，以及其特征性表现，如钙化、出血及囊性变等，还可以明确病变累及的部位、水肿状况及占位效应等。

高级别星形细胞瘤在 MRI T_1 加权成像上为不规则低密度灶，呈现不同程度的对比剂强化，伴瘤周水肿。需注意有可能存在肿瘤不强化的情况，尤其是在老年患者中。功能 MRI 可用于确定功能性脑皮质（如运动区、语言区、视觉中枢和传导束纤维等）的位置。MRI 波谱可用于鉴别诊断，区分肿瘤、梗死、陈旧性外伤灶、放疗坏死、感染及多发性硬化等。

（五）临床表现

肿瘤常见于大脑半球，由低级别星形细胞瘤演化进展而来，也可以确诊时即是高级别星形细胞瘤，均有向更高级别进展的倾向，易在肿瘤残腔周围复发。患者症状和体征没有特异性，常有颅内压增高导致的头痛、恶心和呕吐、视物模糊或重影、嗜睡等。症状晨起重，白天能有所缓解。持续进行性加重的头痛是这些肿瘤的共性特征。神经功能缺失症状因肿瘤的部位和侵袭范围而不同。

（六）治疗方案

1. 手术 在保护神经功能的前提下，最大程度地切除肿瘤是推荐的手术原则。手术的目标：①获得组织病理诊断及分子诊断，指导治疗、评估预后；②缓解或解除占位效应；③降低肿瘤体积；④延长生存期和提高生活质量。

2. 化学治疗 目前标准的一线化疗药物是替莫唑胺，患者耐受性好，不良反应少，但存在一定程度的骨髓抑制。对复发胶质瘤再次手术时，手术残腔放置缓释卡莫司汀，术后联合替莫唑胺和放射治疗有助于延长生存期。

3. 放射治疗 能使恶性星形细胞瘤患者获益，可延长患者的生存期。一般建议术后尽早开始放射治疗。

（七）生存期和预后

高级别星形胶质瘤的预后差。年龄、KPS 评分（Karnofsky 功能状态评分表 20）和肿瘤切除程度是主要的预后因素，有利的预后因素是 IDH1 或 IDH2 突变、MGMT 启动子甲基化等。

二、胶质母细胞瘤

胶质母细胞瘤（glioblastoma，GB）是常见的颅内原发性恶性肿瘤，约占所有胶质瘤和中枢神经系统原发性恶性肿瘤的 50%。根据第 5 版的 WHO 中枢神经系统肿瘤分类，胶质母细胞瘤被定义为 IDH 野生型的成人型星形细胞瘤。

（一）流行病学

根据美国的流行病学调查，胶质母细胞瘤的年平均发病率是 3.21/10 万，欧洲国家发病率为 3.4/10 万。发病率因年龄和性别各异，可见于任何年龄，诊断的中位年龄是 65 岁，在 75～84 岁年龄段发病率最高，男性略高于女性。

暴露于大剂量电离辐射是目前唯一确定的胶质母细胞瘤环境致病因素。一些少见的遗传综合征与胶质母细胞瘤的发病相关，如利-弗劳梅尼（Li-Fraumeni）综合征和林奇（Lynch）综合征，但所占比例不足 1%。

（二）组织病理学

1. 大体观察　多数胶质母细胞瘤病程不长，但肿瘤实体可以生长到很大，甚至能占据一个脑叶。病变常位于颅脑一侧，发生于脑干和胼胝体的肿瘤可呈双侧对称分布，这是由肿瘤细胞沿白质纤维浸润生长造成的。大脑半球的肿瘤中心多集中于脑白质。

胶质母细胞瘤极少数情况下位于脑实质表面，与软脑膜和硬脑膜粘连，容易被影像科医师或外科医师诊断为转移瘤，或髓外病变，如脑膜瘤。累及皮质时可形成脑回样强化。

肉眼下肿瘤界限不清，切面颜色不一。肿瘤实体的外层呈灰色或灰白色，质地较软；中心区域因髓磷脂分解坏死呈淡黄色，伴新发出血或陈旧性出血时呈现红色或棕色。坏死物液化后可形成含浑浊液体的大囊腔。

2. 显微镜下观察　胶质母细胞瘤富含大量低分化、多形性肿瘤细胞。组织学上具有特征表现，如星形细胞分化伴核异型性、细胞多形性、有丝分裂活跃、微血管增生和局部坏死等。

胶质母细胞瘤包括巨细胞型胶质母细胞瘤、胶质肉瘤和上皮样胶质母细胞瘤 3 种组织学亚型。巨细胞型胶质母细胞瘤含有巨大、高度多形性、多核的肿瘤细胞，偶可见较多的网状纤维，此型患者预后相对其他亚型较好。胶质肉瘤具有胶质和间叶组织双向分化的特点，主要见于成人，预后较差。上皮样胶质母细胞瘤含有密集排列的上皮样细胞、部分横纹肌样细胞，核分裂活跃，常见肿瘤组织中有坏死，BRAF^{V600E} 突变率较高，常见于大脑和间脑，预后差。

（三）分子生物学

胶质母细胞瘤同其他胶质瘤一样，起源于神经胶质祖细胞。癌症基因组图谱研究显示，胶质母细胞瘤基因遗传背景不均一，核心缺陷主要存在于三大细胞内信号通路，即酪氨酸蛋白激酶受体通路、Rb 基因突变抗凋亡通路和细胞周期调控通路。酪氨酸激酶（receptor tyrosine kinase，RTK）受体基因的异常扩增或突变，会激活相应的生长因子、细胞因子、激素和其他信号，导致细胞内信号调节发生异常。常见的生长因子异常包括表皮生长因子（epidermal growth factor，EGF）、血管内皮生长因子（vascular endothelial growth factor，VEGF）、血小板衍生生长因子（platelet derived growth factor，PDGF）等。

（四）神经影像学

胶质母细胞瘤的 CT 表现为高、等、低信号同时存在的混杂密度影，钙化少见。高密度区提示细胞密集，或肿瘤卒中；等密度区为肿瘤实体部分；低密度区为中央坏死或囊变的区域。

MRI 具有较高的分辨率，多种成像序列，可以发现较小的病变，是胶质母细胞瘤首选的检查方法。T_1 加权成像肿瘤呈混杂信号，中心坏死或囊变区域呈现低信号，周围肿瘤实体呈稍高信号；肿瘤卒中时，血肿在 T_1 加权成像上呈高信号。T_2 加权成像上信号也不均匀，中心坏死及周围水肿区呈高信号，肿瘤实质呈稍高信号。MRI 增强显示肿瘤呈不规则花环样强化，中心区如呈现非强化则多为坏死囊变区域。

（五）临床表现

胶质母细胞瘤进展迅速，临床表现主要包括颅内压增高、神经功能及认知功能障碍、癫痫发作三大类。症状取决于肿瘤的位置，首发症状表现为肿瘤相关的水肿和局部的功能缺失，如头痛、头晕、恶心呕吐、轻偏瘫、失语。约 50% 的患者因癫痫发作而确诊。部分患者伴发行为和认知的改变。

（六）治疗方案

胶质母细胞瘤的治疗是以手术切除/活检为主，然后根据病理和精准医学检测结果，继续给予放疗、化疗、肿瘤电场治疗等综合治疗。对胶质母细胞瘤患者多推荐采用多学科诊治（multidisciplinary treatment，MDT）模式，精细分层，进行个体化、精准化治疗。

1. 手术 最大程度地安全切除肿瘤，是综合治疗胶质母细胞瘤的关键和起始步骤，可以获得准确的组织诊断和基因分型，减少肿瘤体积。对非功能区肿瘤可行超全切除，功能区肿瘤可以结合术中磁共振，唤醒手术，达到最大限度地安全切除。因禁忌证或拒绝手术的患者，可选择立体定向活检或开放活检，也可以达到明确病理、检测基因分型、指导后续治疗的目的。

2. 放疗 是胶质母细胞瘤治疗的关键一环。胶质母细胞瘤患者的生存期与放疗开始的时间存在正相关，建议术后尽早（手术后 2～6 周）开始放疗。采用三维适形放射治疗（3D-CRT）或调强适形放射治疗（intensity-modulated radiation therapy，IMRT）。同步放疗、化疗期间，每次放射剂量为 1.8～2.0Gy，总剂量共 54～60Gy。

3. 化疗 烷化剂是目前化疗的主要药物，标准的一线化疗药物是替莫唑胺（Temozolomide，TMZ）。同步放疗、化疗期间，TMZ 口服用量是 $75mg/m^2$ 体表面积，疗程为 6 个周期共 42d，首个疗程 TMZ 为 $150mg/m^2$。若患者耐受良好，则在以后的化疗中 TMZ 剂量可增至 $200mg/m^2$。剂量密度方案降低了机体对 TMZ 的耐药性，促进了抗血管生成作用，在部分胶质母细胞瘤患者的治疗中具有优势。同时，正在研发的小分子靶向药物是胶质母细胞瘤化疗的新发展方向。

4. 肿瘤电场治疗 是近年来新出现的一种肿瘤治疗技术，通过干扰肿瘤细胞有丝分裂等机制发挥抗肿瘤作用。肿瘤电场治疗作为一种便携式无创设备，通过贴敷于头皮的电场贴片产生低强度、中频交变电场发挥作用，目前已用于胶质母细胞瘤等肿瘤的治疗。

5. 靶向治疗和免疫治疗 靶向治疗在恶性胶质瘤中尚未得到满意结果。免疫治疗方面，由于中枢神经系统存在血-脑屏障和独特的免疫微环境，限制了免疫细胞的抗肿瘤作用，让胶质母细胞瘤能营造自己的肿瘤微环境，形成免疫逃逸。随着技术的进步，免疫治疗将会在高级别脑胶质瘤领域取得实质性突破。例如，人源化单克隆抗体贝伐单抗通过抑制 VEGF，虽然对延长总生存期尚无作用，但可以延长患者的无进展生存期。

（七）患者生存期和预后

胶质母细胞瘤预后极差，高龄、低 KPS 评分、非完全切除等均是不良预后的相关因素。仅采用支持治疗的老年患者，中位生存期小于 4 个月。精准基因检测如果发现 MGMT 启动子甲基化，则提示该肿瘤对替莫唑胺相对敏感，患者预后较好。

三、高级别少突胶质瘤

少突胶质瘤起源于少突胶质细胞，具备 IDH 突变和 1p/19q 的共缺失，预后好于同级别的星形胶质瘤。

（一）流行病学

高级别少突胶质瘤是比较少见的肿瘤，占比不足颅内原发性肿瘤的 2%，发病率上男性略高于女性。初诊年龄有两个发病高峰，即 6～12 岁和 35～44 岁。尽管有一些散在的家族聚集性病例被报道，尚未明确少突胶质瘤具有遗传性。大于 90% 的此类肿瘤发生于幕上，小于 10% 的病例发生于幕下或脊髓。Ⅲ级的少突胶质瘤可为原发，或由Ⅱ级的少突胶质瘤恶化而来。相比其他类型胶质瘤，少突胶质瘤更易于软脑膜播散、种植播散，如果患者具有较长的生存期，也可见中枢神经系统外播散。

（二）组织病理学

少突胶质瘤在形态学上由单核细胞构成，细胞核呈均匀圆形，核周有晕，在显微镜下有煎蛋的外观。另一个特征性表现是细分支样的血管，具有鸡丝状外形。活跃的有丝分裂、显著的血管新生和坏死均是少突胶质瘤的病理特征。

术中可见少突胶质瘤呈胶冻样质软性状，色粉灰。钙化、囊变、坏死区、血管增多和出血也比较常见，可侵犯软脑膜。在肿瘤的不同区域获取的标本，表现各有不同。

（三）分子生物学

少突胶质细胞谱系的典型分子标志物是 1p/19q 的共缺失（杂合性缺失）。这种共缺失不仅与少突神经胶质表型强烈相关，还被证实是患者能长期生存的预测因素，预示患者对治疗敏感。这些染色体区域可能含有某些肿瘤抑制基因，缺失会引起肿瘤发展、进展。

少突胶质瘤中 IDH1 和 IDH2 具有高突变率，其突变的特殊作用和对生存的影响尚未清楚。反映细胞分裂能力的 Ki-67 标记指数也与预后有关。其他一些能预测预后的标志物包括拓扑异构酶 Ⅱ、环氧合酶同工酶 1（COX-1）、p16 和 p53 突变等。

（四）神经影像

少突胶质瘤影像表现多样化，没有明显的典型特征。MRI 上表现各异，T_1 加权成像上常为低信号，T_2 加权成像上常为高信号。多位于脑皮质或皮质下白质，弥漫浸润，无明确的边界；可有钙化、囊变和瘤卒中。少突胶质瘤可有弥散不均匀强化或者无强化。对比强化明显预示着肿瘤侵袭性强。与其他恶性胶质瘤相反，少突胶质瘤瘤周水肿轻微，甚至没有瘤周水肿。因此，很难从神经影像学上区分 WHO Ⅱ级和 WHO Ⅲ级的少突胶质瘤。

随访阶段 T_2 加权成像比 T_1 加权成像在检测肿瘤和评估化疗反应方面更敏感。PET 检查可用于鉴别肿瘤组织和瘢痕、胶质增生、坏死、放疗相关反应等非肿瘤组织。

（五）临床表现

癫痫是少突胶质瘤最常见的症状，也可出现头痛、精神状态改变、恶心、视力改变、虚弱等非特异性症状，其他伴随症状取决于肿瘤所在的部位。

（六）治疗方案

少突胶质瘤涉及多学科的综合治疗，包括手术、放疗、化疗。

1. 手术 现有资料表明，对于高级别胶质瘤患者，在保留功能的前提下更广泛地切除肿瘤与患者的长期生存相关。肿瘤切除还可达到解除脑组织压迫、缓解症状和获得病理诊断的目的。因此，手术仍然是少突胶质瘤的初步治疗方法。肿瘤复发再次手术，也能使一些患者获益。

少突胶质瘤对化疗相对敏感，推荐手术非扩大切除，更多注重脑功能保留。位于皮质的少突胶质瘤，功能磁共振成像（fMRI）、弥散张量成像（DTI）、术中唤醒是功能保留的可靠手段。术后24h内强化磁共振，可作为管理基线用于评估肿瘤残存程度、后期随访和评估辅助治疗。

辅助治疗适用于所有 WHO Ⅲ级的少突胶质瘤，也适用于复发和进展的低级别少突胶质瘤（WHO Ⅱ级）、术前 MRI 扫描存在对比强化，或有明显症状的患者。

2. 化疗 少突胶质瘤对化疗相对敏感，能有效延长患者的生存期。少突胶质瘤标准的化疗方案包括 PCV［丙卡巴肼（甲基苄肼）、洛莫司汀、长春新碱］方案。约2/3的少突胶质瘤对 PCV 治疗敏感，中位缓解时间是 1～1.5 年。PCV 方案会产生相当的不良反应，如骨髓抑制、肝毒性、疲劳、恶心、呕吐、皮疹和神经毒性。替莫唑胺也常规应用于少突胶质瘤的化疗，相比于 PCV，不良反应少，患者更能耐受。

3. 放疗 目前放疗联合化疗高级别少突胶质瘤较为广泛。外照射强度调节放疗的标准分割剂量是 1.8～2.0Gy，总剂量范围是 54～60Gy。照射的范围是瘤周 1～3cm。相比于单独的化疗，放疗联合化疗能推迟少突胶质瘤的进展。但放疗存在明确的迟发不良反应，会对患者的生活质量造成影响。

（七）生存期和预后

相比于其他高级别胶质肿瘤，Ⅲ级少突胶质瘤患者的预后相对更好，生存期更长。WHO Ⅱ级少突胶质瘤经过治疗，中位总生存期为 3.5～15 年，Ⅲ级为 2～6 年。Ⅲ级少突胶质瘤常于 12～34 个月复发。年轻、高 KPS 评分、切除程度高均是预后良好的因素。

（于圣平 杨学军）

第二节 低级别胶质瘤

低级别胶质瘤最常见的组织学亚型是星形细胞瘤（69.3%），其次是少突胶质瘤（21.1%）和混合性胶质瘤（9.6%）。

一、流 行 病 学

低级别胶质瘤不局限于特定的脑区，好发于额叶（44%），其次是颞叶（28%）和顶叶（14%）。起源于小脑区的低级别胶质瘤比起源于其他部位预后更好。胶质瘤在美国的发病率约为 6.5/10 万，大多数确诊低级别胶质瘤时平均为39.4岁，不同种族之间确诊时的年龄有差异（高加索人为40岁，非裔美国人为 34 岁）。无确切数据显示确诊年龄与性别有关。发病时的年龄、不同种族、肿瘤组织学和手术切除范围等因素与患者长生存期有关。目前认为，胶质瘤形成与暴露于高剂量辐射、年龄及遗传性疾病（如 Li-Fraumeni 综合征和神经纤维瘤病Ⅰ型等）有关系。

二、组 织 病 理

低级别星形细胞瘤可分为弥散性星形细胞瘤和局限性星形细胞瘤。弥散性星形细胞瘤由分化良好的纺锤形至星形细胞组成，核异型性最小，有疏松的纤维状或微囊状分隔。细胞核具有不规则、成角等特点。

局限性星形细胞瘤包括毛细胞型星形细胞瘤（Ⅰ级）、多黏液样星形细胞瘤、多形性黄色星形细胞瘤等。毛细胞型星形细胞瘤（WHO 分级为Ⅰ级）多见于儿童和年轻人。大多数毛细胞型星形细胞瘤呈现双相结构模式，由细长的毛状细胞致密区、散布星状细胞的疏松质地和微囊状区域交替组成。

少突胶质瘤好发于 40～50 岁成人。少突胶质瘤常由均匀的圆形细胞组成，细胞质清晰，有中央球形胞核（煎蛋外观），有丝分裂活动不明显。由细小血管构成的分支网络（鸡丝状）是少突胶质瘤典型的组织学特征，另外微钙化也很常见。

三、分子生物学

目前，对于胶质瘤的认识已经深入到分子水平阶段，研究与低级别胶质瘤的发生及进展有密切关系的基因对于理解和治疗低级别胶质瘤至关重要。研究发现，IDH、TP53、PTEN、PDGFR 等基因的突变与低级别胶质瘤的发生及进展有密切的关系，IDH1/2、ATRX 和 TP53 联合突变是低级别星形细胞瘤的分子特征。

四、临 床 表 现

低级别胶质瘤相较于高级别胶质瘤生长缓慢，肿瘤占位效应引起的症状相对较少。患者常无临床症状，一般是通过常规检查发现病变。在有临床症状的低级别胶质瘤患者中，最常见的症状是癫痫，其次是头痛。

五、辅 助 检 查

低级别胶质瘤的影像学检查主要以 MRI 为主。当低级别胶质瘤患者突发头痛、呕吐、视盘水肿等高颅压症状时，可优先使用头部 CT 检查。低级别胶质瘤在 MRI T_1 加权成像上为等或低信号，在 T_2 加权成像上为均匀高信号。约有 20% 的低级别胶质瘤可检测到钙化，含有钙化的低级别胶质瘤在 T_1 加权成像上呈明显的高信号灶，在 T_2 加权成像上表现为低信号灶。由于低级别胶质瘤生长速度慢，一般不出现血管源性水肿和坏死。不同级别脑胶质瘤的 PET/CT 成像特征各异。低级别胶质瘤一般代谢活性低于正常脑灰质。

随着影像学技术的发展，一些非常规性影像学技术作为辅助检查，已应用于胶质瘤的诊断和治疗，如磁共振波谱可用于评估胶质瘤级别、DTI 用来区分低级别和高级别肿瘤的组织表现、功能 MRI 用于神经外科手术前评估局部脑功能和结构信息。

六、治 疗 方 案

对于低级别胶质瘤的治疗，主要以手术治疗为主。

（一）观察/活检

对于低级别胶质瘤患者优先考虑手术治疗，但对病变位置较深、累及范围广、手术损伤大、会造成较大神经功能损害者可进行观察，若病变进一步进展可积极治疗。对于这部分患者的观察可通过立体定向活检，或机器人辅助活检取得病理。

（二）手术

目前，业界公认手术切除是治疗低级别胶质瘤最有效的治疗方案。通过使用术中超声、移动导航设备和术中成像等技术，可以在最大程度保护脑功能的基础上，最大范围地切除病变。手术切除要以以下几点为目标进行：①减轻肿瘤占位效应；②获得肿瘤组织标本明确的组织学类型；③降低肿瘤负荷；④提高生活质量并延长生存期。

（三）化学治疗

临床上已证实，化疗对于高级别胶质瘤的治疗是有效的，对低级别胶质瘤患者也是有益的。目前，临床上低级别胶质瘤的化学药物主要以替莫唑胺和由两种口服烷化剂（丙卡巴肼和

CCNU/洛莫司汀）组成的 PCV 治疗为主。研究表明，在复发或进展性低级别胶质瘤中，使用替莫唑胺可以改善患者的生存期。另外，化学药物也可增强放疗的效果。

（四）放射治疗

研究发现，术后放疗并没有明显提高患者的总生存率，但低剂量放疗与手术后一段时间内神经认知功能的稳定有关。

（五）靶向治疗

随着肿瘤分子生物学的研究和进步，一些针对肿瘤进展相关分子通路进行靶向干预的分子治疗方案也开始在临床应用。

七、预 后

低级别胶质瘤患者相较于高级别胶质瘤来说，生存期和生活质量要明显优于高级别胶质瘤，WHO Ⅱ级星形细胞瘤患者的 10 年总生存率为 35%。低级别胶质瘤都有转化为高级别肿瘤的潜力，有 50%～75% 的 WHO Ⅱ级胶质瘤在诊断后 6～7 年内转化为高级别胶质瘤。

（黄 强 杜康洁）

第五章　先天性和其他恶性肿瘤

第一节　原始神经外胚叶肿瘤

一、概　述

原始神经外胚叶肿瘤（primitive neuroectodermal tumor，PNET）是一种分化极差的胚胎性肿瘤，儿童和成人均可发生。PNET 包括神经节神经母细胞瘤、室管膜母细胞瘤、神经母细胞瘤、髓上皮瘤、松果体母细胞瘤和未另行分类的 PNET。

除 PNET 外，胚胎性肿瘤还包括髓母细胞瘤、非典型畸胎瘤/横纹肌瘤。髓母细胞瘤是儿童最常见的胚胎性肿瘤，幕上 PNET 在组织学上与髓母细胞瘤类似，但预后更差。幕上 PNET 在儿童中较成人多见，占儿童中枢神经系统肿瘤的 3%～7%，幕上 PNET 是先天性肿瘤，也可作为继发性恶性肿瘤发生于颅内肿瘤和儿童白血病患者放疗后。幕上 PNET 与视网膜母细胞瘤在遗传突变上有相关联的现象，与双侧视网膜母细胞瘤伴发的松果体区 PNET 称为松果体母细胞瘤，鞍上或鞍旁的 PNET 也常见于视网膜母细胞瘤的患者。

二、病　理　学

幕上 PNET 被确定为分化较差的世界卫生组织（WHO）Ⅳ级神经上皮起源肿瘤。PNET 大体外观柔软、无包膜，边界相对清晰、易碎、略呈紫色。苏木精-伊红染色显示为小而圆的蓝色细胞瘤，细胞核深染，细胞质极少。40% 以上的 PNET 中存在 Homer-Wright 菊形团块结构。约 50% 的 PNET 显示有神经上皮、神经胶质、室管膜或黑色素细胞的分化。

三、临　床　表　现

患者常出现头晕、恶心、呕吐或局灶性神经功能障碍，可伴有脑积水。其他症状包括步态不稳、共济失调和协调能力减弱。儿童患者可能只表现为头颅畸形、发育迟缓等。如果小脑受累，可能出现共济失调。脑干受累可以导致多个脑神经麻痹。髓母细胞瘤和幕上 PNET 都可以通过脑脊液发生转移，从而扩散到整个中枢神经系统，转移到中枢神经系统以外的较少见。

四、诊　断

幕上 PNET 最常发生在大脑，但也可能发生在脑干、脑室周围、丘脑和基底节。在 CT 上 PNET 通常表现为高密度、均匀增强，可部分呈囊性，常伴少量钙化；在 MRI T_1 上通常呈等信号或低信号，在 T_2 上呈高信号，强化明显。术前脊髓 MRI 可对脊髓转移进行评估。大多数患儿伴随脑积水，术前尽量避免进行腰椎穿刺检查。

五、治　疗

手术的目的是获得病理诊断并进行最大限度的安全切除。肿瘤切除策略需综合考虑肿瘤的位置、年龄等，在保证生活质量的同时延长生存期。

术前应用类固醇皮质激素可减少瘤周水肿，降低颅内压（ICP）。有症状的患者术前 24～48h 常规使用类固醇皮质激素。肿瘤巨大和伴发脑积水的患者不宜给予镇静，如需给予镇静以进行术前检查时，必须严密监测生命体征。

对伴有脑积水的患者，手术切除肿瘤时可置入脑室外引流管或脑室造瘘。EVD 在术后可以监测颅内压力、引流液体，促进伤口愈合。PNET 细胞通过分流发生转移的概率很低。PNET 通常呈紫红色，由此可区别周围的脑组织来切除肿瘤组织。术后 24～48h 内，用 MRI 平扫和增强来检测残留。除手术外，对幕上 PNET 可采用针对高危髓母细胞瘤设计的化疗和放疗方案进行治疗。

幕上 PNET 术后可能出现运动障碍、视觉障碍、感觉异常、神经认知功能障碍、记忆或语言障碍等并发症，通常是由于脑水肿、脑积水或术后卒中造成的。常见的全身性并发症包括血栓栓塞、肺炎、尿路感染、心肌梗死和脓毒血症等。

六、预　　后

PNET 患者的预后取决于转移的程度、肿瘤切除的程度，以及患者年龄。幕上 PNET 的总生存率低于髓母细胞瘤，3 年无进展生存为 50%。术后 2 周左右进行脑脊液细胞学检查，结果呈阳性提示预后不佳。肿瘤往往在局部复发，可扩散到整个脑脊液通路，PNET 还可能发生全身性转移。复发性 PNET 的治疗包括使用多种药物、高剂量化疗等。PNET 存活后再次患癌的风险也增加。

（尹　强　王晓光）

第二节　松果体区肿瘤

松果体区是大脑中最复杂的区域之一，可以产生多种病理上不同的少见肿瘤。由于该区域手术风险高，制订安全有效的手术策略对于松果体区肿瘤的治疗至关重要。手术可以获得病理组织学诊断，为规划辅助治疗方案、判断预后和制订随访策略打下基础。

一、松果体区的解剖

人类的松果体是位于大脑几何中心附近的囊性轴外结构，手术时可以清晰分辨松果体与相邻结构。松果体腹侧为后连合、上方是胼胝体、背侧为缰连合，均为神经组织，后方延伸至小脑幕尖，下方延伸至小脑中脑裂。

松果体区的血液供应来自脉络膜内侧动脉和外侧动脉的分支，通过与胼胝体周围动脉、大脑后动脉、小脑上动脉和四叠体动脉形成吻合。松果体区的静脉系统极为重要，基底静脉和大脑内静脉汇合到大脑大静脉（Galen 静脉），常呈"鸟嘴形"匍匐于肿瘤背侧的包膜上，Galen 静脉和下矢状窦汇入直窦。该区域脑池主要为四叠体池，向上通往胼周池后部，向下通往小脑中脑裂，向外通达环池，向前通达中间帆。

大多数松果体区肿瘤起源于幕下，并扩展至第三脑室后部，进一步进展可进入丘脑，或在四叠体背面生长。恶性肿瘤特别是胶质来源的肿瘤，可以侵入中脑和丘脑。

二、病　　理

正常松果体内有多种细胞类型，造成了松果体区域肿瘤的多样性。成熟的松果体由排列成小叶的松果细胞组成，形成松果体薄壁组织。松果体细胞被星形胶质细胞包围，内皮细胞形成血管系统，结缔组织细胞形成小叶之间的间隔。腺体内包含支配到松果体细胞的交感神经末梢。第三脑室的室管膜细胞沿其前边缘与腺体相连。

松果体区肿瘤分为生殖细胞瘤、松果体区乳头状肿瘤、松果体实质细胞肿瘤、胶质瘤和其他肿瘤/囊肿五大类，每个类别都有良性和恶性肿瘤，也会发生多种细胞类型的混合瘤。该区其他肿瘤包括脑膜瘤、血管母细胞瘤、脉络丛乳头状瘤、转移瘤、化学感受器瘤、腺癌和淋巴瘤等。此外可见多种血管病变，包括海绵状血管畸形、动静脉畸形和 Galen 静脉畸形。

　　良性松果体囊肿多见，组织学良性，是由正常松果体实质组织包围的囊性结构组成，边缘对比度增强，是压缩的松果体组织，除非引起导水管梗阻，通常不需要治疗。

三、临床表现

　　松果体区肿瘤的一般表现：①肿瘤压迫中脑导水管导致梗阻性脑积水，引起高颅压，表现为头痛、呕吐、嗜睡、认知障碍、视盘水肿和共济失调等。②中脑受压可导致帕里诺综合征，上丘水平受损可导致眼外运动障碍，表现为上凝视麻痹、眼球会聚或回缩性眼球震颤，以及瞳孔光近反射分离。中脑导水管综合征由中脑进一步受压引起，表现为向下或水平凝视麻痹，可叠加在帕里诺综合征上。中脑背侧受压或浸润损伤可导致眼睑闭合（Collier 征）或上睑下垂。滑车神经麻痹和复视不常见。小脑上脚的小脑传出通路受压，可导致共济失调和节律失调。③内分泌功能紊乱少见，常由脑积水影响或肿瘤扩散至下丘脑区域引起。生殖细胞瘤沿第三脑室底部生长可导致尿崩症。性早熟仅见于绒毛膜癌或生殖细胞瘤含有合胞滋养层细胞的男孩，该细胞可产生 β-人绒毛膜促性腺激素（β-hCG）的异位分泌。

四、诊　　断

　　强化 MRI 是松果体区肿瘤的主要诊断方法，MRI 可显示脑积水、肿瘤大小、血供及与周围解剖结构关系，还可了解脑干受累程度、肿瘤的侵袭程度等。CT 可提供肿瘤钙化、血-脑屏障破坏程度等信息。肿瘤相对于深静脉系统的位置、肿瘤大小、血供，以及与周围结构的关系，尤其是第三脑室、向两侧/幕上生长及脑干侵犯，均可影响手术入路选择。

　　检测肿瘤标志物能监测辅助治疗的效果或早期复发的迹象，血清或脑脊液中检测到恶性生殖细胞瘤标志物，可不必活检，直接进行放疗和化疗。血清或脑脊液中检测到甲胎蛋白或 β-hCG 反映有恶性生殖细胞成分存在；检测到甲胎蛋白表明有胎儿卵黄囊成分存在，卵黄囊瘤能导致甲胎蛋白显著升高，胚胎细胞癌和未成熟畸胎瘤可有小幅增高；β-hCG 由滋养层细胞产生，绒毛膜癌患者显著升高，低水平升高可能与胚胎细胞癌和生殖细胞瘤相关。如果生殖细胞瘤中的甲胎蛋白升高，则可能是含胚胎细胞癌或卵黄囊瘤的混合瘤。生殖细胞标志物检测阴性并不能排除生殖细胞瘤或胚胎细胞癌。

五、治　　疗

　　松果体区肿瘤的治疗非常复杂，涉及病理诊断、局部占位效应或脑积水的处理、肿瘤控制等策略。需要根据临床表现、脑积水程度、肿瘤标志物特点、是否转移，以及患者的年龄和一般状况综合决定。组织诊断可通过立体定向、内镜或开放手术获得活检标本，但要注意松果体区肿瘤穿刺活检较脑内其他部位的出血风险高。

　　松果体区病变引起的梗阻性脑积水或鞍区病变引起的急性视力恶化，需要立即进行神经外科干预。对梗阻性脑积水症状严重者可采用立体定向引导的内镜第三脑室造瘘术，在肿瘤切除前逐渐降低颅内压并缓解症状，对预期能全切除的轻度症状患者可在手术切除时放置脑室外引流管。

　　有多种手术入路可进入松果体区，主要分为幕上和幕下入路两类。幕下入路包括幕下-小脑上中线入路和幕下-小脑上旁正中入路。幕上入路则包括枕部经天幕入路、经半球间-胼胝体入路和皮质造瘘-经脑室入路。幕上入路一般用于肿瘤体积较大且主要向幕上生长、肿瘤向侧方生长侵犯侧脑室三角区、大脑深部静脉阻挡使幕下入路受限制时。良性占位性病变和非生殖细胞瘤全切后效果显著，对于粘连紧密的肿瘤可在保证安全的前提下次全切除，保护深部的静脉结构和脑干的软脑膜。术前存在脑积水可行脑室外引流或第三脑室造瘘术。

　　单纯生殖细胞瘤对放疗非常敏感，不建议进行完全切除。

患者术后常出现即刻的眼外运动/瞳孔障碍和共济失调等，但形成永久性损害亦不多见。肿瘤床出血、中脑静脉梗死等可造成严重后果。

术后应给予高剂量类固醇并在术后维持几天，然后随着患者病情改善，逐渐减少剂量。如果在手术时放置了引流管，但术中并没有解除梗阻性脑积水的病因问题，则应在72h内将其移除并转换为腹腔分流，将感染风险降至最低。术后应在72h内进行MRI增强，以确定切除范围并指导以后的治疗。对确诊为恶性生殖细胞瘤或室管膜瘤的患者，需行脊髓MRI以检查是否存在脊髓种植转移。

对于恶性生殖细胞瘤或松果体细胞瘤的患者，术后需进行放疗或放射外科治疗。生殖细胞瘤是对放疗最敏感的恶性肿瘤，如果肿瘤全切同时病理证实为良性松果体母细胞瘤或室管膜瘤，则无须放疗。不推荐预防性脊髓放疗，除非MRI证实存在脊髓种植转移。

化疗方法主要用于复发或播散的松果体细胞瘤。化疗对非生殖细胞恶性肿瘤最为有效，对于生殖细胞来源的肿瘤可选择睾丸癌的化疗方案。

（张　振　王晓光）

第三节　成人髓母细胞瘤

一、概　　述

髓母细胞瘤（medulloblastoma，MB）是一种原发于小脑的、具有高侵袭性的胚胎源性肿瘤。多见于儿童，是最常见的儿童原发性颅后窝恶性肿瘤；成人MB较少见，约占成人脑肿瘤的1%，发病率随着年龄增长逐步下降；髓母细胞瘤在老年人群中极少报道。成人MB具有复发率高、病情进展快、预后较差等特点，总生存率随着年龄的增长而降低，45岁及以上的患者10年生存率接近40%，而45岁以下的患者约为60%。

二、病　　理

所有成人髓母细胞瘤都是WHO Ⅳ级肿瘤。成人髓母细胞瘤由WNT、Sonic Hedgehog（SHH）和第4组髓母细胞瘤3个分子亚型构成。

三、临床表现

成人最常见的症状是头痛、共济失调/步态障碍和恶心/呕吐，其次是头晕/眩晕和复视，梗阻性脑积水的情况较儿童患者少见。

四、诊　　断

MRI平扫呈类圆形或不规则软组织肿块影，T_1WI和T_2WI都倾向为等信号，T_2 FLAIR呈稍高或等信号，信号不均匀，坏死囊变常见，多位于边缘，边界可清或不清。肿瘤囊变、坏死是因为肿瘤生长速度与血液供给不成比例而造成部分肿瘤组织缺血。肿瘤实质部分弥散图中弥散加权成像（DWI）呈稍高信号，表观弥散系数（ADC）图呈稍低信号，这可能是肿瘤细胞排列密集、核大、细胞外间隙小和胞质少、核质比例较大等特点，造成水分子弥散受限的结果。DWI高信号而ADC图低信号可作为MB与其他病变鉴别的主要依据。

成人髓母细胞瘤强化方式不一，可表现为不强化，云絮状不均匀轻度强化至显著强化，成人髓母细胞瘤多为富结缔组织型，伴不同程度纤维组织增生，增强扫描肿瘤实质部分大多呈轻至中度强化，并多有延迟强化。髓母细胞瘤的MRS特点多为胆碱（Cho）峰明显升高，N-乙酰天冬氨酸（NAA）峰显著降低，Cho/NAA 及 Cho/肌酸（Cr）比值明显增大，乳酸（Lac）峰轻度升高，部分倒置，以上提示 MB 恶性程度高、细胞轻度缺氧。

五、治疗和预后

成人髓母细胞瘤的手术切除原则与儿童髓母细胞瘤的原则相同，在保留功能的前提下最大程度切除肿瘤。成人髓母细胞瘤的放疗通常包括颅脊照射和颅后窝增强照射。化疗在治疗成人髓母细胞瘤中的作用还没有定论。

成人髓母细胞瘤和儿童髓母细胞瘤一样，预后与分子亚型分组高度相关，第 4 组肿瘤患者的预后最差，而 SHH 和 WNT 肿瘤患者预后更好。SHH 肿瘤的复发通常是局部性的，第 4 组肿瘤的复发更易转移。肿瘤细胞出现细胞周期蛋白依赖性激酶 6（CDK6）扩增、染色体 17q 增益和染色体 10q 丢失等，均与不良预后相关。

（张　振　王晓光）

第四节　成人颅内室管膜瘤

一、概　　述

室管膜瘤是一种罕见的中枢神经系统肿瘤，起源于脑室或脊髓中央管的室管膜细胞，常见于幕下第四脑室、脑桥小脑三角、小脑或脑干。室管膜瘤占成人中枢神经系统（CNS）肿瘤的 3%～5%，儿童 CNS 肿瘤近 10%。成人以幕上室管膜瘤多见，儿童以幕下室管膜瘤多见。

二、病　　理

大体上室管膜瘤为灰色或棕褐色病变，边界清晰，可包含囊性、出血性、坏死或钙化区域，与正常脑实质界限清楚。组织学上可见血管周围假菊形团和室管膜瘤内菊形团。世界卫生组织分类定义了室管膜肿瘤的三级分型及其多种组织学变异，包括 I 级（室管膜下瘤、黏液乳头状型室管膜瘤）、II 级（室管膜瘤）和 III 级（间变性室管膜瘤）。

室管膜瘤有通过脑脊液在神经系统内（包括脊髓）播散的潜能，肿瘤的级别越高，转移的发生率也越高，但全身性转移罕见。

三、临床表现

由于室管膜瘤生长部位不同，临床表现差别很大，以颅内压增高、视盘水肿最常见。幕上室管膜瘤可导致头痛、癫痫或与发病部位相关的局灶性神经功能缺损。颅后窝肿瘤侵犯第四脑室可引起梗阻性脑积水，侵犯脑干时可出现呃逆、面部感觉障碍、听力减退等脑神经损害症状，侵犯小脑可表现为走路不稳、眼球震颤、共济失调和肌力减退等。

四、诊　　断

（一）影像学

在 CT 中，室管膜瘤与脑实质相比可能呈等密度或高密度信号。约有 50% 的肿瘤显示钙化，在 CT 上表现为高密度区域。在对比 CT 增强扫描中出现不同程度的增强，有时为均匀增强。

MRI 是首选的诊断成像方式。在 T_1 加权成像上室管膜瘤表现为异质性、低信号或与灰质和白质等信号；在 T_2 加权成像上与灰质和白质呈等信号或高信号。使用对比剂后，可均匀增强，或显示不同强度的异质增强。肿瘤内囊性区域通常相当于 T_2 加权成像和 FLAIR 序列上的脑脊液信号，或者由于蛋白质含量高，在 FLAIR 上为高信号。在质子磁共振波谱上，室管膜瘤显示胆碱升高和 N-乙酰天冬氨酸降低。

全脑全脊髓平扫和增强扫描有助于发现可能的转移或种植性病灶。颅内软脑膜播种表现为软脑膜增强、结节或占位性病变。脊髓软脑膜播种表现为椎管内不规则囊性改变及硬膜内髓外、髓内的病灶，或神经根病灶的增强。

（二）脑脊液检查

可以在术前穿刺抽取脑脊液进行肿瘤细胞学检查。术后腰椎穿刺检查应在 2 周后，以避免由于手术操作后造成的假阳性结果。对于疑似或确诊的室管膜瘤患者，应进行脑脊液（CSF）的细胞学检查，以排除 CSF 播散。高级别和幕下病变预示脑脊液接种的发生率更高。

五、治　　疗

（一）外科治疗

手术切除肿瘤是治疗室管膜瘤的主要方法。手术的目标是组织诊断和大体全切除或近全切除，切除范围取决于肿瘤位置和侵袭性。使用无框架导航、术中 MRI 可显著提高手术计划和切除率。术中超声也可用于定位、评估肿瘤的范围，尤其是在手术过程中脑实质发生移位时更有帮助。术中神经监测（体感和运动诱发电位）可以指导切除，有助于降低并发症。对于功能区域皮质内或附近的肿瘤，术前功能成像和术中皮质刺激有利于保护功能性脑组织。

对于幕上脑室内室管膜瘤，可采用开放显微手术或内镜方法。手术入路包括经皮质或经胼胝体入路。经皮质入路有皮质损伤和癫痫发作的缺点，过度胼胝体切开可能导致断开综合征。内镜下可以成功切除脑室室管膜瘤和室管膜下瘤。

颅后窝室管膜瘤最常位于第四脑室，中线枕下开颅术是首选方法。经小脑蚓入路常与术后缄默症有关，可采用膜髓帆入路。对于位于脑桥小脑三角的幕下室管膜瘤，可以使用乙状窦后开颅术或远外侧经髁入路。

脑积水常见于颅后窝、第三脑室和侧脑室室管膜瘤，切除肿瘤可重建正常的脑脊液流动路径并缓解脑积水，无须进行永久性脑脊液分流术。颅后窝室管膜瘤术前可放置脑室外引流管，引流脑脊液便于手术切除肿瘤。

（二）放射治疗

手术切除后仅采用局部术野放射治疗残存肿瘤即可，脑神经放射治疗仅适用于有远处种植的患者。对低级别幕上室管膜瘤切除后可单纯观察，对颅后窝室管膜瘤和间变性室管膜瘤，手术切除后须辅助放射治疗。立体定向放射外科在室管膜瘤患者中的主要作用是治疗残留和复发的肿瘤。

（三）预后

随着手术和放射治疗技术的进步，室管膜瘤患者的生存率随着时间的推移而提高，大体全切除是室管膜瘤患者无进展生存期（progression free survival，PFS）和总生存期（overall survival，OS）的最重要因素。

（尹　强　王晓光）

第五节 血管母细胞瘤

一、概　述

血管母细胞瘤起源于中枢神经系统，散发或发生于冯·希佩尔-林道（von Hippel-Lindau，VHL）病、常染色体显性肿瘤综合征之中。周围神经系统中很少见，是 WHO Ⅰ 级中枢神经系统肿瘤。血管母细胞瘤在男性比女性常见，95% 以上位于脑干、脊髓和小脑，幕上血管母细胞瘤最常起源于垂体柄和灰结节区域。

VHL 病是常染色体显性遗传的家族性肿瘤综合征，由 VHL 基因突变引起。VHL 患者易患特异性内脏疾病和中枢神经系统病变。内脏疾病包括肾囊肿、肾癌、胰腺囊肿、胰腺神经内分泌肿瘤、嗜铬细胞瘤和附件器官（子宫阔韧带和附睾）囊腺瘤；中枢神经系统病变包括血管母细胞瘤和内淋巴囊肿瘤。

由于血管母细胞瘤与 VHL 病的频繁关联，有必要对明显散发性肿瘤患者（无 VHL 病家族史且有单一血管母细胞瘤影像学的患者）进行疾病筛查，如外周血样本 VHL 突变分析、VHL 病中枢神经系统和内脏的筛查。对突变分析结果为阴性且筛查结果正常的年轻患者，需要对高危亲属进行长期监测和筛查。

二、病　理

血管母细胞瘤呈鲜红色或红橙色，边界清楚；常见瘤周囊肿，囊壁由受压的脑组织和反应性胶质增生组成。组织学上，肿瘤以基质细胞和内皮细胞增殖为特征，围绕内皮细胞有广泛的毛细血管网，血管网包围着扁平多边、空泡化含脂质的基质细胞。

约 80% 的血管母细胞瘤瘤周形成囊肿并且构成主要的占位效应。瘤周囊肿是血管母细胞瘤血管通透性增加，血浆超滤液渗到肿瘤间质，再被排放到周围脑实质中的结果。肿瘤囊液一般为浅黄色或黄褐色，能造成肿瘤周围水肿。肿瘤切除后瘤周水肿和囊肿消失，不需要切除囊肿壁。

三、临床表现

临床表现与肿瘤本身、瘤周水肿、瘤周囊肿相关。小脑血管母细胞瘤常发生在小脑的后部、中部或两侧，患者易出现头痛、步态共济失调、节律失调、脑积水，以及恶心和呕吐等。脑干血管母细胞瘤经常发生在脑干的后髓质，常引起感觉减退、步态共济失调、吞咽障碍、反射亢进，以及食欲和进食障碍。脊髓血管母细胞瘤常发生在背根进入区的齿状韧带后方，常引起感觉减退、虚弱、步态共济失调、反射亢进和疼痛。

四、影像学检查

MRI 是诊断血管母细胞瘤最敏感和准确的方式。注入钆对比剂后，T_1 加权成像序列上清晰增强。瘤周水肿和囊肿可通过 FLAIR 或 T_2 加权成像序列检测。囊性血管母细胞瘤典型表现为大囊小结节，壁结节通常位于囊内靠近脑膜一侧，壁结节 T_1WI 呈略低信号，增强后明显强化。实质性血管母细胞瘤表现为 T_1WI 呈略低信号、T_2WI 呈高信号，有时可见血管流空影，增强后实质部分明显强化。颅后窝血管母细胞瘤患者可能合并脊髓血管母细胞瘤，应当行全脑、全脊髓 MRI 检查。

血管母细胞瘤血管造影表现为瘤结节或实质部分的致密染色，可见实质病灶的供血动脉和回流静脉。

五、治　　疗

散发中枢神经系统血管母细胞瘤的首选治疗方法是手术全切，显微外科手术切除可治愈血管母细胞瘤。VHL 病患者中枢神经系统血管母细胞瘤多数为多发，这些肿瘤的生长速度无法预测，因此，只对出现症状的单个肿瘤进行治疗，以便在长期评估中保持良好的神经功能，避免不必要的手术切除。

囊性血管母细胞瘤需切除肿瘤结节，无须切除囊壁。切开囊性肿瘤囊壁、吸出囊液，沿囊壁仔细寻找结节并予切除，当肿瘤全切后，复发很罕见，预后良好；如不慎有遗漏肿瘤结节未能切除，则将引起术后复发。实性血管母细胞瘤切除较困难，切除时应该遵循脑 AVM 的手术原则，沿肿瘤边缘分离，先寻找到肿瘤供血动脉后予以电凝切断，切断肿瘤血供。使用双极沿肿瘤表面电凝可以缩小肿瘤体积，有助于切除肿瘤。不可随意穿刺或活检，以免发生难以控制的大出血。若肿瘤处于脑干附近或与其有粘连，在肿瘤与第四脑室底部之间如有缝隙则有利于肿瘤的切除，对粘连紧密者不可勉强全切以免发生危险。对血供丰富的巨大实质血管母细胞瘤术前行栓塞，有助于减少术中出血。但一些患者在栓塞血管母细胞瘤后可能出现出血的情况，会导致严重后果甚至死亡。

一些大型颅脊血管母细胞瘤的手术切除可能带来严重并发症，立体定向放射外科和常规适形外照射治疗是可选择的替代治疗方法。与瘤周囊肿无关的小肿瘤对放射外科治疗反应最好，但不建议预防性使用放射外科治疗中枢神经系统血管母细胞瘤，仅用于无法切除的肿瘤。需注意，放射治疗照射可短暂增加血管通透性，导致瘤周水肿和囊肿扩大。

（尹　强　王晓光）

第六节　原发性中枢神经系统淋巴瘤

一、概　　述

原发性中枢神经系统淋巴瘤（primary central nervous system lymphoma，PCNSL）是一种局限于大脑、软脑膜、眼或脊髓的淋巴结外非霍奇金淋巴瘤（non-Hodgkin lymphoma，NHL），具有高度侵袭性，占原发性脑肿瘤的 0.85%～2%，男性略多于女性。PCNSL 的诊断和治疗不同于其他原发性脑肿瘤和身体其他部位的 NHL，预后比 NHL 的其他亚型和其他器官特异的 NHL 淋巴结外亚型都要差。先天性或获得性免疫缺陷是 PCNSL 唯一确定的危险因素，感染人类免疫缺陷病毒（HIV）的个人更容易罹患这种肿瘤。PCNSL 幕上最常见的部位为额叶、深部神经核团、脑室周围；幕下最常见的部位是小脑。

二、病　　理

PCNSL 生长极度活跃，Ki-67 指数＞50%。约 90% 的 PCNSL 病理为弥漫大 B 细胞淋巴瘤（diffuse large B cell lymphoma，DLBCL），其余为 T 细胞淋巴瘤、特征不良的低级别淋巴瘤或伯基特淋巴瘤。原发性 DLBCL 由聚集在血管周围的成纤维细胞或免疫母细胞组成，反应性淋巴细胞、巨噬细胞和活化的小胶质细胞与肿瘤细胞混合。

大多数肿瘤表达泛 B 细胞标志物，包括 CD19、CD20、CD22 和 CD79a。PCNSL 与系统性DLBCL 一样存在 *Bcl6* 基因的染色体易位、CDKN2A 失活、6q 缺失和原癌基因（MYC 和 PAX5）的异常体细胞超突变。按基因表达谱 PCNSL 可分为第 3 型大 B 细胞淋巴瘤、生发中心 B 细胞样淋巴瘤和活化 B 细胞样淋巴瘤 3 个分子亚类。

基因组学研究显示，PCNSL 中存在与 B 细胞受体、Toll 样受体、NF-κB 活化有关基因高频突变。

许多患者存在 MYD88 基因突变，故针对此信号通路的靶向治疗可能会给 PCNSL 患者带来获益。

三、临床表现

由于病灶可位于神经系统任何部位，因此，没有特定的症状和体征。可表现为神经精神症状高颅压症状，如头痛、呕吐、嗜睡等，也常出现精神、性格方面的改变，癫痫发作以及眼部症状也可见。PCNSL 一般不出现发热、体重减轻等症状。

四、诊　　断

国际 PCNSL 治疗协作组（IPCG）已经制定了 PCNSL 治疗指南指导临床诊治。组织病理学是诊断 PCNSL 的"金标准"，可通过立体定向脑活检，或在手术切除时获得标本。如能获得患者脑脊液或眼部受累者的玻璃体抽吸物也可进行分析诊断。PCNSL 因瘤内细胞密度高，肿瘤在 CT 上常表现为高密度。MRI 肿瘤 T_1WI 呈低或等信号，T_2WI 呈等或略高信号，瘤周可见大片水肿灶。钆增强 MRI 是最敏感的诊断方法，增强扫描多呈规则均匀强化，称为"握雪征"。

对 PCNSL 患者要进行详细的全身评估，体检应包括淋巴结检查、眼科检查、男性睾丸检查和全面的神经检查。如果没有禁忌证，应进行腰椎穿刺，并通过流式细胞术、细胞学和免疫球蛋白重链基因检测评估脑脊液。推荐行骨髓活检明确是否存在系统性血液疾病。建议行全身 PET/CT 检查，怀疑脊髓受累时应进行全脊髓 MRI 检查。血液学检查应包括血常规、生化代谢、血清乳酸脱氢酶和 HIV 等检测。

五、治　　疗

神经外科在 PCNSL 诊疗中的作用是通过活检确定诊断。手术切除主要用于巨大占位导致严重颅内压增高、脑疝危及生命的患者。

皮质类固醇可减少肿瘤相关水肿，并可使 PCNSL 在影像上部分消退，但在类固醇皮质激素的初步作用后，几乎所有患者都会很快复发。考虑到其破坏细胞形态的作用，在进行活检前应尽可能避免使用皮质类固醇，避免标本无法诊断。

新诊断的 PCNSL 治疗包括诱导缓解期和巩固缓解期两阶段治疗，诱导期治疗主要为化疗，以实现完全应答/缓解，然后采用不同的化疗方案或全脑放射治疗来加强反应/缓解。目前，治疗 PCNSL 最有效的方法是静脉快速注射大剂量甲氨蝶呤（MTX），并与其他化疗药物和（或）全脑放疗（whole brain radiation therapy，WBRT）联合使用。由于 PCNSL 是一种浸润性、多灶性疾病，因此，不推荐局灶性放射或放射外科治疗。对脑脊液细胞学检查阳性患者，可予以 MTX 鞘内注射。PCNSL 最佳的巩固治疗方案尚未确定，可选择的方案包括 WBRT、化疗或高剂量化疗后自体干细胞移植等。

随着 PCNSL 治疗的改善，更多患者寿命延长，需要优化神经认知功能和提高生活质量的治疗，应加强对 PCNSL 幸存者后续神经影像学的研究和认知评估。

（尹　强　王晓光）

第七节　转　移　瘤

一、概　　述

脑转移瘤是起源于 CNS 外组织并继发扩散到大脑的肿瘤。脑转移瘤是成人中最常见的颅内肿瘤，发病率还在上升。脑转移瘤的途径通常为血源性，但也可通过局部转移。部分患者以颅内转移瘤为首发症状，部分患者无法确定原发灶。

成人中 10%～30% 的恶性肿瘤患者会在疾病进展过程中出现脑转移，以肺癌脑转移最多见，特别是非小细胞肺癌易发生脑转移，其次是乳腺癌、黑色素瘤、肾癌与结直肠癌。肾癌和结肠癌不常转移到大脑。乳腺癌特别是 HER2 阳性乳腺癌患者会出现脑转移。儿童脑转移瘤最常见的原因是白血病，其次是淋巴瘤。骨肉瘤和横纹肌肉瘤是 15 岁以下儿童实体脑转移瘤的最常见原因，而生殖细胞瘤最常见于 15～21 岁的患者。

脑转移瘤最常见的发生部位是大脑半球，其次是小脑和脑干。脑膜癌病又称癌性脑膜炎，泛指各种恶性肿瘤转移至软脑脊膜与蛛网膜下而引起的疾病。脑膜的转移多为在硬脑膜内面及软脑膜上的弥漫性分布。脑转移瘤的治疗方式包括手术切除、放射治疗及两者联合应用。随着手术和立体定向放射外科的发展，治疗方案也在完善中。

二、临床表现

脑转移瘤一般呈慢性起病，但病程进展迅速。临床表现包括颅内压增高症状以及特异的局灶性症状和体征。颅内压增高患者主要表现为头痛、呕吐和视盘水肿，其中头痛是多数患者的早期症状，开始为局限性。头痛多与脑转移瘤累及硬脑膜有关，通常位于病变侧，以后发展为弥漫性头痛，此时头痛剧烈并呈持续性，伴恶心呕吐。当转移瘤囊性变或肿瘤卒中时，可出现急性颅内压增高症状。脑功能区附近的转移瘤早期可出现局部刺激症状，晚期会出现神经功能破坏症状，且肿瘤部位、大小的不同可产生特异的定位症状和体征，包括运动功能障碍、感觉功能障碍、言语障碍、对侧同象限性视野缺损或对侧同向性偏盲、精神症状、癫痫发作等。

三、诊 断

（一）影像学

MRI 为首选检查方法。脑转移瘤的 MRI 信号无特异性，多为 T_1WI 低信号，T_2WI 高信号。由于转移瘤周围脑水肿明显，因此，小转移灶在 T_2WI 可显示较清。黑色素瘤脑转移 T_1WI 呈高信号，T_2WI 信号减低，通常累及软脑膜/蛛网膜，常合并脑出血。若基底池、侧裂池、皮质沟回和小脑幕上有强化结节，常提示脑膜转移瘤。

CT 平扫脑转移瘤多表现为等密度或低密度，少数为高密度灶。典型脑转移瘤在增强 CT 扫描上强化明显，瘤周围可见水肿。

PET/CT 可发现肿瘤原发灶和颅外其他转移灶，有助于鉴别高度与低度恶性肿瘤，对区分肿瘤复发与放射性坏死或术后反应有一定帮助。核素全身骨扫描可发现有无颅骨转移。

（二）脑脊液检查

脑脊液细胞学检查是脑膜癌诊断的主要方法，是诊断脑膜癌的"金标准"。对有颅内压增高的患者应在静脉给予脱水药后穿刺。寻找肿瘤细胞一般需反复多次检查；脑脊液常规和生化异常见于多数患者。脑脊液中肿瘤 DNA 检测能反映脑膜癌的脑脊液肿瘤负荷状态。

（三）活检

立体定向穿刺活检可明确诊断，特别是对考虑采用非手术治疗（如放疗、化疗）的患者，应进行活检以明确诊断。

四、治 疗

临床主要的治疗方法包括全脑放射治疗（WBRT）、开颅手术切除、立体定向放射外科（stereotactic radiosurgery，SRS）、肿瘤内科治疗等。

（一）外科手术

随着显微外科技术、立体定向和神经导航设备、唤醒麻醉和术中神经功能监测等技术的发展，手术通常被认为是脑转移瘤的主要和最佳治疗方法。转移瘤通常有明确的界限，手术全部切除能缓解颅高压，有效缓解病情，实现局部治愈，获得用于病理诊断的组织。

手术适应证需考虑影像学特征（肿瘤数量、大小和位置）、组织学特征及患者临床状态。转移瘤和（或）水肿体积大、颅内压失代偿、肿瘤卒中等濒临脑疝、危及生命者，应急诊手术。对单发转移瘤患者，进行手术和放疗优于单独 WBRT。原发性肿瘤对放疗、化疗相对不敏感或放疗后复发，应考虑手术治疗。对多发脑转移瘤患者，如果其中 1 个大病灶危及生命或有明显占位效应，应考虑手术切除大病灶后行 WBRT。如病灶≤3 个有症状且可切除，应考虑手术切除后行 WBRT 或 SRS 治疗。

（二）放射治疗

1. 全脑放射治疗（WBRT）　是一种简单、无创的治疗整个大脑的方法，能使脑转移瘤的中位生存期有所延长，并减轻症状。

2. 立体定向放射外科治疗　SRS 包括 γ 刀、直线加速器放射外科（X 刀或射波刀）、离子束刀（质子刀和重离子束治疗）。SRS 侵入性小、出血和感染的风险极低、没有肿瘤播散的风险，可能加重瘤周水肿，需要长期使用类固醇，有放射性坏死的风险。

（三）肿瘤内科治疗

1. 类固醇激素的主要作用是减轻肿瘤引起的脑水肿，减少脑血管通透性，减轻手术、放化疗后的脑水肿。一般发现脑转移瘤就可应用类固醇激素治疗。结合肿瘤部位考虑应用抗惊厥类药物。

2. 有些脑转移瘤适于化疗，特别是与手术或放疗联合应用，如生殖细胞瘤、小细胞肺癌、黑色素瘤、淋巴瘤等。对于脑膜癌患者，可鞘内或侧脑室内给药，如在头皮下埋入 Ommaya 储液囊，经皮穿刺将药物通过 Ommaya 储液囊注入侧脑室内。

3. 目前分子靶向治疗（molecular targeted therapy）在治疗脑转移瘤中的作用日益受到重视。EGFR 基因突变阳性的患者优先推荐第三代和第一代表皮生长因子受体酪氨酸激酶抑制剂（epidermal growth factor receptor-tyrosine kinase inhibitor，EGFR-TKI）治疗，如奥希替尼、阿美替尼、吉非替尼、厄洛替尼、埃克替尼等；ALK 融合基因阳性的患者优先推荐第二代间变性淋巴瘤激酶酪氨酸激酶抑制剂（anaplastic lymphoma kinase-tyrosine kinase inhibitor，ALK-TKI）治疗，如阿来替尼、塞瑞替尼、恩莎替尼等，第一代 ALK-TKI 可作为备选方案，如克唑替尼；ROS1 基因阳性患者推荐 ROS1 酪氨酸激酶抑制剂克唑替尼治疗。

五、预　后

一般来说，KPS 评分＞70 分、女性患者、仅有脑转移、年龄＜60 岁、转移灶少，提示患者预后较好。而出现神经系统症状、体征的患者，如不接受治疗，中位生存期约为 1 个月。另外，转移灶越多，预后越差，即使采用最佳治疗，中位生存期也仅有大约 6 个月，从这个角度看，脑转移瘤比胶质母细胞瘤预后更差。

（张　振　王晓光）

第八节　表皮样囊肿、皮样囊肿和肠源性囊肿

一、概　　述

表皮样囊肿、皮样囊肿和肠源性囊肿是胚胎发育过程中，3个生殖细胞胚层中一个或多个胚层在原肠胚形成阶段发生组织破坏，出现胚层间发育异常的问题。皮样囊肿和表皮样囊肿起源于异位的胚胎上皮细胞，其埋藏的部位不同，决定了囊肿发生的不同部位，也因为异位的时间不同，形成的囊肿也不同。

肠源性囊肿是罕见先天性良性病变。在胚胎早期神经外胚叶和内胚叶紧密相依，胚胎第3周时两者随胚胎发育而分开，中间仅由神经-肠囊相连。若胚胎发育分离障碍、残存或异位，则形成肠源性囊肿。

二、表皮样囊肿、皮样囊肿

妊娠的第3~5周，原肠胚形成期外胚层发生畸形，神经管闭合被中断，形成表皮样囊肿或皮样囊肿。表皮样囊肿、皮样囊肿是颅内或脊柱的良性病变，可位于硬脑膜下或硬脑膜外，常见于脑桥小脑三角或鞍旁。多数椎管内表皮样囊肿、皮样囊肿位于硬膜下髓外，很少在脊髓内出现。

婴儿至成年均可见表皮样囊肿、皮样囊肿，多隐匿发病，症状和体征取决于肿瘤的位置。硬脑膜外病变常表现为局部肿块。硬脑膜下鞍旁病变可能出现头痛、视力障碍；颅中窝病变生长隐匿常无症状；脑桥小脑三角病变可导致共济失调、头晕或局部脑神经缺损，也可以三叉神经疼痛感或麻木起病。皮样囊肿生长较表皮样囊肿迅速，好发于中线结构，通常以颅内压增高为主要症状。

病理上表皮样囊肿由角化鳞状上皮构成薄囊包膜，内含脱落上皮细胞、角蛋白和胆固醇积累形成的珍珠鳞片样物质，很少恶性转化。皮样囊肿含有真皮成分，如头发和毛囊，以及分泌液、皮脂腺或汗腺。

CT为诊断表皮样囊肿的简便方法，其可见囊肿呈类圆形或不规则的均匀低密度区，CT值接近于脑脊液，囊肿周边局部颅骨可有压迹或破坏。MRI典型特征表现为T_1呈低信号，T_2呈高信号并高于周围脑组织和脑脊液，病变周围无脑水肿，注射对比剂后强化不明显，DWI上呈高信号。

皮样囊肿颅平片可见钙化影。CT扫描除部分可见钙化外，其余表现与表皮样囊肿相似。磁共振T_1、T_2上均为高信号，或T_1呈低、高混合信号，T_2呈高、低混合信号。

有症状的表皮样囊肿、皮样囊肿患者可行手术治疗，争取全切除。放疗或化疗没有确定的作用。表皮样囊肿内含典型的珍珠鳞片样物质，外有光滑的包膜，包膜可能与脑组织有较为紧密的粘连，完全剥离出包膜困难。术中可在重要结构上留下黏附的包膜，避免神经和血管损伤，但有增加复发风险的可能。

术中囊肿内容物溢出或术前囊肿破裂可导致化学性脑膜炎，可能会继发脑积水，需要分流治疗。手术应在清除囊肿内容物避免溢出的同时，保护好周围脑组织，用生理盐水反复冲洗。类固醇药物对化学性脑膜炎有治疗作用。

三、肠源性囊肿

肠源性囊肿，也称为神经源性囊肿、神经上皮囊肿、胃细胞瘤和前肠囊肿，是罕见的髓外病变，发生在颅内脑桥延髓区、脑桥小脑三角、鞍旁区、颅颈交界处或椎管内。椎管内肠源性囊肿更常见，多在低颈或高胸区，以男性多见。临床表现与病变在中枢神经系统中的位置相关，常为邻近脊髓受压表现或神经根痛。MRI是目前最佳检查手段，可显示椎管内椭圆形囊性占位，多位于脊髓前方，边界完整。T_1呈低信号，T_2为高信号，增强后无强化。治疗以手术切除为主。

（张　振　王晓光）

第六章 脑膜瘤

脑膜瘤发生病因和发病机制目前尚不清楚，研究发现可能与机体内环境改变以及外部因素影响有关，并且不是单一因素造成的。与其发生有关的相关因素包括颅脑外伤、病毒感染、放射性照射、遗传因素、激素和生长因子受体作用等。

第一节 脑膜瘤概述

脑膜瘤常起源于蛛网膜帽状细胞，在上矢状窦区分布最多，其次是海绵窦、鞍结节、筛板、枕骨大孔和窦汇区。根据病理诊断、复发和侵袭性生长的风险，脑膜瘤分为3个级别，即良性脑膜瘤、非典型脑膜瘤，以及间变性或恶性脑膜瘤。

一、脑膜瘤好发部位及临床表现

脑膜瘤的好发部位和蛛网膜纤毛分布有关。颅内脑膜瘤分布比例大致为凸面（35%）、矢状面（20%）、蝶骨嵴（20%）、脑室内（5%）、鞍结节（3%）、幕下（13%），以及其他位置（4%）。

脑膜瘤因为生长位置不同，临床症状表现也不相同，多数人由于脑膜瘤生长速度缓慢而无明显症状。当肿瘤增大压迫周围组织时，可产生相应临床症状。

（一）局灶性症状

因肿瘤呈膨胀性生长，患者往往以头痛和癫痫为首发症状。根据肿瘤部位不同，还可以出现视力、视野、嗅觉或听觉障碍、肢体运动障碍等。在老年患者，尤以癫痫发作为首发症状多见。

（二）颅内压增高

症状多不明显，尤其在高龄患者，多数仅有轻微头痛。由于脑膜瘤多数生长缓慢，所以肿瘤往往体积很大，而临床症状轻微。有的患者眼底检查发现视盘水肿已很严重，甚至出现继发视神经萎缩，但头痛并不剧烈，没有呕吐。当肿瘤体积非常大，而脑组织已无法代偿时，患者才出现明显颅内压增高的表现，病情会突然恶化。

（三）颅骨破坏或增厚

脑膜瘤极易侵犯颅骨，进而向颅外生长。可表现为局部骨板变薄、破坏或增生，若穿破颅骨板侵蚀到帽状腱膜下，局部头皮可见隆起，也可见局部颅骨增厚。

（四）其他症状

部分患者也会出现听力下降、记忆力减退、癫痫、抽搐、运动及感觉失常等症状，是由于肿瘤不断增长，不同程度压迫不同神经造成。

二、辅助检查

（一）X线

脑膜瘤患者的平片常表现出3个特征，即骨质增生、血管压迹增加，以及局部钙化灶。

（二）CT

在CT平扫上，脑膜瘤与邻近的脑实质相比通常为等密度至轻度高密度；肿瘤可见钙化，肿瘤边缘清晰，通常位于骨或硬脑膜边缘。骨质增生在脑膜瘤 CT 中常见。约 15% 的良性脑膜瘤外观不典型，包括中央透亮区坏死或囊腔。脑膜瘤周围脑组织可见水肿，水肿程度不一。增强扫描后，脑膜瘤通常呈均匀且明显强化，脑膜瘤附近的硬脑膜可增强。对这些所谓的硬脑膜尾征进行了组织学研究，不仅可以观察到结缔组织和血管组织增殖，也可检测到脑膜瘤细胞巢。

（三）MRI

在磁共振 T_1 加权成像上，60% 的脑膜瘤信号为等信号，30% 为轻度低信号。在 T_2 加权成像上，肿瘤为等信号或轻度至中度高信号。T_2 加权成像上的高信号提示含水量较高，提示为脑膜瘤、血管性脑膜瘤或侵袭性脑膜瘤，表明在手术过程中容易吸出肿瘤。脑膜瘤通常在注射强化剂后被明显而均匀地强化，出现典型的硬脑膜尾征。

（四）DSA

DSA 或可成为一些脑膜瘤术前评估的辅助手段，有助于外科医师评估肿瘤的血管分布和血管供应情况、栓塞的可行性，以及肿瘤侵犯血管的情况。脑膜瘤依赖于邻近的血液供应，对血管供应情况的认识使外科医师能够在手术过程中及早控制动脉供血。脑膜瘤没有特征性的血管造影特征。研究发现，术前对供血血管栓塞在脑膜瘤的手术治疗中并没有很大的益处。

（五）其他

影像学技术正在用于确定脑膜瘤的组织学亚型或生物学性质，术前通过影像学检查会使脑膜瘤的分型诊断更加明确，有利于脑膜瘤的精准治疗。研究发现，使用 ^{18}F-氟代脱氧葡萄糖（^{18}F-FDG）-PET 测量代谢率，侵袭性脑膜瘤的代谢率高于良性脑膜瘤。

三、治 疗

（一）保守观察

对于无症状脑膜瘤患者（包括颅底脑膜瘤），可以选择保守观察治疗，如果后期出现症状或肿瘤逐渐生长，可接受治疗。保守观察的方式为发现肿瘤 3 个月后，应进行影像学检查，与之前对比，筛除快速增长的肿瘤，然后在 9 个月时再次进行检查，之后可每年进行一次。如果患者在 5 年内肿瘤保持稳定，可以 2 年进行一次影像学检查。这种保守治疗的关键是将后续扫描与最初的影像资料进行比较，而不是与前一次的影像作比较，以免遗漏肿瘤随时间推移发生变化。如果在保守观察期间脑膜瘤患者出现临床症状或肿瘤进行性生长，患者应当积极进行手术治疗。

有两种患者不适合保守观察，应当积极接受治疗。第一种是鞍结节脑膜瘤患者，因为即使肿瘤体积很小，他们的视力也会迅速恶化；另一种是年轻患者，因为脑膜瘤在这类人群中生长更快，而且长期风险高。

（二）手术治疗

脑膜瘤的唯一彻底治愈方法是手术全切。随着显微手术技术以及手术器械的进步，脑膜瘤的全切率越来越高，肿瘤切除得越彻底，复发的概率就越小。1957 年，Simpson 引入了脑膜瘤手术切除的五级分类，Simpson 分级越高，复发率越高。具有侵袭性特征的脑膜瘤细胞学特征包括有丝分裂象、细胞数量增加、核多态性和局灶性坏死，复发风险增加。

脑膜瘤手术切除 Simpson 分级如下。Ⅰ级：肉眼全切脑膜瘤及其附着的硬脑膜，包括异常颅骨和肿瘤起源的静脉窦；Ⅱ级：肉眼下可全切脑膜瘤，并且将其他附着的瘤组织一并切除，同时将附着的硬脑膜进行电凝；Ⅲ级：进行全切硬脑膜内的肿瘤，并且对附着的硬脑膜进行电凝，硬脑膜外的浸润不做特殊处理；Ⅳ级：对脑膜瘤进行部分切除；Ⅴ级：行活检或者是做外减压术。

（三）放射治疗

手术切除的目的是彻底切除肿瘤，而放射治疗的目标是控制肿瘤生长。对于术后复发再手术困难或不能完全切除的脑膜瘤可采用放射治疗。尽管在过去 10 年中，放射治疗作为脑膜瘤的初始治疗和手术切除后的辅助手段得到了越来越多的应用，但就长期效果来看，放疗的并发症、发生放射性恶性肿瘤，以及病变进展是令人担忧的问题。

因此，应在以下情况时再考虑放疗：①恶性脑膜瘤手术后；②脑膜瘤不完全切除，切除后存在较高的复发风险；③对于多发及复发肿瘤，再次手术风险过大的患者；④有症状、进行性生长但不能手术的脑膜瘤。

（四）药物治疗

脑膜瘤存在激素受体，通过这些激素调控作为脑膜瘤的治疗手段是目前研究的方向，有大量的药物治疗试验正在进行。

（徐广明　蔡仕飞）

第二节　常见部位脑膜瘤及手术治疗策略

一、大脑凸面脑膜瘤

（一）临床特征

凸面脑膜瘤的特点是位于大脑半球，基底附着于硬脑膜，一般不会侵入颅底硬脑膜及静脉窦。

凸面脑膜瘤可分为冠状缝前、冠状缝、冠状缝后、中央旁小叶、顶叶、枕叶和颞叶脑膜瘤。其临床表现与脑膜瘤生长的具体位置有关，有部分病变在出现症状之前已经生长到较大体积。癫痫发作和影像学偶然发现是最常见的初诊方式。

凸面脑膜瘤可以通过 CT 或 MRI 检查作出诊断，可以清晰地显示病变、硬脑膜延伸或硬脑膜尾征，以及颅骨的受累情况。肿瘤血供主要来自脑膜中动脉，脑表面血管也会参与供血。只有在考虑行血管栓塞时才需进行血管造影检查，可见动脉移位和脑膜的血液供应情况。

（二）凸面脑膜瘤切除术的基本原则

1. 骨窗范围要大于肿瘤范围，尽量远离肿瘤边缘，到达未受肿瘤侵及的正常硬脑膜。

2. 在病灶以外距肿瘤边缘 2cm 处切开硬脑膜。

3. 使用手术显微镜，在蛛网膜与肿瘤包膜之间游离肿瘤，尽量保持在蛛网膜外操作，保护大脑皮质。

4. 肿瘤下方的皮质血管应予以保留。

5. 对皮质挤压轻、体积较小的肿瘤可以整块切除。

6. 一些较大、侵袭性强的肿瘤需要在显微镜下进行瘤内减压，然后再取出。

二、矢状窦旁脑膜瘤

（一）临床特征

矢状窦旁脑膜瘤是基底附着于上矢状窦并可侵入矢状窦的脑膜瘤，在肿瘤和上矢状窦之间没有脑组织。矢状窦旁脑膜瘤患者早期常无明显症状，当患者出现症状时，肿瘤常生长得很大。常见的症状为癫痫发作、头痛、肢体活动障碍及精神障碍等。

（二）矢状窦旁脑膜瘤切除的基本原则

1. 首选双侧冠状切口，保留头皮血供，尤其是对复发需再次开颅手术者。

2. 开颅时在肿瘤周围钻多个相互邻近的骨孔。

3. 骨窗横跨上矢状窦时，多个钻孔可以将硬脑膜与颅骨安全分离。

4. 显微镜下将肿瘤包膜与周围大脑皮质分离，同时保护正常皮质上的血管。

5. 只有真正闭塞的静脉窦才可以完全切除。如果肿瘤已侵犯到上矢状窦的侧面，但窦未完全闭塞，有 3 种处理方式。一是结扎矢状窦，但有静脉性脑梗死的风险，而且只能在矢状窦前 1/3 进行；二是残留一部分窦壁上肿瘤，随肿瘤继续生长，窦将缓慢闭塞，有形成侧支静脉循环的可能，后期有完全切除肿瘤的可能；三是切除受累的矢状窦，然后进行窦壁的修补，但是有较高的静脉窦闭塞风险。

三、大脑镰脑膜瘤

（一）临床特征

大脑镰脑膜瘤起源于大脑镰，常被脑皮质完全掩盖，可累及矢状窦。大脑镰脑膜瘤根据肿瘤在大脑镰生长部位可分为前、中、后 3 个类型。前部是指从鸡冠至冠状缝，中部是指从冠状缝至人字缝，后部是指从人字缝至窦汇。

（二）大脑镰脑膜瘤切除的手术原则

1. 显微镜下暴露大脑半球间的纵裂。

2. 对于单侧肿瘤，可首先沿大脑镰切断肿瘤血供。

3. 对于较大的肿瘤，可先进行瘤内切除减压，之后再将肿瘤包膜与周围蛛网膜在显微镜下分离。

4. 保留蛛网膜平面有助于避免大脑皮质的损伤和软脑膜破裂，须注意保护肿瘤下方的胼周动脉。

5. 扩大切除肿瘤基底处的大脑镰，减少肿瘤复发的机会。

四、脑室内脑膜瘤

（一）临床特征

脑室内脑膜瘤（intraventricular meningioma）起源于脉络丛和脉络膜中的蛛网膜细胞，仅占所有颅内脑膜瘤的 1%。90% 的病例位于侧脑室的三角区。血液供应来自脉络膜前动脉；在较大的病变中，脉络膜后动脉也有供应。

生长在侧脑室的脑膜瘤患者早期因神经系统损害不明显，常无明显症状。初诊时肿瘤常生长很大，患者已经出现颅内压增高表现，常表现为头痛、视盘水肿等，其中个别患者出现脑疝。第三或第四脑室肿瘤早期即可出现脑脊液循环障碍，常出现颅内压增高及脑积水症状。

（二）手术要点

位于侧脑室的脑膜瘤手术入路有很多，包括颞叶中回、顶枕入路及枕叶入路、颞枕入路等。这些入路都穿过大脑皮质，术后有癫痫、继发性局部皮质功能障碍的可能性。经胼胝体中线切除脑室三角区脑膜瘤不需要皮质造瘘，对脑组织损伤较小。

五、小脑幕脑膜瘤

（一）临床特征

小脑幕脑膜瘤（tentorial meningioma）基底起源于小脑幕，可向幕上和幕下生长。小脑幕脑膜瘤手术暴露较为困难，小脑幕内侧的病变与脑干、脑神经、颞叶、血管和静脉窦的关系密切。

（二）手术要点

制订手术计划要注意血管解剖结构，尤其是静脉系统，包括双侧横窦和乙状窦、颞叶的静脉引流（Labbé 静脉和颞底静脉）及其与岩上窦、小脑幕、乙状窦的关系。

肿瘤累及小脑幕前、中部，并向岩尖延伸至中脑周围区域的肿瘤可采用岩前入路切除；累及小脑幕的中后部、岩斜区并延伸至中脑周围池的肿瘤可通过岩骨入路切除；累及大脑镰的病变可经小脑幕入路切除；小脑幕中部位于幕下者可通过小脑上幕下入路切除；上至枕叶、下至小脑的较大小脑幕肿瘤可采用天幕上–下联合入路切除。

六、嗅沟脑膜瘤

（一）临床特征

下内侧额叶缺乏局灶性功能区，早期症状不易被察觉，嗅沟脑膜瘤（olfactory groove meningioma）在有临床症状之前可能已经长得很大，或已有显著的颅内压增高。MRI 可清晰显示肿瘤和周围的水肿，显示肿瘤延伸至筛骨、蝶骨和鼻腔的情况，还可以显示出大脑前动脉与肿瘤后缘的关系。磁共振血管成像能更好地显示肿瘤与脑血管之间的关系和动脉移位。颅脑 CT 可显示肿瘤钙化和颅底骨质侵犯情况。肿瘤的主要血供来自筛前动脉，术前通常不需要进行血管造影和栓塞。

（二）手术要点

手术包括单侧翼点入路和额下入路。切除肿瘤时，可先处理肿瘤基底以减少出血。当瘤体较大时可先进行瘤内减压，然后再分离病变周围脑组织，注意不要过度牵拉脑组织，以防止额叶及胼胝体损伤。

有的肿瘤可能会侵犯到筛骨并向下进入鼻腔，最好通过一次手术尽量切除肿瘤的颅内和颅外部分。如果术中蝶窦开放，可以切除蝶窦黏膜，填充脂肪进行硬膜修补，用筋膜瓣修补颅前窝底防止脑脊液鼻漏及后期颅内感染。嗅沟脑膜瘤复发常见，可能是处理被侵犯的颅底骨质较为保守导致的。

七、鞍结节脑膜瘤

（一）临床特征

鞍结节脑膜瘤（tuberculum sellae meningioma）多见于女性，典型表现为视交叉综合征，即一种原发性视神经萎缩，伴有双颞视野缺损，但蝶鞍区基本正常。多数患者主诉单眼视力下降，查体视野缺损表现为双颞侧偏盲，或单眼失明、另一眼颞侧偏盲，或视野正常、另一侧颞侧偏盲，眼底出现原发性视神经萎缩。患者很少出现嗅觉缺失。少部分患者会出现记忆障碍、性格变化、抑郁、焦虑等。

（二）手术要点

鞍结节脑膜瘤的手术入路主要选择眶上入路，可以向上和向侧方暴露视神经管，可以保留视交叉下方的穿支动脉，有利于保护大脑前动脉复合体，可以切除横向生长的肿瘤、硬脑膜基底和增生的骨质，可以用带血管的黏膜瓣有效修复前颅底，防止脑脊液鼻漏的发生。

鞍结节脑膜瘤通常将视神经挤向外后方，位于颈内动脉上方和外侧，视交叉则被推向后方。视神经有可能被肿瘤完全包裹，需将神经从肿瘤包裹中仔细剥离出来。视神经和视交叉的供应动脉应予以保留。当肿瘤生长到视神经管内时，应将前床突、视神经管和眶上裂的顶部磨掉，打开硬脑膜，在显微镜下切除视神经周围的肿瘤组织。

八、蝶骨嵴和前床突脑膜瘤

（一）临床特征

蝶骨嵴脑膜瘤（sphenoid ridge meningioma）是指起源于蝶骨大翼、小翼上的脑膜瘤，根据其在蝶骨嵴的起源分为内、中、外 3 型。蝶骨嵴脑膜瘤临床表现取决于肿瘤的部位。内侧型脑膜瘤患者早期症状明显，可表现为视神经受压表现，如果肿瘤向眶内或眶上裂生长，则患者可表现为眼球突出，还可以出现第Ⅲ、Ⅳ、Ⅴ对脑神经第一支以及第Ⅵ对脑神经损害的表现。外侧型患者则症状出现较晚，早期仅有头痛或者癫痫发作等症状。

（二）手术要点

外侧蝶骨嵴脑膜瘤可以在硬脑膜外磨除蝶骨嵴后切除，这也有助于早期阻断肿瘤的血管。起源于蝶骨嵴中 1/3 的脑膜瘤也可以在硬脑膜外磨除蝶骨嵴后切除。对于累及眼眶和眶上裂并向海绵窦生长的肿瘤，常采用额眶颧入路。蝶骨嵴最内侧的前床突脑膜瘤分为 3 型。

Ⅰ型前床突脑膜瘤：起源于颈动脉池附近，肿瘤包裹颈内动脉，直接附着在动脉外膜上。随着肿瘤的生长，会附着在颈动脉分叉处的血管壁，累及大脑中动脉，手术无法将颈内动脉和大脑中动脉从肿瘤中分离出来。

Ⅱ型前床突脑膜瘤：起源于颈动脉段上方前床突的上面或侧面，颈动脉已经进入颈动脉池的蛛网膜内。随着肿瘤的生长，颈动脉池的蛛网膜以及更远侧的侧裂池的蛛网膜将肿瘤与动脉外膜隔开。即使肿瘤包裹了血管，手术中有可能将血管从肿瘤中分离出来。

在Ⅰ型和Ⅱ型肿瘤中，视交叉池的蛛网膜分隔了肿瘤与视交叉和视神经，通过显微外科手术可以沿蛛网膜分离肿瘤，保留视交叉和视神经。

Ⅲ型前床突脑膜瘤：起源于视神经孔并延伸到视神经管和前床突尖端，早期表现为视神经受压和视力下降。这些肿瘤通常很小，毗邻的颈内动脉有蛛网膜覆盖，视神经和肿瘤之间可能没有蛛网膜覆盖。

宜采用额眶颧入路切除前床突脑膜瘤，以最小限度地牵拉脑组织，必要时可以进入海绵窦。

九、海绵窦脑膜瘤

（一）临床特征

累及海绵窦的脑膜瘤可起源于海绵窦，或由前床突、蝶骨翼、鞍结节或斜坡脑膜瘤延伸而累及海绵窦。海绵窦脑膜瘤（cavernous sinus meningioma）的临床表现常为头痛及第Ⅲ、Ⅳ和Ⅴ对脑神经麻痹症状，眼球突出也比较常见。颅脑 CT 和 MRI 检查对于海绵窦脑膜瘤诊断尤为重要。

（二）手术要点

海绵窦的脑膜瘤累及颈内动脉，术前行脑血管造影术和球囊闭塞试验详细了解颈内动脉和侧支循环非常重要。

海绵窦手术入路以额眶颧入路为基础。术中切除肿瘤前需要对颈内动脉进行近端和远端控制。近端控制可通过暴露颅中窝岩骨段的颈内动脉或暴露颈内动脉颈段来实现。

手术可以通过内侧或外侧三角进入海绵窦。海绵窦的解剖要逐步进行，首先沿着视神经管的长度纵向打开视神经鞘的固有硬膜，再打开远端硬膜环，向后延伸至动眼神经三角，从而打开近端硬膜环，并以此进入海绵窦前部和上部空间。颈内动脉可以通过打开近端和远端硬脑膜环来横向移动，也有利于内侧海绵窦的解剖。第Ⅵ对脑神经走行于颈内动脉外侧并通常被肿瘤包裹而难以辨认。当肿瘤充满海绵窦时，通常不会出现静脉出血，随着肿瘤的切除，海绵窦可因减压而出血，可以通过用凝血酶、明胶海绵，或类似的止血药填充海绵窦空间来止血。

十、视神经及眼眶脑膜瘤

（一）临床特征

视神经及眼眶脑膜瘤是指肿瘤累及视神经和眼眶周围组织。眼眶脑膜瘤的两个主要症状是无痛性视力下降和眼球突出，症状往往是进行性加重的。原发性视神经鞘脑膜瘤患者，视力下降往往是主要症状，也可能发生急性视力丧失。其他症状包括视盘水肿、视神经萎缩和视野缺损。

（二）手术要点

额眶颧入路适用于鞍上、鞍旁和鞍后生长，以及延伸到海绵窦或眶内及小脑幕切迹的病变，可以在最小牵拉脑组织的情况下更好地暴露颅底，优于传统的额颞入路。术中可以通过额下、侧裂或颞下途径处理位于深处的病变。

十一、小脑脑桥角脑膜瘤

（一）临床特征

小脑脑桥角脑膜瘤（meningioma of cerebello-pontine angle）常见症状有听力丧失、面部疼痛或麻木、面部无力或痉挛，头痛和小脑功能障碍也很常见。

（二）手术要点

颅后窝的脑神经与小脑脑桥角脑膜瘤的关系相对稳定，滑车神经通常向上移位，三叉神经向上和内侧移位；展神经位于前部，面神经和听神经通常位于肿瘤前方，后组脑神经位于肿瘤下方。

乙状窦后入路通常可以充分暴露并且切除肿瘤，如果肿瘤较大影响安全切除，应先进行瘤内减压，然后再将肿瘤包膜从周围的脑神经、脑干、小脑上动脉、小脑下前动脉和小脑下后动脉仔细解剖分离。切除肿瘤后，应切除或电凝硬脑膜基底，并磨除增生的骨质。

十二、岩骨斜坡脑膜瘤

岩骨斜坡脑膜瘤（petroclival meningioma）累及幕上和幕下，手术难度极高。

（一）临床特征

岩骨斜坡脑膜瘤累及斜坡的上 2/3，位于第 V 对脑神经的内侧，其大部分位于蝶枕联合的外侧。在岩骨斜坡脑膜瘤中，脑干和基底动脉通常向对侧移位。蝶岩斜脑膜瘤具有与岩骨斜坡脑膜瘤相似的特征，但海绵窦和斜坡常被广泛侵犯受累，蝶岩斜脑膜瘤难以达到 Simpson I 级切除。斜坡脑膜瘤起源于斜坡上 2/3 并使脑干向后移位。

头痛和共济失调是最常见的临床表现。长束体征、痉挛性麻痹和脑神经麻痹也是常见的临床表现。该部位肿瘤如果不积极进行治疗，较大的肿瘤会导致患者死亡。但该部位手术潜在并发症的风险高，可能对患者生活质量产生严重影响，导致手术多为次全切除，后辅以放射治疗。

（二）手术要点

岩骨斜坡脑膜瘤切除的原则是使用外侧颅底入路，避免脑的牵拉，避免静脉损伤，尤其是 Labbé 静脉。该部位具体手术入路是由病变所在部位、生长方式、血供及周围结构毗邻关系决定的，包括岩前入路、岩后入路和扩大经岩骨入路。

十三、颈静脉孔脑膜瘤

（一）临床特征

原发性颈静脉孔脑膜瘤可能起源于颈静脉球内的蛛网膜颗粒细胞。肿瘤可压迫后组脑神经，侵犯颞骨，压迫或阻塞颈静脉球，肿瘤可能延伸至颅后窝或颅外。后组脑神经损伤是其主要表现。颈静脉孔脑膜瘤（jugular foramen meningioma）需要与颈静脉球瘤和后组脑神经鞘瘤相鉴别。

（二）手术要点

由于肿瘤累及颈静脉球部，常选取颅底入路切除病变，受累颈静脉球是否通畅决定选择何种入路。经颈静脉孔入路术中可打开颈静脉球，如果颈静脉球内静脉通畅不能"牺牲"，需经颈上或颈后入路来暴露肿瘤。

十四、枕骨大孔脑膜瘤

（一）临床特征

枕骨大孔脑膜瘤（foramen magnum meningioma）可起源于枕骨大孔周围硬脑膜的任何位置，分为颅脊髓型（起源于颅内并向下延伸）和脊髓颅型（起源于上椎管并向颅内延伸）两种类型。枕骨大孔腹侧脑膜瘤起源于斜坡下 1/3 的基底沟位置，位于延髓前方，并向枕骨大孔下方突出。脊髓颅型脑膜瘤起源于上颈髓位置，通常位于脊髓后方或后外侧，向上伸入小脑延髓池。

枕骨大孔脑膜瘤患者早期症状不典型，如单侧颈部疼痛。运动和感觉障碍多出现于双上肢，后期可发展为痉挛性瘫痪；手的感觉异常、活动不灵和肌萎缩三联征是枕骨大孔脑膜瘤常见的临床表现。

（二）手术要点

位于枕骨大孔后方和侧方的脑膜瘤可采用枕下入路切除。腹侧枕骨大孔脑膜瘤由于累及后组脑神经和椎基底动脉、脑干受压移位，宜采用经髁入路切除。

枕骨大孔脑膜瘤可能包裹椎动脉颅内段，也可能向后和侧方挤压椎动脉，多数情况下椎动脉与肿瘤间有明确的蛛网膜界限，可以分离。如果肿瘤位于侧方，则椎动脉隐藏在其下。腹侧脑膜瘤患者的椎动脉常位于肿瘤的侧面。小脑下后动脉通常由于肿瘤推压，向背侧或内侧移位，也可能被肿瘤包裹其中。脊髓前、后动脉通常附着于肿瘤。沿蛛网膜内解剖可以保留这些动脉。

脑干和颈髓被位于前方或前外侧的脑膜瘤挤压向后方或对侧移位。术中瘤内减压可减少对周围结构的压力和牵拉，可用超声吸引、吸引器和双极电凝切除肿瘤。

（徐广明　蔡仕飞）

第三节　脑膜肉瘤和血管外皮细胞瘤

脑膜肉瘤和血管外皮细胞瘤类似脑膜瘤，但都具有转移潜力和局部侵袭性，一旦发现需要全面系统检查，以排除转移。脑膜肉瘤和血管外皮细胞瘤没有特异的症状群，其症状因颅内位置而异。目前最好的治疗方法是肿瘤全切除，再联合其他辅助治疗。

一、脑 膜 肉 瘤

肉瘤是起源于间叶组织的肿瘤，包括血管肉瘤、软骨肉瘤、横纹肌肉瘤、纤维肉瘤、恶性纤维组织细胞瘤、原发性脑膜骨肉瘤等。神经系统有很多由间叶组织发育而来的结构，如硬脑膜、蛛网膜-软膜、脉络丛基质、血管和脉络膜的外膜成纤维细胞等，都可能是肉瘤的起源地。来自硬脑膜的肉瘤，其临床特征与脑膜瘤非常相似。

根据光学显微镜的特征，脑膜肉瘤可分为纤维肉瘤、梭形细胞肉瘤和多形细胞肉瘤3种，中位生存期差异很大，纤维肉瘤可达74个月，而梭形细胞肉瘤和多形细胞肉瘤分别是27个月和不足12个月。

脑膜肉瘤因肿瘤占位或瘤周水肿引起症状，包括头痛、癫痫、精神状态改变或脑积水等，缺乏特异性；如果肿瘤侵蚀颅骨，查体可触及肿块。

肿瘤CT与脑组织相比呈低密度、等密度或稍高密度，可见骨侵犯。对比剂强化后肉瘤均匀增强。MRI是诊断中枢神经系统肉瘤的首选方法。在未增强T_1加权成像上，肿瘤呈低信号或等信号；在T_2加权成像上呈稍低信号。静脉注射钆对比剂强化后有一定程度的增强。MRI是评估肉瘤侵犯颅骨、头皮、脑表浅静脉和颅底软组织的理想方法。来自硬脑膜的肉瘤与脑膜瘤难以区分，如骨质侵蚀严重则提示恶性肿瘤可能性更大，另外肉瘤普遍存在瘤周脑水肿。

治疗目标是完全手术切除，放疗和化疗对中枢神经系统肉瘤的作用尚未明确，但积极的肿瘤切除和放疗对部分患者有益。多数患者的生存期短，局部复发和蛛网膜下腔转移常见。

二、脑膜血管外皮细胞瘤

脑膜血管外皮细胞瘤是间叶组织的恶性肿瘤，具有向中枢神经系统以外转移的能力。脑膜毛细血管外皮细胞、Zimmermann外皮细胞或具有成血管倾向的前体干细胞是血管外皮细胞瘤的起源细胞。

脑膜血管外皮细胞瘤生长迅速，常附着在硬脑膜上，质地坚韧，富含血管，有分叶，但很少浸润到脑组织中。显微镜下肿瘤细胞排列在薄壁血管间隙周围，内衬有非肿瘤性内皮细胞，"鹿角状"毛细血管是显著的病理特征。脑膜血管外皮细胞瘤还可以转移到骨、肺和肝。

最常见的发病症状是头痛或肿瘤位置相关的病灶体征，幕上肿瘤患者可表现为癫痫发作，也有以脑卒中颅内出血为首发。

影像学上脑膜血管外皮细胞瘤与脑膜瘤相似，有典型的脑膜附着征象。CT扫描表现为高密度区间有低密度区域，对比剂强化后呈非均匀强化。如果出现脑组织浸润、"蘑菇状"不均匀对比度增强，或不规则边界，则提示有恶性肿瘤的可能。脑膜血管外皮细胞瘤MRI表现常呈灰质等信号，T_1和T_2加权成像有明显的血管流空。钆对比增强图像上常见非均匀增强，约50%的肿瘤有硬脑膜尾征。数字减影动脉造影脑膜血管外皮细胞瘤常有螺旋状血管结构、分流和肿瘤内的长时间染色和早期静脉引流等特征，多数有来自颈内/椎动脉和颈外动脉的双重血液供应。

脑膜血管外皮细胞瘤需要多模式方法治疗、密切随访和综合治疗复发。脑膜血管外皮细胞瘤最初常被误认为是脑膜瘤，当病理诊断出脑膜血管外皮细胞瘤时，应考虑该病变的恶性特征并进行相应的治疗。

手术切除的原则与脑膜瘤相似，以大体全切除为目标的手术，Simpson I级是治疗脑膜血管外皮细胞瘤的主要方式和目标。对于高度怀疑或已知脑膜血管外皮细胞瘤的病例术前应行血管造影，术前栓塞可有效减少肿瘤的血液供应，减少术中失血情况并有利于肿瘤切除。如果不能完全切除，应进行辅助放疗，立体定向放射外科是脑膜血管外皮细胞瘤治疗的合理选择。辅助放疗并不能提高总生存率，但可以减少局部复发。化疗的作用不明显，使用抗血管生成剂、烷基化剂（如替莫唑胺）进行治疗需要进一步研究。完全切除后无病生存期明显延长，次全切除后复发率较高。

（杨新宇　蔡仕飞）

第七章 鞍区肿瘤

鞍区是蝶鞍及其附近的解剖区域，正常结构包括垂体、视神经、视交叉、下丘脑、海绵窦、颈内动脉、大脑前动脉、前交通动脉等。位于该区域的肿瘤统称鞍区肿瘤。常见的鞍区肿瘤包括垂体瘤、颅咽管瘤、视神经胶质瘤、脑膜瘤、神经鞘瘤等，本章主要介绍垂体瘤、成人颅咽管瘤。

第一节 垂 体 瘤

一、概　　述

垂体位于中颅底蝶鞍垂体窝内，是人体内分泌器官的司令部。大小约高径 6mm、前后径 9mm、左右径 12mm，重约 0.6g。妊娠期会出现生理性膨大。上界为鞍膈，两侧为海绵窦，下界为斜坡，前界为蝶窦。垂体分为前部的腺垂体、后部的神经垂体（神经部）和中间叶（中间部）。

腺垂体又分为远侧部（前叶）和结节部。前叶由 5 种主要的分泌细胞类型组成，分别是生长激素（growth hormone，GH）、催乳素（prolactin，PRL）、促肾上腺皮质激素（adrenocorticotropic hormone，ACTH）、促甲状腺激素（thyroid stimulating hormone，TSH）和促性腺激素。促性腺激素又包括黄体生成素（luteinizing hormone，LH）和卵泡刺激素（follicle-stimulating hormone，FSH）两种。垂体分泌的激素受下丘脑调控，靶器官负反馈效应也具有调节作用，从而维持内环境的平衡。

神经垂体是下丘脑的解剖延伸，通过漏斗和灰结节的正中隆起与下丘脑保持连续，储存由下丘脑视上核和室旁核分泌的升压素和催产素。垂体前叶和后叶之间的自然裂隙即拉特克（Rathke）囊的残腔。

海绵窦位于垂体的两侧，通过上下海绵间窦及环窦相连，是蝶鞍两侧硬脑膜的内侧脑膜与外侧骨内膜层间不规则的多腔室腔隙，左右各一。海绵窦内有颈内动脉和脑神经通过，其外侧壁由上而下依次排列着动眼神经、滑车神经、眼神经和上颌神经。海绵窦腔内有颈内动脉和展神经。

二、流 行 病 学

垂体瘤约占所有颅脑原发肿瘤的 15%。垂体瘤是第三种最常见的颅内原发肿瘤，频率仅次于胶质瘤和脑膜瘤。尸检和现代高分辨率磁共振研究表明，20%～25% 的普通人群患有垂体微腺瘤。垂体瘤在 40～70 岁人群中发病率最高。

三、垂体瘤分类

（一）根据肿瘤的大小分类

微腺瘤：直径≤1cm；大腺瘤：1cm＜直径≤4cm；巨大腺瘤：直径＞4cm。

（二）根据病理分类

2022 年，世界卫生组织（WHO）将垂体瘤新定义为垂体神经内分泌肿瘤（pituitary neuroendocrine tumor，PitNET），利用垂体转录因子如垂体特异性转录因子 1（PIT1）、垂体细胞限制性因子（TPIT）和接合转录因子（SF1）不同分为四大谱系，利用垂体激素免疫表型（GH、PRL、ACTH、β-TSH、β-LH、β-FSH 和糖蛋白的 α 亚基）分为不同亚型。其中，5 种高危型垂体瘤包括稀疏颗粒型生长激素细胞腺瘤、男性泌乳素细胞腺瘤、未成熟 PIT1 阳性腺瘤（以前称为静默性第三亚型腺瘤）、静默性促肾上腺皮质激素细胞腺瘤、Crooke 细胞腺瘤。

（三）根据垂体瘤的分泌活动分类

可将垂体瘤分为功能性腺瘤和非功能性腺瘤。功能性腺瘤包括泌乳素腺瘤、生长激素腺瘤、促肾上腺皮质激素腺瘤、促甲状腺激素腺瘤、促性腺激素腺瘤。

（四）垂体癌

垂体癌罕见，即起源于腺垂体的肿瘤，伴有明显的颅脑或全身转移，预后差。

四、垂体瘤的遗传学

临床可见多发性内分泌腺瘤 1 型（multiple endocrine adenomas 1，MEN1）、家族性孤立性垂体腺瘤、多发性内分泌腺瘤 4 型（MEN4）样表型和 Carney 综合征等，与垂体瘤的遗传发生有一定的关系。到目前为止，AIP、MEN1、CDKN1B、PRKAR1A 的多个突变已被确认与这些遗传综合征有关。

五、影像学表现

（一）垂体大腺瘤

可以通过头颅 CT 筛查，大多数需要垂体磁共振平扫或者垂体磁共振强化、动态磁共振强化来清晰显示病变。

（二）垂体瘤的 Knosp 五级分类法

采用 MRI 测量海绵窦冠状位垂体瘤与颈内动脉海绵窦段（C_4）及床突上段（C_2）血管管径的连线，来判断垂体瘤与海绵窦的关系。0 级：海绵窦形态正常，肿瘤未超过 $C_2 \sim C_4$ 血管管径的内切连线。1 级：肿瘤超过 $C_2 \sim C_4$ 血管管径的内切连线，但没有超过 $C_2 \sim C_4$ 血管管径的中心连线。2 级：肿瘤超过 $C_2 \sim C_4$ 血管管径的中心连线，但没有超过 $C_2 \sim C_4$ 血管管径的外切连线。3 级：肿瘤超过 $C_2 \sim C_4$ 血管管径的外切连线。3 级又分为侵袭颈内动脉上间隙的 3a 和侵袭颈内动脉下间隙的 3b。4 级：海绵窦段颈内动脉被完全包裹。

（三）垂体瘤 Hardy-Wilson 分级

根据蝶鞍破坏程度和鞍上侵袭程度分类。0 级：微腺瘤未破坏周边组织结构；Ⅰ级：蝶鞍大小正常或局灶扩大，肿瘤＜10mm；Ⅱ级：肿瘤≥10mm，蝶鞍扩大，但鞍底完好；Ⅲ级：鞍底局部有侵蚀或破坏；Ⅳ级：鞍底被广泛侵蚀或破坏。鞍上侵袭按 Hardy-Wilson 改良评分分为 0 期，无鞍上侵袭；A～C 为渐进式鞍上侵袭（A. 占据鞍上位池；B. 第三脑室隐窝闭塞；C. 第三脑室严重移位）；D～E 为鞍旁扩展（D. 侵袭至颅内；E. 侵袭海绵窦）。

六、临床表现

垂体瘤会造成不同的症状，占位效应可导致头痛、头晕、视力下降、视野缺损，甚至脑积水、记忆力下降、反应迟钝等。视野缺损的典型表现为双颞侧偏盲。

垂体瘤卒中是指由于垂体瘤出血或者缺血导致的垂体窝压力升高，推挤周围组织结构（正常残余垂体组织、视神经、视交叉、海绵窦及其内部脑神经、脑室系统等），从而造成一系列临床症状的疾病。可导致急性头痛或垂体功能减退症状，如乏力、食欲缺乏、恶心、呕吐、复视，甚至垂体危象、昏迷等。

功能性垂体腺瘤分泌的激素过量可导致女性闭经、泌乳及男性性功能障碍、不孕不育，以及肢端肥大、巨人症、库欣病向心性肥胖、TSH 垂体腺瘤继发性甲状腺功能亢进症等。还有许多偶发的无症状垂体瘤，大多不需要处理。

基本的实验室检查包括垂体功能检测。

七、外 科 治 疗

20 世纪 80 年代，显微镜下经鼻蝶入路成为垂体瘤的标准治疗方法。我国于 21 世纪初期开始应用神经内镜技术经鼻蝶入路切除垂体瘤，近些年神经内镜技术发展迅猛，具有便于观察、视野广等明显优势。

（一）外科手术的适应证和目标

1. 手术适应证 ①占位效应，特别是在即将或实际视力丧失的情况下；②功能垂体腺瘤激素分泌过多产生的症状；③垂体卒中。

除催乳素瘤外，手术仍是大多数垂体瘤的一线治疗方法。对于催乳素瘤，口服多巴胺受体激动剂（如溴隐亭、卡麦角林）仍是首选治疗方式。

2. 垂体外科手术的总体目标 消除肿瘤占位效应，使过量的激素分泌正常化，保存或恢复正常的垂体功能。

（二）术前评估

垂体瘤术前均需要详细的评估，有条件的医院推荐以神经外科、内分泌科为主的包括麻醉科、耳鼻喉科、影像科、放疗科等多学科诊疗模式。

重点评估高血压、心脏病、糖尿病、甲状腺状况和垂体内分泌功能，尤其是库欣病或肢端肥大症患者。肢端肥大症患者鼻咽部软组织肥大，气道狭窄硬化，给麻醉气管插管及呼吸道管理带来挑战。对于皮质醇增多症怀疑库欣病患者，可行大小剂量地塞米松抑制试验、岩下窦静脉取血（IPSS）等帮助确定垂体依赖性库欣病的诊断。并需要排除胸腔、腹部或腹膜后异位促肾上腺皮质激素腺瘤。

在患者接受手术前，应根据需要进行激素替代治疗。低皮质醇血症应在麻醉诱导前使用"应激剂量"类固醇治疗，并发的甲状腺激素缺乏应在低反质醇血症治疗后纠正；垂体瘤患者都应行视野和视力测试，以评估术后缓解程度。

影像评估包括垂体核磁平扫、强化扫描、动态强化扫描，还包括鼻窦、蝶鞍 CT 评估了解鼻中隔偏曲、蝶窦中隔及与颈动脉隆起的关系、蝶窦的气化程度。颅脑血管检查，如头颅 MRA、CTA，可以发现鞍区周围动脉瘤，并了解肿瘤与颈内动脉关系。

（三）手术入路

1. 经鼻蝶入路

（1）体位：患者采取仰卧位，上半身抬高 20°～30°，以利于头部静脉回流；头架固定，头部后仰 10°～30°，需要扩大切除鞍上或者前颅底肿瘤者则后仰角度增大，颈部轻度左偏。

（2）术前鼻腔准备：术前一天应用羟甲唑啉滴鼻剂等收敛鼻黏膜。术前肾上腺功能不全患者术晨或者麻醉诱导前静脉注射氢化可的松。应用氯己定或者碘伏溶液浸润的棉球消毒鼻前庭。围手术期应用广谱抗生素预防感染。常规准备下腹部或者一侧下肢股部，以便在遇到中等以上脑脊液漏的情况下获得自体阔筋膜、脂肪、肌质等修补材料。

（3）手术操作：应用 0° 或者 30° 神经内镜，1∶200 000 肾上腺素棉条收敛鼻甲，骨折外移中、下鼻甲，寻找双侧蝶窦开口，根据术前判断是否需要应用鼻中隔带血管蒂黏膜瓣切开鼻中隔黏膜。显露并广泛磨除蝶窦前壁，磨除蝶窦内骨性中隔，辨识鞍底、斜坡、颈动脉隆起、颈动脉视隐窝等解剖标志物，磨除鞍底骨质，注意避免损伤颈内动脉而引起灾难性后果，对于需要扩大入路者要进一步磨除鞍结节、蝶骨平台骨质。

鞍底硬脑膜切开方式各有不同，对于微腺瘤、大腺瘤尽可能先行包膜外切除，始终注意正常垂体的辨识与保护，肿瘤切除顺序按照下部、两侧、后上、前上，以避免鞍膈过早塌陷。对于鞍上侵袭肿瘤可应用角度内镜沿肿瘤通道尽可能切除，部分需要切开鞍膈以进一步切除鞍上肿瘤。

一旦出现脑脊液漏要多层修补颅底，对于低流量漏，硬脑膜补片、自体脂肪、筋膜、肌质可以实现有效的重建。对于中等偏上流量脑脊液漏，除上述方法外，带血管蒂鼻中隔黏膜瓣最有效；亦可以通过获取下鼻甲黏膜瓣、挽救性鼻中隔黏膜瓣、经额窦的颅骨骨膜瓣等以修补。

2. 显微镜下经鼻蝶入路 是 20 世纪 90 年代起常用的垂体瘤切除方式，但目前越来越多地被内镜替代。

3. 经颅入路 尽管神经内镜经鼻蝶入路/扩大入路能解决大部分垂体瘤，但对于侵袭至颅中窝、麦氏囊、包绕颈内动脉各个分支的巨大垂体瘤，仍然需要经颅手术。手术方法包括翼点入路、额外侧入路、眶上眉弓锁孔入路、额底入路、额颞扩大断颧弓（Dolenc 入路）、前纵裂入路、经颞骨入路（Kawase 入路）等。

（四）术后护理与随访

手术后，必须警惕监测水电解质平衡。术后出现不同程度的多尿，并不一定意味着尿崩症的存在，或需要后叶加压素。尤其是肢端肥大症的患者，在成功切除生长激素分泌肿瘤后，可能会经历严重的体液滞留，而不伴有高钠血症或低血容量。真正的尿崩症伴有大量利尿，血、尿钠水平和渗透压有特征性改变，及时补液和加压素治疗是至关重要的，多数新发尿崩症通常是暂时性的。术前无下丘脑-垂体-肾上腺轴缺陷的患者不给予外源性类固醇，但需监测皮质醇缺乏的迹象，常根据早上 8 点的血清皮质醇水平，当低于 10ng/ml 时可能需要进行生理性类固醇替代。

（五）并发症

大多数病例经鼻蝶入路并发症发生率较低，但仍有可能出现脑脊液鼻漏、脑膜炎、嗅觉丧失、鼻腔出血、鼻腔结痂、电解质紊乱、垂体功能低下、下丘脑损伤、鞍区血肿，甚至颈动脉破裂死亡等。

（六）功能性垂体腺瘤术后生化达标判定

1. ACTH 型垂体腺瘤 在未用糖皮质激素情况下，术后清晨血清皮质醇水平应低于正常下限 5μg/dl。如果术后清晨皮质醇水平持续在正常范围内，即使较治疗前水平显著下降，通常也表明肿瘤切除不完全和疾病持续存在。

2. GH 腺瘤 术后随机 GH 小于 1ng/ml，口服葡萄糖试验（OGTT）时 GH（谷值）也小于 1ng/ml。IGF-1 根据年龄和性别在正常范围内。

3. TSH 腺瘤 由于其发病率极低，目前术后判定标准仍未明确，但应保持 TSH 极低水平，甲状腺激素水平正常。

八、放 射 治 疗

放射治疗作为一种辅助治疗，主要适应证有：①手术未达满意全切且随访生长活跃者；②部分侵袭性垂体腺瘤；③术后联合药物仍难以控制的功能性垂体腺瘤。较多的采用立体定向放射外科治疗，剂量为 20~25Gy。放射治疗垂体病变最常见的并发症是新发的垂体功能减退，呈剂量依赖关系。

（张庆九　张晓炜）

第二节 成人颅咽管瘤

一、概 述

颅咽管瘤（craniopharyngioma）是位于鞍区及鞍上的中枢神经系统良性肿瘤。肿瘤起源于颅咽管的上皮细胞或 Rathke 囊的残留（造釉型），或由残留的鳞状上皮细胞化生而来（乳头型）。

肿瘤主要沿下丘脑-垂体轴缓慢生长，可向第三脑室、下丘脑、脚间池、鞍旁、两侧颞叶、额叶底及鞍内等方向发展，压迫视神经及视交叉，阻塞脑脊液循环而导致脑积水。继而引发头痛、视力视野障碍及尿崩症等症状，儿童可出现发育迟缓及内分泌功能障碍，成人可出现性功能障碍和下丘脑综合征（如体温调节紊乱、水电解质平衡紊乱）。年龄发病率呈双峰分布，成年后期（65～74 岁）发病率增加，儿童期（5～14 岁）也有较大的高峰，且男性发病率略高于女性。

典型的颅咽管瘤属于组织学上的低级别肿瘤，但由于肿瘤位于下丘脑-垂体区域，肿瘤及手术对此位置的损伤可导致患者不良预后及结果，然而随着微创神经外科的发展，神经内镜扩大经鼻蝶入路手术已可以在很大程度上减少颅咽管瘤手术的并发症。

二、分 型

国内外对于颅咽管瘤的分型方式有很多，各有侧重。基本分型为鞍内型、鞍内鞍上型、鞍上型、第三脑室型及异位型。在病理组织学分型中，鳞状乳头型几乎仅见于成人，而造釉细胞型则见于所有年龄段患者。

三、辅助检查

影像学表现按肿瘤内部成分不同分为囊性、实性及囊实性。CT 和 MRI 在颅咽管瘤的诊断中具有互补作用。CT 在发现钙化方面更具优势，钙化在成年患者中并不多见，但在 90% 及更多的患儿中可以看到蛋壳样或斑块样钙化。术前 MRI 可以准确地显示肿瘤的形态及范围，确定肿瘤与下丘脑的关系。影像学评估是选择手术入路的基础，也可以根据影像预测手术风险，制订手术方式。

四、治 疗

颅咽管瘤的治疗以手术为主，放射治疗为辅。围手术期除影像学检查外，还应充分评估下丘脑-垂体激素水平，以及电解质、血清及尿渗透压水平，完善视力、视野检查。手术是在不损伤神经、血管的前提下尽力全切除肿瘤，但当肿瘤与下丘脑、视神经和颈内动脉等重要结构紧密粘连，全切肿瘤有可能导致严重并发症时，可采取次全或大部切除肿瘤，目的是缩小肿瘤体积，保留患者生活质量，减轻对视神经的压迫和重建脑脊液循环通路，同时术后辅以放疗。术后放疗有可能降低残留肿瘤的复发率。对于复发体积较小的肿瘤，或术后观察期间残存肿瘤有进展时，可采用放疗。

神经内镜微创手术越来越多地应用于临床，其优势是可以早期从垂体上缘找到垂体柄，利于术中的垂体柄保护。无须牵拉脑组织，手术通道可直达肿瘤本体。近距离观察肿瘤和周围重要结构，从而清晰分辨肿瘤和视神经、颈内动脉、基底动脉及垂体柄的结构，更有利于术中保护和全切肿瘤。

（张庆九 贾 亮）

第八章　颅底肿瘤

颅底肿瘤是指发生于颅腔底部及其周围组织的肿瘤，包括原发于颅底骨质、脑神经、颅外向颅底侵袭生长及转移的肿瘤，常见的肿瘤包括神经鞘瘤、副神经节瘤、嗅神经母细胞瘤、脊索瘤、软骨肉瘤等。

第一节　前庭神经鞘瘤

前庭神经鞘瘤（vestibular schwannoma，VS），也称为听神经瘤，是脑桥小脑三角最常见的病变。VS 是良性肿瘤，但随着生长会压迫脑干和脑神经，导致显著的临床症状甚至死亡。目前的治疗方案包括观察、显微手术切除、SRS 和分割放射治疗，以及多模式治疗。

一、组织病理学

VS 是世界卫生组织一级肿瘤。病变发生在内听道胶质细胞和施万细胞交界处，称为奥–雷（Obersteiner-Redlich）区的附近。90% 病变起源于并局限于前庭神经下段，VS 发生后被包埋在神经纤维之中，与之界限分明，随着生长逐步撑开邻近的神经纤维。

大体上，VS 呈灰色和黄色，偶有出血和囊形成。在显微镜下，VS 由 Antoni A 和 Antoni B 两种肿瘤性施万细胞组成。VS 可诱导血管生成，瘤组织内可以看到毛细血管扩张、瘤内出血和血栓形成。免疫组织化学中，VS 核 S100 和 Vimentin 蛋白阳性。恶性 VS 罕见。

二、临床表现与诊断

（一）发病特点

VS 通常发生于内听道（internal auditory canal，IAC）第Ⅷ对脑神经的前庭神经，最初 IAC 扩大、后壁受侵蚀，第Ⅴ对和第Ⅶ对脑神经以及第Ⅷ对脑神经的其余部分逐渐受压，第Ⅳ对和第Ⅹ对脑神经受压的情况较少。随着肿瘤体积的增大，脑桥和延髓外侧受压，导致第四脑室最初消失，随后会发生梗阻性脑积水。

最早和最常见的症状是听力障碍，表现为第Ⅷ对脑神经的前庭或耳蜗支局部受到刺激的症状。由于发病偶然，呈慢性过程，症状容易在较长时间被忽视。因此，除了全面的临床评估外，VS 患者的检查还应包括全面听力检查（纯音测听和言语辨别分数），以及 MRI 平扫和强化。听力检查通常显示高频听力丧失，语音辨别能力比纯音测听受到的影响更大。脑干听觉诱发电位（brainstem auditory evoked potential，BAEP）潜伏期增加。

（二）影像学特点

VS 起源于内听道向颅内生长，会导致内听道孔变宽（内听道喇叭征）。当肿瘤生长到颅内时，会呈现"冰淇淋状"。较小的肿瘤多为实体性，较大的肿瘤可能有囊变区域。

1. CT　骨窗可见 IAC 受侵变宽，左右两侧不对称。肿瘤实质呈等密度，囊性部分低密度。

2. MRI　在 T_1 加权成像上多数 VS 相对邻近脑组织呈轻度低信号，少数呈等信号，囊性区域呈低信号。在 T_2 加权成像上，VS 相对于邻近脑组织呈不均匀高信号，囊性区为液体密度。强化后 T_1 加权成像显示强烈的对比增强。神经束和弥散张量成像有助于术前确定面神经的位置和走行。

3. 脑血管造影　对于大于 4cm 的肿瘤，可以考虑脑血管造影，判断肿瘤的血供以及与手术相关的静脉结构解剖。

（三）鉴别诊断

CPA 其他常见的肿瘤包括脑膜瘤和表皮样囊肿。脑膜瘤在 T_1 和 T_2 加权序列上具有相似的外观，但钙化更常见，有时可以见到硬脑膜增强征象（硬膜尾征）和邻近骨质增生。表皮样囊肿在 T_1 和 T_2 加权成像上与脑脊液等强度，强化后没有增强，也不累及 IAC，但 DWI 为高信号。

VS 还需要与三叉神经鞘瘤、血管病变（如椎基底动脉扩张症和动脉瘤）相鉴别，对已知原发性恶性肿瘤的患者，应首先排除病灶转移。

神经纤维瘤病 Ⅱ 型（NFⅡ）：是常染色体显性遗传方式，具有完全外显率，NFⅡ 患者通常患有双侧 VS。NFⅡ 基因是典型的肿瘤抑制基因，位于染色体 22q12.2 上，编码 merlin 蛋白，有助于维持膜稳定性。偶发和 NFⅡ 相关的 VS 有 merlin 蛋白功能丧失的可能。

三、治　疗

（一）手术切除

VS 手术主要有乙状窦后、颅中窝入路和经迷路 3 种入路。影响手术入路的主要因素是肿瘤大小、脑池形态、内听道肿瘤生长的范围，以及听力功能，TL 手术只适用于失聪的患者。

1. 乙状窦后入路　RS 开颅术是颅底手术的主要方法，可以暴露颅后窝前外侧以及第Ⅲ～Ⅻ对脑神经，可以切除多种大小不同的病变。

2. 颅中窝入路　适用于肿瘤大部分位于内听道者，有利于保护听力，缺点是需要牵拉颞叶，导致术后有癫痫发作的风险。

3. 经迷路入路　TL 具有早期暴露和保护面神经的优势，但不能保留听力，适合大肿瘤且听力丧失的患者。

（二）术中神经监护

1. 第Ⅶ对脑神经监测　多数术中使用双通道肌电图检查来完成面神经的电生理监测，也可直接观察眼轮匝肌和口轮匝肌的功能。手术过程中直接将刺激探头置于面神经区予以电刺激，通过观察或检测面部肌肉抽搐，来确定是否接近面神经。

2. 脑干听觉诱发反应　是通过刺激第Ⅷ对脑神经引发神经活动。多次刺激的平均结果在减去背景噪声后会产生 7 个特征波。术中Ⅰ、Ⅲ和Ⅴ波的变化最为显著，振幅降低和（或）峰间潜伏期增加应引起注意。

（三）放射外科与分割放射治疗

立体定向放射外科（SRS）治疗是直径小于 2.5cm 的 VS 显微外科治疗的替代方案，大多数肿瘤对照射反应良好。并发症包括面瘫、听力丧失、前庭功能障碍、面部麻木、脑/脑干水肿和脑积水。分割放射治疗疗效类似 SRS，可以局部控制肿瘤生长。

四、治疗并发症及其处理

（一）面神经损伤

保留面神经功能是考核 VS 手术效果的一个重要因素，面神经损伤可能由外伤、拉伸、热损伤或血管损伤引起。肿瘤大小与面神经结果相关。面神经膝状神经节近端缺乏神经外膜，由单支动脉供血，容易受到手术和缺血性损伤。如果术中面神经横断，宜立即进行神经吻合术。部分患者术后有不完全性面瘫，有角膜炎的风险，应立即采取眼部保护措施，以防止角膜炎和角膜溃疡。

（二）耳蜗神经损伤

在保护听力手术中，实时掌握耳蜗神经的完整性和功能状态是进行保护听力手术的关键，听力状况可以通过 BAER 和直接刺激两种方式进行监测。

（三）脑脊液漏

VS 手术后，脑脊液可能以鼻漏、耳漏或通过切口的形式漏出。鼻漏时脑脊液通过乳突气房、咽鼓管进入鼻咽部。术中用骨蜡仔细封闭任何暴露的气房对于预防脑脊液鼻漏至关重要。大多数鼻漏患者对腰大池脑脊液引流反应良好。持续渗漏有脑膜炎的风险，可通过手术修补。对于听力丧失和鼻漏的患者，可以对咽鼓管进行填塞和封闭。脑脊液耳漏只发生在鼓膜缺陷的情况下，处理方式与脑脊液鼻漏相同。

（四）血管并发症

CPA 手术的血管并发症可分为静脉型和动脉型，进一步分为出血性和缺血性损伤。手术中横窦、乙状窦和交界处经常暴露，有损伤破裂的风险。在肿瘤切除时，如岩静脉撕脱会导致突然静脉出血。在手术显微镜强光下较长时间的手术，可能使静脉窦发生血栓事件。如果优势窦血栓形成，或重要的皮质引流静脉被牺牲，可导致小脑静脉性梗死和水肿。

小脑下前动脉（anterior inferior cerebellar artery，AICA）是与正常第Ⅶ～Ⅷ对脑神经最密切相关的血管，肿瘤一般都会累及 AICA 主干或分支，少数肿瘤包绕 AICA。其他受累血管还包括小脑上动脉、小脑下后动脉和椎动脉。AICA 迷路支损伤会导致听力损失。

（五）脑积水

脑积水在 VS 患者中相对常见，肿瘤切除后交通性脑积水不缓解者需行分流术。阻塞性脑积水可先行肿瘤切除，术后观察脑积水是否消退。

（马　峻　岳树源）

第二节　三叉神经鞘瘤

三叉神经鞘瘤是起源于三叉神经（第 V 对脑神经）的周围神经鞘的良性、生长缓慢的肿瘤。第 V 对脑神经是仅次于前庭神经的第二个最常见的颅内神经鞘瘤的发生部位，但三叉神经鞘瘤远不如前庭神经鞘瘤常见。神经鞘瘤约占颅内肿瘤的 8%，三叉神经鞘瘤占颅内神经鞘瘤的 0.8%～8.0%。三叉神经鞘瘤可以通过无创技术得到可靠的诊断，良性病例可以完全手术切除。对于复发、残留或不能手术的病例，放射外科可作为辅助治疗，也能产生良好的效果。

一、组织病理学

神经鞘瘤是包膜性良性肿瘤，恶性神经鞘瘤罕见。神经鞘瘤起源于周围神经鞘，也见于少突胶质细胞-施万细胞连接处。大多数神经鞘瘤是散发性肿瘤，也可能与神经纤维瘤病Ⅱ型相关，或发生于神经鞘瘤病的患者中。

三叉神经鞘瘤可发生于三叉神经根或三叉神经的 3 个分支。根据肿瘤的起源点，肿瘤可局部化至中窝（通常称为神经节型）、颅后窝（通常称为根系类型），或者颅外空间，或者它可以延伸成多个组成部分。神经鞘瘤从神经节生长到梅克尔（Meckel）腔。从三叉神经根在颅后窝的生长延伸到脑桥小脑三角的硬脑膜下，而向眶外支和颞下窝的生长延伸到硬脑膜下。肿瘤可经眶上裂向眶内扩展，经卵圆孔或圆孔向颞下窝扩展，经外侧壁向海绵窦扩展，经三叉神经孔向脑桥小脑三角扩展。

二、临床表现与诊断

（一）发病特点

三叉神经相关症状是大多数患者的首发症状。面部感觉减退是最常见的三叉神经症状，在70%的患者中存在。面部疼痛或三叉神经运动功能障碍较少见，面部疼痛的程度可从钝痛到严重的刺痛。复视在大多数情况下与颅中窝肿瘤压迫展神经有关。头痛、面肌痉挛和局灶性痉挛、偏瘫或步态障碍等也可能发生。三叉神经鞘瘤侵及脑桥小脑三角可导致听力下降、耳鸣或步态障碍。听力损失和面神经功能障碍可能源于岩骨受到严重侵蚀，内耳结构损害，或发生传导性病理过程有关。不太常见的情况包括单纯展神经麻痹而没有三叉神经受累，可能是由于Dorello管内展神经受压所致。

（二）影像学特点

1. CT 三叉神经鞘瘤与周围的脑实质相比呈等密度或高密度。33%~50%的肿瘤CT表现为明显增强。CT是显示骨侵蚀的首选方法，高分辨率CT能清楚显示肿瘤的位置、范围及伴随的骨质改变。在晚期病例中，可以看到岩尖的侵蚀、卵圆孔和棘孔的扩大，这高度提示三叉神经鞘瘤。

2. MRI 三叉神经鞘瘤表现为边界良好、不均匀增强的肿块，在T_1加权成像上为等或低信号，最常见的是在T_2加权成像上为高信号。39%~40%的肿瘤有囊性改变，罕见情况可见瘤内出血。MRI也为海绵窦侵犯提供了有价值的信息。磁共振静脉造影可以显示Labbé静脉和其他静脉结构。

3. DSA 常可见颈动脉岩部进入海绵窦前的部分向下内方移位。这种表现对于来自颅中窝或起源于梅克尔腔的肿瘤具有特征性。

（三）鉴别诊断

鉴别诊断包括转移性肿瘤、淋巴瘤、脑膜瘤、表皮样囊肿、骨肿瘤（如软骨肉瘤和软骨黏液样纤维瘤）、脊索瘤、幼年性纤维血管瘤、海绵状血管瘤和血栓形成的巨大海绵窦内或基底动脉瘤等。

脑膜瘤在桥小脑角池表现为单一的、明显增强的肿块，在岩骨有广泛的基底。在T_1加权成像上相对于大脑为等强度的，而在T_2加权成像上呈可变的信号。脑膜瘤不引起内听道扩大，可有局灶性致密钙化。脑膜瘤有明显增强的硬脑膜尾征。

前庭神经鞘瘤，或来自面神经、动眼神经或交感神经丛的神经鞘瘤，有时很难与三叉神经鞘瘤相鉴别。内听道扩大有助于前庭神经鞘瘤的诊断。神经鞘瘤通常不存在钙化。

转移性病变、淋巴瘤、脊索瘤和软骨肉瘤多具侵袭性，与边界良好的神经鞘瘤形成对比。

表皮样囊肿从颅后窝前外侧越过天幕切迹生长，或主要发生在海马裂部分；在CT上表现为低密度病灶，几乎与脑脊液一样低；T_1加权成像为低信号，T_2加权成像呈高信号，DWI呈高信号。

海绵窦的海绵状血管瘤在T_1加权成像上也可能出现等信号或低信号，T_2加权成像上表现出明显的高信号，对比剂强化有明显增强。

三、治　疗

（一）手术切除

三叉神经鞘瘤是良性肿瘤，只有极少数是侵袭性的，可手术全切除治愈。与前庭神经鞘瘤一样，其治疗过程包括囊内减压，然后仔细解剖周围的神经血管结构。大多数肿瘤与周围的神经血管结构有很好的界限，因此，保留所有未受累的神经应是手术的目标。手术入路的选择主要取决于肿瘤的位置。

1. A型三叉神经鞘瘤 起始于半月节，生长于Meckel腔的硬脑膜间隙，局部向颅中窝发展。

它们被海绵窦内膜包裹，海绵窦内膜由位于海绵窦内的脑神经束膜构成。颅中窝的三叉神经鞘瘤通常经颞下硬脑膜间、额颞硬脑膜间或额颞硬脑膜外入路切除。

2. B 型三叉神经鞘瘤 起源于三叉神经脑池部，主要位于桥小脑角池。仅位于颅后窝的三叉神经鞘瘤没有特殊的手术问题，可以通过传统的枕下正中旁入路切除，技术与前庭神经鞘瘤相同。如果延伸到颅中窝或海绵窦，可以通过经岩骨或岩骨联合入路获得更宽的暴露。

3. C 型三叉神经鞘瘤 是手术治疗最具挑战性的一类，这些肿瘤在颅中窝和颅后窝都有很大的组成成分。颅眶颧、联合入路（如颅眶颧联合前侧经颅入路，或颞下联合枕下入路）均有满意的手术效果，大的、多间隔的肿瘤可以通过一个单一的手术入路进行全外科切除，前入路通过扩大的梅克尔腔提供了很好的进入颅后窝的途径。

4. D 型三叉神经鞘瘤 肿瘤可扩展至耳郭、翼腭窝、上颌骨及颞下窝，颅外三叉神经鞘瘤通常大于颅内神经鞘瘤。这些肿瘤的经典入路是硬脑膜外、耳前-颞下等。在颅内有较大肿瘤的情况下，可与颞骨切除术结合，或与外侧眶切除术结合，此外内镜下经鼻蝶窦入路也是常用的入路。

（二）放射外科与放射治疗

体积较大的、有症状的三叉神经鞘瘤最好通过手术切除来治疗。对于直径小于 3cm 的残留或复发肿瘤，以及手术死亡率和并发症发生率较高的患者，放射外科手术是一种重要的替代性治疗方法。放射外科手术的目的是在不造成额外脑神经功能缺损的情况下控制肿瘤的生长。

四、并 发 症

大多数三叉神经鞘瘤患者在术后即刻出现三叉神经功能障碍。大多数为感觉减退，在手术后几周内缓解，但在某些情况下可能是永久性的。术前面部疼痛和复视通常在手术后改善良好。其他并发症包括脑脊液漏、感染、无菌性脑膜炎、瘤床出血、血管痉挛、脑积水、永久性脑神经损伤等。

（马　峻　岳树源）

第三节　脊索瘤和软骨肉瘤

脊索瘤（chordoma）和软骨肉瘤（chondrosarcoma）是相对罕见、生长缓慢、局部侵袭的恶性原发性骨肿瘤。脊索瘤产生于神经轴上的脊索残留物，位于发育活跃的部位，如颅底、椎体和骶骨。软骨肉瘤是以软骨基质形成为特征的间充质非脑膜上皮肿瘤，也发生在脊柱。脊索瘤和软骨肉瘤对常规化疗和放疗的反应差，手术切除是治疗的主要手段。

一、组织病理学

脊索瘤分为 3 种组织学类型，即普通型、软骨样和未分化型。普通型脊索瘤是由多个小叶组成的溶骨性肿瘤，由纤维隔膜将其分开。每个小叶由包埋在黏液基质中的透明浆状（泡状）细胞组成，液泡状细胞质和细胞内黏液丰富。软骨样脊索瘤的侵袭性比普通型脊索瘤低，具有类似软骨组织的透明区。未分化型脊索瘤含有多形性和类骨肉瘤成分，具有较强的侵袭性，生物学表现为恶性，预后较差。

软骨肉瘤是一种异质性的肿瘤。组织学上可分为普通亚型、未分化亚型、间充质细胞亚型和透明细胞亚型。大约 90% 的软骨肉瘤为Ⅰ级或Ⅱ级，类似于成熟的软骨，黏液样间质丰富，几乎没有核异型或有丝分裂，Ⅱ级肿瘤以黏液样间质为主，细胞增多，核呈多形性。只有不到 10% 的软骨肉瘤是Ⅲ级或Ⅳ级病变，约 70% 的病例会复发。

低级别软骨肉瘤可以转化为高级别肉瘤，多为未分化软骨肉瘤。未分化软骨肉瘤可伴有其他的肉瘤，包括骨肉瘤、平滑肌瘤、纤维肉瘤或多形性未分化肉瘤，这些肿瘤侵袭性强，远端转移率高，预后差。

间叶性软骨肉瘤是以双向分化为特征的罕见肿瘤，主要由高度未分化的小圆细胞和分化良好的透明软骨两种分裂细胞群构成，但缺乏如未分化软骨肉瘤的清晰边缘。透明细胞软骨肉瘤是一种低度恶性肿瘤，通常累及长骨的骺端。透明细胞软骨肉瘤的预后较间叶性软骨肉瘤或未分化软骨肉瘤好。

二、临床表现与诊断

（一）发病特点

疼痛是最常见的症状，往往是渐进性和隐匿性的，并导致延迟诊断，直到疾病进程的晚期，症状的平均持续时间为4~40个月。在颅底，脊索瘤常生长在斜坡，表现为脑神经麻痹，并可诱发内分泌疾病。其他罕见的先兆包括鼻出血和颅内出血。当肿瘤向后扩展时，颈部或背部可能出现肿块。脊柱和骶骨脊索瘤常侵犯椎管，造成脊髓、马尾或神经根受压，可出现的症状包括虚弱、感觉障碍、肛门和膀胱失禁，以及性功能障碍。

（二）影像学特点

脊索瘤表现为以中线附近为中心、明确的髓外破坏性病变，常伴有骨外软组织肿块。软骨肉瘤通常表现为溶解性/破坏性病变，密度不等，或发生局灶性骨扩张。

1. CT 脊索瘤在CT扫描上可以看到骨溶解、骨破坏，或混合性骨溶解和骨破坏的区域。肿瘤内有30%~70%的钙化灶。脊索瘤CT增强有明显强化。软骨肉瘤CT可以显示肿瘤范围、钙化区域和溶骨造成的损害。周围软骨肉瘤可导致椎体皮质增厚，并向软组织外生延伸。

2. MRI 有助于评估软组织侵犯的程度。在 T_1 加权成像上脊索瘤从等强度到低强度不等。钙化、囊变、血肿和骨膨胀是出现低分化病灶的特征。在 T_2 加权成像上脊索瘤呈高密度和异质性，如果肿瘤富含纤维成分，则信号改变较低。MRI增强也显示明显增强。软骨肉瘤在 T_1 加权成像上表现为低信号到等信号；在 T_2 加权成像上，高信号对应于透明软骨的高含水量区，低信号代表钙化区。MRI强化检查可显示周围强化环或整个肿瘤的异质性强化，无强化的区域为透明软骨、囊性黏液组织或坏死。

（三）鉴别诊断

转移性病变和多发性骨髓瘤占骶骨和脊柱肿瘤的大多数，必须与脊索瘤仔细鉴别，特别是因为其临床表现与其他脊柱肿瘤一样，取决于肿瘤的位置及其对局部解剖的影响。其他原发性骶骨肿瘤包括骨巨细胞瘤、动脉瘤样骨囊肿、骨样骨瘤等良性病变，以及成骨细胞瘤、血管瘤、神经鞘瘤等。恶性病变包括尤因肉瘤、原始神经外胚叶肿瘤、骨肉瘤、佩吉特肉瘤、多发性骨髓瘤和浆细胞瘤等。黏液乳头瘤是起源于终丝的、生长缓慢的病变，也可能被误认为脊索瘤。

明确诊断脊索瘤和软骨肉瘤常通过肿瘤组织的免疫组织化学检查来确定。活检对确定诊断和计划治疗至关重要。然而，脊索瘤和软骨肉瘤在瘤内切除或活检污染后有明显的复发趋势。避免活检针对邻近结构和腔隙的污染，仔细标记活检道，并将活检道与肿瘤标本同时切除，以避免肿瘤沿活检道播散。

三、治　　疗

（一）斜坡脊索瘤和软骨肉瘤

颅底脊索瘤手术入路策略必须根据具体情况来决定，甚至需要耳鼻喉科和整形外科专家在内的多学科团队一同制订。

1. 对于沿斜坡中上部或延伸至筛窦和蝶窦或两者的肿瘤，建议采取前路如经蝶窦或经鼻内镜、扩大额下或经口咽入路，后者尤其适用于硬膜外病变。

2. 如果肿瘤扩展到海绵窦外侧或床突旁区，则采用前外侧入路，如翼点入路（有或无眶颧截骨术），更后侧或外侧入路则需要经颅中窝或经岩骨入路。

3. 对于下斜坡和枕骨大孔的肿瘤，经口或外侧入路（如经颈静脉孔或经髁）可能更合适。

4. 内镜、鼻内技术提供了一种侵入性更小、更直接的经颅入路来治疗中等大小的中线颅底脊索瘤，尤其对于没有明显颈动脉外侧延伸的肿瘤，可结合颅底重建技术防止术后脑脊液漏和颅内感染。

当局部侵犯周围颅底神经、血管结构时，应权衡肿瘤残余和保护神经功能的利弊，如有残余可后续辅助放射治疗。

尽管解剖位置和手术策略相同，脊索瘤和软骨肉瘤有着不同的预后。颅底软骨肉瘤的预后明显优于脊索瘤或软骨样脊索瘤。软骨肉瘤比脊索瘤复发少，长期放疗控制效果好。

（二）脊柱和骶骨脊索瘤和软骨肉瘤

手术整体切除是脊索瘤手术治疗的核心原则，尽可能获得广泛的无瘤边缘是防止局部复发的关键，因为局部复发与次全切除和细胞播种污染手术伤口有关。

1. 骶骨脊索瘤的外科治疗包括部分骨截除，或全部切除骶骨以获得足够的正常边缘，甚至必要时也可以切除邻近骨盆的一部分。广泛切除可能需要牺牲部分骶神经根，导致运动、感觉、括约肌、膀胱或性功能障碍。

2. 对于椎体脊索瘤，可采用整体脊椎切除术，以获得无瘤边缘，减少局部复发。切除整个椎体通常需要结合后路和前路分期手术。虽然广泛的整块切除较为困难，但应尝试包膜外切除，而不是沿假包膜周围切除，术后结合放射治疗。

3. 上颈椎脊索瘤可延伸至咽后间隙，或可向硬膜外扩散，造成脊髓受压。这些手术的前阶段通常包括经舌或经下颌入路。为了获得斜坡-颈椎的稳定性，术后器械固定是必要的。可能的并发症包括邻近神经结构损伤而导致的吞咽困难、发音困难、霍纳综合征和舌下神经损伤。

尽管软骨肉瘤的侵袭性比脊索瘤小，完全切除也是治疗的目标。与脊索瘤一样，即使是肿瘤边缘的轻微污染也会导致复发。局部肿瘤复发的患者，50% 以上在 2 年内死亡。

（三）放射治疗

脊索瘤和软骨肉瘤对常规放射治疗有耐受性。高剂量质子或带电粒子，包括碳离子、氦或氖的引入，可将更高剂量的辐射输送到目标区域，同时最大限度地减少了对周围组织的损伤，如质子束治疗是一种安全有效的治疗脊索瘤和软骨肉瘤的方法，可以减轻肿瘤的复发，降低晚期发病率，是治疗脊索瘤和软骨肉瘤的有效方法，结合广泛的整体切除，是脊索瘤和脊索肉瘤的公认治疗标准。其他替代方案包括光子束治疗等。

（四）化疗

脊索瘤一般对常规化疗药物有耐药性。蒽环类药物、顺铂、烷基化剂和喜树碱类似物对脊索瘤有影响，对去分化脊索瘤的敏感性更高。此外，治疗脊索瘤的药物正在研究中，包括酪氨酸激酶抑制剂（TKI）、伊马替尼等。

（五）手术结局及常见并发症

与复发肿瘤相比，新发脊索瘤和软骨肉瘤无论最初术中是否实现了大体全切除，患者的预后均有显著改善，包括无复发的生存期和总生存期，新脊索瘤与复发脊索瘤的 10 年生存率分别为 74% 和 40%。此外，全切除或近全切除的患者比部分切除或次全切除的患者有更好的无复发生存率。因此，在最初的手术中切除的范围对患者的结局有显著的影响。

脑脊液漏是最常见的术后并发症，有导致永久残疾的风险。其他并发症包括新的或持续的神经功能缺损、脑膜炎和死亡。

（马 峻 岳树源）

第四节 副神经节瘤

副神经节瘤来自神经嵴起源的副神经节细胞，由与血管和神经密切相关的细胞巢组成，是与脑神经、大血管、自主神经和神经节密切相关的神经内分泌细胞的集合。头颈部副神经节瘤与副交感神经系统密切相关。目前的命名以起源的解剖学位置为序，称头颈部副神经节瘤（head and neck paraganglioma，HNP）。

一、组织病理学

HNP 通常与副交感神经系统有关。HNP 通常是家族性的，大多数都是缓慢增长且不转移。副神经节瘤的组织学表现与正常副神经节组织学相似。副神经节包含两种类型的细胞，它们都位于密集的毛细血管网络中。Ⅰ型为主细胞，是上皮样细胞，含有儿茶酚胺的胞质颗粒，呈神经元特异性烯醇化酶、嗜铬粒素 B 和突触素阳性。Ⅱ型为维持细胞或支持细胞，S100 蛋白阳性。Ⅰ型细胞组成细胞巢，被分簇或被包围在维持细胞之间。但是组织学分析不能区分激素分泌性肿瘤和非活动性肿瘤，只能通过实验室测试来完成。

二、经典解剖起源

1. 颈动脉体 颈动脉副神经节瘤（CP）起源于颈总动脉分叉后顶面外膜周围组织的副神经节。

2. 颈静脉球 颈静脉副神经节瘤（JP）多发生于颈静脉孔内的副神经节，位于颈静脉球顶外膜内。其他受累部位包括邻近的副神经节分布在鼓室下小管内的 Jacobson 神经（或鼓室神经、舌咽神经鼓室支）和乳突小管内的 Arnold 神经（迷走神经耳支），这些部位的肿瘤团块可以延伸到中耳腔底部，称为颈鼓室副神经节瘤（jugulotympanic paraganglioma，JTP）。

3. 中耳 鼓室副神经节瘤（TP）是指沿耳蜗鼓室神经侵犯副神经节的肿瘤。

4. 迷走神经 迷走神经副神经节瘤（VP）起源于迷走神经内或邻近，多见于迷走神经下节（或结节），位于颈静脉和颈内动脉之间咽旁间隙茎突后的颈部深处。从这里，它们可能向上生长，通过颈静脉孔或乳突尖后到颅底。

5. 喉神经 喉副神经节瘤（LP）沿成对的喉上副神经元，或最常见的喉下副神经元出现，位于喉上、下神经和动脉旁。

在特殊情况下，HNP 也见于眼眶、鼻腔、鼻旁窦、鼻咽、气管和甲状腺。

恶性副神经节瘤可转移到远离原发性肿瘤的部位，这些部位通常没有副神经节组织。最常见的转移部位是区域淋巴结（69%），其次是骨骼、肺和肝脏。所有 HNP 中，有 4%～15% 是恶性的，2%～4% 的 JTP 有恶性肿瘤，6% 的 CP 和 16%～19% 的 VP 是恶性。恶性副神经节瘤临床预后更差，主要神经功能缺损和死亡率更高。

三、功能性肿瘤

HNP 含有儿茶酚胺（肾上腺素、非肾上腺素、多巴胺和 5-羟色胺），但只有 1%～3% 分泌到循环中产生症状。儿茶酚胺过量的 HNP 称为功能性或分泌儿茶酚胺的副神经节瘤。

嗜铬细胞瘤的征象和症状包括心悸、头痛、出汗、面部潮红和过度紧张，这种病的高血压可以是阵发性的，也可以是持续性的，由各种原因引发，包括麻醉和几种药物。为了防止患者心血管并发症，如高血压危象，需要在手术中和术后充分准备治疗方案和监测措施。

如果术前怀疑为功能性肿瘤，需检测血浆和尿儿茶酚胺代谢物（甲氧基肾上腺素、甲氧基去甲肾上腺素、香草基扁桃酸和3-甲氨基酪胺）。在功能性HNP患者中，应考虑进行核素显像，以排除其他部位的副神经节瘤。

四、临床体征及诊断

（一）发病特点

大多数副神经节瘤生长缓慢，并侵犯局部组织，浸润邻近的肌肉、软组织、神经和骨骼。血管可完全或部分被肿瘤包裹，其局部侵犯的特性将决定具体临床表现。

大多数CP（60%～70%）在颈部外侧、靠近下颌骨角处呈无痛性肿块。CP可搏动，有/无颈动脉杂音。由于位于颈动脉鞘内，常可被横向推动，但不能向上或向下移动。脑神经功能障碍以第Ⅸ对脑神经和第Ⅺ对脑神经为主，这种功能障碍可以表现为疼痛、声音嘶哑，最终导致舌轻瘫、发音困难和吞咽困难。有时也可出现肩部下垂、交感神经链受累（霍纳综合征），但颅内侵犯很少见。

在TP开始发病时，患者通常诉自觉有搏动性杂音，可伴随传导性听力下降（约50%的病例）和眩晕。在耳镜检查中，病灶可见鼓膜下红色/蓝色肿块，当肿瘤从中耳底部生长时，可以看到类似太阳升起的征象。外耳道肿瘤侵犯可导致鼓膜穿孔，但很少见耳部出血。在后期TP会损害脑神经。

JP中脑神经受累一般发生较早，临床表现将取决于中耳受累的程度。症状与TP相似，包括搏动性耳鸣。随着肿瘤的进展，可出现传导性听力下降、感音神经性听力下降、头晕、耳痛。随着肿瘤生长，JP可能压迫颈静脉球周围的神经、后组脑神经和面神经，甚至脑或脑干。15%～17%的JTP生长在颅内。

VP往往无症状，最初表现为颈部无痛性肿块。迷走神经麻痹会导致声带麻痹、声音嘶哑，声门闭合不足会导致误吸；双侧软腭麻痹者，吞咽时液体会由鼻孔反流。如果肿瘤侵犯颈静脉孔，可导致第Ⅸ对脑神经、第Ⅺ对脑神经和第Ⅻ对脑神经麻痹，引起相关的综合征。

LP主要表现为声门上区或声门下区生长缓慢、无痛、无症状的肿块。声门上副神经节瘤通过压迫周围结构，可引起声音嘶哑和吞咽障碍，而声门下副神经节瘤可阻塞气道。

术前脑神经缺损在JP约为40%，在VP约为30%，在CP较少见。CP很少扩展到颅内，VP颅内浸润常见。功能性肿瘤儿茶酚胺产生过多，会导致相应的综合征。

（二）影像学特点

1. 头颅X线片　可见岩斜交界处骨质受侵犯、颈静脉孔扩大等相关特征。

2. CT　骨薄扫重建可以帮助明确骨受累的严重程度，从而更好地评估TP和JP在颞骨内的延伸。此外，CTA由于其优越的空间分辨率，在副神经节瘤的诊断上比MRA更准确。

3. MRI　由于副神经节瘤血流缓慢（盐）和流空（胡椒），T_1和T_2加权成像信号显示特征性的"盐和胡椒"征象，注射钆对比剂后强化明显。

4. DSA　可观察颅内外循环、追踪供血血管的来源（动脉造影阶段）、显示静脉引流（静脉阶段），以及受侵犯的血管结构和血管移位。

5. 超声检查　低回声肿块是诊断颈部副神经节瘤的实用工具。同样，彩超检查可以分析血流方向和肿瘤内明显的内部血管。

（三）实验室检查

罕见的功能性肿瘤可以通过血浆或尿液检测来确诊，体内儿茶酚胺过多可导致术前高血压，术前需采集血浆和尿儿茶酚胺的代谢物（甲氧基肾上腺素、甲氧基去甲肾上腺素等），确定肿瘤分泌情况。由于这类肿瘤高度血管化，术前应进行与出血相关的实验室筛查。

<h1 style="text-align:center">五、治　疗</h1>

（一）栓塞术

目前，栓塞结合即刻手术被普遍认为是可切除副神经节瘤的最佳治疗选择。栓塞手术本身可能只起到姑息作用，有时会显著减轻耳鸣、眩晕或头晕等症状，从而提高生活质量。供血动脉的血管内栓塞可以有效地减少术中出血、缩小肿瘤，有利于提高外科根治性的机会。

栓塞术中可辅以球囊保护技术，以防止栓塞物通过吻合动脉阻塞颅内分支。栓塞和手术之间的建议间隔至少 2～3d，减轻水肿程度，但不应超过 2 周，否则栓塞的供血血管可能会重新开放，或新的供血动脉可能会形成。栓塞手术的介入途径如下。

1. 经动脉途径，将栓塞剂通过微导管注射到肿瘤的供血动脉中。

2. 直接经皮瘤内穿刺注射，封闭动脉、毛细血管床和静脉，更完全地栓塞肿瘤血管。

3. 对于 JTP，可采用联合经动脉和（紧接其后）经静脉途径，如经岩下窦或直接穿刺颈静脉，阻断肿瘤的主要引流血管。

其他栓塞的替代方法包括通过覆膜支架（在颈内动脉或颈外动脉内）来闭塞血管。在 JTP 手术中减少术中出血的另一种方法是在结扎的乙状窦和颈内静脉内注射纤维蛋白封闭剂。

（二）手术

手术治疗副神经节瘤的目的是根除肿瘤，通常在手术之前进行血管内治疗，能够大幅减少术中出血。目前普遍认为，副神经节瘤应由一个多专业团队进行常规治疗，并配备术中神经导航和神经电生理监测。

目前，对副神经节瘤的手术入路主要有两种，即颅外颅底入路和经颈入路。

1. 颅外颅底入路　对于 JP 和 TP 的暴露和切除，入路选择与肿瘤的大小和范围有关。进入颈静脉孔的通道，在后侧被枕骨和位于枕骨髁外侧的枕骨颈静脉突阻断，侧向通路还受到乳突和茎突、C_1 椎横突和下颌骨支的阻碍，前向障碍和上向障碍分别来自岩颞骨尖和中耳底。然而，有几种方法可单独或联合使用，用于颈静脉孔肿瘤，并分为以下几种：①后部经颅后窝入路，如枕下乙状窦后入路、经枕髁入路（部分切除枕髁）、经髁上入路和经髁入路（部分切除颈静脉结节）；②对横向生长的肿瘤可经乳突入路、经迷路入路；③对于较大且较前位的肿瘤，可经耳蜗入路；④前部入路，如耳前颞下入路，只提供有限的骨缘暴露，不倾向于单独使用。

2. 经颈入路　对于 CP，平行于胸锁乳突肌内侧缘的纵向前切口可以充分暴露颈动脉鞘，而对于较大肿瘤（>4cm），以改良 T 形颈切口或清扫 S 形耳前切口为宜，后者尤其适用于咽旁延伸的病例。

（三）放疗

与外科手术不同，放疗的目的不是完全根除肿瘤，而是阻止肿瘤体积的扩大。辐射不直接破坏肿瘤细胞，但可以诱导纤维化，使供血血管闭塞，从而引起缺血性肿瘤坏死。对于复发性副神经节瘤，分割放疗既可作为主要治疗手段，也可作为外科手术的辅助手段，或作为挽救性治疗手段。

立体定向放疗，主要是 γ 刀放射手术，可作为副神经节瘤可靠的治疗选择，既是手术的辅助手段，也是手术的重要替代手段，以使肿瘤生长停止或肿瘤消退，达到长期控制肿瘤和保留神经功能的目的。

<h1 style="text-align:center">六、常见并发症</h1>

（一）颈静脉副神经节瘤

手术切除颈静脉副神经节瘤常见并发症包括术后永久性后组脑神经损伤、面神经麻痹、听力下降或丧失、三叉神经或动眼神经损害、出血性后遗症（脑卒中、脑干血肿）、脑脊液漏。药物治疗、重建手术和康复治疗能起到一定的补救作用。

（二）颈动脉副神经节瘤

手术切除颈动脉副神经节瘤主要并发症是血管或神经损伤。术中出血风险较大，术前栓塞可以减少出血。部分病例需要血管切除和重建。术后最常见的严重并发症是脑梗死和脑出血。血管并发症的风险取决于颈动脉受累和肿瘤大小。脑神经损伤通常涉及第 X 对脑神经和第 XII 对脑神经，脑神经损伤的风险也随着肿瘤大小和切除后血管重建而增加。

在双侧肿瘤患者中，通过序贯治疗的方法可以降低血管和脑神经损伤的风险，也可以降低颈动脉压力感受器功能受损的风险。双侧颈动脉窦神经（舌咽神经的一个分支）损伤可导致压力感受器功能衰竭综合征，是目前难以控制的并发症。

（三）栓塞并发症

术前栓塞并不能减少临床并发症，如后组脑神经麻痹可能缘于肿瘤栓塞性脑梗死、肿胀压迫脑神经，或血管栓塞性神经缺血（后组脑神经脑膜后支和面神经的脑膜中支或茎乳支闭塞）。栓塞术中颅内血管闭塞可导致脑梗死，最严重的是脑干-小脑梗死。另外，栓塞巨大的儿茶酚胺分泌性肿瘤时，血压可能会急剧下降，这可导致严重的并发症甚至死亡。

（马　峻　岳树源）

第五节　嗅神经母细胞瘤

嗅神经母细胞瘤（esthesioneuroblastoma/olfactory neuroblastoma，ENB/ONB），是一种罕见的肿瘤，起源于鼻穹窿的嗅神经上皮，并经常侵犯颅底、颅穹窿和眼眶。ENB 占鼻腔和鼻窦肿瘤的 3%～6%。一些 ENB 对放疗和化疗有反应，可术前应用，尝试外科全切仍然是治疗的主要方式。

一、组织病理学

ENB 的形态、超微结构和免疫组化特征与肾上腺和交感神经系统神经母细胞瘤相似。一般认为 ENB 起源于神经上皮细胞（神经外胚层），光镜下显示在致密的神经元的纤维背景中由原始神经母细胞瘤细胞组成的小叶结构。单个肿瘤细胞小而圆，呈蓝色，核圆而均匀，核染色质呈盐/胡椒状分布，核仁很小。细胞核-细胞质比值高，细胞质稀少，界限不清。

二、临床表现与诊断

（一）发病特点

大多数病例发生在 40～70 岁之间，男女比例接近，地理、环境或生活方式等风险因素与 ENB 没有明显的相关性。17%～48% 的 ENB 患者在发病时存在转移性疾病，颈部淋巴结是大部分转移灶的位置，其他部位是肺和骨，少见的是肝脏、纵隔、肾上腺、卵巢、脾、腮腺、中枢神经系统和脊髓硬膜外隙。

ENB 患者通常以鼻塞或反复鼻出血为主诉在耳鼻喉科就诊，鼻腔内可见肉质、易碎的鼻肿块，可检测到嗅觉减退。不常见的症状和体征包括头痛、视力障碍和脑脊液鼻漏。

术前评估要包括完整的病史和体格检查，耳鼻喉科评估是必要的，以评估鼻窦受累的范围和鼻咽疾病，并可行诊断性活检。

（二）影像学特点

1. CT 可见骨质侵蚀，前窝底或眶壁的侵蚀常见。

2. MRI 可显示软组织疾病范围，更好地观察眶尖附近的病变。

3. PET/CT 对怀疑有转移性疾病的患者应进行 PET/CT 检查，包括颈部、胸部、腹部和骨盆的 PET/CT 扫描，以及骨扫描。

三、治　疗

ENB 的报告病例相对较少，而且所采用的治疗方案多种多样。随着对颅底手术的认识，治疗正在向积极的手术切除发展。

（一）放疗

早期病变采用放疗就能取得良好的效果，根据放疗复发病灶的经验，放疗对某些原发性肿瘤来说是有效的方案。

术前肿瘤放疗在鼻窦癌手术中对保留眼眶内容物是有益的。放疗也可以降低肿瘤的复发率。对于晚期或转移性疾病的患者，辅助放疗也能提供帮助。择期淋巴结放疗可帮助预防颈部淋巴结复发。多数学者认为，手术切除并辅助放疗优于单独手术或单独放疗。

（二）化疗

在组织学和超微结构上，ENB 与其他化疗敏感性肿瘤（如神经母细胞瘤、小细胞肺癌和原始神经外胚叶肿瘤）具有相同的特征，对这些肿瘤有效的类似化疗方案已用于 ENB，较高级别的肿瘤比低级别病变对化疗有更好的反应。肿瘤全切除联合化疗比单纯化疗效果更好，化疗方案包括环磷酰胺和长春新碱、多柔比星（阿霉素）和以铂为基础的疗法等。

（三）手术切除

手术切除是 ENB 的主要治疗方法，手术切除加术后辅助放疗，无论是否化疗，现在已成为标准治疗方案。以神经外科、眼科和耳鼻喉科等组建"颅面团队"，大范围切除肿瘤可改善患者预后。内镜手术方法现在被越来越多地使用，并取得了良好的效果。

四、并　发　症

ENB 治疗中的并发症通常源于放疗和手术。放疗并发症包括辐射引起的视神经病变、视网膜病变或角膜结膜炎和失明。手术并发症包括脑梗死、脑损伤、脑脊液漏、硬膜外脓肿、脑膜炎、骨瓣感染，以及视力并发症如视力下降、失明、复视和眼球突出等。

（马　峻　岳树源）

第九章　脑室肿瘤手术

脑室肿瘤（ventricular tumor）包括位于脑室腔内或由形成脑室系统的神经结构引起的各种良、恶性病变。大体可分为髓内病变和髓外病变。临床表现以梗阻性脑积水为主，为脑脊液循环通路阻塞所致，但这些肿瘤很少在脑脊液途径内转移。

第一节　概　　论

一、病　理　学

脑室肿瘤占颅内病变不到 1%，其中大部分是良性的，生长缓慢。这些病变可以分为原发性及继发性。原发性脑室肿瘤是指起源于脑室壁并延伸到脑室系统的肿瘤，最常见的原发性肿瘤包括黏液囊肿、脉络丛乳头状瘤、室管膜瘤、神经元瘤、结节性硬化症、表皮样囊肿和皮样囊肿及颅咽管瘤。继发性或室旁肿瘤是起源于脑室系统附近结构的肿瘤，肿瘤的大部分位于脑室腔内，包括脑膜瘤、神经胶质瘤、垂体腺瘤和蛛网膜囊肿等。

脑室肿瘤按组织学诊断，最常见的病理是黏液囊肿、颅咽管瘤、毛细胞型星形细胞瘤、松果体细胞瘤、海绵状血管畸形、髓母细胞瘤和转移性肿瘤。

二、临　床　表　现

由于脑室肿瘤在脑内的深部位置以及脑室系统靠近重要的神经和血管，可引起多种临床症状。根据症状可以分为两种类型：一种是由脑脊液生理性改变（阻塞或过度生产）引起的症状；另一种是由肿瘤对邻近神经结构的压迫或破坏而引起的症状。由于许多脑室肿瘤是良性的，生长缓慢，直到出现特异性症状才被发现，此时肿瘤体积已经很大。常见的临床症状包括头痛、眩晕、视力障碍、注意力涣散、个性改变、认知障碍、运动无力和癫痫发作。急性脑积水导致头痛、恶心及呕吐。此外，还可能出现记忆缺陷和步态障碍。

在某些情况下，可能出现如偏盲、偏瘫和偏身感觉障碍等神经症状，如颅咽管瘤可能导致内分泌功能障碍伴有生长发育迟缓、甲状腺功能减退和性腺功能减退。在成人中常可见视觉障碍（由交叉压迫引起）和精神障碍。胶样囊肿可引起慢性、急性或间歇性脑积水，临床表现为阵发性体位，同时伴有头痛、恶心、呕吐和意识障碍；极少数情况下，由于急性梗阻性脑积水、胶样囊肿可能导致猝死。

肿瘤侵袭中脑可能导致运动和感觉功能障碍，松果体区和顶盖部受到肿瘤压迫产生双眼上视运动麻痹和眼球震颤（帕里诺综合征）。第四脑室髓母细胞瘤可导致小脑共济失调。

三、影像学检查

MRI 是显示肿瘤确切位置、大小、范围、血管、与邻近结构关系、脑室和周围脑形状及病灶水肿的"金标准"。然而，在 MRI 中，这些脑室肿瘤都具有相似的信号和增强对比，不易精准确定肿瘤的性质。因此，肿瘤部位及患者的年龄、性别对鉴别诊断具有重要意义。

（一）室管膜瘤

在 CT 上常表现为均匀的病变，边界清楚，可有分叶，囊肿及钙化多见。在 MRI 上，室管膜瘤可有多种表现。通常表现为低信号或等信号的病变，伴囊变，增强后病灶呈不均匀强化，肿瘤内可能存在坏死、血管、出血或含铁血黄素。

（二）室管膜下瘤

病变界限清楚，在 CT 上表现为等密度或高密度。在 MRI 上表现为分叶状结构，在 T_1 加权成像上表现为低信号或等信号，在 T_2 加权成像中表现为高信号。对比度增强较弱或缺失。

（三）脉络丛乳头状瘤

在 CT 上表现为等密度或高密度且边界清楚的病变。增强化程度高，常可见钙化或出血。MRI 研究显示，这些病变在 T_1 和 T_2 加权成像上呈等信号，增强后是均匀的。MRI 区分脉络丛癌和脉络丛乳头状瘤困难。

（四）颅咽管瘤

可见囊性和实性部分。在 CT 上，可见蛋壳样或斑片样钙化。MRI 表现为部分囊性、部分实性、信号不均匀的病变，增强后强化明显。

（五）脑室内脑膜瘤

多呈圆形、椭圆形，边界清楚。在 CT 上表现为高密度。在 MRI 上，T_1 加权成像表现为等或低信号，增强后强化明显。

（六）低级别星形细胞瘤

CT 上表现为低密度，部分患者显示含有钙化，对比增强为低或无。在 MRI 上，T_1 加权成像表现为低信号，T_2 加权成像表现为高信号，强化后不明显。

（七）间变性星形细胞瘤

CT 上是不均匀增强的病变，少有钙化。在 MRI 上，T_1 加权成像表现为低信号，T_2 加权成像表现为高信号，可有不同程度的强化。

（八）胶质母细胞瘤

CT 通常表现为边缘不规则强化，中心区有坏死。在 MRI 上，T_1 加权成像表现为不均匀的低信号病灶，T_2 加权成像表现为高信号。

（九）黏液囊肿

在 CT 上表现为室间孔（Monro 孔）内的均匀等密度或稍高密度病变，可有钙化。在 MRI 上，黏液囊肿在 T_1 加权成像上表现为均匀的高信号，在 T_2 加权成像上表现为均匀的低信号强度和高信号边缘。

（十）中枢神经细胞瘤

在 CT 和 MRI 上分别表现为高密度和高信号（中度增强），肿瘤中会有坏死、囊肿和钙化。

四、治　疗

为了改善脑室肿瘤引起的症状并防止其进一步恶化，作为一线治疗方案，手术目的是追求完整切除脑室病变。患者有脑积水时，首先要通过内镜脑室造瘘术、脑室外引流术或脑室-腹腔分流术完成脑脊液循环重建，再进行脑室肿瘤的显微手术切除。某些特殊情况如松果体区肿瘤，首先需要内镜或立体定向活检。虽然大多数脑室肿瘤的外科治疗都是择期手术，但对于急性梗阻性脑积水或发生急性肿瘤卒中的患者，则需紧急手术。

大多数脑室肿瘤是神经外科手术的挑战，因为其相对罕见、位置深、邻近重要结构且手术范围狭窄，因此，要充分进行围手术期准备工作。如果肿瘤引起了严重的周围水肿，则应首先用大剂量类固醇治疗 1d 或 2d。神经导航或与术中超声联合是切除脑室肿瘤非常有效的手段。神经导航系统不仅可以在术中更好地确定病变的位置及范围，还可以指示到达脑室和脑室内不同区域的轨迹，提高了手术的安全性。由于许多脑室肿瘤压迫脑深部结构，如丘脑、基底节或脑干，术中持续的电生理监测是最可信的且必要的，应尽可能地在手术过程中连续记录体感、运动诱发电位及听觉诱发电位。

（赵 岩 杨新宇）

第二节　侧脑室肿瘤

一、侧脑室解剖要点

　　侧脑室是一对 C 形结构，位于大脑半球深处，环绕丘脑，分为额角、体部、三角区、枕角和颞角，通过 Monro 孔与第三脑室相连。侧脑室周围有透明隔、丘脑、尾状核、胼胝体和穹窿。胼胝体是两侧大脑的连合纤维束；尾状核是纹状体的一部分，分为头部、身体和尾部，覆盖前角的侧缘、侧脑室体、颞角顶部的一部分。穹窿是海马体与下丘脑乳头体等结构的连接纤维。

　　脉络膜裂是丘脑和穹窿之间的一个潜在裂口，与脉络丛相连。脉络丛的动脉供应来源于穿过脉络膜裂的脉络膜前动脉和脉络膜后动脉，也是多数侧脑室肿瘤的供血血管。重要的侧脑室静脉是前间隔静脉、尾状核静脉、丘脑髓纹静脉、脉络膜上静脉和三角区内侧静脉，这些静脉汇入大脑内静脉，在 Monro 孔后缘形成静脉角。脉络膜下静脉、脑室下静脉、杏仁核和海马静脉，以及三角区外侧静脉汇入基底静脉。

二、侧脑室入路

　　进入侧脑室有经皮质和经半球间两个入路。侧脑室的前角和体部可通过前半球间经胼胝体或经皮质入路进入；侧脑室的颞角可通过外侧裂或颞枕沟途径到达；侧脑室三角区可通过后半球间经扣带回和顶叶沟入路进入；侧脑室枕角可通过后半球间经扣带回入路进入；经皮质或胼胝体的侧脑室前后部入路也适用于进入第三脑室。

三、侧脑室常见肿瘤

（一）室管膜瘤

　　室管膜瘤起源于室管膜细胞，在整个脑室系统，尤其是幕下区都可以发病。肿瘤通常生长缓慢，大多数室管膜瘤为Ⅱ级肿瘤，也存在间变，可能发生脑脊液播散，应对整体脑脊髓进行 MRI 检查。手术全切与预后改善有关，如果病理检查证实恶性特征，或 MRI 检查显示肿瘤残留，应进行放射治疗。

（二）室管膜下瘤

　　室管膜下瘤很少见，常见于第四脑室和侧脑室，是良性、生长缓慢的肿瘤，通常附着于脑室壁，不侵犯周围结构，归类为世界卫生组织Ⅰ级肿瘤。对偶然发现没有临床症状的患者，可常规影像学随访。如果随访期间出现动态生长或出现临床症状，显微手术切除是首选治疗方法。

（三）中枢神经细胞瘤

　　中枢神经细胞瘤是一种罕见的肿瘤，生长缓慢，常发生在侧脑室，归类为世界卫生组织Ⅱ级肿瘤。手术切除是首选治疗方法，如有残余肿瘤或无法进行手术时，可进行放疗和化疗等辅助治疗。

（四）低级别胶质瘤

纤维型星形细胞瘤和室管膜下巨细胞型星形细胞瘤（subependymal giant cell astrocytoma, SEGA）可发生在侧脑室内，肿瘤呈弥漫性和浸润性生长。SEGA 见于结节性硬化患者，被归类为世界卫生组织 I 级。星形细胞瘤可能发生卒中导致脑室内出血和病情突然恶化。手术切除是症状性病变首选治疗方法。对无症状性小的肿瘤患者，可定期影像学临床随访；如果显示病变动态生长，有可能梗阻脑脊液通路时，则应考虑手术切除。

（五）高级别胶质瘤

侧脑室的高级别胶质瘤起源于胼胝体、透明隔或丘脑。间变性星形细胞瘤是 III 级恶性病变，具有典型的弥漫性和浸润性生长模式。胶质母细胞瘤是世界卫生组织 IV 级肿瘤。活检或手术切除胶质母细胞瘤取决于患者的神经和心理状态，以及肿瘤在邻近解剖结构中的大小、位置和范围，如果穹窿受到侵犯宜活检，而非广泛手术。

（六）脉络丛乳头状瘤

脉络丛乳头状瘤是儿童常见肿瘤，分为乳头状瘤（I 级）、非典型乳头状瘤（II 级）和癌（III 级）。手术切除是首选治疗方法。

（七）脑膜瘤

侧脑室脑膜瘤起源于脉络丛间质，发生于脉络膜末端，可有钙化、囊变，动脉供应来源于脉络膜动脉的分支，回流到脑室深静脉。大多数室内脑膜瘤是良性、生长缓慢的病变（世界卫生组织 I 级），少数有恶性进展并发生转移。显微手术根治性切除可以治愈，术后定期进行影像学随访。无症状的病灶可以进行影像学随访，必要时手术切除。

（八）表皮样囊肿

表皮样囊肿多发生于第四脑室，并可从第四脑室内延伸至第三脑室。

（赵　岩　杨新宇）

第三节　第三脑室和第四脑室肿瘤

一、第三和第四脑室解剖

第三脑室位于大脑中部，通过 Monro 孔与侧脑室相连，通过导水管与第四脑室相连。其侧壁由下丘脑沟隔开的丘脑和下丘脑组成，两侧上部之间有中间块连接。第三脑室前缘从视交叉延伸至 Monro 孔，由视交叉、终板、前连合和穹窿柱组成。第三脑室后缘从导水管延伸至松果体上隐窝，其间是后连合、松果体及其隐窝和缰连合。第三脑室的底部从视交叉至导水管之间包括漏斗、灰质结节、乳头体和后穿质。第三脑室顶部从 Monro 孔至松果体上隐窝由五层结构组成，由上向下分别是穹窿、两层脉络膜、包裹其间的中间帆（血管层）和脉络丛层，血管层包括大脑内静脉和脉络膜后内侧动脉。

丘脑髓纹静脉与前间隔静脉的交界处呈 U 形，在 Monro 孔后缘汇合成大脑内静脉，被称为静脉角，在脑或 CT/MRI 血管造影上容易识别。两侧的大脑内静脉延伸到松果体隐窝，再沿着松果体的上外侧表面延伸到胼胝体压部最深点，形成 Galen 静脉。

第四脑室位于小脑后部、脑干前部和小脑中脚之间。小脑下后动脉（posterior inferior cerebellar artery，PICA）是与第四脑室相关的最重要的动脉，分为延髓前段、延髓外侧段、延髓扁桃体段、扁桃体上段和远端段。前 3 个节段是脑干下部和小脑蚓部的动脉供应来源，也可能为第四脑室肿瘤供血，脉络膜和脉络丛的血管也可能为肿瘤供血。

二、第三脑室肿瘤和手术入路

由于第三脑室肿瘤位于中央深部，靠近重要的解剖结构，如丘脑、下丘脑、垂体柄、视交叉和大脑内静脉等，是最难手术治疗的脑部病变之一，切除这些肿瘤需要精确的解剖学知识、细致的术前规划和特殊的外科技术。第三脑室常见肿瘤包括胶样囊肿、室管膜瘤、颅咽管瘤、胶质瘤、松果体区肿瘤、顶盖胶质瘤、海绵状血管畸形等。

（一）经鼻蝶窦内镜进入第三脑室

内镜下经蝶窦入路进入第三脑室，主要用于起源于鞍区的肿瘤和鞍上延伸的肿瘤，如垂体腺瘤、Rathke囊肿或囊性颅咽管瘤。

（二）额下经终板入路

适合于位于第三脑室前部，即Monro孔前缘和导水管连线之前的病变。

（三）经皮质前入路

可以通过侧脑室额角和体部进入第三脑室的前部，相对于半球间经胼胝体路径，皮质、连合纤维、部分投射纤维和长短结合纤维都受损。

（四）前半球间经胼胝体经脉络膜入路

在Monro孔向后在穹窿的内侧打开穹窿带和脉络膜裂，至前间隔静脉与大脑内静脉的连接处，在第三脑室顶部的两条大脑内静脉之间进行解剖，进入第三脑室。

（五）经胼胝体穹窿间入路

经胼胝体穹窿间入路由Monro孔后约2cm处为入口切开胼胝体，沿穹窿间中缝进入第三脑室。

（六）经胼胝体后皮质入路

适用于第三脑室后区和四叠体区的病变，也可以很好地暴露松果体区、Galen静脉和直窦的病变。并发症包括癫痫发作、偏瘫和视野缺损；胼胝体压部受损可导致诵读困难、缄默症、听觉障碍和记忆丧失；四叠体受损可导致视力缺陷或眼球运动障碍，如帕里诺综合征。

（七）枕下经小脑幕入路

可以很好地暴露松果体区和第三脑室后部，切开胼胝体压部，打开脉络膜可以进入第三脑室腔。术后脑肿胀可导致导水管狭窄和梗阻性脑积水。

（八）幕下-小脑上入路

患者坐位手术，有较低的静脉压，重力将小脑下垂，以Galen静脉、松果体和四叠体为标志，在松果体外侧通过中间帆和松果体上隐窝上方进入第三脑室。

三、第四脑室肿瘤和手术入路

第四脑室常见室管膜瘤、髓母细胞瘤、血管母细胞瘤、表皮样囊肿、毛细胞型星形细胞瘤、海绵状血管瘤等。第四脑室手术有经小脑和经小脑延髓裂两种入路。切开小脑蚓部或小脑半球进入第四脑室可产生正常分裂综合征，表现为步态失调、小脑缄默症。经小脑延髓裂入路在小脑扁桃体、小舌和延髓周围解剖蛛网膜，抬起小脑扁桃体后，可以广泛打开小脑延髓裂，充分暴露第四脑室。

（赵　岩　杨新宇）

第十章 颅骨和头部软组织肿瘤

第一节 颅骨肿瘤

颅骨肿瘤可分为原发性、转移性和非肿瘤性病变。

一、原发性颅骨肿瘤

（一）良性颅骨肿瘤

1. 骨瘤 由致密但正常的骨组成，生长缓慢，好发于颅面骨和鼻旁窦，常无症状，随骨质扩张可能压迫脑组织或眼眶内容物。X 线片或 CT 上显示为骨质增生区，质地均匀、界限分明。整块切除骨瘤可以治愈。

2. 骨样骨瘤 是一种骨形成肿瘤，肿瘤细胞产生类骨或成熟骨，局部肿胀和疼痛。骨样骨瘤在青少年和年轻人中常见，病变发展缓慢。X 线片和 CT 表现为病灶中央低密度，周围高密度硬化。核医学骨扫描示踪剂显示强亮点。非甾体抗炎药（nonsteroidal anti-inflammatory drug，NSAID）有显著镇痛作用，对于有症状或外观变形的病灶，首选整体切除。

3. 成骨细胞瘤 直径常大于 2cm，又称为巨大骨样骨瘤，与骨样骨瘤有许多相同的组织学特征，是良性病变，很少发生恶性转化，但 PET 显示高代谢。成骨细胞瘤对非甾体抗炎药缓解疼痛反应较差，整体切除可以减轻疼痛。

4. 软骨瘤（骨软骨瘤） 是生长缓慢的良性软骨肿瘤，大体上界限分明，呈圆形、光滑、黏膜覆盖的肿块。CT 上以爆米花状钙化为标志，MRI 上增强明显。软骨囊的完全切除是首选的治疗方法。

5. 骨巨细胞瘤 是一种良性的局部侵袭性病变。影像学上肿瘤呈溶解性病变，没有硬化边界或骨膜反应。CT 显示均匀的低密度肿块。巨细胞瘤全切除效果理想，复发后放疗效果良好。

6. 表皮样囊肿和皮样囊肿 表皮样囊肿常见于成人，皮样囊肿可能与先天畸形有关。患者通常无症状，查体可触及无痛的肿块。通常切除可治愈。

7. 血管瘤 颅骨血管瘤通常较小且无症状，相对少见，可能长时间保持静止。在 X 线片上表现为蜂窝状，血管造影可显示颈外动脉分支供血。整块切除可治愈。

8. 淋巴管瘤 是软组织肿瘤，骨侵犯罕见。在 X 线片上，病灶溶解，边界清楚，CT 表现也有类似的变化，对比剂增强效果很弱。淋巴管瘤在 MRI 序列上具有典型的混合强度、"泡沫状"外观。放射性核素骨扫描是诊断辅助手段。整块手术切除是有症状或进行性病变的首选治疗方法。

9. 动脉瘤样骨囊肿 是一种原因不明的良性非肿瘤性扩张性病变，可发生在身体的任何地方，颅骨罕见。骨基质中有无内皮质的静脉池，伴随着大量的多核巨细胞浸润。典型症状是局部肿胀和持续的压痛。术前栓塞辅助下全切是动脉瘤样骨囊肿的首选治疗。

（二）恶性颅骨肿瘤

1. 成骨肉瘤（骨肉瘤） 是最常见的恶性骨肿瘤，分为成骨细胞型、溶骨性或混合型。可新发，也可继发于放射治疗、骨佩吉特病或纤维发育不良。骨肉瘤常表现为局部无痛、膨胀性肿块，可有广泛的骨质破坏，但硬脑膜、脑和静脉窦很少受累，会发生远处转移，肺部转移最常见。实验室检查见碱性磷酸酶升高。影像学 CT 的典型表现包括骨质破坏、皮质扩张和骨膜反应，伴有不规则钙化区域，反映坏死的低密度区域。MRI T_1 和 T_2 加权序列上信号不均匀，强化扫描对比明显增强。放射性核素骨扫描显示放射性物质摄取增加。血管造影显示病变由颈外动脉（ECA）分支病理性供血。术前栓塞辅助下骨肉瘤全切是理想的治疗方法，如部分切除，应对残留肿瘤进行放疗和化疗。

2. 纤维肉瘤 罕见，常起源于骨膜，可能由纤维瘤退化或骨佩吉特病引起，也可发生在放疗后（垂体腺瘤放疗）。纤维肉瘤呈无症状肿块，较少侵及硬脑膜或脑实质。碱性磷酸酶无升高。影像学上纤维肉瘤有皮质骨破坏或扩张，以及骨溶解。CT 可显示广泛的骨质破坏。整体手术切除是首选治疗方法，可辅助化疗或放疗。

3. 软骨肉瘤 是软骨的恶性肿瘤，组织学起源尚不清楚。软骨肉瘤侵犯颅中窝、颅后窝，导致广泛的骨质破坏。患者常有头痛和脑神经病变，尤其是展神经麻痹，预后很差。在 MRI 上软骨肉瘤呈分叶状，T_1 加权成像为等信号至低信号，T_2 加权成像为高信号，对比增强。颅骨软骨肉瘤的治疗首选手术切除加辅助放疗。

4. 脊索瘤 是发育过程中脊索残余物缓慢生长的肿瘤，发生在颅底，大多数发生在斜坡。见于任何年龄，患者有外展性麻痹和复视、头痛和后组脑神经麻痹。肿瘤呈灰色、质软，压迫大脑和小脑的基底侧，局部侵袭，长期预后不佳。有些恶性脊索瘤有转移的可能。颅骨脊索瘤 X 线摄影显示斜坡膨胀性溶解性病变，伴有骨膜抬高。CT 有助于评估骨质破坏。MRI 在 T_1 加权成像上表现为等信号至低信号，在 T_2 加权成像中表现为高信号，伴有中度以上的对比增强。手术切除在斜坡脊索瘤的治疗中起着重要作用，广泛切除与延长生存期相关，但有增加手术并发症的风险。肿瘤可能在硬脑膜外，也可能侵蚀硬脑膜到达硬脑膜内，脑脊液漏和脑神经损伤是最常见的手术并发症。常规放疗脊索瘤效果不佳，更适于高剂量照射。目前 SRS 质子束放疗法常用于治疗残留或复发肿瘤，化疗通常对脊索瘤无效。

二、转移性颅骨肿瘤

（一）恶性肿瘤转移

乳腺癌、肺癌和前列腺癌是最常见的颅骨转移性肿瘤，肾癌和甲状腺癌颅骨转移也不少见。CT 显示溶骨性破坏，MRI T_1 加权序列上呈低信号，T_2 加权序列上信号多变，对比度增强。放射性核素骨扫描检测颅骨转移敏感，SPECT 区分恶性和炎症性颅骨病变优于同位素骨扫描。颅骨转移患者通常处于原发性疾病的晚期，以转移为首发症状者，手术切除有助于组织病理诊断；当手术不能完全切除时，放疗是主要的治疗方式。

（二）孤立性浆细胞瘤/多发性骨髓瘤

浆细胞瘤是一种良性病变，可发展为播散型；多发性骨髓瘤是一种恶性疾病，多见于脊柱、胸腔和长骨，累及颅底也不少见。浆细胞瘤最佳治疗方法是手术切除，多发性骨髓瘤的主要治疗方法是化疗和干细胞移植，以及姑息性放疗。

（三）淋巴瘤

淋巴瘤患者骨质受累常发生在病程晚期，脊柱是最常见的部位。治疗以全身化疗和局部放疗为主。

（四）尤因肉瘤

尤因肉瘤是一种未分化的外周原始神经外胚叶肿瘤（peripheral primitive neuroectodermal tumor, PPNET），是儿童期仅次于骨肉瘤的第二常见恶性骨肿瘤。治疗方式为手术切除辅助放疗和化疗。尤因肉瘤血供丰富，手术前应考虑出血过多的可能性。

（五）神经母细胞瘤

神经母细胞瘤是起源于神经系统的恶性肿瘤，多见于儿童。常弥漫累及颅骨和颅底，转移到眶骨和眶周组织可能会引起瘀斑或"熊猫眼"。神经母细胞瘤对放疗和化疗都非常敏感，通常采用放疗和化疗相结合的方法治疗，不需要手术治疗。

三、反应性、增殖性和非肿瘤性病变

（一）骨佩吉特病（变形性骨炎）

骨佩吉特病骨形成和再吸收失协调，导致骨增厚或变弱，可能会发展成骨巨细胞瘤。碱性磷酸酶和羟脯氨酸水平升高。患者无症状或主诉局部骨痛。骨佩吉特病累及颅底可引起脑神经病变，容易发生硬脑膜外血肿。二膦酸盐或降钙素是骨佩吉特病的首选治疗。

（二）朗格汉斯细胞组织细胞增生症

朗格汉斯细胞组织细胞增生症（Langerhans cell histiocytosis，LCH）是指一组异常不受控制的组织细胞增殖相关疾病，包括嗜酸性肉芽肿、汉-舒-克（Hand-Schüller-Christian）综合征、莱特雷尔-西韦（Letterer-Siwe）综合征和桥本-普里茨格（Hashimoto-Pritzger）病。主要发生在儿童和青少年中，影响许多器官，包括骨骼、肺、肝脏、皮肤、下丘脑、垂体后叶和淋巴系统。LCH的治疗包括手术、放疗、化疗或免疫治疗。

（三）骨纤维发育不良

骨纤维发育不良是一种病因不明的骨纤维病变，正常骨被异常纤维组织和未成熟骨取代，属于良性病变，生长缓慢，并有最终消退的趋势。多见于颅底，尤其是额骨、蝶骨和筛骨；患者出现头痛、局部畸形、眼球突出、眼球运动受损和视力下降。眼眶受累导致视力下降则需要手术减压，放疗和化疗没有作用，可用二膦酸盐进行药物治疗，减少骨转换和疼痛。

（赵　岩　杨新宇）

第二节　头部软组织肿瘤

头皮由皮肤、结缔组织、腱膜、疏松的结缔组织和骨膜5个不同的层次组成，每一层都可能发生良性或恶性肿瘤。表皮、真皮、毛囊、腺体组织、血管和皮肤神经纤维是大多数头皮病变的部位。

一、皮肤肿瘤

（一）角化病

脂溢性角化病是由基底上皮细胞增生引起的良性病变，呈褐色，无须治疗。

光线性角化病是指皮肤受到大量阳光或辐射照射造成的病变，是鳞状细胞癌的潜在前兆，因此，任何可疑的病变除局部药物治疗外，都应活检取样或切除。

角化棘皮瘤是起源于毛皮脂腺的低度恶性肿瘤，红色、质韧，表面皮肤颜色发红或呈红色丘疹样，并迅速发展为圆顶状结节，手术切除是主要的治疗方法。

（二）非黑色素瘤皮肤癌

1. 基底细胞癌（basal cell carcinoma，BCC） 是最常见的皮肤癌，阳光照射、免疫抑制是风险因素，可沿骨膜或筋膜生长，但很少转移，死亡率低。

2. 鳞状细胞癌（squamous cell carcinoma，SCC） 常发生在表皮的角化细胞中并有局部浸润，可扩散至淋巴结并转移到其他脏器（多数是肺部），及时诊治多数可治愈。风险因素包括老龄、男性、皮肤白皙、慢性伤口、阳光或辐射、免疫抑制、接触砷和有机碳氢化合物，以及人乳头瘤病毒感染等。药物治疗适用于癌前病变和原位病变，包括局部化疗、局部免疫反应调节剂和光动力疗法。手术治疗包括电切、刮除、外科切除等；放疗适用于不能手术的患者，并作为转移性或高风险 SCC 的辅助治疗。

（三）黑色素细胞痣

黑色素细胞痣是黑色素细胞和痣细胞产生黑色素的良性肿瘤，色素均匀，是良性病变，无须治疗。任何痣生长迅速、颜色改变、出血、溃烂，均应取样活检和治疗。

（四）黑色素瘤

皮肤黑色素瘤位于表皮，来自神经嵴并能产生黑色素的黑色素细胞。过度暴露于紫外线（阳光）、皮肤白皙、增生异常痣、免疫抑制、黑色素瘤家族史是高度相关的风险因素。目前，已经确定了两个黑色素瘤易感等位基因，一个是位于 9 号染色体短臂上的基因 p16（也称为 CDKN2）编码的细胞周期调节蛋白，另一个是位于染色体 12 长臂上的致癌基因 CDK4。

头皮黑色素瘤通常是无症状的色素性病变，常为深色或黑色，边界不规则。先前存在的痣出现变化，如痣溃疡、结痂或出血时特别值得关注。任何怀疑是黑色素瘤的头皮病变都应活检，对较大或较深的病变或存在某些高危组织学特征（溃疡、广泛退行、高分裂率、血管淋巴管浸润），均应进行淋巴结活检。

彻底大范围手术切除是早期治疗黑色素瘤的主要手段。其他治疗方式包括化疗、免疫治疗、单克隆抗体和基因治疗。

二、软组织肉瘤

软组织肉瘤是恶性肿瘤，起源于中胚层组织。早期软组织肉瘤通常手术切除，附加放疗。完整手术切除恶性肉瘤相对困难，常在手术之前或之后辅以放疗和化疗，但生存率较低。

三、血管性肿瘤

（一）血管瘤

血管瘤是毛细血管瘤、海绵状血管瘤或两者混合性血管瘤，毛细血管瘤由毛细血管集合而成，可在青春期自然消失。毛细血管畸形（葡萄酒色斑）在多年内生长缓慢，不会退化，罕见情况下可能与颅内病变有关（斯德奇-韦伯综合征）。海绵状血管瘤是皮肤下红/蓝色的海绵状病变，常见于面部和头皮，临床上呈良性，可能是 von Hippel-Lindau 病的一部分，伴有小脑和内脏的血管病变。

头皮良性血管瘤的治疗包括观察、类固醇或 β 受体阻滞药治疗、手术切除，或在出生后激光治疗。有症状的较大病灶可通过栓塞和手术切除治疗。

（二）血管肉瘤

头皮血管肉瘤是一种罕见的血管恶性肿瘤，呈扁平或隆起的紫红色、多发，并具有局部侵袭性。治疗包括广泛的手术切除、多药化疗、放疗等。

（三）卡波西肉瘤

卡波西肉瘤病因不明，有多种变异，HIV 感染者多见。面部和头皮可见多灶性红/紫色斑块。治疗包括手术切除、放疗、化疗、免疫治疗、抗病毒治疗。

（四）动静脉畸形

头皮动静脉畸形是由一条或多条动脉供血直接流入引流静脉的高流量血管病变。在影像学研究中，这些症状在临床上表现为血管缠结或病灶。头皮动静脉畸形的治疗与颅内病变的治疗相似，包括栓塞、手术或两者联合。

四、神经组织肿瘤

神经鞘瘤和神经纤维瘤是两种周围神经肿瘤，均来源于施万细胞。可单发或多发，也可散发或家族性发病，大多数发生在老年人中，但神经纤维瘤病 I 型多出现在儿童期或青春早期。神经鞘瘤和神经纤维瘤都表现为皮肤上隆起的结节，有时伴有皮肤色素改变（咖啡色斑点）和疼痛。有时病灶可能相当大，少数进展为恶性肉瘤。

神经鞘瘤和神经纤维瘤都可以手术切除，神经鞘瘤可以在不切断神经的情况下切除，神经纤维瘤通常需要横断神经。

五、其　　他

来源于皮肤附件的病变包括毛囊肿瘤、皮脂腺痣、皮脂腺增生和癌、汗腺瘤和腺癌等，都极为罕见。转移性病变包括乳腺癌、肺癌和黑色素瘤等头皮转移。

（赵　岩　杨新宇）

第三篇　脑血管病

目前，脑血管外科专业处于"精准医学"的最前沿，脑血管病的外科治疗在显微外科技术、血管内介入技术、内镜技术，以及大规模临床试验的推动下，有了显著的发展。同时，脑血管病还是单一疾病多种治疗方案并存现象最多的领域，如治疗破裂动脉瘤时如何选择手术夹闭与介入栓塞、未破裂动脉瘤和未破裂动静脉畸形是否需要早期治疗、破裂动静脉畸形如何确定综合治疗策略、脑干海绵状血管瘤是否手术治疗、自发性颅内出血选择何种手术方案、无症状颈动脉狭窄药物治疗与手术干预的选择、颈动脉内膜切除术与支架置入术的选择、颅外-颅内血管旁路移植术的适应证等。目前的脑血管外科和介入治疗需要更多的前瞻性临床试验，来明确治疗特定脑血管病的手术指征或技术方法，为脑血管病患者找到最佳的治疗方案。

（杨新宇）

第十一章　脑血管病的基础

第一节　脑血流代谢与脑缺血

一、脑对氧和能量的需求

大脑只占体重不到 2%，但成人大脑在静息状态下仍会接收 25% 的心输出量，消耗身体产生总能量的 20%，儿童期大脑甚至可以消耗高达 50% 的身体能量，大脑中所消耗的能量大部分与神经信号的活动有关。

在细胞水平上，神经元的能量需求远远超过胶质细胞，对缺氧或低血糖的敏感度更高。大脑能量供应主要依赖于葡萄糖，大脑储存的葡萄糖很少，中度到重度的低血糖会导致意识水平和大脑的基本功能迅速恶化。

二、脑血流量的调节

流经动脉的血液常表现为层流或流线型流动，血流量不仅与压力梯度成正比，而且与血管半径的 4 次方成正比，因此，血管直径只要有很小变化就会出现血流量的巨大变化。在正常生理条件下，大脑通过动态调节血管平滑肌的收缩状态来改变血管阻力，进而调节血流量，尤其是那些在穿透脑实质之前从脑表面软脑膜动脉垂直产生的血管。

脑血流量与脑灌注压（cerebral perfusion pressure，CPP）成正比，与脑血管阻力（cerebrovascular resistance，CVR）成反比。CPP 定义为平均动脉压（mean arterial pressure，MAP）和颅内压（intracranial pressure，ICP）之差，即 CPP=MAP−ICP；当 ICP 不变时，CPP 与 MAP 呈正相关，MAP=[1/3×(收缩压−舒张压)]+舒张压。

脑血流量的调节主要有 3 个方面。首先，灌注压的变化能够引起 CVR 的显著变化，这种现象被称为自动调节；其次，脑血管在一定范围内随二氧化碳分压（PCO_2）和氧分压（PO_2）的变化会发生管径的变化；再次，大脑的活动通过血流-代谢耦合与血流相联系。

三、脑血流量和代谢的临床测量技术

激光多普勒血流测量、经颅多普勒和脑电图可以提供脑血流量（cerebral blood flow，CBF）的定性评估。

定量 CBF 测量技术分为扩散或非扩散示踪剂两类。用扩散示踪剂方法计算大脑对惰性和高扩散示踪剂的吸收来反映脑灌注，如 CT、PET、SPECT。非扩散示踪剂方法通过注射非扩散对比剂后获得血管内流动情况的数据，来反映灌注情况，如计算机体层灌注（CTP）、MRI 与光谱学等技术。

四、脑　缺　血

脑缺血是指大脑某一区域的动脉内血栓形成、栓子栓塞，或出血后，其供血区域 CBF 降低，脑细胞发生损伤，不能维持正常的脑代谢和功能，甚至出现梗死的现象。CBF 严重下降后，相应脑组织会出现 3 个血流量降低区：①仅轻微减少血流量的外围区，没有明显的细胞损伤效应；②中等程度血流量减少的中间区域，脑电图和诱发电位显示脑电异常；③内部"核心"区域，出现梗死。

缺血性半暗带是指介于细胞膜电位损伤和不可逆形态学损害之间潜在的可挽救的脑组织区域。分子半暗带是指在 ATP 水平显著降低之前，就已经能观察到的生化变化。蛋白质合成在 CBF 低于 500ml/(kg·min) 时开始紊乱，组织乳酸水平在 CBF 低于 350ml/(kg·min) 时开始升高，神经递质释放和能量代谢紊乱在大约 200ml/(kg·min) 时发生。局灶性缺血伴随着众多基因表达的上调或下调，包括即早期基因、热休克蛋白、抗氧化酶等的表达，以及 RNA 代谢、炎症和细胞信号转导的异常。

在局灶性缺血中，初始病变的外围区域可以通过再灌注或药物干预来防止进展为梗死。缺血性半暗带的形成和恢复是一个动态过程，在缺血开始时体积最大，之后随时间逐渐缩小。

脑缺血时的神经元死亡表现为凋亡、坏死、自噬等。

（杨新宇　候长凯）

第二节　急性脑卒中的病理生理学

一、急性缺血性卒中

在成人中，大约 75% 的缺血性脑梗死是由栓塞引起的。栓塞的原因包括动脉粥样硬化性及心源性、反常性和不明原因性栓塞等。大血管内的动脉粥样硬化引起血小板聚集、血管内皮损伤、脂质沉积和纤维蛋白形成等，可促进血栓形成，引起缺血性卒中。吸烟、高血压、高脂血症和糖尿病能促进动脉粥样硬化，增加缺血性卒中的风险。心源性栓塞通常是由非瓣膜心房颤动引起的血栓脱落导致的，也可见于心脏瓣膜假体、风湿性心脏病和心室壁瘤等情况。反常性栓塞是心房卵圆孔未闭，静脉栓子通过卵圆孔进入全身动脉循环。

脑梗死是脑卒中后神经功能缺损、致残和致死的主要原因。在脑缺血向脑梗死进展的过程中存在一个特殊的时间窗口期，这一时期的影像学表现为半暗带，如果在此期间脑血流恢复，患者的神经功能缺损是可逆的，又称为短暂性脑缺血发作。但从脑缺血到可逆损伤时间窗结束的时间很短，不可逆的神经元损伤在脑血流显著减少后的几分钟内开始，并在大约 6h 内完成。

原位血栓形成通常发生时间长，有形成侧支血管循环的机会，脑缺血症状相对较轻。急性血栓栓塞常急性发作，很快进展到不可逆的脑损伤阶段。半暗带依靠侧支血管提供的血流量，在梗死发生之前可以存活一段时间，在这段时间里半暗带内的神经元逐步发生凋亡，在这关键时期内脑损伤可以通过恢复血流来逆转，是治疗急性脑缺血、脑梗死的基本原理之一。

二、急性出血性脑卒中

出血性脑卒中或颅内出血占所有卒中的 15%，由颅内血管破裂引起。根据破裂血管类型分为脑实质内出血和蛛网膜下腔出血。

脑实质内出血最常见的原因是慢性高血压，常称为"高血压"脑出血。颅内细小的穿支动脉中膜薄弱，多分布于基底节、丘脑、小脑、脑桥等，容易受到高血压的损害而破裂出血，以纹状体动脉最为常见。

老年患者中脑淀粉样血管病变也是脑实质内出血的常见原因，通常呈分叶状分布。其他出血原因包括脑肿瘤卒中、脑静脉窦血栓形成等，口服抗凝血药如维生素 K 拮抗药（华法林）、直接抗凝血酶（达比加群）和凝血因子 Xa 抑制药（利伐沙班、阿哌沙班、艾多沙班）也是颅内出血的重要危险因素。多数蛛网膜下腔出血由脑动脉瘤破裂引起。脑动静脉畸形和动静脉瘘破裂也可引起颅内出血。

（杨新宇　汪邦月）

第三节　脑血管病术中脑保护

脑血管病手术中，暂时医源性、局灶性脑缺血是无法避免的环节。了解缺血细胞损伤机制后正确使用细胞保护方法，能够使脑血管手术更安全。减少缺血时间是减少缺血损伤最直接的方法，其他方法还包括提升血压增加侧支血流、降低脑组织代谢率和使用脑组织保护药。

一、控制缺血持续时间

在脑动脉瘤暴露和夹闭过程中对载瘤动脉进行临时阻断是手术中常用的方法，对临时阻断时间长短的安全耐受性因人而异，没有统一的时间标准。多数医师采用短时、重复的阻断方法，比单一长时间阻断有更高的安全性和更低的术后神经功能缺损风险，也可以联合亚低温（33～34℃）、诱发高血压（收缩压为 150mmHg）等方法。

二、脑血流量增加

全身麻醉下可以相对容易地控制患者平均动脉压，升高血压会增加脑灌注。

三、降低脑代谢率

（一）低温

在动脉瘤手术中采用亚低温方法，有可能减轻临时血管阻断、脑脊液释放引起的缺血性损伤。

（二）麻醉

大多数麻醉药具有抑制神经传递的作用，同时降低了脑组织对能量的需求。巴比妥类药物、依托咪酯和丙泊酚等药物可降低脑代谢率。

（三）细胞保护剂

细胞保护剂包括钙通道阻滞剂、谷氨酸受体拮抗剂、一氧化氮合酶抑制药、尼莫地平、他汀类、神经营养因子等。

（杨新宇　宋云飞）

第十二章 脑血管病的急诊处理

无论是出血性还是缺血性脑血管病的紧急救治，要遵循时间就是大脑的理念，力争在不可逆梗死或损伤发生前，挽救神经功能。

第一节 急性脑卒中的急诊处理

一、急性脑卒中的诊断与评估

初步评估时应立即通畅气道，维持呼吸和循环稳定，然后评估神经功能缺损，以及可能存在的基础疾病和卒中的危险因素，如高血压、糖尿病、心房颤动、口服抗凝血药物或其他药物、癫痫、感染、创伤或妊娠等。病史中最关键的是要明确症状出现的时间，也就是患者处于没有症状的最后时间。

体格检查包括生命体征，尤其是血压和精神状态，也包括心率、血氧饱和度、体温和更详细的体检，为卒中的原因或并发症寻找线索，如创伤、癫痫症状、颈动脉杂音、充血性心力衰竭、心律失常、心脏杂音、凝血功能异常表现或栓子形成迹象等。神经系统检查应定时、全面、标准地重复检查，以防止治疗延误。

在各种评估系统中，美国国立卫生研究院卒中量表（National Institutes of Health Stroke Scale，NIHSS）是一种标准化评估系统，通过 NIHSS 评分，可完成神经学检查中的关键部分，利于医疗人员准确沟通病情，帮助定位血管闭塞区域，帮助选择干预措施，提供预后信息。

头部非增强 CT（NCCT）或 MRI 是诊断脑缺血和排除颅内出血的关键，NCCT 对急性出血非常敏感，是诊断脑出血的"金标准"，而 MRI 对检测急性缺血性卒中有更好的敏感性。此外对急性脑卒中患者还应检查全血细胞计数和血小板计数、凝血功能、血糖、血氧饱和度、血清电解质、肾功能、心肌缺血标志物及心电图，其他检查应根据患者的具体情况进行。肝功能、毒理学筛查、血液酒精测试、动脉血气检查、胸部 X 线检查和脑电图检查应单独考虑，以便尽快在时间窗内恢复血流。

二、血管再通的治疗

（一）静脉溶栓

在缺血性卒中的情况下，溶栓治疗的目标是在发生重大的不可逆转的脑损伤之前，通过溶解血栓来恢复脑血流。溶栓药通过纤溶酶原激活纤溶酶，降解纤维蛋白，降解血凝块，使血管再通。在急性缺血性卒中症状出现后 4.5h 内静脉注射重组组织型纤溶酶原激活物（recombinant tissue-type plasminogen activator，rt-PA，如阿替普酶），是一种成熟、有效的成人治疗方法。

（二）动脉内溶栓

静脉注射 rt-PA 治疗急性缺血性卒中的主要局限性之一，是症状出现后 4.5h 内的治疗时间窗过于狭窄，许多患者无法从这种治疗中受益。动脉内溶栓将溶栓药直接输送到闭塞部位来延长这一时间窗，再通率优于静脉溶栓治疗。但目前还缺乏大样本的研究结果支持。

（三）机械性血栓清除

机械性血栓清除使用血管内血块破碎器或血块取回器，以物理方式清除阻塞大脑动脉的血栓栓子，还可以同时完成支架置入治疗。

　　基于缺血性半暗带和时间窗的概念，对已经梗死的脑组织进行取栓再通，虽然增加了脑灌注但并不能挽救回坏死的脑组织，而且有引发出血的危险。头部 CT 扫描、CTA、CT 灌注或 MRI 可用来确定梗死核心和半暗带，以及了解血管情况，做好取栓准备，可采用早期急性脑卒中分级 CT 评分（alberta stroke program early CT score，ASPECT）来评估取栓治疗的预后和风险。

　　血管内取栓治疗主要针对颅内大血管闭塞，如颈内动脉、大脑中动脉、椎动脉、基底动脉等。血管内治疗的成功取决于再通速度、再通质量。目前的血栓回收装置主要是通过取栓支架提取血栓或直接抽吸来物理回收血栓。

三、脑出血的手术治疗

　　决定出血性卒中严重程度和预后的重要因素包括出血量、年龄、格拉斯哥昏迷评分（Glasgow coma score，GCS）、血肿位置（幕上出血 vs. 幕下出血）以及是否有脑室内出血等。

　　治疗颅内出血时，手术的目的是止血、清除血肿，以减轻血管破裂产生的自由基的聚集效应和毒性作用，以及降低颅内压。术后将患者收治到重症监护病房是管理脑出血并发症的重要措施。

　　脑室内出血多数长期预后不良，可行脑室外引流，脑室内注射纤维蛋白溶解药可加速脑室内血栓的溶解。

四、急性脑卒中的综合管理

（一）血压的管理

　　对于所有卒中患者，应密切监测血压，尤其在静脉注射 rt-PA 期间和之后，应监测血压和神经状态。对缺血性卒中患者，适度升高血压可以通过增加脑缺血区的灌注来改善神经状态和预后。但在颅内出血的情况下，血压升高会使不良功能结果或死亡的风险增加。降低血压的药物包括钙通道阻滞剂、硝酸盐、α 受体激动药、血管紧张素转化酶抑制药、血管紧张素受体阻滞药、利尿药和 β 受体阻滞药。

（二）抗血小板治疗和抗凝血药

　　阿司匹林和氯吡格雷是急性缺血性卒中治疗和预防的常用药物。但抗凝治疗和抗血小板治疗在静脉注射 rt-PA 后的 24h 内是禁忌的。

　　虽然肝素在卒中后曾被广泛使用，但没有证据表明肝素能改善卒中的预后。在颅内出血的情况下，低剂量皮下注射肝素可在出血停止后且不早于发病后 1d 时给予，以防止卧床患者发生深静脉血栓栓塞。

（三）体温管理

　　发热是缺血性和出血性卒中预后不良的独立预测因子，临床上须鉴别感染、肺栓塞、肺不张、药物等其他导致发热的原因。给予退热降温和对症治疗。

（四）减压手术

　　大面积脑梗死通常是由近端大脑中动脉、远端颈内动脉闭塞所致。随着细胞死亡，大面积脑梗死最终导致大面积细胞毒性脑水肿，颅内压增高导致脑疝和死亡，也称为恶性脑梗死。非手术治疗降低颅内压的方法包括过度通气、甘露醇或高渗盐水，但对卒中的预后没有任何影响。外科减压术治疗能降低死亡的风险，但对严重残疾的预后无显著改善影响。对累及小脑的颅后窝梗死，早期减压能改善预后，应考虑早期减压手术。

（杨新宇　蔡新旺）

第二节　自发性脑出血

自发性脑出血是指非创伤性脑内血管破裂导致血液在脑实质内聚集，其在脑卒中各亚型中的发病率仅次于缺血性卒中，位居第二，占所有住院脑卒中患者的 10%～30%，可导致严重的残疾率和高病死率。

一、发病原因

脑出血（ICH）包括原发性自发性脑出血和继发性自发性脑出血，高血压与脑淀粉样血管病是导致原发性自发性脑出血的主要原因。此外，颅内动脉瘤、脑动静脉畸形、动脉硬化等也是导致脑出血的原因之一。其他危险因素包括性别、年龄、吸烟、低胆固醇水平、糖尿病、饮酒，以及药物和凝血因子缺乏等。

（一）高血压脑出血

高血压脑出血（hypertensive cerebral hemorrhage）是脑出血最常见的类型，一般认为，长期高血压导致脑内中小动脉中膜出现慢性病理改变，即脂质透明变性，其特点为中膜平滑肌细胞变性、粟粒状动脉瘤、非脂质残屑沉聚，以及位于分叉和远端部位的血管内膜出现透明变性，一旦血压波动较大时易导致血管破裂而发生脑出血。高血压脑出血的病理损伤机制包括原发性脑损害和继发性脑损害，原发性脑损害是指 ICH 后血凝块对脑组织造成物理损伤，在发病的最初几天血肿扩大使颅内压增加，压迫大脑相关区域导致脑血流障碍（脑缺血），最终可形成脑疝。继发性脑损害主要是指大脑原发性损伤激发级联反应。ICH 后 4h 内的神经损伤主要与血肿造成的物理损伤有关，4h 后主要是血肿释放的有害物质引起炎症和生化反应造成的。高血压脑出血最常见出血部位为基底节区，最常累及豆纹动脉。

（二）脑淀粉样血管病

脑淀粉样血管病（cerebral amyloid angiopathy，CAA）增加了脑出血的风险，是导致脑出血的常见病因之一，其引起的脑出血较其他原因引起的死亡率低，但复发风险较高。近年来发现，其与脑微出血有密切关系。其中以脑叶、皮质或皮质下出血为主要特点，具有反复发作性，发病年龄通常＞60 岁。CAA 的主要病理特征是 β-淀粉样蛋白聚集，并沉积于大脑皮质、皮质下及软脑膜中小血管，病变由软脑膜逐渐向皮质发展。CAA 的主要结构改变为脑膜小动脉中层变性，出现纤维素样坏死、血管壁破裂、微小动脉瘤形成，这些改变使之容易反复出血。

二、脑出血的临床表现

（一）一般表现

1. 头痛　是脑出血常见的临床表现，为颅内压增高的体现，在不同部位的脑出血都会有头痛的表现。脑叶与小脑出血的头痛表现比较普遍，脑深部出血可能完全没有头痛，或头痛并不为患者所注意；只有脑组织水肿压迫、脑膜受到刺激才会引起头痛。头痛与出血部位没有特定关系。

2. 呕吐　患者头痛时常常伴有呕吐，呕吐常呈喷射性，与颅内压增高有关；呕吐也可与眩晕发作、脑膜受到血液刺激有关。

3. 运动和言语障碍　运动障碍以偏瘫多见。言语障碍主要表现为失语和言语含糊不清。

4. 意识障碍　是颅内血肿常见的症状。血肿体积与意识水平的关系最为密切，幕上血肿常通过颅内压增高或压迫脑干上段引起意识障碍，小脑出血则可通过压迫脑干或致阻塞性脑积水引起颅内压增高产生意识障碍。

5. 癫痫　脑出血发作时癫痫较少见，与临床恶化、中线偏移，以及远期预后不良密切相关。

脑出血部位决定癫痫发作的风险，一些特定位置如脑叶出血发生癫痫的风险就高于其他部位，尤其是在额叶。脑出血发病后 24h 内和早期（ICH 发病后 30d 内）癫痫发作的风险明显增加。

（二）局限性定位表现

出血部位不同，局限性神经系统症状与体征也不同，具体的局限性定位表现如下。

1. 基底节出血

（1）壳核出血：最常见，常有病灶对侧偏瘫、偏身感觉缺失和同向性偏盲，还可出现双眼球向病灶对侧同向凝视不能，优势半球受累可有失语。

（2）丘脑出血：常有对侧偏瘫、偏身感觉障碍，通常感觉障碍重于运动障碍。深浅感觉均受累，而深感觉障碍更明显。小量丘脑出血导致丘脑中间腹侧核受累，可出现运动性震颤和帕金森综合征样表现；累及丘脑底核或纹状体可呈偏身舞蹈-投掷样运动；优势侧丘脑出血可出现丘脑性失语、精神障碍、认知障碍和人格改变等。

（3）尾状核头出血：常有头痛、呕吐、颈强直、精神症状，神经系统功能缺损症状不多见。

2. 脑叶出血 如额叶出血可有偏瘫、尿便障碍、失语等；颞叶出血可有感觉性失语、精神症状、癫痫；枕叶出血可有视野缺损；顶叶出血可有偏身感觉障碍、轻偏瘫，非优势半球受累可有构象障碍。

3. 脑干出血

（1）脑桥出血：大量出血（血肿＞5ml）累及双侧被盖部和基底部，常破入第四脑室，患者迅即出现昏迷、双侧针尖样瞳孔、呕吐咖啡样胃内容物、中枢性高热、中枢性呼吸障碍、四肢瘫痪和去大脑强直发作等。小量出血可无意识障碍，表现为交叉性瘫痪和共济失调性偏瘫，两眼向病灶侧凝视瘫痪或核间性眼肌瘫痪。

（2）中脑出血：少见，常有头痛、呕吐和意识障碍。轻症表现为一侧或双侧动眼神经不全麻痹、眼球不同轴、同侧肢体共济失调，也可表现为韦伯（Weber）综合征或红核综合征；重症表现为深昏迷，四肢弛缓性瘫痪，可迅速死亡。

（3）延髓出血：更为少见，临床表现为突然意识障碍，影响生命体征，如呼吸、心率、血压改变，继而死亡。轻症患者可表现不典型的延髓背外侧综合征。

4. 小脑出血 常有头痛、呕吐、眩晕和共济失调，起病突然，可伴有枕部疼痛。出血量较少者，主要表现为小脑受损症状，如患侧共济失调、眼震颤等，多无瘫痪；出血量较多者，尤其是小脑蚓部出血，病情迅速进展，发病时或病后 12～24h 内出现昏迷及脑干受压征象，双侧瞳孔缩小至针尖样、呼吸不规则等。暴发型小脑出血则常突然昏迷，在数小时内迅速死亡。

5. 脑室内出血 常有头痛、呕吐，严重者出现意识障碍，如深昏迷、脑膜刺激征、针尖样瞳孔、四肢弛缓性瘫痪及去大脑强直发作、高热、呼吸不规则、脉搏和血压不稳定等症状。

三、影像学检查

（一）颅脑 CT 平扫

CT 平扫可迅速、准确地显示血肿的部位、出血量、占位效应、是否破入脑室或蛛网膜下腔及周围脑组织受损等情况，是疑似卒中患者首选的影像学检查方法。MRI 虽然有助于 ICH 的鉴别诊断，但因耗时较长且对患者的镇静、镇痛要求更高，故不推荐为重症患者首选检查。

（二）CT 血管成像

CT 血管成像（computed tomography angiography，CTA）因在排查脑血管病变时具有明显的时效优势，有条件的医疗机构常规行 CTA 检查，有助于明确患者 ICH 的诊断及颅内血管情况。

（三）数字减影血管造影

数字减影血管造影（digital subtraction angiography，DSA）对于出血性脑血管病是最好的诊断手段。DSA 可以清晰显示动脉的血管腔狭窄、阻塞、侧支循环重建情况等，对于出血性脑血管病，可以寻找造成出血的根本病因，如动脉瘤、血管畸形、烟雾病等。然而，头颅 DSA 检查相对较复杂，对于起病急、病情发展快、脑内血肿巨大，特别是出现脑疝前期或脑疝表现的急症患者，DSA 检查的过程是危险的，不能当作首选检查方法，但是对于 CTA 阴性而又很大程度怀疑颅内动脉瘤、脑血管畸形等破裂所致出血的患者，在病情许可时应该行脑血管 DSA 检查。

（四）MRI

MRI 检查可以用来鉴别如动脉瘤、动静脉畸形、烟雾病及静脉窦血栓等引起的特殊脑出血，同时 SWI 和 DTI 检查可以为再出血、皮质脊髓束的损伤程度提供很好的参考。同时对于血肿周围水肿异常明显，与出血范围不相符的，高度怀疑肿瘤性出血，应于出血 3d 内或出血 3 周后进行 MRI 平扫及强化，以防止漏诊。

四、脑出血的治疗

脑出血的治疗包括内科治疗和外科治疗。

（一）内科治疗

1. 保持呼吸道通畅 及时清除患者口腔和鼻腔中的黏液、呕吐物等。如有通气功能欠佳或氧分压减低，应及时插入气管套管给氧，必要时做气管切开术，使用人二呼吸器。及时应用有效的抗生素治疗或预防感染。同时，入院患者常规予以持续生命体征监测、神经系统评估、持续心肺监护，包括袖带血压监测、心电图监测、氧饱和度监测等。

2. 保持血压平稳 血压忌波动太大，要保持稳定，对于收缩压为 150～220mmHg 的住院患者，在没有急性降压禁忌证的情况下，数小时内降压至 130～140mmHg 是安全的；对于收缩压＞220mmHg 的脑出血患者，连续静脉用药强化降低血压和持续血压监测，收缩压目标值为 160mmHg 是合理的。

3. 血糖平稳 对于 ICH 患者，高血糖可使患者的不良预后和病死率增加，而低血糖则可导致脑缺血损伤及脑水肿，监测血糖并将其控制在 7.8～10.0mmol/L 是合理的。

4. 体温 ICH 后体温高，患者早期就可表现为中枢性发热，特别是在大量脑出血、丘脑出血或脑干出血者中，尤其是脑室内出血的患者中发生率很高，而治疗性降温可以减轻血肿周围水肿。因此，体温高于 38.5℃，应给予降温处理。怀疑感染导致体温升高者，可做痰液分泌物、血液和尿液培养查找致病菌。因脑室外引流体温升高者，可做脑脊液培养查找致病菌，给予恰当的治疗。

5. 应激性溃疡 伴有应激性溃疡时，应嘱患者立即卧床休息，头低位，偏向一侧，以防血液等呕吐物误入气管而窒息；禁食水，给予抑酸、止血治疗。

6. 癫痫发作 ICH 后癫痫发作，尤其是癫痫持续状态会增加颅内压，加重脑缺血，威胁患者生命，应积极选用药物控制癫痫发作，出血性卒中尤其是脑叶出血更易引起癫痫发作。

7. 深静脉血栓和肺栓塞的防治 脑出血患者发生深静脉血栓（deep vein thrombosis，DVT）和肺栓塞（pulmonary embolism，PE）的风险很高。入院后应尽早完善静脉彩超，使用间歇性空气压缩装置可有效预防下肢深静脉血栓形成。ICH 患者若发生下肢深静脉血栓形成或肺栓塞，可考虑进行全身抗凝治疗或置入下腔静脉滤器。

8. 营养支持 营养状况与患者的临床预后密切相关。对存在营养风险者应尽早给予营养支持，可在发病后 24～48h 内开始，原则上以肠内营养为首选。肠内营养无法满足需求时，可考虑肠外营养与经肠营养交替或同时应用。

9. 药物治疗 甘露醇是目前脱水降低颅内压的首选药物，但应该注意其不良反应，尤其是在使用较长时间时。呋塞米、高渗盐水、甘油果糖和白蛋白也常用于降低颅内压，可酌情个体化应用。

（二）外科治疗

外科手术治疗能够快速清除血肿、解除脑压迫、缓解严重高颅压及脑疝、挽救患者生命，并尽可能降低由血肿压迫导致的继发性脑损伤。当患者出现以下情况时，可个体化考虑选择外科开颅手术或微创手术治疗：①神经功能恶化或脑干受压的小脑出血者，无论有无脑室梗阻导致脑积水的表现，都应尽快手术清除血肿；②对于脑叶出血超过30ml且距离皮质表面1cm内的患者，可考虑标准开颅术清除幕上血肿或微创手术清除血肿；③发病72h内、血肿体积为20～40ml、GCS≥9分的幕上高血压脑出血患者，在有条件的医院，经严格选择后可应用微创手术联合或不联合溶栓药物液化引流清除血肿；④40ml以上重症脑出血患者，由于血肿占位效应导致意识障碍恶化，可考虑微创手术清除血肿；⑤微创治疗应尽可能清除血肿，使治疗结束时残余血肿体积≤15ml；⑥病因未明确的脑出血患者行微创手术前应行血管相关检查（CTA/MRA/DSA）。

外科手术包括传统骨瓣开颅血肿清除术、小骨窗开颅血肿清除术、硬通道颅内血肿穿刺引流术、软通道立体定向置管颅内血肿引流术、神经内镜血肿清除术、神经导航辅助微创手术等术式。微创技术治疗脑出血创伤小、手术时间短、手术适应证范围广，目前在临床上尤以小骨窗开颅及硬通道、软通道微创技术应用最多。小骨窗开颅血肿清除术在显微镜下清除血肿，能够迅速降低颅内压，并改善患者的局部脑灌注情况，适用于出血量较大、占位效应明显者。微创穿刺手术目前包括徒手定位、CT辅助定位及精准的有框架或无框架立体定向/导航引导下血肿定位等方法。立体定向或导航设备昂贵，尚不普及，国内有研发出简便血肿穿刺定位导引系统（如FDFN颅脑手术定位系统），兼顾了立体定向或导航设备的精准性和徒手定位的灵活与简便性。

总之，无论采用何种入路和术式，均要避免或尽量减少手术对脑组织造成新的损伤，应遵循以下注意事项：①尽量显微镜下精细操作；②要特别注意保护侧裂静脉、大脑中动脉及其分支，以及未出血的豆纹动脉；③无牵拉，或轻牵拉，牵拉力度要适度；④轻吸引、弱电凝，保持在血肿腔内操作，尽量避免损伤脑组织。

五、脑出血的康复

现代康复理论和实践证明，有效的康复训练能够减轻患者功能上的残疾、提高患者的满意度、加速脑卒中的康复进程、降低潜在的护理费用、节约社会资源。一般来说，患者生命体征平稳后即可开始康复治疗，发病后3个月内是"黄金"康复期，4～6个月是"有效"康复期，应尽早接受全面的康复治疗，以期获得最佳的功能水平，减少并发症，尽最大可能重返社会。

（崔建忠　王凯杰）

第三节　蛛网膜下腔出血的救治和围手术期处理

一、蛛网膜下腔出血概述

蛛网膜下腔出血（subarachnoid hemorrhage，SAH）是血液进入蛛网膜下腔的病理状态，病情凶险，少部分患者发病后在送到医院抢救之前已死亡。除颅脑外伤外，85%的自发性SAH的病因是脑动脉瘤破裂出血，10%为非动脉瘤性脑周围蛛网膜下腔出血，5%为其他原因。脑动脉瘤SAH主要的危险因素包括吸烟、高血压、大量饮酒和高胆固醇血症，其他因素包括年龄增长、女性、常染色体显性多囊肾病和SAH家族史。

动脉瘤破裂时的出血量从可忽略不计到与死亡相关的大量出血（≥150ml）不等，SAH的出血量平均体积为35ml。出血的结局取决于出血的体积、位置、动脉瘤破裂前的脑脊液空间大小、年龄和基础情况。动脉瘤出血后正常的凝血系统及ICP升高可能有助于动脉瘤止血。导致SAH后

ICP 急性增高的原因包括急性脑积水、脑室内出血（intraventricular hemorrhage，IVH）或脑内出血、脑肿胀、缺血性脑水肿和血液堵塞蛛网膜绒毛导致脑脊液吸收障碍。

SAH 后血管痉挛使脑血流量（CBF）总体下降，SAH 后 CBF 随时间变化，一般先下降后缓慢恢复至正常。CBF 减少与 SAH 后血液的毒性效应叠加可导致脑损伤。SAH 后患者可能出现迟发性的神经功能恶化和全身反应，影响肺部（肺水肿、急性呼吸窘迫综合征）、心脏（心律失常、收缩力异常），以及水、电解质平衡，出现全身炎症反应综合征（systemic inflammatory response syndrome，SIRS）。

二、发病特点

SAH 的特点是突然而剧烈的"感觉为一生中最严重的头痛"，因此，所有出现严重或突发性头痛的患者都应该接受 CT 检查。动脉瘤少量出血的前兆症状（"预警出血"或前哨出血）也主要表现为突发的异常严重的头痛，有时伴有恶心、呕吐和头晕。动脉瘤破裂前还会出现许多取决于动脉瘤大小和位置的症状和体征，包括偏瘫、语言障碍、眼外肌功能障碍、视力丧失、视野缺损和局限性头痛。动脉瘤破裂多发生在剧烈运动和重体力劳动中，少数发生在休息或睡眠期间。

三、诊　　断

（一）CT

头颅 CT 平扫发现出血的可能性与蛛网膜下腔的出血量、出血后的时间和扫描质量成正比，少数 SAH 可形成血肿。如果临床怀疑 SAH 而 CT 扫描正常，可行腰椎穿刺术，但腰椎穿刺有动脉瘤再出血或脑疝的风险，须谨慎进行。

根据 CT 显示 SAH 和位置，Fisher 等提出了可通过 CT 检查 SAH 分级系统辅助判定临床预后。

（二）MRI 与 MRA

对危重患者 MRI 和 MRA 检查时间偏长，还有患者配合不佳和设备磁场不兼容等问题，而且 MRA 检测动脉瘤的敏感度为 95%，低于 CTA，故一般较少使用。

（三）DSA 和 CT 血管成像

三维重建 DSA 是诊断自发性 SAH 原因的"金标准"，其风险约为 3%。断层扫描成像和多层 CT 扫描重建的三维 CTA 图像，在诊断动脉瘤、手术方法设计时更为简便和实用，一般能满足动脉瘤术前的需要，但对复杂动脉瘤、血管内治疗和其他血管病变（动静脉畸形或硬脑膜动静脉瘘）仍需要行 DSA。

四、临床分级

目前使用的临床分级标准有 Botterell 分级、Hunt-Hess 分级、世界神经外科学会联合会（WFNS）分级，以及入院时动脉瘤性蛛网膜下腔出血的预后量表。

五、在院抢救和治疗

1. 初步急救，包括气道、呼吸和循环功能的管理。

2. 对意识水平、脑神经功能和运动功能作出评估，决定是否需要紧急手术，如行脑室外引流术（extraventricular drainage，EVD）、清除脑内血肿、去骨瓣减压等。

3. 对于 GCS 低于 8 分的患者，考虑气管插管。

4. 尽早启动动脉瘤治疗（24～72h），降低再出血的风险。基于多种因素，包括临床分级、年龄，动脉瘤的位置、大小和形态，有无其他动脉瘤和出血，夹闭或弹簧圈栓塞动脉瘤的风险，以及患者的一般情况，选择介入栓塞或开颅夹闭。

5. 了解与动脉瘤相关的疾病和服药史，如主动脉狭窄、多囊肾病、纤维肌发育不良和镰状细胞病、服用阿司匹林及可卡因情况和吸烟等习惯。了解家族史，一级亲属可进行筛查。

6. 有条件的医院应在重症监护病房收治患者，保持环境安静，亲属尽量不探视，给予镇痛、预防静脉血栓栓塞等。

7. 监测生命体征、神经功能评估，还可以进行经颅多普勒超声，以及 CBF、脑组织氧含量、脑微透析和连续脑电图等监测。建立中心静脉导管通道，必要时留置尿管。

8. 每天的液体入量应控制在 3000ml 左右，保持良好的血容量，给予尼莫地平。调整治疗，避免高热、缺氧、低血压、低血容量、颅内压增高、高血糖或低血糖、低碳酸血症、低钠血症和低镁血症。

9. 对 SAH 患者进行个体化的血压管理，避免高血压。在处理动脉瘤前血压应该维持在正常血压范围内。动脉瘤处理后，可在 CBF 自动调节机制的基础上适当控制血压。

六、SAH 的并发症

（一）再出血

早期脑损伤和动脉瘤再出血是动脉瘤破裂后早期死亡的重要原因。

（二）脑积水

SAH 后急性脑室扩张的发生率为 20%，发病机制可能是多因素的，与脑室系统（侧脑室导水管、第四脑室出口）或蛛网膜下腔的脑脊液循环受阻有关。

对于意识水平下降的患者，脑室外引流可以缓解急性脑积水和降低颅内压。脑室外引流的风险包括再出血、感染和沿导管通道的脑内血肿。可以在手术时行 EVD，开颅后让大脑松弛，获得良好的手术空间，术后可留置导管用于监测颅内压，必要时继续引流脑脊液。

在存活的动脉瘤性蛛网膜下腔出血患者中，慢性脑积水的发生率为 10%～20%，如果脑室扩张加重（脑室周围间质水肿、额角变圆、脑沟消失），伴有神经功能低下，应考虑脑脊液分流术。

（三）癫痫

约 20% 的患者在 SAH 前后出现癫痫发作，SAH 后数小时内的癫痫发作可能与再出血相关，脑血容量（CBV）增加引起脑肿胀与癫痫发作有关。癫痫发作会增加脑耗氧量，可导致低氧血症、高碳酸血症、酸中毒、吸入性肺炎，伴随癫痫发作的血压升高会增加再出血的风险。在破裂动脉瘤手术后存活的患者中，癫痫的发生率为 3%～10%，应使用抗癫痫药物。

（四）术后病情恶化

SAH 患者病情恶化是常见现象，原因多种多样。与蛛网膜下腔出血相关的原因包括血管痉挛、脑积水、再出血、脑内血肿、脑水肿、动脉血栓、癫痫发作等。

（五）动脉瘤复发和蛛网膜下腔出血

破裂动脉瘤术后，动脉瘤可能因手术不彻底而继续生长，也可能在完全闭塞后再次发展，或再生长出新的动脉瘤。需要尽早筛查或破裂后及时就医。破裂动脉瘤栓塞后早期再出血的发生率明显高于夹闭治疗。

（杨新宇　彭　超）

第四节　蛛网膜下腔出血与脑血管痉挛

SAH 刺激血管平滑肌收缩，引起的长时间脑动脉收缩即血管痉挛，持续性血管收缩不仅与血管功能受损有关，还与血管壁层的超微结构损伤有关，如内皮细胞空泡化、紧密连接丧失、内弹力层断裂、中膜平滑肌坏死等。

脑血管痉挛引起的缺血症状常出现在动脉瘤破裂后的 3～7d。症状性血管痉挛呈逐渐发作，有时以头痛加剧、烦躁、嗜睡为先兆。临床出现注意力减退、语言障碍，或者肢体运动障碍，部分患者病情会急剧恶化。

一、血管痉挛的监测、诊断方法

（一）经颅多普勒超声

经颅多普勒超声（transcranial Doppler，TCD）监测 SAH 患者发现颅内血流速度增加，提示早期血管痉挛。大脑中动脉的血流速度（V_{MCA}）大于 120cm/s 表示有一定程度的血管痉挛，大于200cm/s 则表示为严重血管痉挛，还可以通过测量颈内动脉的血流速度（V_{ICA}）来辅助鉴别血管痉挛性和充血性血流速度增加，一般 $V_{MCA}/V_{ICA}>3$ 可诊断为血管痉挛。

（二）脑血流及灌注

增强 CT、SPECT、PET 或 MRI 中的 DWI 序列可用于 SAH 后检测脑缺血灌注不良，但在危重患者中应用有风险。CT 灌注（CT perfusion，CTP）检查较简易、采集速度快，与 DSA 相关性强，应用较为普及。CTP 可以早期发现脑血流量减少，平均通过时间延长，脑血容量在半暗带中接近正常，在已梗死脑中明显减少。

（三）近红外光谱分析

近红外光谱分析（near infrared spectrum instrument，NIRS）以近红外光穿透浅层组织（如皮肤、皮下脂肪、头骨），并被发色团（氧合血红蛋白和脱氧血红蛋白）吸收或散布在组织内，根据血红蛋白吸收的光量来确定血红蛋白的氧合作用。可以连续监测脑组织氧饱和度、血红蛋白体积的变化，并间接测量脑血流量。

（四）微透析监测

脑微透析导管可以在床旁持续监测脑组织中谷氨酸、乳酸、丙酮酸、葡萄糖和甘油的细胞外浓度，从而筛查以乳酸相对于葡萄糖和丙酮酸水平升高，以及甘油浓度增加为特征的兴奋性细胞损伤。

（五）血管成像

DSA 或 CTA 可以显示血管痉挛，表现为局灶性、节段性或弥漫性的同心性狭窄。对于症状严重者，除了 TCD 和 CBF 测量外，适时地重复脑血管造影也很重要。

二、预防血管痉挛与脑保护

（一）液体管理和药物治疗

1. SAH 急性期患者应避免低血容量。

2. 在脑室外引流的同时监测和维持脑灌注压（CPP）。

3. 尼莫地平是钙通道阻滞剂，具有预防脑血管痉挛的作用。

4. 3H（高容量、高血压和血液稀释）疗法。如果动脉瘤已经治疗，可考虑此疗法，改善心输出量，增加 CPP，优化血液流变学和氧的运输。3H 疗法的重大风险是心力衰竭和梗死、肺水肿、中心静脉导管置入相关的并发症，以及可能的脑水肿和颅内压增高。

（二）脑血管痉挛的血管内治疗

症状性血管痉挛患者药物治疗无效时，可选择经皮腔内血管成形术（PTA）和经导管动脉内输入血管扩张药。PTA 血管舒张明显，持久效应好，但可能发生血管破裂或夹层等严重并发症。动脉内使用血管扩张药相对安全、简单，多以钙通道阻滞剂为主。

（杨新宇　蔡仕飞）

第十三章 脑动脉瘤的手术治疗

近年来，开刀手术和血管内介入治疗脑动脉瘤都取得了重大进展，两种治疗方式都有其优越之处，判断哪一种治疗方式更适合于每一个患者是一个复杂的过程，需要考虑颅内动脉瘤的病程发展、患者的具体情况、动脉瘤的特点，以及不同治疗方式的风险。

第一节 脑动脉瘤的手术入路

一、脑血管外科的基本原则

（一）通过释放脑脊液松弛大脑来获得手术空间

SAH 后由于血液物质分解、炎症反应、纤维粘连及脑水肿，进行动脉瘤手术解剖暴露深部结构变得更加复杂、困难。手术开始后首先释放脑脊液，让脑组织松弛下来以便顺利夹闭动脉瘤。在手术切口的对侧进行脑室外引流是一个有效的办法，或者在术野中通过解剖脑脊液池来释放脑脊液。经翼点入路可以解剖外侧裂、颈动脉池、终板，经远外侧入路可以从后侧解剖小脑延髓池。也可以术中静脉注射高渗溶液或者代谢抑制药（如硫喷妥钠或者丙泊酚）、抬高患者的头部、过度通气等方法来有效减轻脑肿胀。

（二）选择正确的颅底入路

脑动脉瘤手术需采用恰当的颅底入路，通过足够到达颅底的骨窗，减少对脑组织的牵拉，对颅内深部动脉瘤如基底动脉的动脉瘤、后交通动脉的低位动脉瘤和前交通动脉的动脉瘤等尤其重要。

（三）对载瘤血管的控制

术中对动脉瘤近端和远端血流的控制，可以避免术中动脉瘤破裂时的灾难性出血，同时还能降低动脉瘤内压力，为安全剥离动脉瘤周围组织、最终放置动脉瘤夹创造条件。专用的临时阻断夹的闭合力较小，可防止被夹住的动脉受损或出现夹层。

如果术野中近端载瘤血管不可控，如颈内动脉眼段动脉瘤的手术，可暴露颈段颈内动脉予以临时阻断。如果没有提前暴露，也可以让助手按压颈段颈内动脉在一定程度上控制动脉瘤近端血管。如果不能在颅内或颅外控制载瘤动脉，如基底动脉中段的动脉瘤，可通过药物诱导心动过缓和低血压来预防术中出血。

其他脑动脉瘤的手术原则还包括保护穿支血管、锐性解剖蛛网膜、恰当使用脑压板等。

二、常见的颅内动脉瘤的手术入路

（一）翼点（额颞）入路

翼点入路可用于大部分前循环动脉瘤，包括颈内动脉、大脑中动脉、后交通动脉，以及大部分前交通动脉的动脉瘤。

患者取仰卧位，垫高同侧肩膀。头架固定头，偏向对侧30°～45°，略向前平移。动脉瘤离中线越近，向对侧旋转的角度越小。然后将头顶向后仰10°～20°，使颧骨隆突位于手术视野的最高点，以利于重力将额叶和颞叶从外侧裂处分开，减小对额叶、颞叶的牵拉。

翼点入路皮肤切口呈弧形，切口始于耳屏前方0.5～1.0cm，颧弓水平向下不超过1.5cm，以避免损伤面神经额支，向前和向上延伸，接近或刚好越过中线，终止于发际线后方，手术切口起点和终点之间的假想线有助于手术医师预估可以暴露的最前端。

切开头皮时，应尽量避免损伤颞浅动脉，颞肌筋膜可以在颞上线下方和皮肤切口的后侧切开，在这两个位置保留肌筋膜，以便关颅时缝合肌筋膜。头皮和颞肌可作为一个整体皮肌瓣向前翻开，有利于保护面神经额支。

开颅一般在颧骨根部上方、颞上线上方及外侧角突处（关键孔）钻孔。骨窗呈 C 形，上界与上颞线平行，在关键孔上方 3～4cm 处，下至颧骨根部，后至冠状缝正后方，前至关键孔下方。游离骨瓣通过蝶骨脊时会较困难，可使用高速电钻钻开。掀开骨瓣时可能会损伤脑膜中动脉，应迅速用双极电凝止血。骨窗内的蝶骨脊应尽量磨除，方便解剖外侧裂。

硬脑膜以 C 形打开翻向前，显微镜下打开颈动脉池、视交叉池和终板池，释放脑脊液，使大脑松弛，便于进一步暴露。可以切开终板，让脑脊液从第三脑室释出。然后从侧裂静脉复合体内侧，靠近额叶的蛛网膜开始解剖外侧裂。

（二）眶颧入路

眶颧入路是翼点入路的扩大，通过去除眶上、外侧壁和颧弓，能更完全地暴露眶尖、床突旁、鞍旁、基底动脉尖、海绵窦、斜坡上 1/3 和颅前、中窝底部区域。在夹闭基底动脉尖或复杂的前循环动脉瘤时，去除眶颧骨复合体可以使颅底操作获得更深更广的空间。

患者的体位与翼点入路相同，头部可向对侧旋转更多的角度（30°～60°）。皮肤切口和软组织解剖类似于翼点开颅术，翻开颞肌筋膜时向前范围更广，要超过眶外侧缘，剥离出眶侧壁和眶上顶，为截除眶骨做准备。可以将眶颧作为一个整体连同骨瓣一起游离，也可将眶颧部分和骨瓣分别游离。

游离眶颧部分时，关键孔打在颧弓额颧缝下方，同时暴露额叶硬脑膜和眶骨膜，然后用摆锯在颧弓根、颧弓下外侧中点至眶外侧缘、眶内眶下裂至眶外侧缘、眶下裂至蝶骨脊外侧、眶上缘眶上切迹外侧至眶顶中部，再向眶顶后外侧方 2～3cm 深处至蝶骨脊等处，离断眶顶、外侧壁和蝶骨脊。

硬脑膜以 C 形方式切开，显微镜下解剖蛛网膜，逐步暴露病变。

（三）前纵裂入路

前纵裂入路常用于胼周动脉（PcaA）瘤的夹闭手术，胼周动脉位于中线大脑镰深部半球间裂隙中胼胝体的上方。前交通动脉（AcomA）动脉瘤也可使用该入路，但开颅骨窗更低，能直接看到大脑前动脉第二段（A2）和前交通复合体。

一般首选大脑镰右侧入路。患者取仰卧位面向上方，对 A3 段近端动脉瘤患者头部需略后仰，对 A4、A5 等远端动脉瘤头部向右旋转 90°，依靠重力使右侧半球下垂，让出手术空间。常使用偏右侧的冠状切口，从右侧颧骨的根部开始，延伸至左侧颞上线。对远端动脉瘤也可在冠状缝前后取马蹄形切口。骨窗为矩形，向后至冠状缝，向前至额骨下方，外侧达颞上线，内侧越过上矢状窦，暴露上矢状窦。跨越上矢状窦要避免窦破裂和导静脉出血。半圆形打开硬脑膜，向上矢状窦翻折，小心保留桥静脉，在大脑镰深处的半球间解剖，到达两侧的 PcaA 和胼胝体，沿着动脉向前进行解剖，直至看到动脉瘤。

（四）颞下入路

基底动脉尖、大脑后动脉近端和小脑上动脉的动脉瘤，可通过颞下入路或翼点入路手术夹闭，但对于大脑后动脉中脑大脑脚周段（P2 段）和小脑上动脉的动脉瘤，以及巨大、复杂、指向后的或低于鞍背的基底动脉尖动脉瘤更需要颞下入路来手术。

常首选右侧入路，患者取侧卧位或仰卧位，面向左侧矢状窦与地面平行，头顶稍仰向地面。皮肤切口可以取垂直于颧骨的直线，也可以取 U 形瓣。开颅骨瓣约 4cm×4cm，尽量到达颅中窝底。硬脑膜常呈 C 形开口，向下反折牵开，暴露出颞叶下部。显微镜下垂直于矢状面在颞叶下方暴露小脑幕并切开，释放脑脊液，进入脚间池和环池。也可以术前放置腰大池引流管，在硬脑膜打开时可从引流管释放 20～40ml 的脑脊液。牵拉颞叶时要注意保护 Labbé 静脉。

（五）远外侧入路

远外侧入路手术，也称为枕下外侧入路、极外侧入路或极外侧经髁入路，小脑下前动脉极其近心侧的椎基底动脉动脉瘤可以通过该入路到达。

患者术中可以取坐位，但多数取侧俯卧位，头部向动脉瘤侧旋转 45°，头顶点向地面侧屈 30°，将同侧乳突骨置于术野的最高点。皮肤切口呈倒置的"曲棍球棒"状，从枕下中线枕外粗隆开始，平行于上颈线向外侧到达星点，然后向下，终止于乳突尖端下方。注意保护枕动脉，以备行旁路移植手术。最终暴露出枕骨、枕骨大孔、C_1 椎板和 C_2 棘突、椎动脉。

根据病变决定是否去除 C_1 椎板，然后进行枕下开颅手术，范围从枕骨大孔中线向上至横窦，向外至乙状窦下方和枕骨大孔的外侧。枕髁的后内侧 2/3 可以切除而且不影响关节功能。打开硬脑膜瓣，显微镜下解剖蛛网膜，暴露后组脑神经、延髓、脑桥、AICA、椎动脉、PICA 等。

（六）经岩骨入路

经岩骨入路也称为小脑幕上下联合入路，可显示基底动脉、脑干前部和脑桥小脑三角，应用于基底动脉主干的动脉瘤。

患者取侧卧位，头部转向对侧倾斜面向地面，马蹄形扩大切口，沿颧骨从耳屏前约 1cm 开始，向上延伸越过颞上线，向后弯曲下行经过乳突，至乳突下方。自骨膜下全层皮瓣向前下方翻开。在乙状窦两侧颞枕骨瓣钻孔，切除乳突和磨除乙状窦至颈静脉球表面的骨质，暴露出乙状窦前硬脑膜。如果病变低可以先在硬脑膜外磨除岩骨尖，在棘孔电凝脑膜中动脉，自后向前游离岩浅大神经，保护面神经，识别颈动脉管、三叉神经第三支和半月神经节的位置，将岩尖至岩斜交界处的骨质磨除。在颞叶和乙状窦前打开硬脑膜，结扎岩上窦，切开天幕，通过颅中窝到达基底动脉干，暴露脑桥的前外侧部分。

（杨新宇　杨宜藩）

第二节　床突旁动脉瘤的手术治疗

发生在前床突（anterior clinoid process，ACP）附近的颈内动脉动脉瘤，由于其解剖学特征、邻近视神经和视交叉，以及与复杂的颅底骨质和硬脑膜的关系，给外科手术带来了相当大的挑战。随着血管内介入治疗技术的进步和新型血流导向装置的发展，许多床旁段动脉瘤的治疗方式发生了转变，但在很多情况下显微外科治疗仍然是许多此类动脉瘤的必要选择。

一、解　剖

ACP 是蝶骨小翼后内侧的延续，是眶上裂（superior orbital fissure，SOF）和前海绵窦的骨性壁，ACP 前上方与蝶骨体相连，形成视神经管的顶端，向下为视柱构成视神经管的侧壁和腹壁。ACP 被硬脑膜覆盖，相关的硬脑膜结构包括镰状韧带、硬膜环（dural ring，DR）和颈动脉动眼神经膜（carotid oculomotor nerve membrane，COM）。DR 由前向后和由外向内有两个平面向下走行，沿颈内动脉的内侧形成一个小的蛛网膜下腔窝，称为颈内动脉窝。ACP 的下、内侧表面覆盖着一层骨膜（硬膜），其内侧附着于颈内动脉，并向外侧延伸至动眼神经，称为 COM，是颈内动脉从海绵窦出口的标志点。

床旁颈内动脉（ICA）由床突段（C_5）和眼段（C_6）构成。床突段由海绵窦颈内动脉前升垂直段的远侧部分组成，位于 ACP 的内下方，以 DR 为上界，以 COM 为下界，在蛛网膜下腔外（硬膜间）。眼段位于 ACP 上内侧，由 DR 延伸至后交通动脉起点，该段位于蛛网膜下腔内。

ICA 眼段有细小的动脉分支，如眼动脉、垂体上动脉，易于形成动脉瘤。

二、诊断要点

术前对床突旁动脉瘤的起源作出准确评估，是治疗该部位动脉瘤极为重要的一个准备工作。DSA 和 CTA 是鉴别 APC 旁动脉瘤位于海绵窦内或蛛网膜下腔的有效方法，通常根据病变与眼动脉和 CAP 区的关系来鉴定。在 CTA 上、ACP 下方的视柱和 COM 是准确识别 ICA 床突段移行区的可靠标志。

三、手术要点

手术中打开 COM 后，可用明胶海绵、纤维等可吸收止血材料轻轻填塞海绵窦腔，达到满意的止血效果；动脉瘤顶与任何结构的粘连都必须仔细解剖和松解，降低夹闭过程中动脉瘤颈撕裂的风险；附近的后交通动脉及其穿支必须识别、解剖和保留；床突段内侧动脉瘤可能在鞍膈下方突入垂体窝，打开 DR 后可以用开窗动脉瘤夹夹闭；夹闭动脉瘤时瘤夹要放置准确，避免 ICA 管腔受损，注意保留眼动脉。

颈动脉背侧动脉瘤有一种特殊类型，瘤壁菲薄，被称为"血泡样"动脉瘤，夹闭过程中很容易破裂。夹闭前应在病变两端完全阻断 ICA，消除动脉内压力后，在无扭曲张力的条件下平行于 ICA 的长轴放置动脉瘤夹，也可以用筋膜或聚四氟乙烯包裹病变节段，以至少两枚动脉瘤夹来固定，或直接缝合动脉壁缺损处。

四、术后并发症

可出现视力下降及动眼神经、滑车神经和展神经麻痹等该区域特殊的并发症。

（杨新宇　王　震）

第三节　颅内颈内动脉动脉瘤的手术治疗

颅内颈内动脉好发囊状动脉瘤，包括后交通动脉动脉瘤、脉络膜前动脉动脉瘤等，这些动脉瘤目前大多数可以通过血管内介入技术治疗，外科手术多用于解决介入难以处理的复杂性动脉瘤。

一、诊断评估

CT 可以诊断蛛网膜下腔出血；CTA 能明确动脉瘤的位置、动脉瘤内钙化和载瘤血管粥样硬化改变，以及与前床突、视神经管、海绵窦、蝶鞍、鞍背和后床突的解剖关系，有助于设计手术方案。CTA、MRA 能发现最小直径为 2～3mm 的动脉瘤，当 CTA 检查结果为阴性或不明确时，可采用 DSA 作出最终诊断，DSA 时还可以进行球囊闭塞试验来了解前、后交通动脉及侧支循环代偿的情况。

二、辅助手术管理

（一）术前

对蛛网膜下腔出血的患者，术前应评估气道通畅情况、呼吸和循环状态、临床分级。手术前应采用药物和监测的方式，预防和治疗再出血、脑积水、电解质异常和血管痉挛等问题。临床 I～Ⅲ级患者在蛛网膜下腔出血后 24～48h 内治疗。Ⅴ级和某些情况下Ⅳ级的蛛网膜下腔出血患者应先收治入重症监护病房，药物治疗至临床分级好转时再行手术治疗。

（二）术中

开颅时输注 20% 甘露醇，或将血二氧化碳分压降到 30mmHg 以下，来减轻脑水肿，最大限度地暴露颅底和操作空间，减轻对脑组织的牵拉和挤压。不必常规进行腰大池引流。术中可采用监测体感诱发电位来评估局部血流情况。

（三）术后

破裂的颈内动脉（IC）动脉瘤患者术后，需要针对血管痉挛、脑积水、电解质失衡、癫痫发作、脑肿胀、术后脑卒中和动脉瘤残余等问题继续治疗，在药物治疗基础上，可在术后第 2 天进行头部 CT 和 CTA，检查动脉瘤夹闭质量，评估蛛网膜下腔出血患者 Willis 环血管的情况。对蛛网膜下腔出血可采用脑室外引流或反复腰椎穿刺的方法，清除血性脑脊液。可在术后 7～10d 进行 DSA，确认动脉瘤闭塞情况，发现血管痉挛时可采用经皮腔内血管成形术、动脉内注射罂粟碱等方法；如果发现夹闭不完全，可以通过再次手术、血管内介入来治疗残余动脉瘤。

三、后交通动脉动脉瘤

颈动脉的 C_7 段（颈内动脉交通段）从后交通动脉开口处至分叉处结束，有后交通动脉和前脉络膜动脉两个主要分支。后交通动脉在动眼神经的上方和内侧，在大脑后动脉 P1 和 P2 段的交界处与大脑后动脉连接。多个穿支血管起源于大脑后动脉，称丘脑穿支动脉，可能会与动脉瘤粘贴在一起，夹闭时必须予以保护。胚胎型大脑后动脉是指大脑后动脉 P1 段发育不良，大脑后动脉供血来自后交通动脉，此类患者后交通动脉在夹闭动脉瘤时必须保留。

（一）临床特征性表现

蛛网膜下腔出血刺激硬脑膜能引起眶后疼痛，动脉瘤压迫第 III 对脑神经可导致动眼神经麻痹。CT 见蛛网膜下腔出血多见于一侧鞍上池或环池，实质内出血多位于颞叶钩部，脑室内出血以颞角为主。

（二）翼点入路

该方法是中、前颅底动脉瘤的主要手术方法，结合眶颧截骨术时可获得更大的暴露范围和视角，可以处理累及额叶、额下、颞叶、外侧裂、Willis 环、视神经、视交叉、终板、海绵窦、颅前窝和颅中窝、鞍内和鞍上结构的病变。小翼点入路或眶上外侧锁孔入路是对该方法的改进，在处理动脉瘤的同时最大限度地减少颞肌损伤。

（三）手术技术

全身麻醉后给予仰卧位，同侧肩略垫高，头部向对侧旋转 45°，颈部微屈曲以保持静脉引流，头架固定头部。皮肤切口从同侧颧骨开始，在前额中线处向前弯曲。皮瓣翻向前，筋膜间剥离颞肌保护面神经额支，肌肉翻向下，额颧骨连接处关键孔区充分暴露。在关键孔、颞孔、顶孔区用开颅钻钻孔，将硬脑膜从骨孔上剥离。磨钻磨开蝶骨脊，用铣刀游离骨瓣，在骨窗内尽量去除蝶骨脊，并将其上方遮挡的颅前窝底的骨质磨平。如果额窦破开，先将其内容物去除，消毒填充肌肉，手术结束时用黏合剂将带蒂骨膜瓣或腱膜瓣粘连覆盖在缺损上。悬吊硬脑膜，打开硬脑膜瓣向前翻。如果患者有脑积水，可在额叶底部上方 2.5cm 外侧裂前方 2.5cm 处行侧脑室额角穿刺术置入脑室外引流管。显微镜下充分打开外侧裂，对破裂的动脉瘤可使用脑压板辅助。

在打开侧裂池后应清楚地看到侧裂全程、视神经和近端 ICA，然后打开视神经池和颈动脉池，锐性分离视神经与额叶下表面，将动脉瘤周围的血块从瘤颈清除，暴露后交通动脉、前丘脑穿支和前脉络膜动脉，夹闭瘤颈。分离暴露过程中要避免向前内侧牵拉 ICA，以免动脉瘤出血。夹闭完成后，检查瘤夹头端，确保动脉瘤完全闭合，载瘤动脉、后交通动脉、前丘脑穿支、脉络膜前动脉通畅。临时阻断时每次不超过 3min，间隔至少 5min。在动脉瘤夹闭后，可穿刺瘤体抽吸或行吲哚菁绿血管造影来证实完全夹闭，也可用术中多普勒证实颈动脉通畅。冲洗脑池，清除术野里的SAH。

四、脉络膜前动脉动脉瘤

脉络膜前动脉动脉瘤起源于 C₇ 段，距后交通动脉 2～5mm，距 ICA 分叉 2～5mm，直径一般在 1mm 内，可分为从起源到脉络膜裂的脑池段和进入脉络膜裂后的脑室段。脉络膜前动脉并不为脉络丛供血，重要的供血区域有视束、内囊后肢、中脑和外侧膝状体。

（一）临床特征性表现

此节段的动脉瘤在影像学上可能难以与后交通动脉动脉瘤区分。CT 上蛛网膜下腔出血位于侧裂池、鞍上池和环池，很少引起实质内或硬脑膜下血肿，脑室内血肿常累及颞角。由于前脉络膜动脉在栓塞过程中存在血管闭塞的风险，许多动脉瘤需要手术治疗。

（二）手术技术

保留前脉络膜动脉是手术成功的关键，牺牲这条动脉可能导致对侧偏瘫、偏盲，而且难以康复。翼点开颅后，显微镜下打开外侧裂，从颈内动脉侧面逐步暴露动脉瘤颈部。从瘤颈部下方开始分离相对容易并且方便确定脉络膜前动脉与动脉瘤之间的关系，再分离瘤颈上方一侧，可以切除颞叶内侧一小部分，显示动脉瘤颈、远端 ICA 及其分支，Heubner 返动脉可能位于动脉瘤内侧，须予以保留。确定动脉瘤颈两侧后缓慢夹闭。动脉瘤夹闭后必须检查脉络膜前动脉是否通畅，穿支血管没有被动脉瘤夹夹闭，可以行吲哚菁绿血管造影和监测运动诱发电位来确认手术操作成功。

五、颈内动脉分叉部动脉瘤

颈内动脉分叉部分为大脑前动脉和大脑中动脉，该部位动脉瘤通常指向前上方、正上方或后上方，多数情况下纹状动脉被挤压向后移位并可能黏附在动脉瘤上。分叉部的穿支血管供应基底节、视束、下丘脑和内侧颞叶。

（一）临床特征性表现

最常见的表现为蛛网膜下腔出血，也可能表现为基底节的实质内出血，类似于高血压出血。部分动脉瘤可能会形成巨大动脉瘤，对周围组织产生压迫效应。多数动脉瘤基底部较宽，介入栓塞治疗效果一般。

（二）手术技术

翼点开颅术与后交通动脉动脉瘤手术相同。在显微镜下打开外侧裂，在接近动脉瘤时，必须先行临时阻断，再暴露大脑前动脉（ACA）和大脑中动脉（MCA）的下侧面，翻起分叉处周围的蛛网膜，暴露动脉瘤颈部和穿支血管；瘤体常埋在基底节前方的脑组织中，不必完全暴露瘤体；可打开终板释放脑脊液。动脉瘤夹的类型和方向取决于动脉瘤的结构，一般选用垂直于 ACA 和MCA 方向的直夹或横向直角直夹，或在 MCA 或 ACA 周围放置开窗夹。须避免夹住纹状动脉、Heubner 返动脉、基底静脉（Rosenthal 静脉）或外侧深静脉。放置瘤夹后，检查正常血管是否通畅、动脉瘤是否闭塞。

六、颈内动脉非分支部位的血泡样动脉瘤

血泡样动脉瘤主要位于颈内动脉的背侧，是宽基底薄壁的动脉瘤，没有可识别的瘤颈。在显微手术中极易破裂，容易发生术后再出血。血泡样动脉瘤的术前诊断至关重要，无论开颅手术修复管壁还是介入治疗，策略和方法都与治疗囊性动脉瘤有很大的不同，需要做好充分准备。

术前评估时，应通过 DSA 评估侧支循环能力，做好临时阻断或结扎 ICA 的准备。术中暴露和夹闭动脉瘤应在较低的动脉瘤内压力下进行，另外一种方法是在动脉瘤周围用包裹材料对动脉瘤进行包裹和固定，也可使用开窗夹来夹闭动脉瘤，但要注意保护穿支血管。如果动脉瘤夹闭不成功，应该进行颅内外血运重建术，以恢复颈内动脉血供。

七、术中动脉瘤破裂

迅速解决术中动脉瘤破裂是术者必须具备的处理能力，否则会出现严重并发症。术前须作出详细的手术计划来应对术中破裂；术中先做好载瘤血管近心端临时阻断的准备；动脉瘤远心端血管也应该先期分离清楚，做好与近心端同时阻断孤立动脉瘤的准备。

如果在暴露动脉瘤之前发生破裂，不要盲目尝试夹住动脉瘤，应在动脉瘤近端和远端的载瘤血管上放置临时阻断夹，止住局部出血，迅速解剖动脉瘤颈部并夹闭。如果动脉瘤在暴露过程中破裂并且出血汹涌，应立即在术野内用两个大口径吸引器，一个放置在动脉瘤破孔上吸走出血，另一个清理术野，迅速孤立载瘤血管、止住出血，然后升高血压、暴露瘤颈并夹闭，减少缺血性损伤的并发症。

如果动脉瘤破裂发生在动脉瘤颈部暴露完成后，逼过吸除血液可以顺利夹闭动脉瘤颈部。夹闭后检查血管时如又出现出血情况，说明动脉瘤未被完全夹闭，不能盲目打开或推进夹子，应再次孤立动脉瘤重新放置瘤夹。如果不能夹闭瘤颈，则需要进行血管重建手术。

（杨新宇　李　健）

第四节　大脑前动脉系统动脉瘤的手术治疗

一、大脑前动脉解剖

（一）大脑前动脉分段

解剖上 ACA 分为 5 个节段，A1 段从 ICA 终端开始，在与前交通动脉（ACoA）汇合处结束。A2 段始于与 ACoA 汇合处，沿胼胝体嘴部走行，止于胼胝体嘴与膝部交界处。A3 段沿着胼胝体膝部，终止于膝部后上方。A4 和 A5 段走行在胼胝体体部上方，以冠状缝水平为界。A1 段的平均直径范围为 0.9～4mm，A1 段完全缺失极为罕见，发育不良约占 10%，双侧 A1 段直径相等的约占 50%。在 ACoA 动脉瘤存在的情况下，多达 85% 的病例中 A1 段直径不相等。

（二）A1 段、前交通动脉和 A2 段的交通支

A1 段有 2～15 个穿支发出，其中约 40% 终止于前穿质，称为内侧豆纹，有别于起源于大脑中动脉的外侧豆纹动脉，后者终止于前穿质。其余的 A1 段穿支终止于视交叉背侧、视交叉上丘脑、额叶下部、视束、侧裂、视神经背侧或纵裂。ACoA 的大部分穿支发自上表面和后表面，多数终止于视交叉上区，少数穿支到达前穿质。

（三）内侧纹状动脉（Heubner 返动脉）

在内侧豆纹动脉中，最重要的是内侧纹状动脉，也称为 Heubner 返动脉。Heubner 返动脉最常

起源于A2段，少数起源于A1段或ACoA。95%的Heubner返动脉起源于距ACoA交界处4mm以内，该血管损伤通常会导致对侧上肢中度瘫痪和对侧面部轻度瘫痪，还会导致舌和腭部功能障碍，在评估吞咽时可见，如果优势半球侧受累，可有表达性失语，一般会在几个月内康复。

A2段近端的基底穿支为0～10支，供应视交叉、下丘脑前部、前连合内侧部分、穹窿柱和纹状体前下部（尾状核和壳核）。

（四）蛛网膜池（颈动脉池、视交叉池和终板池）

A1段起源于颈动脉池内，在终板池内越过视交叉或视神经，然后进入终板池范围内的纵裂。ACoA动脉瘤、Heubner返动脉和眶额动脉都起源于终板池内，因此在进行蛛网膜解剖时，如果动脉瘤指向上或向后，可以沿着视交叉前缘和视交叉池中的神经进行解剖，而不进入终板池，在不干扰动脉瘤的情况下进行解剖。

二、前交通动脉动脉瘤

（一）临床表现

前交通动脉区域的动脉瘤是颅内最好发动脉瘤的部位之一。前交通动脉动脉瘤的临床表现与其他部位的动脉瘤没有本质区别，但CT扫描见蛛网膜下腔出血主要局限于大脑半球间裂隙时，可推测诊断前交通动脉破裂。另外，脑直回实质内出血也提示前交通动脉动脉瘤破裂。

（二）手术要点

前交通动脉动脉瘤手术的难度源于动脉瘤由双侧A1顺行供血、位于中线深部、与11支重要血管关系密切（双侧A1段、双侧A2段、双侧Heubner返动脉、双侧眶额动脉、双侧额极动脉和前交通动脉）。在前交通动脉动脉瘤手术中，两个A1段都必须在夹闭前显露，以获得近端控制。

术中可监测脑电图和体感诱发电位，采用临时阻断、轻度高血压、术中血管造影等技术来提高手术质量。通过输注甘露醇、轻度过度换气、蛛网膜池引流和终板开窗来松弛大脑，获得操作空间。开放终板可以降低蛛网膜下腔出血后慢性脑积水的风险。

翼点和额外侧或眶上锁孔入路都可以用于前交通动脉动脉瘤的夹闭手术。打开硬脑膜后，首先显露视神经和颈内动脉，沿ICA到达其末端暴露A1起始点。继续暴露同侧A1段，注意保护Heubner返动脉，在A1段的中点选择好临时阻断的位置。如果动脉瘤指向大脑半球间裂隙的上方、前方或后方，则沿交叉池继续暴露对侧视神经和对侧A1段，同时可以打开终板进一步释放脑脊液。对于指向下方的动脉瘤，此时不能进行终板开窗手术，否则有动脉瘤破裂出血的风险。

切除直回有利于大多数前交通动脉动脉瘤的充分显露，脑压板应置于嗅神经外侧的眶内侧回上，指向大脑半球间裂隙前交通动脉交界处，切除直回至内侧蛛网膜覆盖的动脉瘤及同侧的A1段和A2段，清理残留的蛛网膜进入大脑间裂隙，充分暴露A1-前交通动脉-A2复合体，确定A1段、A2段、前交通动脉段、Heubner内侧纹状动脉、眶额动脉和额极动脉，确定前交通动脉和A2段的关键穿支，分离动脉瘤颈夹闭。

（三）前交通动脉动脉瘤的并发症

除脑动脉瘤手术和蛛网膜下腔出血的常见并发症外，电解质紊乱和认知功能障碍是前交通动脉动脉瘤较为特征性的并发症。前交通动脉动脉瘤破裂患者的电解质紊乱多为低钠血症，在级别较高的患者中更为常见。可能是由于发病后出现抗利尿激素分泌失调综合征或脑性耗盐综合征。

认知功能障碍是前交通动脉动脉瘤破裂的另一个常见并发症，特征是记忆力受损、人格改变和虚构现象，一般是端脑基底部局灶性病变的结果。

三、大脑前动脉远端动脉瘤

（一）临床特征

大脑前动脉远端（DACA）动脉瘤起源于前交通动脉以远，大部分位于 A3 段，也被称为胼胝体周围动脉瘤，较少见，通常小于＜5mm，外伤或真菌是引发该处动脉瘤的常见原因。

大多数 DACA 动脉瘤出血的患者都有其"感觉为一生中最严重的突发性头痛"的经典病史，甚至昏迷。也可以有大脑前动脉区脑梗死的表现，尤其是一侧下肢瘫痪。

（二）影像诊断

头部 CT 通常显示蛛网膜下腔出血，并伴有半球间裂隙的厚血凝块。相邻额叶伴随或不伴随脑室内出血。CT 血管造影或脑血管造影是诊断的"金标准"，可以描绘出动脉瘤和邻近血管的解剖特征，还可以显示上矢状窦的引流静脉数量和位置。无框架立体定位可以作为术中动脉瘤定位的一种有用的辅助手段，需术前容积成像。尽管进行 MRI 在蛛网膜下腔出血的急性期有一定的风险，但 MRI 有助于评估动脉瘤与胼胝体、扣带回等邻近脑结构的关系，有助于显示血栓形成的动脉瘤，并有助于确定引流静脉的位置。

（三）外科治疗

DACA 动脉瘤因位置深远、载瘤血管管径细小、分支血管多、瘤体内多有血栓、易破裂等特点，血管内介入治疗方法较为困难且弹簧圈栓塞后复发率较高，采用显微外科方法治疗可以直视动脉瘤和载瘤血管，术中可以清除血栓、切除霉菌性或创伤性 DACA 动脉瘤，随后使用显微外科血管旁路移植术来保留远端灌注。

经大脑半球间入路是治疗 DACA 全长动脉瘤最通用的选择。A2 段和 A3 段可通过经颅底或低位额旁矢状面开颅到达，A4 段和 A5 段可通过冠状缝前后的矢状面旁开颅到达。开颅手术的确切位置取决于动脉瘤和引流静脉的位置。手术时患者取仰卧位，头略下垂，以便于静脉引流。开颅骨窗约 6cm×5cm，横跨矢状窦向对侧延伸 2cm，以利于术中找到合适的半球间到达动脉瘤的通道并避开引流静脉。术中对蛛网膜下腔要行锐性解剖。如果血肿限制了暴露，可行小面积的皮质切开术或清除部分血肿，避免术中血肿减压术致动脉瘤再次破裂。宜先暴露胼胝体周围动脉的胼胝体下或胼胝体前段，以供临时阻断。

（杨新宇　张恒瑞）

第五节　大脑中动脉动脉瘤的手术治疗

大脑中动脉（middle cerebral artery，MCA）起源于颈内动脉分叉处，并向外侧在侧裂池内走行，沿其走行发出多个分支，最终以皮质或深豆纹血管结束。MCA 动脉瘤最常发生在 M1 段的分叉处，囊状动脉瘤最常见，其次是梭形动脉瘤，远端 M4 段分支动脉瘤常是感染性动脉瘤。

一、大脑中动脉解剖

外侧裂是通向近颅中窝底及其相关结构的通道，由浅层和深层两部分组成。MCA 位于外侧裂内，分为 4 个节段，即 M1 段（蝶骨段）、M2 段（岛叶段）、M3 段（岛盖段）、M4 段（皮质段）。M1 段从 ICA 的分叉处延伸至侧裂的底部，M2 段动脉在裂隙后上向不同深度方向走行，并向岛叶外围分支到 M3 段血管，分支方式多样，终止于 M4 段血管所在的皮质表面。

M1 段发出的豆纹动脉分为两组：豆纹内侧动脉进入前穿质供应豆状核、尾状核和内囊；豆纹外侧动脉横穿基底节，供应尾状核。颞前动脉（ATA）是在 MCA 分叉之前从 M1 段产生的皮质分支，提供颞尖的血供。

外侧裂的静脉解剖变化较大，在打开外侧裂时尽量保留这些静脉，防止静脉回流障碍导致静脉梗死。

二、临床表现

蛛网膜下腔出血和脑内出血，尤其是累及颞叶的血肿是大脑中动脉动脉瘤破裂最常见的表现。巨大动脉瘤容易引起癫痫发作。

三、大脑中动脉动脉瘤的手术治疗

大脑中动脉动脉瘤基底部往往较宽，单纯弹簧圈栓塞困难，周围分支的直径相对较小，也不利于支架的使用，分叉位置动脉瘤复发的可能性更大，因此，不适合目前的血管内治疗方案。

大脑中动脉动脉瘤在手术夹闭的难易程度上往往有很大的不同，蛛网膜下腔出血或脑出血、动脉瘤的大小和形态、血管分支情况，以及手术医师的经验是手术成功的影响因素。

对大多数大脑中动脉动脉瘤，标准翼点入路夹闭术是常用的方法。对于大脑中动脉动脉瘤破裂和颞叶血肿的患者，皮质入路是另外一种可以选择的方式，通过血肿床进行血块清除和动脉瘤夹闭。该方法直接接近大脑中动脉分叉，不需广泛暴露鞍旁区或大脑中动脉的整个水平段。缺点是在最初暴露动脉瘤区时缺乏对近端 M1 段的控制，早期释放脑脊液也很困难，一定程度的脑回切除可能导致术后癫痫。巨大大脑中动脉动脉瘤夹闭和血管重建非常困难，远端分支和豆纹动脉容易受损，动脉瘤壁常合并载瘤血管或其分支动脉，瘤壁可有钙化、动脉粥样硬化或血栓，这时可能需要动脉瘤切除加动脉再植。

涉及一个或多个分支的梭形和分叉处的巨大大脑中动脉动脉瘤，可能需要准备颞浅动脉-大脑中动脉旁路移植术、大隐静脉或桡动脉移植的高流量颅外-颅内旁路移植术，或 M2 段侧侧吻合术。

（杨新宇　吴卓霖）

第六节　椎动脉和小脑下后动脉瘤的手术治疗

夹闭椎动脉（vertebral artery，VA）和小脑下后动脉（posterior inferior cerebellar artery，PICA）动脉瘤时，由于术野范围深在、操作空间狭小，周围有重要的脑神经和脑干包围，手术难度极大。因此，目前血管内介入治疗是 VA 或 PICA 动脉瘤的首选治疗方法，但某些情况下这些动脉瘤仍需要外科手术治疗。

一、解　剖

椎动脉起于两侧锁骨下动脉，在寰枢椎交界处后方上升穿过颈椎横突，穿过寰枕膜，进入枕髁后方的硬脑膜。硬膜下腔内穿过第 1 颈神经根，走行在齿状韧带和第 XI 对脑神经的前方，终止于桥髓沟，与对侧 VA 汇合形成椎基底动脉交界处。当 VA 穿过延髓时，它向髓质发出小的穿动脉。VA 的第一个颅内分支是脊髓后动脉（posterior spinal artery，PSA），供应脊髓背柱。椎基底动脉交界处最后一个椎动脉分支是脊髓前动脉（anterior spinal artery，ASA）。双侧的 ASA 向下汇合，形成一个中线向下的 ASA，降至延髓和脊髓的腹面，供应椎体系、内侧丘系、舌下神经核和脊神经。

PICA 发自椎动脉颅内段，分为 5 个节段，即延髓前段、延髓外侧段、扁桃体延髓段、扁桃体末端段和皮质段。延髓前段始于 PICA 起点，位于延髓前方，穿过舌下神经根，止于下橄榄内侧边缘。延髓外侧段始于下橄榄内侧缘，止于下橄榄外侧缘，经过第Ⅸ、Ⅹ和Ⅺ对脑神经的根。扁桃体延髓段起始于下橄榄外侧缘，下行至小脑扁桃体下极，然后沿扁桃体内侧环形至中点，称为尾袢或扁桃体下袢。扁桃体末髓段从扁桃体中点开始，向上延伸到第四脑室顶部，再次环形向下、后下降到扁桃体二腹裂，称为头袢环或扁桃体上袢。皮质段开始于扁桃体双腹裂，分为内侧干和外侧干，供应扁桃体和半球表面。

后组脑神经（第Ⅸ～Ⅻ对）与 VA 和 PICA 血管密切相关。第Ⅸ、Ⅹ和Ⅺ对脑神经根发自橄榄外侧表面和延髓后外侧之间的橄榄后沟。第Ⅻ对脑神经根发自橄榄内侧缘与延髓锥体之间的橄榄前沟。第Ⅸ、Ⅹ和Ⅺ对脑神经向颈静脉孔走行出颅，第Ⅻ对脑神经向外侧走行到前髁内的舌下神经管出颅。VA 在第Ⅸ、Ⅹ、Ⅺ对脑神经根前及第Ⅻ对脑神经根后走行。

VA 或 PICA 的梭形动脉瘤发生率较高，许多梭形动脉瘤是动脉夹层的结果，影像上常见动脉瘤前狭窄。后循环动脉瘤的显微外科治疗和血管内介入治疗在 1 年内的结果都比前循环动脉瘤差，VA 和 PICA 夹层动脉瘤破裂比囊状动脉瘤预后更差。

二、临 床 表 现

大多数未破裂的 VA 和 PICA 动脉瘤是偶然发现的。有症状的未破裂的 VA 或 PICA 动脉瘤常见的表现是局部占位效应，出现后组脑神经症状和脑干受压症状，如偏瘫或延髓功能障碍，也可有小脑共济失调，或由于血栓形成出现缺血症状。动脉瘤破裂会导致蛛网膜下腔出血，临床级别高（Hunt 分级和 Hess 分级），容易合并脑室内出血和脑积水。

三、术 前 评 估

应根据 CTA 或 MRA 制订 VA 或 PICA 动脉瘤的显微外科治疗计划，CTA 对周围骨骼解剖与病变的关系显示更清晰。对于 VA 或 PICA 夹层动脉瘤，DSA 可以提供夹层的证据，如玫瑰花征、珍珠串征、锥形狭窄、闭塞、假腔和假性动脉瘤。巨大动脉瘤因常存在血栓可能不能显示动脉瘤的完整大小。

四、手 术 技 术

（一）椎动脉和近端小脑下后动脉动脉瘤

大多数 VA 和近端 PICA（PICA 1～2 段）动脉瘤可以通过远外侧枕下开颅手术到达，术前可放置脑室外引流管或腰大池引流管。患者取侧卧位或"公园长椅"卧位，将头部置于心脏上方以利于静脉回流，并在头部和同侧肩部之间摆放出一个开放的角度，扩大操作空间。

剥离软组织后，将乳突到 C_1 和 C_2 椎板的枕下骨面暴露在术野内。骨窗由横窦、乙状窦至枕骨大孔，骨蜡覆盖乳突气房。枕骨大孔开放向外侧延伸至枕髁，如果有必要可以切除 2/3 的枕髁，一般要切除 C_1 椎板。

K 形打开硬脑膜开口。在显微镜下枕骨大孔方向锐性分离蛛网膜，释放脑脊液，显露出 VA 近端。向远端追踪 VA 可以看到 VA 动脉瘤或 PICA 起源及其动脉瘤，并显露到椎基底动脉交界处，第Ⅹ和Ⅺ对脑神经之间是常用的工作通道。

最常见的术后并发症是后组脑神经损伤（第Ⅸ～Ⅻ对），常见的表现包括吞咽困难、构音困难、发音困难和误吸。长时间阻断 PICA 可能会导致延髓外侧综合征［瓦伦贝格（Wallenberg）综合征］。

（二）外周或远端小脑下后动脉动脉瘤

PICA 3 段即扁桃体延髓段，位于髓质后面、扁桃体前面，适于枕下外侧和内侧联合入路。

PICA 4～5 段动脉瘤常通过枕下中线入路手术。

1. 枕下外侧和内侧联合入路 患者的体位和皮肤切口与远外侧枕下入路相同，但骨窗沿枕下要延伸到中线。术中近侧 PICA 的控制是通过外侧入路实现的，然后再通过小脑扁桃体内侧、外侧或上方来接近动脉瘤。

2. 枕下正中入路 PICA 头袢远端的动脉瘤手术通过枕下中线入路进行。患者取俯卧位，不需要放置腰大池引流管。从枕外粗隆至 C$_2$ 棘突做正中切口，分离软组织，中线两边各暴露 3cm。C$_1$ 后弓不必切除，但应该显露出来以防应急。打开硬脑膜后，向外侧牵拉小脑扁桃体暴露动脉瘤。如果小脑扁桃体与动脉瘤粘连紧密，则可以切除小脑扁桃体。

PICA 头袢远端的动脉瘤可以通过牺牲载瘤动脉来治疗，如果梭形夹层动脉瘤不能闭塞血管，则可通过旁路移植手术，如枕动脉-PICA 或 PICA-PICA 旁路移植术来处理。

（杨新宇　李　杨）

第七节　基底动脉尖动脉瘤的手术治疗

夹闭基底动脉尖动脉瘤是神经外科领域最具技术难度和挑战性的手术之一。目前，对基底动脉尖动脉瘤多采用血管内介入治疗，但对于微小，或宽颈，或易于复发/再出血的基底动脉尖动脉瘤，开颅夹闭手术仍有作用。成功治疗基底动脉尖动脉瘤，需要在丰富的夹闭手术经验基础上，对神经解剖学和患者的特定解剖变化有深刻的显微外科理解，经过深思熟虑和认真准备，制订出周密的手术计划。

一、脚间池的显微外科解剖

脚间池蛛网膜下腔前方为斜坡和后床突，外侧为颞叶和小脑幕边缘内侧，后方为大脑脚，上方为乳头体和后穿质。基底动脉末端的正常直径为 2.7～4.3mm，位于颈内动脉后方 15～17mm 处。基底动脉分叉处近心端先发出双侧小脑上动脉（SCA），为小脑齿状核供血。基底动脉分叉处发出大脑后动脉（PCA），P1 段是从基底动脉分叉到后交通动脉交界处的 PCA，丘脑穿动脉发自基底动脉干的后方、P1 段近端和后交通动脉。动眼神经横穿脚间池在 PCA 和 SCA 之间发出。Liliequist 膜分布在脚间池、桥前池的前上方。基底动脉尖位于鞍背的上方、下方水平。

二、外科策略

基底动脉尖动脉瘤手术必须保护位于后方的穿支，否则将导致严重的神经功能障碍。夹闭基底动脉尖动脉瘤主要包括颞下入路和经侧裂入路。

经侧裂入路医师更为熟悉，便于近端控制，能暴露双侧 P1 段以进行临时阻断。但观察血管和动脉瘤后方的穿支、动脉瘤夹远端困难，治疗向前或向后方向突出的动脉瘤非常困难。

颞下入路近端控制基底动脉相对容易，侧方进入有利于观察、保护穿支血管。可以显露到斜坡的上 1/3，可以进行低位基底动脉分叉的手术。暴露和夹闭突向前或向后方向的动脉瘤比经侧裂入路更可行。但颞下入路操作空间狭小，对侧 P1 段临时阻断困难。容易损伤动眼神经，术中出血很难控制。

眶颧入路是侧裂入路有益的补充，分析动脉瘤起源与后床突之间的关系有助于入路的选择。眶颧入路多用来处理平行或高于后床突的动脉瘤，术中可磨除前床突、后床突和鞍背等障碍。有报道，颞前经海绵窦入路用于手术治疗复杂性基底动脉尖动脉瘤，如直径大于 2cm、形状不规则、基底较宽、分叉较低等。术中需将眶外侧壁和上壁的后 1/3 及前床突移除。

三、治疗时机

蛛网膜下腔出血后再出血的高峰出现在前 48h，出血后早期手术避免了与再次出血相关的致残率和致死率，为治疗血管痉挛创造了条件，但对于高级别患者（即 Hunt-Hess 分级 4 级和 5 级），首先考虑血管内治疗，如果适于夹闭手术也通常推迟进行。

四、并　发　症

术中破裂是极为危险的情况，应尽快止血，临时阻断各分支血管能减少出血速度，获得操作空间和时间。颞下入路出现颞叶肿胀，可考虑颞叶前部的部分切除。术中应尽力保护 Labbé 静脉。

（杨新宇　吴锡金）

第十四章　脑动脉瘤的介入治疗

第一节　颅内窄颈动脉瘤血管内介入治疗

一、技术方法要点

弹簧圈栓塞术是介入治疗窄颈动脉瘤的首选方法。治疗前要通过 DSA 和 3D-DSA 准确显示动脉瘤和载瘤血管，仔细研究动脉瘤的形态及其与载瘤动脉和所有侧支或穿支动脉的关系。

治疗开始后，需要采用积极的抗凝方法来降低血栓栓塞并发症的风险，尽早给予适当剂量的肝素，并在整个过程中保持抗凝状态。

将引导管送达颅底血管后，采用微导丝和微导管配合技术，通过颅内载瘤血管到达动脉瘤内，将微导管的尖端放置在进入动脉瘤的 1/2～2/3 的位置，以便释放弹簧圈，随着栓塞的进行，重复血管造影以检验动脉瘤闭塞的情况。如果弹簧圈有可能疝入载瘤血管，则需要考虑支架辅助栓塞或球囊辅助栓塞的方法，以提高栓塞密度、降低复发率。

如果栓塞术中出现动脉瘤破裂，提前放置球囊微导管可以作为一种保护措施。通常是将球囊微导管放置在动脉瘤颈部，在不充盈的情况下进行栓塞，如果术中动脉瘤破裂可立即充盈球囊使动脉瘤颈部闭塞，减少蛛网膜下腔出血和（或）对比剂外渗，迅速完成动脉瘤栓塞。

二、血管内介入治疗不同部位脑动脉瘤的要点

（一）前交通动脉动脉瘤

血管内介入治疗 ACoA 动脉瘤难度和风险相对其他部位较高。术中微导管到达 A1 段和（或）A1～A2 段可能较困难，另外此处有多个动脉分支，很难准确显示动脉瘤的血管形态，在判断动脉瘤起源于 ACoA 本身还是 A1～A2 交界处，以及动脉瘤相对于载瘤血管方向时也会较为困难。

（二）后交通动脉动脉瘤

DSA 造影时要确定后交通动脉（PCoA）的大小、是否为胚胎型，以及同侧大脑后动脉（PCA）P1 段的情况。如果是胚胎型 PCoA，填充弹簧圈时疝入 PCoA 可导致 PCA 区域的梗死。如果不是胚胎型 PCoA，在栓塞中可以部分或完全填塞 PCoA 的起源，来自后循环的逆行血流常可为 PCoA 的穿支供血。

（三）眼段和海绵窦段动脉瘤

考虑到夹闭眼动脉瘤时通常需要磨除前床突和（或）视柱，而且靠近硬脑膜环和海绵窦，需要同时显露颈部的颈动脉作为近端控制，视神经的位置可能使放置动脉瘤夹复杂化，眼动脉瘤栓塞治疗可能更好选择。

术前要充分了解眼动脉瘤颈与载瘤血管和任何侧支的关系，在介入治疗（EVT）前必须清楚眼动脉的起源，最大限度地减少其意外闭塞的可能性。眼动脉瘤的位置刚刚越过颈动脉虹吸段，在此处微导管进入动脉瘤和保持稳定都较困难，可以通过蒸汽塑形的技术来改善，也可使用球囊微导管作为支撑以提高导管的稳定性。

海绵窦颈内动脉瘤可能出现头痛、第Ⅲ～Ⅵ对脑神经症状等，海绵窦内动脉瘤破裂一般发生颈动脉海绵窦瘘。如果颈内动脉瘤侵及蝶窦，破裂后会继发危及生命的鼻出血。没有相关症状的小动脉瘤通常不需要 EVT，但要定期随访。窄颈的大型海绵窦颈内动脉瘤通常用弹簧圈栓塞即可，也可以采用血流导向装置治疗。

（四）颈内动脉终末和大脑中动脉分叉处的动脉瘤

颈内动脉分叉处有多个豆纹动脉穿过，分叉处动脉瘤常是宽颈动脉瘤，需要在支架或球囊辅助下进行弹簧圈栓塞。

大脑中动脉（MCA）动脉瘤位于大脑中动脉分叉处时，动脉瘤可能与 M2 分支关系密切，弹簧圈栓塞可能导致 M2 分支闭塞，发生严重的缺血性或血栓栓塞并发症。手术治疗大脑中动脉动脉瘤相对容易一些。

（五）远端椎动脉（V4）和小脑下后动脉动脉瘤

后循环（椎动脉、基底动脉、大脑后动脉）动脉瘤的治疗特别具有挑战性，哪种治疗方法最优还存在争议。

EVT 之前，必须确定小脑下后动脉（PICA）和脊髓前动脉的位置，如果这两条血管中的任何一条起源于动脉瘤壁上，应该考虑重建手术，保障脑干和脊髓的血供。如果 PICA 动脉瘤是窄颈的则能进行弹簧圈栓塞。

（六）基底动脉、小脑上动脉和大脑后动脉动脉瘤

基底动脉干的动脉瘤是梭形或延长扩张的，治疗非常困难，有使用多个支架、血流导向装置或重建技术的报道。对基底动脉尖动脉瘤更倾向于 EVT，使用球囊辅助时要尽量减少球囊充气时间，以降低上脑干、丘脑、小脑和 PCA 区域的缺血性和血栓栓塞并发症的风险。

小脑上动脉的动脉瘤适合进行 EVT，在远端基底动脉内使用球囊辅助，有助于弹簧圈栓塞。

PCA 动脉瘤常需要球囊或支架辅助弹簧圈栓塞。

三、窄颈动脉瘤的血流导向装置

血流导向装置治疗前循环的大型脑动脉瘤，常需要使用辅助技术（如球囊重塑、支架辅助），必要时还要同时进行弹簧圈栓塞。

四、闭塞和再治疗率

虽然首次栓塞动脉瘤后的出血率很低，但与手术夹闭相比，弹簧圈栓塞治疗脑动脉瘤的不完全闭塞、复发和（或）需要再次治疗的概率仍然较高。

（杨新宇　安秀虎）

第二节　颅内宽颈动脉瘤血管内介入治疗

宽颈动脉瘤是指颈部直径大于 4mm 或瘤体/瘤颈部比率小于 2 的动脉瘤。随着支架、球囊和弹簧圈技术的进步，以及血流导向装置的出现，现在宽颈动脉瘤的血管内介入治疗是安全有效的。

一、支架辅助弹簧圈栓塞

支架辅助弹簧圈栓塞是在梭形或宽颈动脉瘤的载瘤动脉内置入支架以防止弹簧圈脱出和动脉瘤复发。支架置入起到稳定动脉瘤内弹簧圈的作用，而且置入是永久性的，支架在载瘤血管内逐渐内皮化，有潜在的流动重塑效应。

支架置入存在血栓栓塞风险和使用抗血小板药物治疗的出血风险，支架辅助弹簧圈栓塞的并发症发生率比单纯弹簧圈栓塞术要高。

二、球囊辅助弹簧圈栓塞

BAC 治疗宽颈动脉瘤多用于结构更复杂的病变，如分叉部动脉瘤。球囊在弹簧圈释放过程中可以稳定弹簧圈和微导管，实现更致密的填塞。目前，支架辅助和球囊辅助动脉瘤栓塞的总体并发症发生率近似，但球囊辅助栓塞术后多数不需要抗血小板治疗。

三、血流导向装置

血流导向装置（flow diverter，FD）与老式的颅内支架相比，具有更大的金属覆盖度（30%～65%），这种设计通过减少搏动性动脉流入维持了大部分（但不是全部）通过支架和正常母血管的血流，同时保持了分支动脉和穿支动脉的通畅性。随着时间的推移，动脉瘤腔内血流的减少和血流动力的降低促进了动脉瘤血栓的形成和支架的内皮化，但保留了穿孔血管。FD 是治疗宽颈动脉瘤的理想选择，当 FD 置入与部分弹簧圈相结合时，可以进一步降低作用于动脉瘤腔内的血流动力，从而提高治愈率。

FD 治疗宽颈动脉瘤围手术期血栓栓塞、支架内狭窄和双抗血小板治疗出血等并发症发生率与其他支架相似，但 FD 特有的并发症还包括迟发性动脉瘤破裂和远端实质内出血。

四、破裂的宽颈动脉瘤

破裂的宽颈动脉瘤血管内治疗时发生血栓栓塞、术中破裂的风险增加，在栓塞破裂的动脉瘤时预置球囊微导管，可以在动脉瘤破裂的情况下快速充盈球囊，起到暂时止血的作用。

支架置入和 FD 需要双重抗血小板治疗，使得继发于抗血小板治疗或手术相关的并发症增加，如支架内血栓形成、颅内出血等。此外，蛛网膜下腔出血后如果发生脑积水，脑室-腹腔分流术时易出现脑室通路导管操作导致的出血性并发症。

（杨新宇　杨明昊）

第三节　血流导向装置治疗颅内动脉瘤

一、概　　念

血流导向装置治疗颅内动脉瘤是指使用血管腔内密网编织支架或扰流装置，改变动脉瘤颈部附近的血流，导致动脉瘤内血栓形成，同时保留载瘤血管和分支、穿支通畅，最终血栓机化和收缩导致动脉瘤闭塞的治疗方法。

二、血流导向装置的原理

支架孔隙度是支架开口面积占支架总面积的比例，金属表面覆盖率是金属表面面积占支架总面积的比例，它与孔隙度成反比。传统的颅内支架孔隙度在 90% 左右。孔隙率越低，闭塞动脉瘤的机会就越大。目前，大多数血流导向装置的孔隙度都在 70% 左右。密网支架血流导向作用显著降低了动脉瘤内的血流速度，却增加了载瘤动脉支架内的血流速度，导致动脉瘤内血流趋于停滞，血栓形成，最终将动脉瘤排除在循环之外。

另外，血流导向装置可以显著降低导致动脉瘤破裂的瘤壁剪切应力。一般情况下，动脉瘤壁面剪切应力越高，动脉瘤破裂的可能性越大。但放置血流导向装置后动脉瘤内的压力没有明显改变。

过渡区是血流导向装置血管内约束部分和瘤颈非约束部分之间的区域。如果动脉瘤颈宽大，血流导向装置很大一部分可能不被载瘤血管约束，由于血流导向装置的编织特性允许装置呈现一定程度的填充和拉伸，在这种情况下高孔隙率和低孔隙率区域可以在整个支架中形成，如沿着血管外曲线编织支架的孔隙可能会打开更大，或有更高的孔隙率。当过渡区孔隙度增加时，血流导向效果变差，导致动脉瘤继续被充盈，过渡区控制不佳，会出现支架贴壁不良与泄漏的问题。

三、血流导向装置抗血小板治疗的应用

为了防止严重的血栓并发症，采用血流导向装置治疗动脉瘤必须配合适当的抗血小板治疗。临床中需要测量血小板抑制率、出血时间等指标来评价阿司匹林、氯吡格雷的耐药性。

四、抗血小板治疗在破裂动脉瘤中的应用

由于潜在的出血风险，抗血小板治疗在急性蛛网膜下腔出血中的应用存在争议。采用血流导向装置时，抗血小板治疗与支架辅助弹簧圈栓塞具有相似的风险，需要谨慎使用。

五、潜在的并发症和特殊注意事项

（一）支架内血栓形成和血栓栓塞

血栓栓塞是血流导向装置带来的潜在并发症，一些病例没有临床症状，动脉瘤大小可能与这些事件的发生显著相关，但发生率似乎不受抗血小板治疗强度的影响。

（二）支架内狭窄和支架移位

支架内狭窄和支架移位报道较少。推测支架的移动和变细可能与支架的扭转有关。

（三）分支血管和穿支闭塞

使用血流导向装置的风险之一是分支血管或穿支闭塞，内皮细胞过度生长可能是穿孔性卒中发生的一个因素。

（四）迟发性同侧实质内出血

血流导向装置置入后，同侧脑内迟发性出血常发生在治疗后数天至数周。可能的原因包括缺血性病变的出血性转化、远端动脉导丝穿孔、双重抗血小板治疗等。

（五）动脉瘤性脑炎

血流导向装置治疗后动脉瘤迅速血栓形成与炎症介质的释放有关，MRI 可以发现动脉瘤周围的脑组织炎症现象。

（六）迟发性动脉瘤破裂

血栓形成，瘤内凝块体积增加，动脉瘤壁和血栓之间的血液积聚，新内皮化可能通过动脉瘤壁的退化导致破裂，另外动脉瘤内血栓缺氧，蛋白酶水解和炎症对动脉瘤壁具有破坏性。血流导向装置可能会导致部分血栓形成的动脉瘤破裂，因此，在处理巨大的颅内动脉瘤时辅以弹簧圈栓塞，可以加速血栓形成，预防动脉瘤破裂。

（七）置入血流导向装置后减轻脑神经功能障碍

脑神经功能障碍常见于大型和巨型动脉瘤。置入血流导向装置后，降低壁面剪切应力和动脉瘤内的血流速度，使动脉瘤搏动对脑神经的影响减小，动脉瘤逐渐形成血栓并最终收缩，占位效应进一步降低，术前的脑神经症状有望逐步缓解。

（八）动脉瘤复发

与支架辅助弹簧圈栓塞相比，血流导向装置动脉瘤复发率较小。

（杨新宇　苏景良）

第十五章　特殊类型动脉瘤及其治疗

第一节　颅内创伤性动脉瘤

颅内创伤性动脉瘤是头部外伤的罕见并发症之一，多见于穿透性颅脑创伤，如子弹和弹片伤、颅底骨折等；偶见于医源性损伤，如经蝶窦手术、鼻窦手术、乳突切除术、立体定向活检、内镜第三脑室造瘘术后等。

一、病　理　学

创伤损坏血管壁，可累及内膜、中层和外膜，发生假性动脉瘤、真性动脉瘤、夹层或动静脉瘘。真性动脉瘤中层内弹力膜破裂，瘤壁由内膜、外膜和其间的纤维组织组成。假性动脉瘤是血管破裂后由血肿演变而来，不具备血管壁的三层结构，但在血管造影上很难与真性动脉瘤区分开来。创伤性动脉瘤常发生在血管的远端或颅底，而不是囊状动脉瘤的近端分叉部位。

创伤性动静脉瘘是颅内动脉和静脉循环之间的异常沟通，最常见的是海绵窦段颈内动脉损伤破裂，出血进入海绵窦，称为创伤性颈内动脉-海绵窦瘘。

二、临床表现

颅脑损伤患者最初的体征和症状与原发性脑损伤有关，假性动脉瘤会导致颅内出血。如果动脉损伤与蝶窦骨折相通，可能发生危及生命的鼻出血，或表现为头部杂音、眼球突出、视力丧失、海绵状窦内面神经症状等。

三、诊　　断

外伤后出现蛛网膜下腔出血，要高度警惕颅内动脉瘤。CT 能显示出血、脑梗死和颅底骨折。脑血管造影是诊断的"金标准"，对眼眶翼点损伤、有颅骨穿透碎片，或出现蛛网膜下腔出血时，要积极进行脑血管造影。CTA 也可以作为筛查方法。

四、治　　疗

创伤性动脉瘤的治疗取决于动脉瘤的位置、血管损伤的类型，以及体征和症状。对于严重危及生命的脑出血患者，需要迅速清除血肿，并对血管损伤进行治疗。手术是传统的治疗方法，术前计划必须考虑切除受损伤血管的补救措施。颅内终末段血管的动脉瘤切除后发生缺血事件的概率较低；对颅底近心端的主干血管损伤，如颈内动脉假性动脉瘤，颈部颈动脉结扎术是紧急抢救的最后一线方案，术前应考虑做好血管旁路移植术的准备。有些动脉瘤可能既不能切除也不能旁路移植，可以考虑用人工血管材料行包裹术，或直接缝合血管的破裂口。

血管内治疗对于累及颅底、难以手术治疗的血管损伤越来越重要，颅底载瘤血管闭塞、使用液体栓塞剂等介入方法在辅助手术治疗时发挥了极大的作用。

（杨新宇　李天行）

第二节　感染性动脉瘤

感染性动脉瘤罕见，儿童发病率较高，特别是在感染性心内膜炎、脑室-腹腔分流术后。感染性动脉瘤发病率随抗菌药物的发展而相对下降，但免疫功能低下患者数量增加，这可能是感染性动脉瘤发病率增加的原因。

感染性心内膜炎（infective endocarditis，IE）患者，特别是左侧瓣膜疾病患者，易患感染性动脉瘤和神经系统感染性疾病。脑膜炎、海绵窦血栓性静脉炎、脑脓肿、硬膜下脓肿、颅骨骨髓炎和静脉窦感染等均可蔓延累及动脉壁引起动脉炎，进而导致动脉瘤形成。长期使用类固醇激素、免疫抑制药及罹患免疫缺陷病、静脉注射毒品、滥用广谱抗生素者与真菌感染有关，真菌反复感染可导致真菌性动脉瘤的发生。真菌性动脉瘤多为单发，体积较大，多呈囊状或梭形，血管闭塞更严重。

一、病理生理学

颅内感染性动脉瘤可分为血管内感染和血管外间隙感染两种。

血管内感染所致动脉瘤多为细菌感染所致，少数病例为真菌感染。血管内感染所致动脉瘤好发在血流量大、栓子易于停留的 Willis 环远端血管分叉部，最常见部位是大脑中动脉的远端。大量栓子可引起多发性感染性动脉瘤。

血管外间隙感染所致动脉瘤易发生于颅内 Willis 环的近端，常见部位有颈内动脉海绵窦段、基底动脉中段及椎动脉。

血管炎症过程主要涉及管壁外膜和肌层，肌内膜层和内弹力层最后受累。外膜和中膜出现多形核白细胞的浸润伴有内膜增生，受累血管有血栓形成。血管壁出现坏死、产生夹层，或囊性扩张都会导致出血。瘤壁与周围脑实质粘连紧密。抗生素治疗可以通过诱导动脉瘤壁和载瘤动脉的修复性纤维化来逆转这种损伤，但并不一定能防止动脉瘤的破裂。在临床上，感染性动脉瘤可出现形成、增大、缩小和消退的动态过程。

二、微生物病原学

在细菌性心内膜炎引起的动脉瘤中，发现的病原微生物主要包括链球菌和金黄色葡萄球菌，其他细菌有肠球菌、凝固酶阴性葡萄球菌、嗜血杆菌、放线杆菌、不动杆菌、假单胞菌、奈瑟菌和棒状杆菌等。但部分患者的血液或脑脊液微生物培养呈阴性。

感染性动脉瘤血管外间隙感染的细菌包括金黄色葡萄球菌、结核分枝杆菌、肺炎球菌、假单胞菌、布鲁氏菌、奈瑟菌等。

真菌性动脉瘤通常发生在免疫功能低下患者中，常见的真菌是曲霉菌，其次是枝孢菌和白念珠菌、隐球菌和球孢子菌、波氏足肿菌、星形诺卡菌。中枢神经系统的曲霉菌病常见于鼻旁窦的直接感染或血源性感染的间接播散。真菌性动脉瘤预后较差。

三、临床诊断

未破裂的感染性动脉瘤可没有症状。破裂的感染性动脉瘤患者可出现蛛网膜下腔出血或脑出血的症状。

当心内膜炎患者出现蛛网膜下腔出血或颅内出血时，应高度怀疑感染性动脉瘤。应行多角度或 3D-DSA，密切注意 Willis 环远端血管的情况，排除不容易发现的梭形小动脉瘤。颅内感染性动脉瘤经过适当的药物治疗可表现为生长和消退的周期性变化，需要进行持续 CTA 或血管造影随访。

MRI 和 MRA 诊断感染性动脉瘤具有无创、无辐射、准确识别脑实质病变等优点，但在急性出血和周围小动脉瘤的识别方面有局限性。

四、治　疗

大多数感染性动脉瘤处于未破裂休止期，应先关注患者的心血管感染状况并采取相应治疗。一旦诊断了感染性动脉瘤，应进行药物治疗和采取手术或介入技术。

（一）药物治疗

通过 DSA 诊断的未破裂感染性动脉瘤，应根据血培养的结果采用适当的抗生素保守治疗。抗生素必须能穿透血-脑屏障，并持续至少 4～6 周，其间每周重复 CTA 或 MRI，同时联合 DSA 检查，以确定动脉瘤的状态，直到动脉瘤消失。如果动脉瘤的大小和数量在抗生素治疗后无变化，要继续延长（＞6 周）药物治疗，需要更加高度重视随访检查。如果在治疗期间动脉瘤变大或出现新的动脉瘤，应紧急考虑更换抗生素或行手术或介入治疗。

（二）外科和血管内介入治疗

1. 指征

（1）经过充分药物治疗未破裂的感染性动脉瘤后，肿瘤仍增大或又新发动脉瘤时，应考虑非药物治疗。

（2）感染性动脉瘤破裂导致蛛网膜下腔出血或脑出血时，应进行外科治疗。

2. 手术要点　外科治疗感染性动脉瘤的疗效远比非感染性动脉瘤差，许多感染性动脉瘤患者合并严重的心脏病，增加了麻醉的风险。感染性动脉瘤和载瘤血管因炎症反应和组织坏死更加脆弱，常规的分离和夹闭感染性动脉瘤是比较困难的，只要病情允许应先给予短疗程抗生素，以促进瘤体的纤维化。

位于大脑皮质的动脉瘤常呈梭形，且结构脆弱，常与周围的脑组织有瘢痕性粘连，手术方式一般是阻断供血动脉并切除动脉瘤。载瘤血管远端血供需要侧支循环代偿来维持神经功能，术前必须对脑重要皮质功能区的血供影响进行充分评估，避免侧支循环代偿不足造成严重并发症。切除 Willis 环近端动脉瘤时，必须考虑联合血管重建技术来完成治疗。

血管内栓塞治疗适合于心功能严重低下以及其他不适于外科手术的患者，但介入操作中血管破裂的风险比非感染性动脉瘤高。对 Willis 环远端动脉瘤主要采用载瘤动脉闭塞法，优先采用 Onyx 栓塞；对近端病变往往需要支架辅助弹簧圈栓塞或血流导向支架来保留血管。

（杨新宇　杨宜藩）

第三节　颅内巨大动脉瘤

颅内巨大动脉瘤是瘤体最长径超过 25mm 的动脉瘤，自然病史致死率极高。随着显微镜、显微外科器械、颅底手术方法和旁路移植术的改进，通过神经血管外科、神经介入和神经麻醉等亚专科的多学科联合协作，颅内巨大动脉瘤的治疗效果有了显著的提高。

颅内巨大动脉瘤呈梭形或囊状，囊状动脉瘤常发生在动脉分叉部，与持续血流动力学影响有关，梭形或不规则扩张的动脉瘤可能与动脉粥样硬化、先天性动脉疾病或创伤性夹层有关。颅内巨大动脉瘤瘤壁缺乏肌层，弹力层出现变性。部分颅内巨大动脉瘤的生长是动脉瘤壁内反复出血、继发血栓形成与血肿内血管新生导致的。依据拉普拉斯（Laplace）定律，动脉瘤壁上的张力与动脉瘤的半径成正比，动脉瘤越大，血管壁的张力越大，破裂时出血更严重。

一、临　床　表　现

巨大动脉瘤由于瘤壁张力极高，破裂出血会形成蛛网膜下腔出血或脑实质内血肿。部分形成血栓的巨大动脉瘤，位于其远端区域的动脉可能出现栓塞现象。

破裂前由于瘤体占位效应，患者会出现动脉瘤位置相关的症状和体征。前循环巨大动脉瘤可出现痴呆和精神障碍、头痛、视力和视野缺损、眼外肌瘫痪、轻偏瘫和癫痫等；海绵窦段巨大动脉瘤破裂会引起颈动脉海绵窦瘘，如果漏出的血液突破到蝶窦或筛窦，会出现致命性的鼻出血。后循环巨大动脉瘤可表现为后组脑神经功能障碍，脑干明显受压时可出现延髓麻痹和轻度偏瘫，患者也可出现头痛、晕厥、精神障碍等，或表现出阻塞性脑积水、缺血性卒中等症状。

二、影像诊断

DSA 是诊断脑动脉瘤的"金标准"，可明确脑动脉瘤的位置、形态、邻近血管、侧支循环及远端脑灌注的信息，同时还能发现其他的颅内动脉瘤，便于同时治疗。缺点是仅显示瘤腔内充盈部分，当腔内有血栓占据时无法显示动脉瘤的真实大小；另外，当血流缓慢导致对比剂不能均匀填充腔内时，动脉瘤某些部位也不能很好地显示。

CT 和 CTA 能确定动脉瘤的大小、瘤壁钙化情况、动脉瘤及其载瘤血管和颅底的位置关系，但在血流动力学的可视化方面上不如血管造影。

MRI 可以显示动脉瘤对邻近脑和神经结构的压迫情况，还可以显示瘤内血栓，通过对血细胞的分解产物去氧血红蛋白、高铁血红蛋白和含铁血黄素等在 T_1 和 T_2 加权成像上特征性的信号表现，估计瘤内血块形成的时限，结合流空现象能反映动脉瘤内真实情况。

三、颅内巨大动脉瘤常用的手术入路

（一）经眶颧-翼点入路

眶颧入路是 Willis 环巨大或复杂动脉瘤的理想入路，可处理眼动脉瘤、床突旁动脉瘤、垂体上动脉瘤、颈内动脉-后交通动脉动脉瘤、脉络膜前动脉动脉瘤及 ICA 分叉部动脉瘤，通过磨除前床突显露 Glasscock 三角处的颈动脉，能更好地暴露颈内动脉床突段附近的病变。

（二）双额半球间入路

可处理位于大脑前动脉远端的病变，与翼点入路和眶颧入路联合使用，可术中控制 A1 段近端。

（三）后循环入路

后循环巨大动脉瘤的颅底入路包括眶颧入路、经岩骨入路和远外侧入路，以及用于更广泛病变的上述入路的联合入路。椎基底动脉区域适于远外侧入路，仅累及基底动脉中段区的病变适合经岩骨入路。

四、手术技术

动脉瘤手术的基本原则也适用于颅内巨大动脉瘤，如动脉瘤近心端血管控制、动脉瘤充分暴露、瘤夹和其他辅助技术的应用，以及在不能夹闭动脉瘤时替代技术的使用（如载瘤动脉阻断、动脉瘤缝扎术和动脉瘤切除、动脉瘤孤立术和旁路移植术等）。

（一）血管控制技术

血管控制技术对于巨大动脉瘤的手术治疗非常重要，可以在动脉瘤术中破裂时及时控制出血，为从周围结构中分离瘤顶提供安全保证，也是动脉瘤缝扎、切除，或血管重建时的基础。

动脉瘤位于颅底时，特别是颈内动脉 C_4～C_6 段动脉瘤，近端血管控制困难，可在颅外通过颈部切口暴露颈内动脉，或经 Glasscock 三角磨开颈动脉管对颈内动脉加以控制，或采取复合手术的方式，通过血管内球囊技术完成近端血管控制。

（二）动脉瘤夹闭技术

巨大动脉瘤在暴露出结构完整、边界清晰的瘤颈后，就有成功切除囊状动脉瘤的可能，同时动脉瘤夹夹闭瘤颈时要保持载瘤血管通畅。梭形或不规则扩张型巨大动脉瘤没有明确的瘤颈，流出血管和瘤体关系密切，往往不能采用夹闭的方法来消除动脉瘤，而需要采取动脉瘤孤立联合血管重建的策略。

直接夹闭巨大动脉瘤可采用几个夹子串联放置、重叠夹闭，或跨血管壁瘤夹的方式来夹闭瘤颈。瘤壁内动脉粥样硬化斑块会阻碍完全闭合，同时还须防止斑块脱落入主支血管引起载瘤动脉远端血管栓塞。

置夹成功后，应检查载瘤血管及相邻的神经或血管，确定没有血管扭曲、穿支动脉夹闭等情况，通过多普勒微型探头、术中脑血管造影评估载瘤动脉的通畅情况。

五、辅助治疗技术

部分巨大动脉瘤需要使用辅助手段来间接或直接夹闭动脉瘤。

（一）深度低温体外循环

深度低温体外循环可以减少血流，使动脉瘤皱缩成为可夹闭的动脉瘤，消除术中破裂的风险，也能对瘤顶进行操作。但深度低温体外循环与显著的手术并发症相关，有可能导致预后不良。

（二）间接动脉瘤闭塞

载瘤动脉闭塞（动脉瘤孤立术）是将携带巨大动脉瘤的主支血管进行 Hunterian 结扎，将动脉瘤排除在脑循环之外，仅用于直接夹闭失败的动脉瘤。载瘤动脉闭塞后，需要通过 Willis 环、软脑膜动脉吻合或旁路移植术来补充其血流量。术前可通过脑血管造影和临时球囊闭塞试验来评估。如果巨大动脉瘤本身发出的血管供应重要区域，则无法实行孤立术，如对基底动脉中段巨大梭形动脉瘤实行孤立术有可能造成供应脑干实质的穿支动脉缺血，导致脑干梗死，在这种情况下可以考虑仅行载瘤动脉的单侧阻断。

（三）旁路移植术

永久性闭塞血管前应先行球囊闭塞（BTO）试验，对侧支循环不足的患者进行血管重建，根据综合评价结果选择高流量或低流量旁路移植治疗。有时单纯应用旁路移植术可引起血流动力学改变，导致动脉瘤内血栓形成和消失。

颞浅动脉（STA）和枕动脉常用于大脑中动脉、大脑后动脉和小脑上动脉分支血管的低流量旁路移植。应用此技术时须充分考虑血流匹配的问题，避免供血血管口径小、绝对供血量不足的问题。桡动脉、大隐静脉在血管旁路移植术中能通过完成中、高流量旁路移植来增加供血。脑内的某些成对的动脉，如大脑前动脉（A2～A4 段）和小脑下后动脉（PICA 4～5 段），可以通过原位吻合术进行血管重建。如果载瘤血管和流出血管长度、直径匹配，可在切除动脉瘤后原位吻合各支载瘤血管。如果动脉瘤不能直接夹闭或进行载瘤血管重建，可通过穿刺抽吸或直接切开去除瘤内血栓的方法，减轻动脉瘤的占位效应，再对这些血管进行缝合或瘤夹夹闭等，重建血管，恢复血管原有的正常生理形态。

（四）血管内治疗

血管内技术，如可脱性球囊、栓塞性多聚 Onyx 胶、弹簧圈、支架，以及血流导向装置等已用于颅内巨大动脉瘤的治疗。介入闭塞不完全可导致动脉瘤复发、再出血和动脉瘤进行性扩大等。另外，血管内技术往往难以解决巨大动脉瘤的占位效应。

（杨新宇　赵　岩）

第四节　血管重建技术治疗颅内复杂动脉瘤和颅底肿瘤

1967年，Donaghy和Yasrgi首次报告了颅外-颅内（EC-IC）动脉旁路移植术。这项技术最初用于预防颈内动脉和（或）颅内动脉闭塞引起的缺血性卒中，但其疗效却始终未被证实有临床收益。但在处理不可夹闭的复杂性颅内动脉瘤和累及脑动脉主干的颅底肿瘤时，使用旁路移植联合载瘤动脉闭塞仍然是必需的技术保障。后来，Sundt、Ausman、Ito、Peerless、Hampt、Lawton、Sen、Sekhar、Spetzler、Martin等都曾在治疗上述病变时使用并完善了比项技术。

一、治疗动脉瘤中运用的血管重建术

颅内一些复杂的动脉瘤难以用常规动脉瘤夹闭技术治疗，如巨大或梭形动脉瘤基底部为载瘤动脉的一部分、瘤体上有动脉分支发出时难以夹闭；动脉粥样硬化或钙化的瘤壁增厚时夹闭动脉瘤，瘤颈有撕裂的危险或无法夹闭；部分弹簧圈栓塞后复发的动脉瘤无法夹闭。

治疗这类动脉瘤时可以采用近端结扎法（Hunterian法）以促使动脉瘤内血栓形成或载瘤动脉近、远端阻断使动脉瘤完全孤立的方法。这两种方法均扰乱了正常的脑血液循环，有导致脑灌注不足的缺点。如果侧支循环不良，需要行血管重建以避免因近端阻断或孤立所带来的脑缺血并发症。

二、治疗颅底肿瘤中运用的血管重建术

脑膜瘤、神经鞘瘤、垂体腺瘤和脊索瘤等前、中颅底肿瘤，常部分或完全包裹、侵入岩骨和（或）海绵窦段的颈内动脉，也可能非常紧密地黏附于颈内动脉，如果要完全切除肿瘤，只能将颈动脉与肿瘤一起切除。但对于一些良性肿瘤，即使术后遗留少量的肿瘤附着在血管上，保持动脉完整，后期采用综合治疗的方案，在肿瘤复发和保证重要血管功能上保持平衡，也是可以接受的选择。只有在牺牲颈内动脉或其他颅内大动脉才能完全切除并可治愈肿瘤时，再考虑旁路移植和牺牲颈内动脉。术前应行血管造影和球囊闭塞试验（包括低血压刺激试验或脑血流监测），评估识别不能够耐受颈内动脉牺牲的患者。

旁路移植血管重建术可以作为一个分期的、单独的步骤进行，或与肿瘤切除同时进行。一般有4种血管重建：大隐静脉移植取代颈动脉（Ⅰ型）；从颈内动脉或颈外动脉放置大隐静脉，连通至MCA或其他颅内血管（Ⅱ型）；STA可与MCA直接吻合（Ⅲ型）；直接颅内血管重建旁路移植术（Ⅳ型）。

三、手术技术

（一）术前计划和准备

术前研究影像学资料做好计划，确定动脉闭塞的最佳位置、明确侧支循环情况，以及预期的旁路移植受体和供体血管的大小和位置。术前给予阿司匹林预防血栓形成和吻合口闭塞，同时给予预防癫痫药物，避免服用类固醇，控制血糖。

（二）术中检测和风险管理

监测每个病例的脑电活动和诱发电位。脑电图（EEG）监测术中输注代谢抑制剂（如巴比妥类药物、依托咪酯或丙泊酚）过程中的突发抑制。诱发电位监测反映了旁路移植术过程中感觉皮质、皮质下和脑干通路的活动。

术中脑动脉闭塞期间可控制患者在轻度低温（34~36℃）状态，给予代谢抑制治疗，提供脑保护。手术过程中不使用全身肝素化治疗，可用抗凝血药物局部管腔内冲洗旁路移植供体和受体

血管及吻合口。

（三）血管重建的类型

载瘤动脉闭塞和脑血管重建术使用 STA、枕动脉、桡动脉或大隐静脉作为旁路移植血管，在颅内动脉闭塞远端吻合，分为 4 种旁路移植类型。

1. Ⅰ型旁路移植——静脉替代移植　Ⅰ型旁路移植术是从载瘤动脉近端闭塞部位到载瘤动脉远端之间接入移植静脉的手术方式，主要用于颅外颈动脉动脉瘤或颈肿瘤手术中重建颈动脉。由于需要较长的颈内动脉闭塞时间，一般要做好术中转流。

2. Ⅱ型旁路移植——大隐静脉或桡动脉颅外-颅内旁路移植　Ⅱ型旁路移植术在颅外颈动脉和颅内主要支血管之间移入移植的大隐静脉。闭塞动脉主干时，旁路移植术管道必须提供足够的血流量。MCA 正常血流量约为 250ml/min，PCA 略少，STA 仅提供 15～30ml/min 的血流量，移植大隐静脉管道的血流量通常为 70～140ml/min，术后可逐步超过 250ml/min。

大隐静脉平均直径为 4～5mm，可以支持整个主要动脉区域的血供循环。但静脉移植物长期通畅率较低且容易扭结，大隐静脉和颅内血管之间可能存在口径不匹配的问题。为此，也可以使用桡动脉作为移植管道，其直径约 3.5mm，血流量在 40～70ml/min 之间。

对于复杂动脉瘤，尤其是只能闭塞近端的延长扩张和梭状动脉瘤，大隐静脉、桡动脉高流量旁路移植术，有过度逆行充盈、动脉瘤保持灌注继续扩大甚至破裂的风险。STA 旁路移植或双支 STA 旁路移植也可以提供相对充足的血液供应，可作为前循环动脉瘤血管重建首选的治疗方法。

（1）颅外颈动脉-大脑中动脉间大隐静脉旁路移植术：常采用大隐静脉在颈部行端端吻合到颈内动脉的近端残端，或端侧吻合到颈外动脉，在颅内远端行端侧吻合。术中翼点开颅后，显微镜下打开外侧裂，暴露颈动脉分叉至 M3 段大脑中动脉，选定理想的 M2 段或 M3 段动脉无穿支血管作为受体部位。同时暴露颈部颈动脉与颈内动脉、获取大隐静脉，用冷却的肝素化生理盐水冲洗和适度充盈，注意标记静脉的方向，避免静脉扭转和静脉瓣反向阻止血流。从颧弓根部后的开颅切口到颈部切口打通皮下隧道，穿过移植的大隐静脉，首先进行颅内吻合术，此时要给予患者巴比妥类药物并将血压稳定在患者基线血压以上 10%～20% 之间。临时阻断 MCA 10～15mm，线性切开 MCA，长度与移植静脉口径相匹配，用 8-0 尼龙丝线缝合，将静脉固定在 MCA 分支上。吻合术完成后，恢复血流，停用巴比妥类药物。

将移植静脉在皮下隧道出口轻轻拉入颈部切口内，消除松弛和冗余。近端吻合口可以端端吻合到 ICA，也可以端侧吻合到 ECA。6-0 尼龙丝线缝合完成后，去除临时闭塞夹，用多普勒评估确认血流信号正常。关颅时注意保护移植静脉。

（2）颈外动脉-大脑后动脉间大隐静脉旁路移植术：对不可夹闭、后交通动脉侧支循环不足的基底动脉瘤，采用闭塞基底动脉或双侧椎动脉的策略时，需要用 ECA-PCA 大隐静脉旁路移植术来治疗。由于手术较困难、相关风险较大，该手术仅在治疗基底动脉瘤破裂蛛网膜下腔出血但无法夹闭或介入栓塞，或症状与占位效应相关并进行性加重时考虑。

通常采用颞下入路暴露 PCA，可过腰椎穿刺蛛网膜下腔留置导管引流脑脊液，充分放松大脑，安全抬高颞叶。在 P2 段近端分离出 20～25mm 无脑干穿支血管的节段进行吻合。颈动脉暴露、静脉移植采取类似颈动脉-MCA 旁路移植术的方式穿过皮下隧道。拟行吻合前，先给予巴比妥类药物，再临时阻断 PCA，用 8-0 尼龙缝合线将大隐静脉吻合到 PCA 上。颅内吻合完成后，在颈部将大隐静脉与 ECA 端侧吻合，完成手术。

3. Ⅲ型旁路移植——头皮动脉（颞浅动脉或枕动脉）颅外-颅内旁路移植　Ⅲ型旁路移植术使用有蒂的头皮动脉作为供体血管（如 STA 或枕动脉）来完成这种类型的旁路移植术，适用于比 Ⅱ型手术血流量需要更低的旁路移植术。这些移植动脉容易获得，有良好的通畅率，主要缺点是流速较低。STA 提供 15～30ml/min 的流量，使用 STA 的两个分支与目标区域的两个受体分支进行吻合，可以增加供血量。枕动脉的口径和血流速度与 STA 相似，采集和吻合略困难。STA 可用于 MCA 区域的血管重建，也可通过 SCA 或 PCA 的远端为后循环建立旁路移植。枕动脉最常用到 PICA 的旁路移植，也可用于 AICA 的血管重建。

（1）STA-MCA 旁路移植术：术前血管造影应包括单独的 ECA 摄影，以确定 STA 分支的通畅程度、走行和口径。选择术前血管造影中最大的 STA 分支作为供体血管，游离 STA 要到达颧弓水平，保证足够的长度和口径。

开颅暴露外侧裂，选取 10mm 长的 M3～M4 段作为受体动脉（直径≥1mm），可同时使用 STA 额叶和顶叶分支，对整个 MCA 区域进行血管重建。在开始吻合前给予患者巴比妥类药物，沿 MCA 长轴切开 3～4mm，用肝素化生理盐水冲洗血管，在 STA、MCA 均无张力下，用 9-0 或 10-0 尼龙缝合线完成吻合，先打开远端 MCA 临时夹，检查是否有大的渗漏，止血后用无菌多普勒探头检查血管是否通畅。关颅时注意保护 STA。

（2）枕动脉-PICA 旁路移植术：采用枕下乙状窦后入路，患者取侧卧位，手术侧朝上，头部中度屈曲。头皮取"曲棍球棒"状切口，横支位于上颈线上方 1cm 处，在枕部皮下和肌肉组织中剥离出枕动脉，暴露枕骨、C_1 后弓和 C_2 椎板。开颅范围从中线向外延伸到枕髁区域。硬脑膜打开后，抬起小脑扁桃体在延髓背侧表面暴露 PICA 尾袢，给予巴比妥类药物后，以类似于 STA-MCA 旁路移植术的方式完成吻合。

（3）STA-SCA 旁路移植术和 STA-PCA 旁路移植术：后交通动脉过于细小，侧支血流少时，STA-SCA 或 STA-PCA 旁路移植术可以代替 ECA-PCA 旁路移植术。分离 STA 后，行颞瓣开颅，引流脑脊液和抬高颞叶，在脑干外侧暴露 SCA 或 PCA，给予巴比妥类药物后，将 STA 与受体动脉参照 STA-MCA 吻合术的方式完成吻合。

4. Ⅳ型旁路移植——直接颅内血管重建术　Ⅳ型旁路移植术只涉及颅内相邻的脑动脉，避免了获取颅外移植血管（STA、大隐静脉或桡动脉）的操作，减小了手术的侵袭性，适用于移植血管难以到达的深部受体血管，如大脑半球间的一侧胼胝体周围动脉至另一侧胼胝体周围动脉旁路移植，在解剖学上也更接近自然结构。技术难度高是该技术的缺点。

这种手术包括动脉瘤切除后的端端吻合、两个相邻颅内动脉的侧侧吻合、两条脑动脉的端侧吻合等，如 ACA3/4-ACA3/4 吻合、PICA-PICA 吻合、相邻 MCA 分支之间的 MCA-MCA 吻合等。

四、术后管理

术后继续服用阿司匹林，维持正常的血容量和正常的收缩压，CT 扫描评估术后脑组织情况，排除硬脑膜下或硬脑膜外血肿。触诊旁路移植血管搏动或用多普勒探头来确认术后血管通畅。可以进行血管造影来评估移植血管的通畅性、排除吻合口狭窄、确认动脉瘤血栓形成。

五、并发症

1. 最严重的急性并发症是早期移植血管闭塞。如果对旁路移植的血管通畅情况有疑问应进行血管造影，及时发现和修正移植血管严重狭窄或闭塞。

2. 动脉瘤破裂是另一种术后并发症，动脉重建后血流动力学的改变可导致动脉瘤破裂。

3. 旁路移植吻合时暂时动脉闭塞的时间过长，术后可能会有明显的缺血性神经功能缺损。

4. 旁路移植的长期通畅取决于移植血管的类型，颞浅动脉移植的通畅率最大，静脉移植物的闭塞随着时间的推移增加。

（杨新宇　赵　岩）

第五节　脑血管亨特结扎术

亨特结扎术（Hunterian ligation）是治疗动脉瘤历史上最古老和最后采取的手段，来治疗那些外科手术难以达到且不能进行支架置入的动脉瘤。亨特结扎术需要永久牺牲载瘤动脉，以防止血液进入动脉瘤，是一种破坏性的方法。

随着血流导向装置等新技术的不断发展，亨特结扎术的应用越来越少。目前，血管结扎仅应用于高度复杂的梭形动脉瘤、出血性卒中、血管性肿瘤、动静脉畸形、动静脉瘘和动脉夹层等少数情况。

拟行闭塞血管前，应进行脑血储备试验（cerebrovascular reserve test，CRT），评估闭塞试验期间和之后的远端脑灌注情况。如果 CRT 证实侧支血流不足，在永久闭塞前必须进行旁路移植术，以预防缺血性卒中。CRT 的实施方法包括临床神经评估、神经生理监测、脑血管造影和脑血流动力学灌注评估，以及额外负荷试验，如球囊闭塞试验（ballon occlusion test，BOT）+低血压试验。

BOT 是在载瘤动脉内放置球囊导管，充盈后暂时闭塞载瘤动脉，评估血管闭塞后侧支循环代偿是否充足的一种方法，也称为 Matas 试验。试验结果主要取决于侧支血流量、病变位置，以及相关区域先前受损的情况。额外的负荷试验是通过药物将平均动脉压降至患者基线的 66%，维持 20min，其间每 5min 检测一次患者的神经科情况，一旦出现脑缺血征兆，则需停止试验。

（杨新宇　赵　岩）

第十六章　脑和脊髓血管畸形

根据病理和解剖学特征，经典的血管畸形分为脑动静脉畸形（cerebral arteriovenous malformation，CAVM）、硬脑膜动静脉瘘（dural arteriovenous fistula，DAVF）、海绵状血管畸形（cavernous malformation，CM）、发育性静脉畸形（developmental venous anomalies，DVA）和毛细血管扩张症等。目前，颅内血管畸形的诊治还有很多待解决的问题，需要将医疗风险（显微外科、放射外科、介入治疗的风险）与疾病过程的自然风险（出血、致残率和死亡率）进行比较，尽可能作出正确的预期判断，为患者提供适当的治疗建议。

第一节　脑动静脉畸形

CAVM 是一种由供血动脉、引流静脉和二者之间异常血管团连接组成、管路结构复杂、无毛细血管床的血管异常。动脉压直接传递到静脉结构，导致静脉高压、血流增加、血管扩张和扭曲，静脉管壁增厚动脉化，周围脑组织有明显的胶质增生。动静脉畸形合并动脉瘤者较为常见，静脉曲张多见于静脉引流不畅的动静脉畸形，二者与出血风险相关。动静脉畸形周围可形成扩张的软脑膜毛细血管网，可能是手术切除的动静脉畸形复发的原因之一。

脑动静脉畸形又可分为动静脉瘘畸形、软脑膜动静脉畸形、脑实质动静脉畸形、隐匿性动静脉畸形。大多数动静脉畸形位于幕上，小脑是颅后窝 CAVM 最常见的部位。

一、自　然　史

出血是未经治疗的脑动静脉畸形最危险的情况，有很高的致残率和死亡率。未破裂脑动静脉畸形患者每年发生出血的总体风险为 2%～4%，年再出血率为 4%～18%，每次出血的死亡率为 10%～15%，高达 50% 的患者因 CAVM 出血而遗留某种形式的残疾。颅后窝出血与较高的死亡率相关，实质内出血致残的比例较高。在首次出现非出血性症状后的前 5 年，是出血风险最高的阶段。深部/单一深静脉引流和大型 CAVM 是再出血的影像学危险因素。

随着时间的推移，CAVM 可能增大、保持稳定、缩小或完全消退。有 2%～3% 的 CAVM 患者可以自发性消退，原因包括低血流量、动脉粥样硬化、栓子或夹层导致供血血管闭塞等。

二、临床表现

脑动静脉畸形常在 40 岁左右出现症状，表现为颅内出血，或非出血性症状（如癫痫发作、局灶性神经功能缺损等），也可偶然发现。

颅内出血以脑实质内出血最常见，其次是脑室内出血和蛛网膜下腔出血。大多数患者在 20～40 岁时第一次出血，每次出血的死亡率和致残率为 10%～30% 和 20%～30%。15%～35% 的脑动静脉畸形患者以癫痫为首发症状。癫痫发作的原因有病变占位效应、皮质刺激、动静脉盗血、脑组织缺血或出血、神经元损伤和胶质增生等。浅表、大的（>6cm）动静脉畸形和位于额叶或颞叶的动静脉畸形易出现癫痫发作。少数患者会有进行性的或永久性的局灶性神经功能缺损，其进展可能是反复小出血、病灶占位效应、脑缺血和盗血等长期影响的结果。

三、影像学表现

脑动静脉畸形 CT 上表现为等信号或稍高信号的丝状或团状血管，强化明显。25%～30% 的病例有钙化，急性发病可见出血。

脑动静脉畸形 MRI 检查，典型表现在 T_1 和 T_2 加权成像上呈密集的"蜂窝状"流空影。如果已破裂出血，MRI 能明确反映出血的大小、位置及邻近脑组织的继发性改变，如占位效应、水肿和缺血性改变等。

在脑动脉造影上，脑动静脉畸形表现为供血动脉增粗、静脉迂曲扩张，出血或静脉曲张可表现为占位效应。动静脉分流与引流静脉的异常早期显影是动静脉畸形的特征。通过动脉造影可以识别供血和引流血管，以及相关的血管异常，如动脉瘤。虽然动脉造影高度敏感，但在急性出血或自发性动静脉畸形血栓形成后可能呈阴性。血管造影显示与 CAVM 出血风险相关的因素有单一深静脉引流、引流静脉狭窄、脑室周/颅后窝病灶、病灶内动脉瘤、合并动脉瘤和静脉扩张等。

四、脑动静脉畸形的治疗

脑动静脉畸形涉及血流动力学、脑组织神经功能等复杂问题，治疗方法多样，治疗过程中存在相当的不确定性，因此，动静脉畸形治疗的出发点应基于治疗风险低于假设不治疗情况下患者终身累积风险的原则。

（一）术前评估

治疗脑血管畸形前，一方面需要了解脑动静脉畸形周围相邻脑皮质、深部核团、传导束等结构的解剖位置和功能，另一方面需要对脑动静脉畸形本身的血管结构特征进行分析，来评估与治疗相关的风险。

采用动静脉畸形分级对手术风险进行评估。Spetzler-Martin 分级系统是被广泛接受的手术风险评估分类方法之一，对 CAVM 的大小、位置和引流情况进行了分级。Spetzler-Martin 分级系统描述如下。

（1）动静脉畸形的大小：通过 DSA、CT 或 MRI 测量动静脉畸形病灶的最大直径，将动静脉畸形分为小（<3cm）、中（3~6cm）或大（>6cm）型，可以作为分析供血动脉多少、通过畸形血流量、对邻近大脑影响程度的间接指标。

（2）发病部位脑功能：有功能的脑组织区域的畸形，如果术中受到损伤，可能导致神经功能丧失，这些区域包括感觉皮质、运动皮质、语言皮质、视觉皮质、下丘脑、丘脑、内囊、脑干、小脑蚓部及小脑深部核等。

（3）静脉引流方式：由皮质静脉系统组成的引流静脉属于"浅表静脉引流"，颅后窝 CAVM 直接流入硬脑膜窦的小脑皮质静脉属于"浅表引流"。通过大脑内部深静脉系统引流属于"深静脉引流"，深静脉引流表明动静脉畸形涉及脑室壁或位于大脑的深层区域，有深穿支动脉供血，有更多的手术风险。

动静脉畸形 Spetzler-Martin 分级越高，手术切除的难度和风险越大。低级别动静脉畸形（Ⅰ级和Ⅱ级）切除后的并发症发生率低，常采用手术治疗。高级别动静脉畸形（Ⅳ级和Ⅴ级）切除后并发症发生率常常高于自然史风险，因此多采用保守治疗。Ⅲ级动静脉畸形是一组不同类型的情况，手术风险各有不同，其中 S1V1E1 类 CAVM 与低级别动静脉畸形手术风险相似，可以通过显微手术安全切除；S2V0E1 类手术风险与高级别动静脉畸形相似，最好采用保守治疗；S2V1E0 类手术风险中等，需要慎重选择手术。

（二）动静脉畸形出血风险因素

小型动静脉畸形供血动脉压力高，出血的风险较高；脑深部和幕下动静脉畸形有较高的出血风险；单支引流静脉，引流静脉狭窄或扭曲造成静脉引流障碍者，有较高的出血风险。有这些特征的动静脉畸形应考虑进行手术切除。

（三）动静脉畸形合并动脉瘤的治疗策略

动静脉畸形合并动脉瘤是常见情况，动脉瘤可位于畸形内、供血动脉上，或与畸形无关的动脉瘤。

如果脑出血是由动脉瘤引起的，应首先通过外科夹闭或血管内介入来治疗动脉瘤，然后在适合的情况下对动静脉畸形进行治疗。如果动脉瘤动静脉畸形关系紧密，则必须先确定是否可以通过手术切除或栓塞来治疗动静脉畸形，如果动静脉畸形可以治愈，则应同时进行动脉瘤和动静脉畸形的治疗，否则应先对动脉瘤进行治疗，再治疗动静脉畸形（手术、血管内栓塞或放射治疗）。

如果出血是由动静脉畸形引起的，在血肿不需要紧急手术的情况下，对患者应采取保守治疗，控制血压、减少脑水肿。在血肿吸收后（4～6 周）复查血管造影，按择期治疗的原则治疗动静脉畸形和动脉瘤。

如果不能确定脑出血的来源，应在可能的情况下对两者都进行治疗，否则应首先治疗动脉瘤，因为动脉瘤破裂的风险和不良后果都明显高于动静脉畸形。

对没有出血或偶然发现的合并动静脉畸形的颅内动脉瘤，处理方法取决于动脉瘤的类型特点，如果动静脉畸形拟通过放射外科治疗，宜先行动脉瘤介入栓塞。

（四）手术医师因素

外科医师的个人经验、手术能力是重要的考虑因素。大多数有能力的神经外科医师都能安全地切除位于大脑非功能区的小动静脉畸形，但对于更复杂的病变最好是由神经外科专门从事脑血管亚专业的医师处理。专科医师应熟悉文献资料，结合个人经验，向患方说明不同的治疗方案及其风险和收益，明确患者特异的最好或最适合的治疗方案（包括保守治疗）。

（五）治疗

治疗脑动静脉畸形的主要目的是预防畸形出血、控制癫痫发作和防止神经功能恶化等。目前，动静脉畸形的治疗方案包括显微外科切除、术前血管内栓塞后再显微外科切除、单纯立体定向放射外科手术、术前血管内栓塞后再放射外科治疗、单纯血管内栓塞和保守观察等。

1. CAVM 的血管内介入治疗

（1）策略：血管内栓塞的目的是争取治愈性闭塞，或者作为开刀手术或放射外科治疗前的辅助治疗。辅助血管内栓塞可以栓塞病变的深部供血，让手术切除更安全；可以有效缩小或分隔高级别病变，使其更适合放疗或显微手术。分期栓塞动静脉畸形可使局部和区域血流动力学参数逐步正常化，从而降低显微术后恶性脑水肿和出血的风险。放射治疗前手术栓塞是治疗脑动静脉畸形的辅助策略，术前栓塞可减少 CAVM 体积，减少潜伏期风险，减小扩辐射特性。

针对血管构筑薄弱区域，如血流动力学动脉瘤、高流量瘘等，进行局部姑息性栓塞，可降低出血风险或改善与动静脉畸形相关的症状（如癫痫发作、局灶性缺损）。

（2）栓塞材料：Onyx 是在二甲基亚砜（DMSO）中溶解的乙烯-乙烯醇共聚物（EVOH）与粉化钽的非黏附混合物。当该混合物与血液等液体接触时，DMSO 扩散到血液中，EVOH 沉淀，形成固体。Onyx 的发展在神经介入治疗中发挥了重要作用，它的聚合时间较长，可以更好地在病灶中弥散。高流量 CAVM、供血动脉向脑干或脊髓发出重要穿动脉的动静脉畸形不适合 Onyx 栓塞。

2. 血管内管理伴相关并发症的治疗　动静脉畸形栓塞的并发症常分为围手术期和迟发的并发症。动静脉畸形栓塞术后最常见的致残原因是脑出血，可发生在术中导管操作过程中，也可发生在术毕撤出微导管时，栓塞材料进入引流静脉造成畸形病灶内压力增高也可造成出血。其他并发症包括脑缺血导致暂时性或永久性的局灶性神经功能缺损、癫痫发作、微导管粘连无法取出等，长期并发症是动静脉畸形完全或部分再通或复发。

3. 显微外科切除

（1）手术的时机：对动静脉畸形破裂颅内出血但无明显神经功能缺损的病例可延迟手术（4～6周），此期间再出血的风险相对较低；随着血肿液化、周围水肿消退，以及脑组织损伤修复，有利于CAVM的治疗。在出血危及生命的情况下，急诊手术应以减压、止血为主，不去探查处理血管构筑不明的动静脉畸形。

（2）手术技术：术中血管造影适用于所有动静脉畸形手术。对于脑皮质动静脉畸形，开颅范围要在病灶周围边缘扩大几厘米，方便识别皮质血管的解剖结构、分辨供血动脉，观察阻断供血后动脉化引流静脉颜色的变化等，并方便与脑血管造影进行比较，或控制周围脑组织出血。

打开硬脑膜要避免损伤附着的浅静脉，如果在皮质表面看不到动静脉畸形，可沿浅表动脉化的引流静脉追行到畸形处，或沿着浅表的供血动脉到达畸形，术中超声和导航引导也有助于寻找畸形。可以在靠近病灶的位置临时阻断大的供血动脉，确认阻断的血管与正常的脑组织供血无关，逐步阻断其余的动脉，保持主静脉引流完好，最终全部切除畸形。如果准备早期切断静脉，宜先暂时阻断静脉，确保病灶不肿胀或出血后再电凝切断。

如果动静脉畸形位于大脑的非功能区域，可以在距离动静脉畸形几毫米的地方切除动静脉畸形。如果动静脉畸形位于或紧邻功能区域，必须在保护脑组织的前提下对动静脉畸形进行操作，可在动静脉畸形的主要动脉供应被阻断、病灶充盈显著减轻后，尝试用低功率双极电凝将畸形从脑组织内温和地电凝回缩。如果切除中动静脉畸形出血，可在出血点上放置一个棉条，轻轻按压止血。切除供血动脉后，主要引流静脉的颜色会变为蓝色。切除畸形并完成止血后，升高患者平均动脉压15～20mmHg并维持约10min，在此期间对任何出血都要高度怀疑是否为残余的动静脉畸形出血，应仔细检查，有条件时可进行术中血管造影，以确认完全切除动静脉畸形。关颅后控制患者血压正常或略低于正常水平24h。

（3）并发症：①出血和脑实质损伤是动静脉畸形切除过程中常见的两种并发症。②术后出血是残留病灶或止血不充分的结果。术中血管造影对解决病灶残留问题非常关键。③癫痫是常见并发症，幕上动静脉畸形切除后至少行6个月的抗癫痫治疗。④正常灌注压力突破是动静脉畸形切除后导致血流动力学改变，出现脑水肿伴或不伴出血的现象，称为正常灌注压力突破。大型高流量畸形常有从周围组织盗血的现象，是正常灌注压力突破的高危因素，术前选择性栓塞具有这些高危特征的病变对避免正常灌注压力突破有帮助。⑤其他并发症，还包括逆行供血动脉血栓形成、逆行静脉血栓形成、血管痉挛等。

五、Ⅳ级和Ⅴ级脑动静脉畸形的综合治疗

巨大CAVM是一种罕见但治疗异常困难的CAVM，与较小的CAVM相比，并发症发生率和死亡率通常更高，但较大的CAVM出血率略低于较小的CAVM。Spetzler等近来将5级Spetzler-Martin分级简化为3级Spetzler-Ponce分级方案，其中Ⅰ、Ⅱ级合并为一级，Ⅳ、Ⅴ级合并为一级。巨大CAVM属于Spetzler-Ponce C级CAVM，包括先前的Ⅳ级和Ⅴ级CAVM。

（一）巨大CAVM的血流动力学

巨大CAVM供血动脉内的压力低于正常脑动脉内的压力，引流静脉内的压力高于正常静脉压。正常情况下，供应CAVM附近脑组织的血液会优先流向CAVM，是一种盗血现象，能引起与CAVM邻近脑组织的缺血性症状。邻近的正常脑动脉为了维持血流量，通过自主调节来扩张管腔，如果动脉扩张的时间过长会丧失快速收缩的能力。当CAVM被去除时，这些血管会受到更高的压力，导致周围脑实质水肿和出血，称为正常灌注压力突破。容易出现正常灌注压力突破的CAVM特征，包括血管造影供血动脉明显扩张但周围脑血管充盈不良、盗血引起脑缺血等。

（二）临床特点

巨大 CAVM 可引起头痛、癫痫或出血，也可通过脑血管盗血引起短暂或进行性神经功能障碍。

（三）诊断

1. DSA 是评价 CAVM 的"金标准"。需要进行 6 支血管造影，以便完全了解所有供血动脉的来源、AVM 的大小和形态、引流静脉的数量和方向；记录由于巨大 CAVM 导致的大量盗血现象。

2. MRI 能显示 CAVM 周围组织的解剖构成、与颅内重要结构的位置关系、反映以前出血的痕迹、显示引流静脉的大小和方向、辅助规划立体定向放射手术等。功能 MRI 可显示 CAVM 邻近的白质纤维束和大脑功能区。

（四）治疗

1. 巨大 CAVM 的治疗策略 Ⅳ级和Ⅴ级 CAVM 单独手术的风险远高于小型 CAVM，较大病变可能需要分期手术切除，或联合显微外科、介入栓塞和立体定向放射外科的多模式治疗。切除巨大的Ⅳ级和Ⅴ级皮质 CAVM 有可能导致运动或感觉功能障碍（额/顶叶）、视野缺损（枕叶）、记忆障碍、认知和人格改变（扣带回和胼胝体）。基底节和丘脑深部 CAVM 的治疗可导致偏瘫、感觉缺陷、言语障碍、认知和记忆问题。

年轻患者因为较强的脑组织康复能力和逐年累积的破裂风险，在Ⅳ级和Ⅴ级 CAVM 治疗中获益风险比稍好；Ⅳ级或Ⅴ级 CAVM 患者在破裂后有血肿明显占位效应时，应紧急清除出血并止血，但不要试图切除 CAVM，出血后 4～6 周血凝块液化时再处理 CAVM，限期治疗可以让患者有机会稳定身体状态、改善神经功能、使部分脑血流动力学正常化；如果患者经过立体定向放射手术和（或）介入栓塞，仍然再次出血，则应考虑包括手术切除在内的新一期综合治疗方法。

Ⅳ和Ⅴ级 CAVM 治疗的禁忌证包括 CAVM 出血导致患者临床状况危重、缺乏手术治疗的医学条件、年龄过大等；无症状或症状轻微的Ⅳ和Ⅴ级 CAVM 患者宜临床观察，不宜进行治疗。

Ⅳ级和Ⅴ级巨大 CAVM 的供血动脉和引流静脉复杂，最好的治疗方案是使用两种或多种治疗模式进行分期治疗。

2. 介入栓塞 巨大 CAVM 的治疗通常以介入栓塞为第一步，先于手术或放疗。2-氰基丙烯酸酯正丁基（NBCA）、Onyx 是最常应用的栓塞剂。栓塞的主要目的是减少 CAVM 的体积和血流量，以使后续的显微外科和（或）放射外科治疗更安全、更有效。

巨大 CAVM 栓塞常分为几个阶段进行，一次完成全部 CAVM 栓塞往往有较大的出血风险。栓塞常需要经过多根供血动脉血管为途径插管注胶，以达到最佳栓塞效果，必须避免胶或颗粒进入正常的脑皮质或脑深部核团的供血血管引起梗死。

3. 立体定向放射外科 放射手术后 CAVM 闭塞的主要机制是血管内膜增生、进行性供血动脉狭窄等导致最终闭塞。这种消除过程通常需要 2～3 年的时间。立体定向放射外科是治疗位于脑功能区小型和中型 CAVM 的主要方法。

对大于 3cm 的 CAVM 立体定向放疗的各种局限性变得明显，这些 CAVM 的闭塞率更低，并发症发生率增高。为了改善大型 CAVM 的放疗闭塞率，可采用分期或重复放疗的方法，放疗在 6～9 个月内进行，重复放疗在 3～4 年内进行，以减少放射线的不良影响并提高闭塞率。另外一种有效的方法是先行介入栓塞、后行放疗，通过栓塞减小 CAVM 体积，为放疗创造有利条件。

4. 显微外科手术 分期栓塞和（或）放疗后如果存在手术切除的指征，须在经过充分论证自然风险、手术风险和手术收益后，才可以对Ⅳ和Ⅴ级 CAVM 进行显微手术切除。

患者的手术体位应让 CAVM 得到最佳暴露，同时保证颈静脉引流通畅，减少术中出血。头部高于心脏 15°，固定于头架上，如果术中进行血管造影，应使用透 X 线头架。骨瓣应位于 CAVM 的上方且足够大，以便能够暴露整个 CAVM。

切除 CAVM 时要将全身平均血压控制在 60～70mmHg，先确定供血动脉，逐个电凝切断。主引流静脉保留到切断所有供血动脉，病灶被分离后，用临时动脉瘤夹将主引流静脉夹闭并观察病灶情况；如果病灶开始膨胀或出血，说明还有供血血管没有阻断，需要继续切除病灶。

显微镜下切除从畸形的浅表边缘开始，环周切除供血动脉。CAVM 位于非功能区时，可沿 CAVM 外胶质增生进行；如果 CAVM 位于重要脑功能区，要靠近 CAVM 病灶一侧切除，避免对脑组织造成损伤。

切除过程中必须仔细止血。选用自冲洗或不粘双极电凝器；对术中渗血使用可吸收止血剂、明胶海绵、微纤维胶原蛋白止血剂和小片吸水棉等止血；对较粗大的供血动脉可用 CAVM 或临时动脉瘤夹进行夹闭，必须确定没有影响正常皮质供血后再电凝。最后处理深部脑实质内的供血动脉，这些血管相对脆弱，容易撕裂回缩到周围的脑组织中，需要解剖得更深以找到出血的来源。

Ⅳ级和Ⅴ级 CAVM 的引流静脉应在切除病灶时最后切除；在 CAVM 切除过程中，可能需要牺牲较小的引流静脉，以方便切除。在脑室系统内进行操作时，应用棉垫或吸血棉保护脑室，防止积血，这种保护将术后脑积水的可能性降到最低。CAVM 切除完成后，应在显微镜下检查切除的残腔是否有残留 CAVM，并止血。形状不规则的Ⅳ级和Ⅴ级 CAVM、较小的 CAVM 更容易出现残留 CAVM。在血压正常时检查止血情况是很重要的。术中血管造影可确保病灶完全切除。

如果 CAVM 较大、出血较多或正常灌注压力突破的风险较大，可行分阶段手术。Ⅳ和Ⅴ级 CAVM 通常形状不规则，切除这些较大 CAVM 的一个或多个腔室是阶段性停止手术的理想点。如果 CAVM 向深部延伸至基底节和丘脑中，可在切除浅表部分 CAVM 后终止手术，在第二阶段处理更深部分的 CAVM。对涉及多个脑叶的Ⅳ和Ⅴ级 CAVM，如果一次手术切除多个部位 CAVM 病灶，可选择不同的脑沟、脑回作为手术入路，将 CAVM 分步切除。

关颅前，需细致地检查止血，确保整个畸形病变已被完全切除。可将血压短时升至正常压力观察是否还有出血，确认没有出血后再将血压降低，术野内铺衬可吸收止血材料。如果脑室开放，常放置脑室外引流管预防积血从而导致脑积水，平稳谨慎拔管，避免损伤出血或颅内压增高。

患者麻醉苏醒时，必须监测全身血压，以避免瞬时高血压。如果考虑灌注压力突破可能性较大时，可留置气管插管数天，以利于血压控制。顺利复苏的患者应在重症监护病房维持低血压（65～80mmHg）24～48h，防止出血；给予预防性的巴比妥类药物，进行凝血检查，纠正凝血异常；出现神经系统改变时，应及时检查 CT；除复合手术外，术后第 1 周应进行血管造影检查。

5. 联合治疗 Ⅳ和Ⅴ级复杂性 CAVM 通常需要介入栓塞、立体定向放射手术和显微手术相结合才能完全治愈。这种多模式治疗可以降低患者的并发症和死亡率。介入栓塞能明显减少需要切除的病灶体积；手术切除前几年进行立体定向放疗也有一定的作用，经放射外科治疗的 CAVM 血管更容易用双极电凝阻断，从而使手术更快、更安全、出血量更少。

（五）特殊的围手术期设备和技术

1. 术中监测 脑皮质功能区、中线部位和深部 CAVM 切除过程中，电生理监测是一种极有价值的辅助手段，能提高临床效果。

常规的监测有体感诱发电位和运动诱发电位。对感觉和运动通路的持续监测，可以早期发现一些有损伤倾向的手术操作，如术中过度牵拉脑组织、切除接近重要结构、血压过低、损伤非 CAVM 供血动脉等。脑干听觉诱发电位常用在颅后窝 CAVM 切除中。

如果早期发现电生理监测出现变化并停止手术时，监测电位能恢复到基线水平，多数情况下可避免医源性损伤。

2. 无框影像导航立体定向系统 术中导航有助于定位不能直接在脑室或脑表面看到的深部 CAVM，辅助制订深部或功能区 CAVM 手术计划，有助于完整切除形状不规则的巨大 CAVM。

3. 亚低温 脑部亚低温对脑组织有保护作用，通过冷却毯或血管内导管冷却系统将身体核心和大脑温度降低到 33℃，进行 CAVM 切除术，在一些医院取得了良好效果。

4. 术中血管造影 血管复合手术脑室内切除 CAVM，可以在术中进行血管造影，第一时间确定 CAVM 是否完整切除，如果有残余的 CAVM 可继续完成切除。如果采取分阶段治疗，可以在术中评估 CAVM 的残留程度，恰当地结束手术。

（六）并发症

1. 出血 切除大型 CAVM 术后出血可能是由于止血不够充分、未能完全切除 CAVM 或正常灌注压力突破所致。CAVM 切除后仔细检查术野止血，短时间提升平均动脉压至计划的术后血压以上，再检查是否有突破性出血；术中血管造影和术中导航系统有助于确定是否完整切除 CAVM；术后在重症监护病房维持低血压 1～2d，让脑血管适应新的血流动力学；可以通过分期手术来降低正常灌注压力突破，在每次手术后让脑皮质血管逐渐适应血流动力学改变，在最终切除 CAVM 后再维持几天低血压。

CAVM 栓塞后也会发生出血，颅压过高需要紧急开颅清除血肿降颅压。采用分次栓塞的方法，在每次栓塞后维持 12h 的相对低血压，可以降低出血的风险。

2. 静脉血栓形成 栓塞后或术后早期可发生静脉血栓形成，术前异常大的引流静脉血流量突然减少容易导致这种现象，并进一步引起脑水肿、出血和严重的神经功能障碍。避免术后过于限制液体有助于减少静脉血栓的形成。

3. 脑积水 是术后脑室内有大量积血患者较常见的并发症。继发于 CAVM 出血的脑室内积血应在 CAVM 切除前引流；手术过程中应细致止血，最大限度地减少术中脑室内积血。如果存在大量的脑室内积血，可在关颅前进行脑室造瘘或放置外引流。远期脑积水的治疗主要依靠脑室-腹腔分流术置入脑脊液分流系统。

4. 放疗并发症 放疗的急性反应是患者在治疗期间或治疗后最初几天内出现恶心、呕吐为主的身体反应。预防措施有预防性使用止吐药物和类固醇等。晚期反应发生在治疗后 3 个月以上，常与永久性的神经损伤有关。

癫痫与 CAVM 本身的临床特性有关，也可在立体定向放射外科手术后发生，放射外科手术后可加强抗癫痫治疗。

症状性脑白质改变发生在放射外科治疗后的晚期，部分患者有占位效应，但多数无症状且能逐步自动消失。

症状性放射性坏死和脑水肿是立体定向放射外科晚期的严重并发症，受累的脑组织神经元坏死、胶质增生、内皮细胞增生和透明变性。治疗主要是皮质激素类药物，如果高颅压严重，需要手术减压改善患者的临床状况。

5. 缺血 CAVM 的栓塞和显微手术切除可能导致供应正常皮质的动脉不慎受损。如果这些动脉很细小或供应非功能大脑区域，很可能不会出现明显的神经功能障碍；如果较大的血管被阻断，可发生因脑缺血导致的一过性或永久性的神经功能障碍。

（七）总结

目前的技术可以安全地治疗许多Ⅳ和Ⅴ级 CAVM。通过细致的术前计划和介入栓塞、立体定向放射外科治疗，以当今的显微外科技术和周密的围手术期管理，总体上可以获得良好的效果。治疗团队必须对每个特定血管畸形的血流动力学和解剖学有详细了解，熟悉掌握各种 CAVM 的治疗方法，能恰当运用综合治疗技术，才可能为患者取得最佳效果。

（杨新宇 安秀虎）

第二节　海绵状血管畸形

海绵状血管畸形（cavernous malformation，CM）占所有血管畸形的 5%～10%，CM 血管造影常呈阴性，发病机制尚不清楚。CM 可分为海绵状血管瘤和隐匿性血管形成两类。病理上边界清楚、有分叶，由内皮细胞覆盖的腔隙结构组成，内皮细胞的紧密连接有缺陷，病变内常见玻璃样变性、血栓形成、钙化、囊肿和胆固醇结晶，周围实质有含铁血黄素和充满含铁血黄素的巨噬细胞。

一、自　然　史

CM 有散发型和家族聚集型两种类型。散发型患者通常只有一个病变，而家族聚集型的特点是多个病变和常染色体显性遗传。染色体 7q、7p 和 3q 上的 3 个不同的基因分别与家族性 CM 有关。

CM 发生在幕上占 80%，脑干和基底节占 15%，脊髓占 5%；男女发病率相等。CM 每年总的出血率小于 1%，出血后一般恢复良好，死亡原因是反复脑干出血。癫痫的危险因素是多发 CM，病灶位于颞叶、额叶或边缘系统周围等位置。

二、临　床　表　现

多数 CM 无症状。幕上的 CM 可有癫痫发作，与反复微出血和局部胶质反应有关，诊断 CM 相关性癫痫至少要在一个 CM 紧邻区域记录到癫痫发作相应的脑电波变化。CM 患者可出现脑内出血、蛛网膜下腔出血和脑室内出血。涉及脑干和基底节的 CM 患者常见局灶性神经功能障碍。

三、影　像　学　表　现

CM CT 表现为高密度，多类似出血，偶见钙化，但无明显的占位效应，增强后轻度强化或无强化。出血后邻近脑实质可见水肿和占位效应。

磁共振表现为边界清晰的病灶，由病变中心到边缘的环状不均匀信号，中心为混合信号核心，周围为低信号，是不同时段出血的结果，增强后也无强化。T_2 序列上的网状影像反映了腔内的血栓形成、钙化和血液滞留，形似桑葚。MRI 结果应与血栓样动静脉畸形、钙化肿瘤（如少突胶质瘤）、出血性转移瘤、肉芽肿或感染性和炎症性结节等相鉴别。家族史和多发病变更支持 CM 诊断。

CM 是血管造影上的隐匿性血管畸形，血管造影结果几乎都是阴性，一般在 CT/MRI 诊断不确定时，为鉴别血管畸形类别而行检查。

四、显微手术治疗脑海绵状血管畸形

（一）手术适应证

1. 无症状海绵状血管畸形除少数例外，其余均可保守治疗。

2. 偶然发现的生长到脑室内的外生性脑室病变可以手术切除，这种病变在破裂的时候，能导致严重的脑室内出血。

3. 海绵状血管畸形是引起癫痫的病灶时，应考虑行病灶切除术。

4. 非脑功能区有脑出血的病灶，可手术切除。

5. 位于重要功能脑皮质的反复出血性病变应进行功能 MRI 评估，适当切除。

有幕上深部畸形和脑干海绵状血管畸形的患者，出现进行性神经功能减退时可以切除。

6. 有多发性出血史或症状进行性加重、有急性或亚急性出血和显著占位效应的脑干海绵状血管畸形，可考虑手术切除。

（二）手术禁忌证

1. 有严重合并症的患者不应进行外科手术。

2. 仅单一次出血的深部或脑干海绵状血管畸形。

（三）手术要点

对于所有手术的海绵状血管畸形患者，手术治疗的目标是完全手术切除病变，同时将术后神经功能缺损的风险降至最低。深部引流静脉应予以保留，以降低术后静脉梗死的风险。除位于非功能区且引起癫痫的病灶，一般不切除病变周围被含铁血黄素侵及的脑组织。

术前功能 MRI 鉴别语言中枢、传导束等功能区域，术中可监测运动和体感诱发电位，也可采用清醒手术的方法监测语言功能。脑干海绵状血管畸形常规进行脑干听觉诱发反应和面神经监测。

（杨新宇　杨明昊）

第三节　硬脑膜动静脉瘘

硬脑膜动静脉瘘（dural arteriovenous fistula，DAVF）是发生在硬脑膜内动脉直接连通到硬膜静脉的动静脉分流，占所有颅内血管畸形的 10%～15%。

一、概　　述

大多数 DAVF 是特发性的，组织学检查可见硬脑膜内有大量微瘘。DAVF 的动脉供应主要来自颈外动脉分支、椎动脉脑膜支、颈内动脉天幕支或脑动脉软脑膜支。引流静脉可顺行进入硬脑膜窦或脑膜静脉，或逆行进入硬脑膜窦、软脑膜静脉或皮质静脉。

DAVF 可能与静脉窦血栓形成、脑膜炎、窦感染、既往手术、高凝状态和创伤有关。一般认为是在静脉窦血栓形成后引起静脉充血和高颅压，导致毛细血管的上游扩张，硬脑膜内动静脉之间产生异常连接，形成 DAVF。DAVF 内高血流量可继发静脉高压，进而软脑膜静脉逆行引流，脑表出现静脉曲张。曲张的静脉可能破裂出血，其引流区域代谢废物清除不足和血供障碍，引起软脑膜静脉周围脱髓鞘和神经损伤。

颅内大多数 DAVF 涉及横窦、乙状窦或海绵窦，成人多见；其中海绵窦和横窦、乙状窦 DAVF 在女性中常见，前窝和天幕 DAVF 在男性中常见。据估计未破裂 DAVF 每年出血风险为 1%～2%，出血的风险因素包括静脉引流方式、症状和部位，反复出血致死风险很高。没有皮质静脉引流常被认为有较良性的自然病史。DAVF 可能会随着时间的推移而变化，少数 DAVF 可自发消退，也可能转化为更高的级别。

二、临床表现

DAVF 患者的临床表现分为出血或非出血性症状，病程迥异，从无症状或良性症状到严重危及生命不等。

DAVF 患者的症状与瘘管的位置有关，颈动脉海绵窦 DAVF 临床表现为经典的眼球突出、眼睑水肿和颅内杂音三联征，可伴视力下降或失明。横窦岩骨 DAVF 常表现为搏动性耳鸣。DAVF 非特异性症状包括头痛、眶后疼痛、面部疼痛、视盘水肿、眼肌瘫痪等，严重者可出现痴呆、癫痫、帕金森样症状，以及静脉高压引起的神经功能缺陷。

DAVF 出血主要发生于脑皮质引流静脉，出血源于动脉化但薄壁的静脉，形成脑实质内出血、蛛网膜下腔出血或硬脑膜下血肿等。皮质静脉逆行引流、Galen 静脉系统引流、静脉曲张或动脉瘤样静脉扩张、静脉狭窄等是出血的危险因素，DAVF 的出血率与分级有密切关联，高级别病变年出血风险和死亡风险更高。

三、分　　类

DAVF 一般是根据静脉引流方式进行分类，最常用的是 Borden 和 Cognard 分类，颈动脉海绵窦 DAVF 可用 Barrow 分类。

Borden Ⅰ型瘘管的特点是脑膜动脉与脑膜静脉或硬脑膜窦之间有直接连接并且是单纯顺行静脉引流，颅内出血或神经功能障碍的风险很低。Borden Ⅱ型瘘管经硬脑膜窦顺行引流，但由于动静脉瘘的高流量引流，窦内高压导致血液逆行流入蛛网膜下腔静脉。Borden Ⅲ型瘘管直接向皮质静脉逆行反流，通常是窦严重狭窄或闭塞所致。

Cognard 分类增加了关于较高级别病变静脉引流结构的描述。Cognard Ⅰ型瘘与完全顺行静脉窦有直接的动静脉连接，类似于 Borden Ⅰ型瘘。Cognard Ⅱ型瘘既有顺行引流到主要引流窦，也有逆行引流到静脉窦、皮质静脉或两者兼而有之。根据逆行引流的类型，Cognard Ⅱ型瘘管可进一步分为Ⅱa 型（逆行引流至硬脑膜窦）、Ⅱb 型（逆行引流至皮质静脉）或Ⅱa+b 型（逆行引流至硬脑膜窦和皮质静脉），Cognard Ⅱa 型瘘缺乏皮质静脉，引流病灶相对较良性。Cognard Ⅲ、Ⅳ和Ⅴ型瘘的特点是经过瘘管的血液都直接流入脑皮质静脉而没有硬脑膜窦引流，Ⅲ型瘘没有静脉曲张，Ⅳ型瘘静脉曲张大于 5mm 且直径比原引流静脉至少大 3 倍，Ⅴ型瘘引流至脊髓周围的静脉。

四、影像学诊断

CT 和 MRI 平扫在低级别未破裂的 DAVF 患者中常没有特征性发现。对高级别瘘 CT 平扫能显示静脉高压引起的出血和脑白质水肿，MRI 能显示软脑膜静脉充血和水肿。CTA 能反映瘘管及附近动静脉与颅骨的解剖关系。

诊断 DAVF 的"金标准"是脑血管造影，能根据 Borden 和 Cognard 分级标准对 DAVF 准确地分类。造影须包括颈内动脉、椎动脉和颈外动脉成像，以全面评估或排除 DAVF，而且常需要超选供血动脉，以充分展示瘘管的解剖结构和部位。

五、治　　疗

（一）保守治疗

良性静脉引流类型（Borden Ⅰ或 Cognard Ⅰ/Ⅱa）的病变因出血或神经功能障碍的风险极低可以保守观察。动脉压迫可作为低级别瘘管的辅助疗法，根据瘘管的位置压迫同侧颈动脉或枕动脉（每天 3 次，间隔 30min）可以促进部分瘘管闭塞。观察中的患者应进行包括时间分辨力 MRA 在内的随访，需注意随访中如果听诊杂音消失并不一定代表瘘管闭塞，也有窦闭塞 DAVF 分级变高的可能。

（二）血管内栓塞

经动脉、经静脉或联合途径的血管内治疗已成为大多数较高级别瘘管患者的首选治疗方法。血管内治疗 DAVF 的目的是用栓子材料封堵瘘管和近端引流静脉。仅栓塞供血动脉并不能有效治疗 DAVF，不会改变出血的自然史。

1. 动脉栓塞术　大多数 DAVF 栓塞经动脉途径进行。术中将微导管推送到供血动脉远端，将栓塞材料注入瘘管和近端引流静脉。Onyx 经动脉栓塞是大多数 DAVF 的首选药物，由溶解在二甲基亚砜（DMSO）中的乙烯-乙烯醇共聚物组成，注射到血液后 DMSO 随血液离开，Onyx 凝固而不黏附到动脉腔壁上，降低了导管粘连的风险，并能更好地封堵瘘管。注胶过程中要密切观察 Onyx 反流的情况，避免栓塞正常血管，或通过危险吻合注入颅内脑血管引起严重并发症，还应注意缓慢注射 DMSO 以避免相关毒性。

2. 经静脉栓塞术　是对 DAVF 的引流窦或皮质静脉逆行插管，用弹簧圈、胶或两者联合堵塞瘘管，适用于受累的静脉窦功能丧失/闭塞的患者。如果静脉窦仍有正常引流，应避免对静脉窦进行栓塞，否则可能导致静脉卒中和出血。要避免加重皮质静脉反流的窦栓塞，如对直接引流进入皮质静脉的 Cognard Ⅲ 型瘘管，栓塞窦道实际会增加皮质静脉逆流。此外，还应警惕 DAVF 潜在的平行静脉引流，如果不阻断平行静脉就堵塞窦道，会使瘘管向皮质静脉的逆流恶化。经静脉入路的主要并发症包括颅内出血、静脉破裂和静脉梗死。

（三）立体定向放射外科

放射治疗的目的是精确照射异常组织，同时避免正常周围结构受到明显的辐射。立体定向放射外科（stereotactic radiosurgery，SRS）的主要局限性是瘘管闭塞的潜伏期长达数月，在此期间患者仍有出血风险，因此，SRS 是低风险（Borden Ⅰ级或 Cognard Ⅰ级）DAVF 患者的主要治疗方法，或作为不能通过血管内或手术治疗的高危病变的补救治疗。

（四）外科手术

对无法进行血管内治疗的 DAVF，手术是一种有效的治疗选择。DAVF 手术的目标是将静脉从瘘口断开治愈病变。手术过程包括暴露瘘管、在直接供血动脉及靠近瘘口点的位置电凝、夹闭或结扎瘘管动脉化的静脉，以及吲哚菁绿血管造影或术中 DSA、确认瘘管闭塞等。

手术的主要并发症是在头皮、颅骨、硬脑膜或瘘管血管本身操作时的大量出血。术前栓塞可以降低术中出血的风险。

（杨新宇　苏景良）

第四节　颈动脉海绵窦瘘

颈动脉海绵窦瘘（carotid cavernous fistula，CCF）是有别于典型 DAVF 的特殊情况，血液直接或间接地从颈动脉流入海绵窦。CCF 分为直接颈动脉海绵窦瘘和间接颈动脉海绵窦瘘，前者通常与外伤、颈内动脉海绵窦动脉瘤破裂或颈内动脉结缔组织病自发破裂有关；后者是海绵窦区域的硬脑膜动静脉瘘。

一、解　剖　学

海绵窦是硬脑膜外的静脉性腔隙组合，沿斜坡向下延伸与椎管的硬膜外隙相连，该腔隙内有颈内动脉、第Ⅲ～Ⅵ对脑神经、脂肪和静脉丛，将海绵窦视为"颈内动脉和脑神经通过的大静脉"的传统观念是不正确的。

根据海绵窦与颈内动脉的关系，可以将海绵窦分为 4 个静脉腔。前下腔室接收上、下眼静脉汇合的静脉引流；外侧腔室接收蝶顶窦的引流，有时直接接收大脑浅中静脉的引流；内侧腔室与基底静脉丛、岩上窦和岩下窦相连；外侧腔室向下主要通过卵圆孔的硬脑膜静脉，向颅外引流至翼状静脉丛。两侧海绵窦通过前、后海绵间窦相通构成环窦。

颈内动脉通过海绵窦时，常发出脑膜垂体干、下外侧干和 McConnell 囊动脉等分支。脑膜垂体干再发出幕支、下垂体动脉和脑膜背动脉 3 个分支。下外侧干为走行在海绵窦外侧的组织结构供血，在这个区域颈内动脉分支与颈外动脉分支之间有多个血管造影上见不到的吻合通道，是使用液态栓塞剂时潜在的通道，一旦由颈外动脉分支注射的栓塞剂进入了颈内动脉，可能发生严重的并发症，也称为"危险吻合"。

二、直接颈动脉海绵窦瘘

直接颈动脉海绵窦瘘是海绵窦段颈内动脉破裂，动脉血液直接进入海绵窦腔内，一般是创伤性或自发性的。自发性直接颈动脉海绵窦瘘常见于海绵窦段颈内动脉瘤破裂或结缔组织病。

（一）临床表现

直接 CCF 为急性到亚急性发病，间接 CCF 常呈慢性进展。颈动脉海绵窦瘘常有典型的三联征，即眼球突出、结膜充血和视力下降。其他症状包括眼眶杂音、眼肌瘫痪等。经眼上静脉引流的患者眼球突出更为明显，常伴随复视。静脉高压和眼眶静脉引流障碍可导致眼静脉动脉化、眼睑水肿、眶后疼痛和眼肌瘫痪，可能出现脉络膜和视网膜脱离、视网膜中央静脉血栓形成等。

（二）诊断

直接颈动脉海绵窦瘘诊断的"金标准"是 DSA。DSA 必须包括双侧颈内动脉、颈外动脉，以及后循环。间接影像学表现包括在 CT、MRI 可见海绵窦区域充盈、突出，或静脉通道异常扩大。

（三）治疗

如果患者出现颅内出血、鼻出血、严重耳鸣、迅速进展的突眼和视力下降，则需要进行介入手术治疗。直接颈动脉海绵窦瘘的治疗理念是在保留颈内动脉通畅的同时，阻断病理性动静脉瘘，降低静脉高压并改善脑灌注。经动脉途径血管内治疗是直接颈动脉海绵窦瘘的主要治疗方法。

早期治疗直接颈动脉海绵窦瘘的主要手段是采用可脱球囊的方法，由颈内动脉通过瘘口将球囊送入海绵窦后再充盈起来阻断血流，可以将 80% 的病例治愈，但术后出现眼肌瘫痪和颈动脉缺血症状加重等并发症的比例偏高。

当前，使用的液体栓塞剂包括 NBCA 和 Onyx。Onyx 具有良好的凝固性和非黏性，注射过程更加可控，还能避免微导管粘连。Onyx 和弹簧圈的联合使用已显示出良好的效果。注胶时在颈内动脉瘘口处放置球囊封闭瘘口，对防止 Onyx 胶反流进入颈内动脉有更好的作用。

覆盖支架也已用于直接颈动脉海绵窦瘘的血管内治疗，支架直接放置在颈动脉瘘口处封闭动脉壁的缺损，但有瘘口覆盖不全的技术问题。此外，患者需要较长时间双重抗血小板治疗，不适合近期有重大创伤和（或）系统性出血合并症的患者。

三、间接颈动脉海绵窦瘘

间接颈动脉海绵窦瘘是海绵窦区域内颈内动脉和（或）颈外动脉分支与静脉之间的异常连接，最终引流到海绵窦中，属于硬脑膜动静脉瘘的特殊类型，应该称为硬脑膜颈动脉海绵窦瘘。

（一）临床表现

硬脑膜颈动脉海绵窦瘘在女性中更为常见，一些患者只出现轻微和短暂的症状，可自行愈合。眼静脉逆行引流者常有明显的眼部症状，如结膜充血、突眼、眼压增高、眼肌瘫痪、视力下降、复视等。如果静脉向岩下窦或蝶顶窦引流，可表现出局灶性神经症状、癫痫发作或出血等，伴有皮质静脉逆行引流。

（二）诊断

DSA 是诊断硬脑膜颈动脉海绵窦瘘的"金标准"。DSA 必须包括两侧颈内动脉、颈外动脉，以及椎动脉。

（三）治疗

对无明显症状和逆行皮质静脉引流的患者，可考虑保守治疗。对这一类患者每天多次间断压迫同侧颈动脉 4～6 周，可能诱导瘘管血栓形成进而自愈，但也不能排除是病变自然进程的结果。当患者症状进行性加重或已致残、眼部外观呈畸形、有明显的颅内出血和逆行皮质静脉引流时，应该考虑介入或手术治疗。

血管内介入治疗是处理硬脑膜颈动脉海绵窦瘘的主要方式，包括经动脉和经静脉两种途径。当颈外动脉分支有足够的供血时，可以采用经动脉入路，但存在动脉细小迂曲，使导管置入困难的可能性，也有经"危险吻合"导致颈内动脉系统栓塞的风险。因此，经静脉途径是治疗大多数硬脑膜颈动脉海绵窦瘘的首选方法。

经静脉入路时，通往海绵窦最短、最直接的路径是同侧岩下窦，其他可选择的通路包括对侧岩下窦经海绵间窦、斜坡静脉丛、翼状静脉丛、眼下静脉、眼上静脉和皮质引流静脉。当这些途径不可用时，还可以通过手术切开直接经眼上静脉插管。透视导航引导下通过卵圆孔或直接经皮穿刺海绵窦也是到达目标的方法，但存在眼窝内血肿、拔针时不能局部加压的风险，较少使用。

在硬脑膜颈动脉海绵窦瘘栓塞中，弹簧圈是首选的栓塞物，也可以单独使用 Onxy 或与弹簧圈结合使用。

目前很少采用手术治疗的方式，立体定向放射外科治疗是低流量硬脑膜颈动脉海绵窦瘘的一种替代治疗选择。后者的缺点是治疗起效以前逆行皮质静脉引流持续存在，患者仍存在既有症状和颅内出血的风险。为了克服这一局限性，可以使用放射治疗和栓塞治疗联合的方法。

（杨新宇　张　耐）

第五节　静脉畸形和毛细血管扩张症

一、静脉畸形

静脉畸形是先天性疾病，是局灶性静脉发育异常停止，原始放射状排列的髓质静脉汇集到正常脑组织的单个静脉通道。静脉壁增厚和透明变性，缺乏弹性组织和平滑肌。

静脉畸形常为单发，可以发生在中枢神经系统的任何地方，很少引起症状，通常是偶然发现的。

非增强的 CT 或 MRI 无法诊断静脉畸形，增强成像后见"水母样"静脉星状或线状强化，切面成像也可显示静脉充血、血栓形成或出血，脑实质一般无异常。动脉造影在动脉期和毛细血管期显示正常，在静脉期可看到"水母样"静脉汇合成一条相对大的静脉回流通道。

静脉畸形罕见血栓形成和其他严重的并发症。静脉畸形也能起到引流正常脑实质血流的作用，无须治疗。

二、毛细血管扩张症

毛细血管扩张症是由扩张的毛细血管和正常的中间神经组织组成的血管畸形。显微镜下，毛细血管壁薄，穿行于正常的神经元之间，没有邻近的胶质增生或含铁血黄素沉积。毛细血管扩张症与海绵状血管畸形的区别是在血管之间是否存在脑实质。毛细血管扩张很少有症状，常偶然发现，偶有出血。

颅脑 CT、MRI 扫描正常，无占位效应，可能会有不同程度的强化。MRI 常表现为毛刷状强化，脑桥最常见。大多数毛细血管扩张都很小。有强化的病变需要与肿瘤、亚急性梗死、脱髓鞘或炎症性疾病相鉴别。

（杨新宇　赵　岩）

第六节 脊髓血管疾病

脊髓血管疾病包括动静脉畸形（arteriovenous malformation，AVM）、动静脉瘘（arteriovenous fistula，AVF）、动脉瘤、海绵状血管畸形和血管母细胞瘤等，都能引起急性、亚急性或慢性脊髓功能障碍。

一、脊髓血管解剖

（一）动脉解剖

脊髓由一条脊髓前动脉和两条成对的脊髓后动脉形成前动脉网和后动脉网，为脊髓供应血液。在脊髓圆锥处，成对的脊髓后动脉与脊髓前动脉汇合形成十字吻合。

脊髓前动脉起源于椎动脉内侧小脑下后动脉起始处远侧，两侧的该分支在颈髓交界中线处汇合成一条脊髓前动脉，在将脊髓分成左右两半的前正中裂中，沿着整个脊髓的长度下降，终止于脊髓圆锥。脊髓前动脉以直角发出沟动脉，灌注脊髓前 2/3 区域，包括前角、皮质脊髓束和脊髓丘脑束。

脊髓后动脉起源于椎动脉或小脑下后动脉，成对的脊髓后动脉和脊髓前动脉在圆锥处吻合，其网络供应整个后柱和部分皮质脊髓束。来自椎动脉、颈动脉、肋间动脉和腰动脉的神经脊髓支加入脊髓后动脉。在颈椎阶段来自椎动脉和甲状颈干的分支加强了脊髓前动脉的血流量。

在胸腰部，从主动脉和髂动脉发出的 6～10 条节段性血管间接供应脊髓。肋间动脉形成脊髓支，进入椎间孔并穿过硬脊膜。在每个脊柱水平上，脊髓支分为两条神经根动脉和一条硬脊膜动脉，前者供应前、后神经根，后者供应硬脊膜和神经根袖。脊髓支是脊髓动脉在多个水平上的起点，它穿过背根神经节附近的硬脑膜，在硬膜内上升，与脊髓前动脉或后动脉吻合，供应脊髓。

Adamkiewicz 动脉或称根髓大动脉，是最大的脊髓动脉，供应中、下胸段和腰段脊髓。最常见起源于 T_8 和 L_2 之间的左侧，但也可能起源于 T_3 和 L_4 之间的任何地方，也可能起源于右侧，该动脉直径为 0.5～1mm，有一个上升段然后在中线变成下降的脊髓前动脉，呈经典的"发夹"结构。

脊髓供血分水岭在 T_2～T_4 区域，位于脊髓侧支循环丰富的颈区和由 Adamkiewicz 动脉供血的最上区之间，该区域以下脊髓前动脉的缺血损伤有很大的下肢瘫痪的风险。在脊柱中胸段至上腰段治疗前，必须在血管造影上识别 Adamkiewicz 动脉。

（二）静脉解剖

脊髓前静脉和后静脉是两条主要的中线纵干，但较少连续出现，前正中静脉和前外侧静脉引流脊髓腹侧部分，后正中静脉和后外侧静脉引流后穹窿和背角。在轴位平面脊髓髓内静脉汇入位于软脊膜表面的冠状静脉丛，形成髓静脉穿过蛛网膜汇入根静脉；脊髓前正中裂中引流灰质的沟静脉，与横向包绕脊髓前后的根静脉汇合。这些静脉穿过神经根附近的硬脑膜，汇入硬膜外静脉丛，与奇静脉系统和半奇静脉系统相连。在硬膜穿透点，静脉里的瓣膜可防止静脉从硬膜外静脉丛反流到无瓣膜的鞘内静脉系统。

二、脊髓血管畸形分类

（一）脊髓血管畸形 Spetzler 分类

脊髓血管畸形是一种罕见但重要的血管疾病。Spetzler 等提出了一种基于解剖特征和病理生理机制的现代脊髓血管畸形分类，包括 6 种类型的病变。

1. 硬膜外动静脉瘘 是位于椎管内硬膜外间隙的一种脊髓血管畸形，常发生在神经根动脉进入硬膜袖套之前的硬膜外段，神经根动脉与硬膜外静脉丛有异常连接。硬膜外隙有广泛的静脉网络，这种瘘导致鞘囊和附近神经根明显的静脉充血和玉迫、盗血，血液从脊髓静脉分流，导致脊髓病症状。

2. 硬膜内背侧动静脉瘘　是最常见的脊髓血管畸形，根动脉进入神经根的硬脑膜袖套后，与髓静脉或根静脉直接相连。髓静脉常与脊髓背侧冠状面广泛的静脉丛网吻合，瘘管通过冠状静脉丛呈长而曲折的早期引流静脉。由于静脉高压和充血造成局部肿胀，出现脊髓症状。由于冠状静脉丛较为脆弱，可能破裂出血导致突发急性脊髓症状。

3. 硬膜内腹侧动静脉瘘　位于蛛网膜下腔的腹侧中线。动静脉瘘位于脊髓前动脉和中线静脉丛之间。在标准脊髓正位血管造影中，瘘管位于中线，从而可与硬膜内背侧动静脉瘘区分。

4. 硬膜外-硬膜内动静脉畸形　该类型是范围广泛的动静脉畸形，可以包围整个脊柱，并累及骨骼、肌肉、皮肤和神经组织，甚至延伸到脊柱之外，也称为异位动静脉畸形。该类型中广泛巨大的病变极难治疗，同时有脊髓内静脉充血、动脉窃血和脊髓水肿，导致进行性脊髓症状。

5. 髓内动静脉畸形　是发生于脊髓实质的真正的动静脉畸形，与脑动静脉畸形相似。供血动脉来自前或后脊髓动脉和阶段性供血动脉，通过冠状静脉丛引流。可导致急性出血或脊髓实质窃血现象，伴有进行性脊髓症状。

6. 圆锥动静脉畸形　是脊髓圆锥和附近马尾的动静脉畸形，多个脊髓前动脉和后动脉的供血，可见大的静脉扩张，压迫圆锥和马尾，导致脊髓症状，也可出现圆锥动脉窃血，甚至导致马尾综合征。

（二）髓周动静脉瘘

髓周动静脉瘘是发生在脊髓软脊膜的动静脉瘘，Merland 等根据供血、引流血管的口径、长度和数量将髓周瘘进行了分类。

Ⅰ型髓周动静脉瘘通常位于圆锥或终丝内，由脊髓前动脉末端与冠状静脉丛之间的单个瘘管连接，在某些情况下，脊髓后动脉是供血血管。血流通过冠状静脉丛缓慢上升，仅造成小的静脉扩张和曲折。对于Ⅰ型髓周动静脉瘘，单个长脊髓前动脉分支血管栓塞并不安全，可采用显微外科治疗。

Ⅱ型髓周动静脉瘘位于脊髓后外侧或前外侧，由来自脊髓前动脉或后动脉的一条或两条扩张的主要分支动脉组成。有多个不同的分流血管流入扩张而曲折的静脉系统，为相对较高血流量的瘘管。Ⅱ型瘘管有多个供血分流瘘，单纯栓塞一般不能治愈，以显微外科更为有效，但栓塞可以配合手术减少血流量，也可用于不能进行手术的患者。

Ⅲ型髓周动静脉瘘是最常见的软脑膜瘘，是由脊髓前或后动脉的多分支供血的高流量病变。引流血管极度扩张，汇聚成单个引流管，形成巨大的静脉扩张。Ⅲ型瘘可以用弹簧圈栓塞、显微外科手术结合的方法治疗。

（三）脊髓海绵状血管瘤

对于脊髓功能严重恶化或进行性加重的患者，应考虑手术切除海绵状血管瘤。

大多数海绵状血管瘤可以通过后正中入路切除。侧方和前侧的病变可以通过肋骨横切术、齿状韧带切断术将脊髓推到对侧来到达病变部位。打开硬脑膜后，通过含铁血黄素染色和脊髓表面蓝色，确定延伸到脊髓表面的海绵状血管瘤。脊髓的隆起也提示病变的位置。软脑膜打开，在胶质增生平面用双极钳凝固病变表面并使其向内塌陷，切除病变。

三、临床表现

（一）硬脑膜动静脉瘘

一般认为硬脑膜动静脉瘘是后天性的，大多数患者是 40 岁以上的男性。多发生在脊髓的下胸、腰部区域。首先出现腰痛或神经根性疼痛，随后出现渐进性的脊髓症状，患者越来越虚弱，有感觉障碍及二便功能障碍，可出现与腰椎管狭窄类似的神经源性跛行。

（二）脊髓动静脉畸形

脊髓动静脉畸形可能是由血管胚胎发育异常引起的先天性病变，男性和女性中的发病率几乎相同，症状出现通常较早。脊髓动静脉畸形的高血流量和高压特性导致静脉高压和出血。症状表现为急性或亚急性，出血患者主要表现为背部或枕下疼痛、脑膜刺激征、肢体瘫痪或意识丧失。

四、脊髓血管畸形的影像诊断

（一）MRI

MRI 是目前最好的非侵入性评估手段，但脊髓血管很细小，要以非常高的分辨率来显示。在MRI 上，脊髓水肿、脊髓表面扩张的动脉或静脉流空是脊髓血管畸形的特征性表现，此外脊髓萎缩、脊髓血肿、血栓形成和空洞等，也有助于 MRI 诊断。目前，对比增强 MRA 已经用于定位瘘管，但仍较为困难，需要依靠脊髓血管造影来定位。

（二）CT 血管造影

CT 无创脊髓血管造影，可以显示脊髓血管畸形、供血动脉和瘘管的程度，但应用经验还偏少。

（三）DSA

DSA 是评估脊髓血管畸形的"金标准"。脊髓造影从椎动脉、颈升动脉和颈深动脉、肋间最高动脉开始，依次下降到达髂内、外动脉。优选在控制呼吸的情况下进行脊髓血管造影，以避免呼吸引起的运动伪影，提高图像的分辨率。

血管造影的目的是显示病变的血管组成和病变上下正常的脊髓血供。脊髓前动脉和后动脉大部分信息可以通过正位获得，有时需要侧位和斜位才能定位病变。对于胸部和上腰椎病变，要显示病变和病变上下正常脊髓的全部血供，如果下降到腰动脉造影上还看不到脊髓动脉，应该继续做髂内、外动脉造影。

在微导管插入脊髓供血动脉前要全身肝素化，使凝血时间达到正常凝血时间的 2～3 倍。脊髓血管造影时不必大剂量注射，但脊髓硬脑膜动静脉瘘由于缓慢流动的特性，必须长时间拍摄（＞30s）。如果从最高肋间动脉到髂内动脉的双侧血管造影均未发现硬脊膜动静脉瘘，则应继续行颈外动脉和椎动脉造影，排除颅内软脑膜或硬脑膜动静脉畸形引流至脊髓。

五、治　疗

（一）脊髓血管畸形

1. 血管内介入治疗　血管内治疗脊髓血管畸形的目标是封堵动静脉瘘或动静脉畸形，应在全身麻醉下进行。脊髓血管畸形栓塞术中辅以体感诱发电位（somatosensory evoked potential，SSEP）和运动诱发电位（motor evoked potential，MEP）生理监测时，使用丙泊酚和芬太尼维持全身麻醉，不使用卤化药物或肌肉松弛药，可以监测到可能与栓塞有关的医源性脊髓功能异常。如果检测到异常，应停止手术或更换导管的位置。

可先行激发试验验证血管功能。试验时通过已到位的微导管先注射 25mg 异巴比妥钠，再注射 1mg 利多卡因，异巴比妥钠检测神经元功能变化，利多卡因检测轴突功能，SSEP 和 MEP通常在 5～10min 内恢复到基线。如果化学激发试验导致 SSEP 波幅降低（50%）或潜伏期延长（＞10%）或 MEP 消失，则表示该导管处于脊髓供血的血管上游，如继续栓塞将导致脊髓损伤，须将导管更换到更接近病灶的位置后继续验证。

栓塞后，皮质类固醇常用于减少脊髓动静脉畸形患者的脊髓肿胀。动静脉瘘患者通常不需要类固醇。对于较大的动静脉瘘或存在明显静脉淤血的患者，术后应考虑肝素化，以防止进行性静脉血栓形成和患者神经状况的进一步恶化。

如果畸形完全闭塞，则在3个月后重复血管造影；如果没有变化，则在1年后再做一次，最后在3年后再做一次。

栓塞剂包括聚乙烯醇（polyvinyl alcohol，PVA）、微球（由聚丙烯酰胺和明胶组成的小球）、液体胶黏合剂和颗粒剂。液体胶黏合剂如氰基丙烯酸正丁酯（NBCA）是目前最好的长效黏合剂，但液体胶黏合剂性质复杂，需要高水平的专业训练；弹簧圈栓塞常用于大型瘘管和动脉瘤；Onyx是由溶解在二甲基亚砜（DMSO）中的乙烯-乙烯醇共聚物、含有用于荧光显影微粉化钽粉构成的液体栓塞剂，通过微导管在液相中输送到病变，二甲基亚砜随血液扩散后转化为固体聚合物。

围手术期并发症包括重要分支意外闭塞，或正常脊髓穿动脉闭塞所致的脊髓功能障碍。静脉引流系统远端闭塞会加重现有的静脉高压，增加瘘口处的压力，从而引发出血。高流量瘘管闭塞后曲张的引流静脉内进行性静脉血栓形成，可能与继发性脊髓功能障碍有关。栓塞特有的并发症包括导丝或导管造成的血管破裂、栓塞时压力增加导致的血管破裂、撤管时引发的血管破裂、导管滞留等。其他并发症包括腹股沟血肿、假性动脉瘤、血栓形成和动脉夹层等。

2. 显微外科手术治疗　患者取俯卧位，避免压迫腹部增加腹内压力，C臂透视标记适当的脊髓阶段。标准正中切口，暴露脊突和椎板，在病变及其上方和下方各一节段行椎板切除术。

（1）硬脑膜动静脉瘘：某些不适合血管内治疗的硬脑膜动静脉瘘，如动脉供血与髓动脉起源于同一血管微导管无法超选进入，栓塞后再通的病例可行手术治疗。

术中线性打开硬脑膜，确证蛛网膜完整，避免损伤蛛网膜下腔内异常缠绕的血管，从侧面打开蛛网膜，先在脊髓背侧追踪扩张曲折的脊髓静脉，寻找其与冠状静脉丛的外侧汇合处并穿过硬膜的部位，一般紧邻硬脊膜神经根穿过部位。同时注意勿将动脉化的静脉与脊髓动脉混淆，可从动脉造影的静脉期形态来确认静脉。

用双极钳烧灼动脉化静脉4~6mm的节段，并在其硬脑膜穿透点截断。随着正常静脉循环的恢复，动脉化的冠状静脉丛开始松弛，静脉的颜色可能在几分钟后开始从红色变成蓝色。用吲哚菁绿血管造影以确保瘘管的闭合，然后严密闭合硬脑膜。有条件的术后即刻进行动脉造影，以确保瘘管成功封堵。

术后多数患者运动功能、感觉症状和括约肌功能障碍能得到改善。

（2）脊髓内动静脉畸形：大多数脊髓内动静脉畸形经后入路切除，切除椎板并延伸到病灶上方和下方各一节段。硬脑膜以后正中或旁正中切口打开，切断齿状韧带可以将脊髓轻轻移动到对侧。

将术中观察到的血管形态与术前动脉造影图像进行比较，引流静脉、腔内动脉瘤和供血动脉可作为确定血管结构的参照点，以前血管内介入治疗中的栓塞材料可以作为供血动脉的关键标志物。术中可多次使用ICG-VA识别供血动脉与引流静脉。常先切除病变程度最小的异常血管。要在病变最浅的位置结合脊髓进入区切开脊髓进入髓内病灶，如背侧中线进入区、背根进入区、外侧进入区或前正中线进入区。

（杨新宇　赵　岩）

第十七章　动脉粥样硬化性脑血管病

动脉粥样硬化是一种动脉内膜疾病，颈动脉分叉处可产生与湍流、高压血流有关的剪切应力，导致内皮损伤和局灶性、复发性炎症级联反应，以及动脉粥样斑块的进行性沉积，逐渐破坏颈动脉腔的完整性。在炎症早期，单个核细胞和淋巴细胞向内皮细胞下层迁移，刺激平滑肌细胞增殖，低密度脂蛋白等脂质沉积，巨噬细胞吞噬脂质成为泡沫细胞，炎症反应产生的氧化应激和自由基进一步损害内皮细胞，动脉粥样斑块逐步形成。晚期部分颈动脉斑块破裂时，破裂的斑块或粥样组织可随血流进入颅内，引起血栓栓塞，导致局灶性动脉闭塞或更广泛的脑梗死，发生短暂性脑缺血发作（transient ischemic attack，TIA）和卒中。

卒中或短暂性脑缺血发作的临床表现多种多样，部分缺血性卒中患者有短暂性脑缺血发作史，神经系统查体可见发音障碍、面部无力、对侧偏瘫等。单眼黑蒙与颈内动脉严重狭窄累及眼动脉血供、视网膜血流减少或视网膜微栓子相关。大脑中动脉血栓栓塞临床表现为对侧肢体无力，失语症与优势大脑半球梗死有关，失用综合征与非优势半球有关。大脑前动脉血栓栓塞主要累及对侧下肢无力，比对上肢影响严重，可伴有认知或精神障碍。脉络膜前动脉供应内囊后肢、丘脑后外侧和外侧膝状体，发生梗死时在临床上表现为对侧偏瘫、感觉丧失和偏盲三联征。大脑后动脉供血区梗死的典型表现是对侧视野偏盲，也可伴有对侧偏瘫。

颈动脉内膜切除术（carotid endarterectomy，CEA）是一种有效的外科手术，可以将有症状且颈动脉狭窄大于 70% 患者的同侧卒中发生率显著降低。以导管为基础的颈动脉支架置入术（carotid artery stenting，CAS），也用于治疗动脉粥样硬化颈动脉狭窄，是 CEA 的备选方案。

第一节　颈动脉内膜切除术

颈动脉狭窄多指颈内动脉起始部，由于动脉粥样硬化性斑块形成，造成血管腔内狭窄，脑供血减少且与狭窄程度相关，是缺血性卒中的主要危险因素。CEA 是在颈内动脉起始部切除斑块，解除狭窄，恢复脑血流的手术方法，是针对症状性或无症状颈内动脉（ICA）狭窄患者，预防脑卒中最常用的手术方法。

一、术前评估

CEA 手术前的诊断检查包括常规实验室评估（全血细胞计数、全代谢组、肝肾功能、凝血谱、空腹血糖和红细胞沉降率）、诊断性放射学检查（头部 CT/MRI、超声心动图和胸部 X 线片）、颈动脉超声、CTA/MRA 等，当超声与 CTA 或 MRA 结果存在差异时，需行脑血管造影。

手术前至少进行两项放射学检查，来确认狭窄的严重程度，同时观察下颌角相对于颈动脉分叉的高度、测量颅内侧颈动脉斑块的长度，确保术中 ICA 远端暴露恰当。在几种直接影像方法中，CTA 反映斑块钙化程度、颈动脉分叉与下颌角关系更为灵敏。

二、手术决策

（一）有症状者

出现阵发性黑蒙、半球性 TIA、非致残性脑卒中等有症状的患者，无创影像学显示狭窄大于 70%，或 DSA 显示狭窄为责任血管且狭窄大于 50% 的患者，预计围手术期脑卒中概率、死亡率之和小于 6% 时，建议行颈动脉血管重建术。在此基础上如合并糖尿病、高血压、对侧颈动脉闭塞、左侧狭窄或同侧脑组织有缺血性病变等，则判定为 CEA 的高风险情况，建议考虑备选方案。

（二）无症状者

对筛查发现颈动脉狭窄的无症状者是否进行 CEA 手术，要考虑狭窄程度、斑块形态和合并患有疾病情况。如果围手术期风险小于 3%、男性在 75 岁以下、60%～99% 狭窄可推荐 CEA；女性和 75 岁以上无症状疾病患者在选择 CEA 或 CAS 时应慎重和结合个体化考虑。合并严重的心、肺、肝、肾等疾病是 CEA 手术的高风险因素，建议考虑备选方案。

（三）对侧狭窄

双侧狭窄较常见。一般先对出现症状的一侧进行内膜切除术，无症状患者可先行狭窄程度较重一侧的手术，或斑块有易损特征的一侧。对侧 ICA 完全闭塞是 CEA 的高风险情况，建议考虑备选方案。

三、手术要点

1. 手术前应进行心血管和神经系统合并疾病的排查。

2. 术前服用他汀类和抗血小板药物。

3. 术中采用全身麻醉或局部麻醉，进行脑电图、脑部血氧饱和度或 TCD 监测。

4. 对高危、能配合的患者采用局部麻醉，避免全身麻醉风险，以降低围手术期心、肺并发症。

5. 术中暴露颈动脉过程中，应尽早识别舌下神经（第Ⅻ对脑神经），并予以保护。

6. 术中必须充分暴露颈内动脉斑块远心端，以见到颈内动脉血管壁黄色斑块以远相对正常血管为佳。

7. 剥离斑块前，给予全身肝素化，防止阻断动脉导致血栓形成。

8. 整块剥除斑块后，用肝素盐大量冲洗腔内，仔细检查血管腔已清除碎片或内膜层残留，以免成为栓塞的来源或诱发血栓形成。

9. 最后缝合颈总动脉一侧，距缝合完毕前还有 2～3 针时，放开 ICA 上的阻断钳，让血管反向出血、排出气泡。

10. 缝合血管后放开阻断，恢复血流前收缩压要降低到基础血压以下。

11. 总的阻断时间控制在 20～30min 之间。放开阻断后检查缝合是否牢靠，针眼的渗血可用棉条压迫、温盐水冲洗来处理。

12. 通过多普勒探头、荧光造影等方法确认血流通畅。

13. 术后可用负压引流系统，24～48h 内撤出。

四、术后管理

术后在监护病房监测生命体征，每 2h 进行一次神经系统评估，保持动脉压持续监测，避免脑高灌注损伤和血肿形成。

术后 6～8h 开始进流食或软性食物，手术当晚可以起床活动。术后连续 3 个月，每日服用阿司匹林预防血栓形成。

五、并　发　症

（一）脑高灌注综合征

常在术后 2～12h 内表现为感觉运动障碍、癫痫、头痛或精神状态改变，影像上没有缺血改变，控制血压（收缩压）在正常范围或略低。

（二）颈内动脉急性闭塞

常见于颈内动脉远端夹层或急性血栓形成。需尽快行 CTA/DSA 检查，评估脑血管和动脉内膜切除术部位情况，同时提升血压、给予肝素抗凝治疗。对新产生的夹层性闭塞需再次手术修复或采取支架补救的措施。

（三）术后颈部血肿

术后颈部血肿可导致阻塞性呼吸障碍，应尽快返回手术室，进行气管插管和快速手术探查，如插管困难可行紧急气管切开术。特别紧急时可以在床边打开伤口，减轻对气管的压迫，但要注意避免术区大量出血和污染。

（四）脑神经损伤

常见舌下神经、迷走神经或面神经损伤。

（五）再狭窄

如果手术清理板块彻底、范围广，再狭窄相对少见。再次处理可采用 CAS 或补片血管成形术的方法补救。

（杨新宇　赵　岩）

第二节　颈动脉支架置入血管成形术

CAS 采用血管内介入治疗的策略，治疗颅外颈内动脉粥样硬化狭窄。CAS 是对 CEA 的补充，特别是在复杂的病例和非动脉粥样硬化性颈动脉狭窄患者中，比 CEA 有更广泛的应用范围。

一、颈动脉血管成形术和支架置入术的适应证

目前 CAS 主要用于颈动脉狭窄超过 70%，同时存在 CEA 高风险的患者。

CEA 的高风险因素：①无法控制的高血压或糖尿病及肺、肝或肾衰竭；②颈动脉分叉（或动脉粥样硬化病变）位于 C₂ 上方或锁骨下方，或患者颈部短；③患有严重的颈部关节炎；④对侧颈动脉闭塞或者同侧颈动脉狭窄上方有串联狭窄；⑤神经系统不稳定，如渐强性 TIA、反复脑卒中/近期卒中；⑥颈内动脉急性闭塞。

二、手术方法

血管成形术和支架置入术可能损伤血管内膜导致血栓形成，术前必须予以患者抗血小板药物和抗凝血药物，如在行 CAS 之前患者至少接受 3d 的阿司匹林联合氯吡格雷双抗药物。对于已经在服用阿司匹林的患者，可以在手术当天给予负荷剂量的氯吡格雷（4～8 倍维持剂量）。导管在颈总动脉就位后予静脉肝素化（50～60U/kg）。在整个手术过程中维持肝素生理盐水的滴注，保持活化凝血时间在 250～300s。

患者术前准备时需要建立两条静脉通路，予以生命体征监护，手术过程中可给予患者镇静，但可以唤醒患者进行神经系统评估。手术通路一般是经皮股动脉穿刺，由股动脉到达颈动脉，但是手术医师也需要掌握桡动脉、肱动脉穿刺置鞘方法，或者直接颈动脉穿刺置鞘的方法，当股动脉穿刺较困难时上述方法成为备选方案。

置鞘后先进行主动脉弓血管造影，确定动脉粥样硬化的程度和大血管的解剖结构，评估导管、导丝到达颈动脉的可能性，决定导管的类型等。术前完善包含主动脉弓的 CTA 或 MRA 可以避免

这一步骤。全脑血管造影时，颈动脉造影重点观察狭窄的严重程度，测量颈总动脉和颈内动脉的直径，确定远端保护伞释放的位置。CAS 术中球囊扩张等操作可能刺激颈动脉球，导致心动过缓和低血压，通常给予患者抗副交感神经药物来治疗对颈动脉球的刺激，如果出现明显的心动过缓和低血压，应随时给予阿托品和血管升压药。

导引导管和保护伞就位后，将同轴球囊通过 0.014 英寸（1 英寸=25.4mm）的导丝推进到病变部位行扩张成形术，选择与所覆盖颈动脉最大管径一致的支架置入，最大限度地增加支架的贴壁，防止内漏。支架的长度必须足够长以覆盖整个病变。最后将保护伞和导管收回。通过血管闭合系统对血管进行封堵，或手动压鞘对股动脉穿刺点进行加压包扎。

三、围手术期管理

术后予以生命体征监测，静脉补液维持 24h。伴有肾功能不全的患者，给予碳酸氢钠碱化尿液预防对比剂引起的肾病。CAS 对颈动脉球的刺激导致持续的迷走性心动过缓，可给予抗胆碱能药物对症治疗。术后低血压应积极使用血管收缩剂使患者保持血压正常。颈动脉疾病常与冠状动脉疾病有关，持续性低血压有心肌缺血的风险，但术后持续的高血压可导致脑高灌注。因此，收缩压应持续维持在 110～140mmHg。

患者术后常规接受心肌酶和心电图检查，影像学复查以评估血管通畅性。出院后应进行超声检查。维持阿司匹林和氯吡格雷（或噻氯匹定）双重抗血小板方案 12 周，此后继续阿司匹林治疗。

四、并发症及其处理

（一）心肌梗死

支架置入或血管成形术期间血压突然下降或严重心动过缓，是冠状动脉左主干严重疾病或严重三支血管疾病患者发生心肌梗死的主要风险。

（二）颅内并发症

颅内并发症包括大血管闭塞、栓塞和脑出血。如果发现出血，应立即用鱼精蛋白逆转全身肝素化，严格控制血压，收缩压控制在 110mmHg 以下，定时复查 CT 以确认血肿情况。CAS 手术后如果存在远端栓子导致急性颈动脉闭塞，则通过标准卒中介入技术（如支架取栓）、动脉内溶栓、微导丝和微导管机械破坏甚至颅内支架置入术清除血块。

（杨新宇 张 耐）

第三节 颅外椎动脉疾病

一、临床表现

椎动脉通过基底动脉和大脑后动脉为脑组织提供大量的血液供应。因此，症状可发生于枕叶或颞叶、小脑、脑桥和脑干及其脑神经，特征是多重症状的间歇性发作，可能是突然发作，或者特别严重。这些症状不仅由栓子或血栓引起，也可能由血流动力学机制引起。

二、椎动脉颅外段解剖

椎动脉的直径为 0.5～5.5mm，左右椎动脉直径也多不等。颅外椎动脉可分为 3 段，椎动脉第一段（V1）从锁骨下动脉延伸进入 C_6 的横孔；椎动脉第二段（V2）指的是 C_6 横突孔与寰椎之间的区域，这段椎动脉可能极其曲折；椎动脉第三段（V3）从 C_1 横突孔的出口延伸至其通过寰枕膜的入口。

三、颅外椎动脉疾病的病因学

动脉粥样硬化是最常见的椎动脉疾病，因阻碍血流而导致明显的低灌注。椎基底动脉系统中最常见的斑块形成部位是椎动脉近端起始部位，其次是椎动脉中段。

创伤、纤维肌发育不良是椎动脉夹层的常见病因。颅外椎动脉夹层的特征是头痛（通常是枕部）或颈部疼痛和后循环缺血的症状。创伤是椎动脉疾病的第三大常见原因。颈椎骨折和脱位可导致椎动脉闭塞、假性动脉瘤或动静脉瘘（AVF）。

前斜角肌在 C_6 水平压迫椎动脉，C_6 和 C_2 间的骨赘和椎间盘压迫椎动脉，引起缺血症状，常在颈部旋转或伸展时引发症状，称为亨特综合征。

四、锁骨下动脉盗血综合征

锁骨下动脉盗血综合征指椎动脉近端锁骨下动脉或头臂干狭窄或闭塞引起的该椎动脉中血液逆流的现象。由于椎基底动脉系统的血流动力学改变而导致椎动脉缺血症状，大多是上肢对血液流动的需求增加、压力下降更加明显而引起的。

五、影像诊断

大脑和颅后窝的 CT 检查可排除肿瘤或出血，在创伤后可评估颈椎骨折或椎体损伤。MRI 可以检测脱髓鞘疾病、卒中和肿瘤性病变。弥散加权成像（DWI）可用于评估急性缺血性卒中。MRA 或 CTA 是评价颅内动脉和颅外动脉的一种良好无创筛查技术。

DSA 是评估颅内和颅外血管的"金标准"，但是一种侵入性手术。在颅外椎动脉疾病的病例检查中，必须看到主动脉弓及颅内四大动脉。颅内血管显像包括侧支循环，如后交通动脉开放进入基底动脉尖部。锁骨下动脉盗血可以通过锁骨下动脉狭窄或闭塞的同侧椎动脉血流逆转来识别。

六、治　疗

（一）特殊情况的药物治疗

1. 颅外椎动脉夹层内血栓　目前选择的治疗方法包括抗凝血药物、抗血小板药物和血管内治疗。目前对椎动脉夹层内血栓的抗凝治疗证据不完整，一般肝素抗凝治疗后给予口服抗凝治疗，使用 3～6 个月的抗凝血药物，保持国际标准化比值（INR）在 2～3 之间。对于合并蛛网膜下腔出血的颅内动脉夹层、存在大面积梗死并伴有占位效应或夹层延伸至颅内的患者，口服抗凝是禁忌证。

2. 溶栓　对于因夹层引起动脉闭塞的患者，在发病数小时内进行溶栓治疗（静脉溶栓和动脉溶栓）是可行的，溶栓同时作用于血管的真腔和假腔内的血栓，减轻狭窄程度。对于颅内夹层引起蛛网膜下腔出血的患者，应避免进行溶栓治疗。

3. 创伤椎动脉受挤压　外伤椎动脉受压后，应进行外科治疗。术前治疗包括药物抗凝和颈部制动。

（二）血管内治疗

1. 动脉粥样硬化性疾病　椎动脉经皮腔内血管成形术（percutaneous transluminal angioplasty, PTA）主要用于治疗椎动脉起始部位动脉粥样硬化斑块，椎动脉起源处有发达的肌层，因此发生再狭窄的风险很高，药物洗脱支架的再狭窄率低于裸金属支架。锁骨下动脉腔内狭窄常有大量的斑块，支架需要有较高的径向力。

2. 夹层　对于药物治疗失败或无效、症状难以缓解的罕见患者和扩张型夹层动脉瘤患者，血管内治疗是首选治疗方式。手术方法包括球囊血管成形术、放置一个或多个球囊扩张或自膨胀支架，夹层动脉瘤腔内可能需要弹簧圈栓塞或放置覆盖支架。

（三）手术治疗方案

1. 椎动脉第一段（V1）手术方案　椎动脉近端和颈动脉旁路移植术、锁骨下动脉到椎动脉近端静脉旁路移植术、锁骨下动脉或椎动脉近端动脉内膜切除术、椎动脉近端减压术。

2. 椎动脉第二段（V2）手术方案　V2 段松解术、V2 段血运重建术。

3. 椎动脉第三段（V3）手术方案　枕动脉-远端椎动脉旁路移植术、椎动脉减压术。

（四）手术并发症

手术并发症包括喉返神经麻痹、霍纳综合征、淋巴囊肿、乳糜胸、血栓形成等。

（杨新宇　赵　岩）

第四节　颅内血管闭塞性疾病

颅内颈内动脉/大脑中动脉粥样硬化性闭塞，是目前缺血性脑血管病治疗之中的难点。虽然在慢性闭塞病例中有显微外科血管重建术、在急性闭塞病例中有血管内介入治疗的方法，但还存在着很多问题，术后容易产生并发症，有些治疗方法远期效果不理想，是急需当今脑血管外科和介入专业深入研究的疾病。

一、显微外科血管重建术

至今为止，对于颅内颈内动脉/大脑中动脉动脉粥样硬化性闭塞，两项临床试验都未能证明颅内外血管旁路移植术（EC-IC bypass）优于药物治疗，但手术仍然在一些经过筛选的患者中进行。外科医师应该对该病的自然史有一定的了解，为那些在最佳药物治疗下仍然存在血流动力学损害高风险的患者做好显微外科血管重建术的评估，进行严格的研究，最终确定受益于该手术的患者人群。

颅内外旁路移植术包括颞浅动脉（STA）-大脑中动脉（MCA）旁路移植术、双侧大脑前动脉之间的吻合术、枕动脉与小脑下后动脉（PICA）/小脑下前动脉（AICA）/大脑后动脉（PCA）/小脑上动脉（SCA）之间的旁路移植术；PICA 与 PICA 之间的吻合术；椎动脉与 PICA 之间的旁路移植术；STA 和 SCA 之间的旁路移植术；锁骨下动脉和 PCA 之间的旁路移植术；PCA 和 SCA 之间的旁路移植术；枕动脉和 AICA、PICA 串联之间的旁路移植术等多种方案。

二、颅内闭塞性疾病的血管内治疗

急性缺血性卒中的治疗是基于"时间就是大脑"的原则，即每过 1min 就有更多的实质梗死。静脉溶栓药——组织型纤溶酶原激活物（t-PA）在药物治疗方面取得了成功。但在超出 t-PA 时间窗后的一段时间内，通过神经介入治疗（动脉内溶栓、机械取栓）清除脑内血管的血栓也取得了较好的效果。一般是根据 CT 或磁共振灌注成像结果，一部分患者选择在症状出现后 18~20h 内进行急性血栓取出术。

（杨新宇　赵　岩）

第十八章　非动脉粥样硬化性脑血管病

第一节　成人烟雾病

烟雾病（moyamoya disease，MMD）是一种罕见的慢性脑血管病，其特征是两侧颈内动脉（ICA）末端进行性狭窄或闭塞，随后逐步在颅底出现烟雾样血管，患者可以出现脑出血或脑缺血症状，这种疾病又被称为"Willis 环的自发性闭塞"。1957 年，Takeuchi 和 Shimizu 最早发现了MMD，而 moyamoya（意为"烟雾"）一词最初是由 Suzuki 和 Takaku 用来描述大脑底部异常血管系统的特殊演变过程，并被业内广泛接受。

一、病因和病理

尸检分析发现，MMD 颈内动脉末端、大脑中动脉、大脑前动脉等动脉内膜增厚，出现内膜纤维细胞增厚、内弹力层不规则破坏和中膜变薄。这些动脉的穿支血管或远端分支上可发生微小假性动脉瘤，多见于颅底烟雾血管、脑室周围区域或脑皮质的血管，这些假性动脉瘤可能是脑出血的原因之一。假性动脉瘤可以自行消失，也可以在血管重建术后消失。另外，基底节区动脉壁纤维蛋白样坏死也可以破裂出血。

分子细胞生物学研究发现，增生的血管壁上成纤维细胞生长因子、转化生长因子-β 和肝细胞生长因子等表达增加，中膜平滑肌细胞发生凋亡；患者血清中血管细胞黏附分子-1、细胞黏附分子-1、E 选择素和脑脊液中一氧化氮代谢物等升高，提示一些复杂的分子事件和机制在 MMD 进展中发挥了作用。

全基因组和位点特异性关联研究显示，RNF213 基因与烟雾病相关，该基因某些位点的多态性是常见的变异，具有该多态性的患者发病明显更早，烟雾病患者可能出现脑梗死和大脑后动脉狭窄。

二、临床表现

颅内出血是成年人的典型发病表现，女性更多见。脑缺血（TIA 或梗死）是其次的临床表现，但有增多的趋势。出血多发生在脑室或脑室周围，常复发，有较高的致残率和死亡率。缺血性患者可出现脑低灌注导致的大脑功能突然下降，梗死灶常见于皮质和皮质下区域，基底节区和丘脑相对少见。妊娠和分娩可能增加女性患者缺血性或出血性卒中的风险。

MMD 可分为临床表现相同的 3 种类型。①烟雾病：特发性病例，患者没有其他基础疾病；②烟雾综合征：出现烟雾病样血管变化，但至少合并一种基础疾病，如神经纤维瘤病、唐氏综合征或镰状细胞贫血等；③单侧型烟雾病：一侧颈内动脉系统出现烟雾病变化，对侧无发病。

三、影像学诊断

烟雾病是一个慢性动态发展的过程，脑血管造影是最可靠的诊断方法。Suzuki 和 Takaku 根据MMD 进展过程中血管造影的不同表现，将 MMD 分为 6 个连续发展的阶段，即 Suzuki 和 Takaku分期：①颈内动脉分叉狭窄期，②烟雾血管起始期，③烟雾血管密集期，④烟雾血管微小化期，⑤烟雾血管减少期，⑥烟雾血管消失期。

经过该 6 个时期的演变，颈内动脉最终闭塞，脑供血仅通过颈外动脉和椎基底动脉系统来维持。第 4 期是最常见的病变类型。部分患者大脑后动脉的近端也有受累。烟雾血管常分布于以下3 个区域：①基底节区和丘脑基底部通过纹状体动脉、前脉络膜动脉、后脉络膜动脉、后交通动脉等血管的侧支异常扩张形成的烟雾血管；②源于眼动脉通过筛前动脉和筛后动脉形成的烟雾血管；③经颅盖骨下硬脑膜动脉与脑皮质表面沟通形成的烟雾血管。

MRI 和 MRA 可以诊断烟雾病，SPECT 和 PET 可用于测量局部脑血流量和代谢分布，为手术治疗提供可靠的依据。

四、外科治疗

目前还没有针对 MMD 的特异药物。阿司匹林（乙酰水杨酸）或其他抗血小板药物可能抑制血管狭窄的进展，或抑制血栓形成。钙通道阻滞剂、类固醇等可用于辅助治疗。

治疗 MMD 的手术目的在于增加脑血流量，可分为两类，即直接血运重建（颅外-颅内微血管旁路移植术）和间接血运重建（不行微血管吻合操作），两种方法对预防卒中没有明显的差别。间接血运重建可为脑皮质提供新生血管网络，但血运重建所需时间较长，范围不确定。直接血运重建可以立即为选择的区域提供灌注，但有高灌注综合征并发症的可能。也可将 STA-MCA 旁路移植和间接血运重建联合使用。

（一）直接血运重建的微血管旁路移植术

STA-MCA 旁路移植术是用于治疗 MMD 的主要方式。手术中将 STA 自主干至顶支或额支作为供体血管解剖出 8～10cm，末端直径为 1～2mm，然后以对应于侧裂的末端为中心开颅，骨窗直径为 3～4cm，选取发自不同 M2 段的 M3、M4 段，用 10-0 或 11-0 缝合线间断缝合，将 STA 分支与之直接吻合。

常用的 MCA 系统接收血管是角回动脉、颞后动脉和顶后叶动脉，也可以根据血管造影或 PET 的结果，将 STA 吻合在其他为额叶、顶叶供血的分支上，有选择性地为 PET 检测的缺血区域供血。ACA 区域或 PCA 区域低灌注的患者，可以行 STA-ACA 旁路移植术或 STA-PCA/枕动脉-PCA 旁路移植术。

（二）间接血运重建

某些 MMD 患者脑表面缺乏适当的 MCA 皮质分支，直接吻合操作很难成功，还有一些患者更适于通过逐渐增加血运来避免直接旁路移植带来的高灌注损伤，因此，间接血运重建在这些患者中得到了较好的应用。颞肌贴附术是最早应用于烟雾病治疗的间接血运重建方法，该技术将颞肌置入大脑外侧表面并将其固定在硬脑膜边缘上，为缺乏血供的大脑提供新的侧支循环来源。

颞肌贴附术是目前间接血运重建的首选方法。这种方法是在术中分离出一段 STA 的顶叶分支，同时保留血管通畅和血液流动，在外侧裂上开颅后，将解剖出来的 STA 固定在蛛网膜下、软脑膜表面。间接血运重建还有许多其他的方法，包括使用带蒂肌肉瓣、帽状腱膜瓣、骨膜和硬脑膜反转等，这些组合属于颞肌贴附术的修改和扩大。

间接血运重建时宜行大一些的骨窗开颅，能有更多的颈外动脉供血组织与颅内脑表面贴附，但是有术中暂时性脑血流量减少的风险，可能导致缺血性并发症。

五、围手术期管理

当进行血运重建术时，围手术期管理至关重要。应该特别注意以下几点。

1. 手术应安排在患者临床状态、血流动力学和代谢情况相对稳定时，避免频繁于缺血发作期手术。

2. 应确保足够的体液和血容量，防止脱水。

3. 术中保持正常的血液碳酸根浓度水平。

4. 合理选择麻醉药物。

（杨新宇　赵　岩）

第二节　颅内静脉和静脉窦血栓形成

脑静脉血栓形成（cerebral venous thrombosis，CVT）是发生在脑皮质静脉、深静脉和硬脑膜窦内血栓形成的一种病理状态。脑静脉和硬脑膜窦血栓形成后会引起颅内静脉高压，导致脑组织缺氧、神经元缺血损伤，甚至出现脑梗死或脑出血；还可能导致血-脑屏障破坏，引起颅内血容量增加和高颅压。静脉窦血栓形成最常见的部位是上矢状窦和横窦。

一、脑静脉血栓形成的病因

1. 头部外伤或肿瘤对静脉系统直接造成损伤或压迫，可引起局部内皮损伤和血流动力学改变，引发脑静脉血栓形成。

2. 硬脑膜动静脉瘘引起的异常静脉血流与脑静脉血栓形成有关。

3. 静脉窦感染。

4. 凝血因子（如蛋白 C、蛋白 S、抗凝血酶 III 和纤溶酶原等）功能障碍，或因子 V 基因突变（因子 V 莱顿）和凝血酶原（因子 II）基因突变，可出现高凝状态，导致脑静脉血栓形成。

5. 系统性红斑狼疮患者体内针对磷脂的自身抗体，可能导致高凝状态和脑静脉血栓形成。

6. 一些凝血系统异常的相关疾病，如眼-口-生殖器综合征（贝赫切特综合征）、炎症性肠病（如溃疡性结肠炎）、韦格纳肉芽肿病和 Cogan 综合征等可导致脑静脉血栓形成。

7. 年轻女性口服避孕药、产褥期在该病发病中起一定作用。

8. 诱因未确定的特发性脑静脉血栓形成。

二、临床表现

CVT 患者临床表现差异很大，最常见和最早出现的是头痛，恶心、呕吐和视力改变也很常见，并伴有视盘水肿，也可见躁动和其他精神症状或癫痫。随着静脉高压的进展到脑梗死或出血，患者可出现局灶性神经功能缺损、失语、视野缺损或肢体瘫痪。临床起病以亚急性表现为常见，症状持续数天至数周，并且起伏不定或恶化。急性起病者的表现可类似急性缺血性卒中。

临床表现因血栓的部位和程度而异。当血栓局限于上矢状窦或横窦时，最常见的表现是高颅压，横窦 CVT 可能与耳痛、耳漏、颈部压痛和潜在感染引起的淋巴结病变（如乳突炎或中耳炎）相关，双侧损伤是上矢状窦血栓形成的晚期典型表现。海绵窦 CVT 可出现眼睑水肿、化脓性眼眶疼痛和眼球突出。第 III、IV、V1、V2 和 VI 对脑神经麻痹。如果血栓延伸到皮质静脉，可发生局灶性功能缺损和癫痫发作。当血栓累及深静脉系统时，患者可表现为缄默、昏迷或脑功能减退。

三、诊断评估

CVT 的诊断方法包括 CT、MRI 和脑血管造影。在血栓形成后的前 1～2 周内，头部 CT 上可以看到皮质静脉或静脉窦呈点状、索状或三角形高密度影。CT 也可见因 CVT 引流不良引起的单/双侧静脉性出血/梗死。磁共振血管成像（MRA）和磁共振静脉成像（MRV）可以分别观察动脉和静脉系统，MRI 可以直接观察到血栓，也可以反映皮质水肿、出血、梗死（图 18-1）。脑血管造影适合在诊断不确定或需要介入治疗时进行，造影的静脉期静脉窦的全部或部分不显影，皮质静脉血栓形成时 DSA 显示闭塞累及的静脉回流突然停止，可伴有扩张的侧支静脉（图 18-2）。

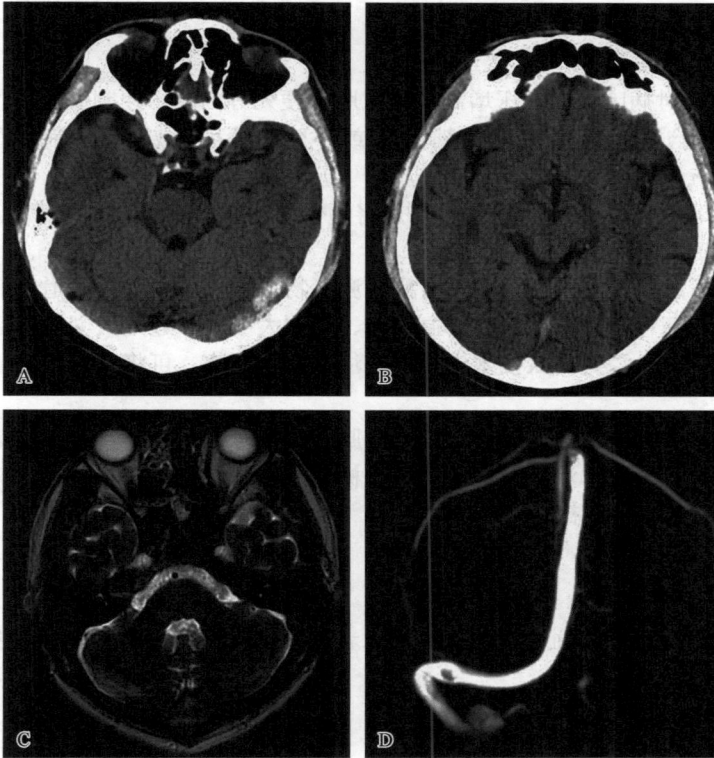

图 18-1　患者，男，40 岁，因头痛伴恶心、呕吐入院，既往头部外伤史。头部 CT 可见直窦、窦汇及左侧横窦高密度影（A、B）；头部 MRI 平扫显示直窦、窦汇及左侧横窦、乙状窦走行区异常信号（C）；头部 MRV 提示左侧横窦、窦汇、乙状窦血栓形成（D）

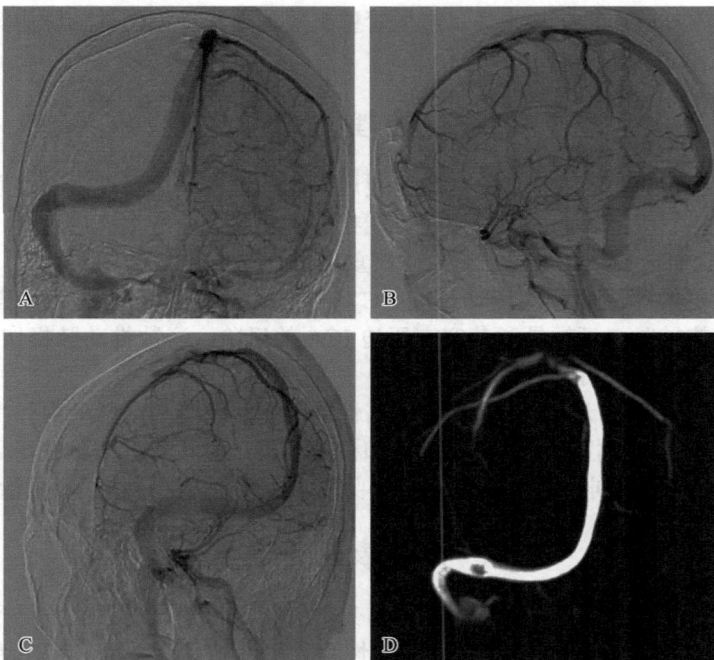

图 18-2　与图 18-1 为同一患者。全脑血管造影提示左侧横窦、乙状窦闭塞，左侧海绵窦及枕窦代偿良好（A～C）；头部 MRV 提示左侧横窦、窦汇、乙状窦血栓形成（D）

四、治　疗

CVT 的治疗要针对病因、颅内压增高、脑水肿和梗死等问题，控制癫痫发作。如果药物控制高颅压无效，可进行脑室/腰椎穿刺引流脑脊液，或外科开颅手术减压，保持脑灌注压在适当水平，防止继发性缺血损伤。

肝素对 CVT 患者有益，肝素抗凝的目标是将活化部分凝血活酶时间维持在正常的 2～2.5 倍，待患者的情况稳定后再使用华法林治疗。

使用链激酶、尿激酶和重组组织型纤溶酶原激活物等溶栓药物有胃肠道出血或颅内出血的风险。溶栓治疗的禁忌证包括近期分娩、出血病史、近期大手术、近期大创伤、活动性消化道出血或炎症性肠病等。采用血管内介入技术进行局部注入溶栓药物，可将全身溶栓治疗的副作用降到最低。

血管内介入治疗的通路包括经股动脉、股静脉、颈静脉，以及直接穿刺硬脑膜窦等，可以对血栓进行直接操作，包括局部注入溶栓药物、机械取栓和球囊血管成形术等。对证实静脉窦重度狭窄者，可以通过放置支架来补充治疗。

五、预　后

CVT 的预后明显优于动脉血栓形成，多数患者恢复迅速，无后遗症，少数遗留局灶性功能障碍或认知障碍，或癫痫复发。

（杨新宇　赵　岩）

第三节　颈部钝性创伤性脑血管损伤

颈部脑血管的直接创伤可分为钝性、锐性和枪弹伤等。颈部钝性创伤性脑血管损伤是指由非穿透性创伤引起的颅外脑血管结构损坏，产生管壁夹层、血栓、创伤性动脉瘤等病理过程，影响脑供血，并有破裂出血的潜在风险。

一、病理生理学

非穿透性创伤引起脑动脉壁损伤，内膜撕裂后内皮细胞下胶原暴露，引发血小板聚集和血栓形成，可导致血管狭窄或闭塞。内膜撕裂还可能在管壁各层之间产生夹层通道，管壁组织间分离充盈血液，也可使血管狭窄或闭塞。血管壁的严重损伤可导致创伤性动脉瘤。

血管损伤最常见的原因是颈部运动过度。C_2、C_3 的过度拉伸，远端 ICA 容易受到损伤；颈椎过度屈曲和显著旋转时，下颌骨和茎突有压迫 ICA 的风险。多数椎动脉损伤见于颈椎半脱位、C_1～C_3 骨折，以及横突孔骨折。

钝性创伤引起的颅外颈动脉和椎动脉的创伤性动脉瘤，可能是动脉壁内弹力层破裂、动脉壁变弱和外膜扩张所致。创伤性动脉瘤分为囊状和梭形两类，囊状亚型动脉壁明显破裂，有扩大的趋势；梭形亚型是动脉被拉伸所致，自然病史偏良性，多数患者通过抗血小板治疗可痊愈。

二、临床表现和诊断

大多数钝性创伤性脑血管损伤无症状，最常见的症状是血管损伤后狭窄导致的缺血性神经功能缺损。还会出现颈部疼痛或霍纳综合征。创伤性动脉瘤可能有占位效应或破裂出血。

头颈部 CT 可以观察到钝性创伤性脑血管损伤的线索，如颅骨和脊柱骨折、亚急性缺血性脑梗死等。从 CTA 图像可以观察有关血管、骨骼、某些软组织结构和异物。数字减影血管造影

（DSA）能显示颈部和颅内血管的精细解剖情况，是诊断的"金标准"。

CT 灌注（CTP）、磁共振成像（MRI）、磁共振血管成像（MRA）和多普勒超声检查等要根据病情需要进行选择。

三、损伤分类

与钝性创伤性脑血管损伤预后相关的分类系统，将创伤性病变分级为Ⅰ～Ⅴ级，Ⅰ级损伤表现为管腔不规则，母血管狭窄小于 25%；血管壁Ⅱ级损伤导致母血管狭窄超过 25%；Ⅲ级病变为创伤性动脉瘤；Ⅳ级和Ⅴ级病变分别为血管闭塞和横断损伤。

四、治 疗

（一）抗血栓药物

抗血栓药物可以治疗血栓栓塞，预防脑缺血，同时抑制损伤部位血小板引发的凝血级联反应，加速血管损伤愈合。

（二）血管内治疗

在诊断性血管造影的基础上，选择特定病例开展血管内介入治疗，包括支架置入、创伤性动脉瘤栓塞、动脉内溶栓和血管内闭塞再通等。

（杨新宇 宫达森）

第四节 非动脉粥样硬化性颈动脉病变

非动脉粥样硬化性颈动脉病变包括自发性颈动脉夹层、颅外颈动脉动脉瘤、放射性血管狭窄和颈动脉体化学感受器瘤等。

一、自发性颈动脉夹层

自发性颈动脉夹层与继发于纤维肌发育不良、囊性中膜坏死和马方综合征等遗传性血管病变有关，部分患者有Ⅲ型胶原缺乏，可能导致动脉壁完整性受损，使患者容易发生自发性颈动脉剥离。发病时动脉壁的内膜撕裂，血液穿过动脉内膜进入到中膜与内膜之间的假腔，向内扩张使真腔狭窄，或进入中膜与外膜之间的假腔，向外扩张形成动脉瘤。

（一）临床表现和诊断

自发性颈动脉夹层患者没有直接的创伤史，可表现为临床三联征，即同侧颈部、面部或头部疼痛；部分霍纳综合征（同侧瞳孔缩小和上睑下垂，同侧面部无汗液）；短暂性脑缺血发作（TIA）或卒中。部分患者没有典型的表现，可出现三联征中的某些部分。

上颈动脉 DSA 从球部开始，呈"线样征"逐渐狭窄，延伸到不远于颈内动脉岩骨部起始处，然后重新恢复正常管腔，部分患者出现内膜瓣或双腔等其他解剖特征，或伴有夹层动脉瘤，这些病理变化可导致 ICA 完全闭塞。

MRI、MRA 和 CTA 是自发性颈动脉夹层筛查和辅助诊断方法。

（二）治疗

抗血栓药物是治疗自发性颈动脉夹层的主要手段。药物治疗包括抗凝血药物或抗血小板药物治疗，由于夹层或栓塞事件导致动脉狭窄引起的症状性缺血患者，可能需要手术或血管成形术和支架干预。夹层动脉瘤也可以通过弹簧圈栓塞或放置覆盖支架来治疗。直接手术修复夹层、颈动脉结扎伴或不伴动脉旁路移植可作为血管内治疗的备选方案。

二、颅外颈动脉动脉瘤

颅外颈动脉动脉瘤罕见，临床症状因其位置和大小而异。大动脉瘤常表现为颈部或咽旁搏动性肿物，可有压痛，出血症状少见，但出血可导致颈部血肿或鼻出血，一些动脉迂曲的大动脉瘤因内部湍流产生血栓可导致 TIA。

早期治疗包括近端结扎、重建循环等。目前，治疗逐渐侧重到保护脑循环和避免动脉结扎上，随着血管内技术的进步，无支架或有支架辅助的弹簧圈栓塞及血流导向装置或覆膜支架等技术的应用，颅外颈动脉动脉瘤的治疗取得了显著的进步。

三、放射性血管狭窄

放射治疗常用于多种颈部和纵隔恶性肿瘤，如果累及正常动脉，可能导致病理改变。射线导致溶酶体激活和细胞增殖，动脉内膜和内弹力层中泡沫细胞、透明质和纤维蛋白积累，管壁斑块样增厚。

影像学检查如 CT、MRI、DSA 等适用于头部、颈部或纵隔放射治疗后出现脑缺血或栓塞症状的患者。

辐射诱导的颅外颈动脉狭窄涉及广泛的颈动脉、动脉壁和邻近组织纤维化，放射性狭窄的斑块比动脉粥样硬化斑块更难以剥离，因此，颈动脉支架置入术（CAS）已经成为辐射诱发血管狭窄的主要治疗方法。

四、颈动脉体化学感受器瘤

颈动脉体位于颈动脉分叉背侧的外膜层，由舌咽神经的颈动脉感觉分支"颈动脉窦神经"或"Hering 神经"支配，是人体内最大的副神经节，为外周呼吸感受器之一，可反射性地引起呼吸加快、加深。颈动脉体主要源于中胚层第三鳃弓和外胚层神经嵴，这些细胞发生的肿瘤被称为副神经节瘤、血管球瘤或化学感受器瘤。肿瘤多由生理上沉默的非嗜铬细胞组成，但有些肿瘤含有分泌颗粒，能像嗜铬细胞瘤一样分泌儿茶酚胺。

颈动脉体化学感受器瘤由上皮样细胞成束或簇状构成。细胞为多面体，胞质呈颗粒状，基质由网状纤维组成丰富的毛细血管网，一些肿瘤可见到嗜铬阳性的分泌颗粒，能够分泌去甲肾上腺素和多巴胺。雌激素、慢性缺氧（如高海拔、慢性阻塞性肺疾病、紫绀型心脏病）是发病的危险因素。颈动脉体化学感受器瘤多为局部侵犯血管和神经结构，偶尔侵犯口咽，少有远处转移。

副神经节瘤是生长缓慢的良性肿瘤，最常见的表现是颈高区可触及的颈部肿块。少见的症状包括声音嘶哑、吞咽困难和单侧舌肌萎缩，也有患者出现霍纳综合征或颈动脉窦综合征。

为了评估肿瘤切除的术前风险，临床上将颈动脉体化学感受器瘤分为 3 型。Ⅰ型肿瘤局限于 ICA 和 ECA 之间的间隙，颈动脉和邻近神经都不穿过肿瘤，手术切除较为容易。Ⅱ型肿瘤部分累及 ECA 和 ICA，但不完全包绕动脉，肿瘤累及动脉外膜，仍可分离切除。Ⅲ型肿瘤完全包住 ICA，并侵入外膜至肌层，而且喉上神经和舌下神经可能穿过肿瘤，从动脉剥离肿瘤需要牺牲或重建 ICA。

术前必须进行细致的评估，特别是要排查内分泌异常。严重累及 ICA 的Ⅲ型肿瘤患者应进行球囊闭塞试验，评估 ICA 结扎脑缺血的风险，做好术中分流 ICA 重建的准备。切除肿瘤前栓塞供血动脉有助于减少切除过程中失血。手术时充分暴露和控制颈动脉近端和远端，便于术中分流；同时注意识别、保护舌下神经和迷走神经。术后要监测血压。

（杨新宇　赵　岩）

第五节　妊娠、围生期常见脑血管病

孕产妇常见的脑血管病包括急性脑卒中、动脉瘤性蛛网膜下腔出血、动静脉畸形、自发性脑出血、颅内静脉窦血栓形成、烟雾病等。孕产妇分娩期间发生卒中的风险最高，其中分娩前 2d 和分娩后 1d 的风险最大，即使分娩后 6 周也存在卒中风险。妊娠期的生理变化、母婴需求，以及孕产期特有的疾病，给治疗孕产妇的脑血管病带来了特殊的问题。

一、缺血性卒中

（一）脑血管动脉性闭塞

脑血管动脉性闭塞或血栓形成是妊娠期缺血性卒中的主要原因，常发生在妊娠中、晚期和产后第 1 周，与妊娠后期和产褥期血液高凝状态有关。

孕产妇动脉性闭塞的治疗主要包括使用抗血小板药物和抗凝血药物，但阿司匹林等抗血小板药物能越过胎盘屏障，导致胎儿血液中阿司匹林浓度升高，影响母亲和胎儿的凝血机制，因此，不推荐在妊娠晚期使用。机械血栓清除术是急性脑卒中早期的有效治疗方法，但是对孕产妇只有在绝对必要的情况下才可以使用。

（二）静脉性闭塞

妊娠高凝状态，或静脉窦壁改变导致颅内静脉血栓形成，是产妇缺血性卒中的另一个重要原因。一般发生在分娩后 3d 至 4 周的经产妇，大多数病例发生在产后第 2 周或第 3 周。静脉窦血栓形成涉及多个静脉窦或脑静脉，皮质静脉比大脑深静脉和小脑深静脉更常受累。临床表现包括头痛、恶心、呕吐、癫痫发作、局灶性神经功能缺损、发热和精神状态改变。诊断颅内静脉血栓形成依靠 CT、MRI 和血管造影等，并辅以凝血试验等检查。颅内静脉血栓的治疗以大剂量肝素（开始时为 1000U/h；活化部分凝血活酶时间大于对照组的 1.5～2 倍）和血管内纤溶为主，必要时可以用介入技术去除血栓。其他治疗包括针对颅内压增高、脑积水和癫痫等的对症治疗。

二、出血性卒中

（一）动脉瘤性蛛网膜下腔出血

妊娠期自发性蛛网膜下腔出血发生率较未妊娠者显著增高，妊娠特定的生理变化可能会增加动脉瘤破裂的风险。妊娠早期以后心输出量增加，导致妊娠中期与晚期动脉瘤破裂风险增加，分娩期间动脉瘤破裂很常见。

妊娠期蛛网膜下腔出血的治疗非常复杂，需要在患者基本情况稳定时进行治疗。要避免高血压和低血压、预防癫痫发作、治疗脑血管痉挛、持续监测胎心，应给予镇痛、镇静和镇吐治疗。对于破裂动脉瘤，可选用开颅夹闭或血管内介入治疗的方法来抢救孕产妇，避免致命的动脉瘤再次出血。

（二）动静脉畸形

妊娠是否会增加动静脉畸形破裂的风险是有争议的。妊娠期动静脉畸形的处理遵循"只有在需要时才进行干预"的原则。对病情稳定的患者，应该首选妊娠，并通过剖宫产进行产科管理。

（三）转移性绒毛膜癌

转移性绒毛膜癌是脑出血和肿瘤性颅内动脉瘤的一种少见病因。绒毛膜癌是妊娠滋养细胞肿瘤类型中具有高度恶性特性的一种肿瘤，通过血源转移。正常绒毛组织具有极强的穿透子宫内膜血管获得滋养胎儿的能力。在脑血管系统中，滋养细胞浸润到血管中诱发血栓，形成栓子，或使血管壁变薄弱，形成动脉瘤或静脉曲张。自发性出血率高，仅次于转移性黑色素瘤。继发于转移性绒毛膜癌的出血可以是脑内、硬脑膜下或蛛网膜下腔出血。脑出血可位于脑内任何发生转移的部位。肿瘤性动脉瘤多发生在大脑中动脉分布区的远端。动脉瘤可单发或多发，典型的动脉瘤呈梭形。肿瘤性动脉瘤应夹闭或切除，其他治疗包括放疗和化疗，但这类患者预后差。

（四）垂体卒中

分娩时如有严重休克会导致垂体卒中和产后垂体功能减退［希恩（Sheehan）综合征］。妊娠期由于刺激腺垂体中催乳素分泌细胞导致垂体增大，增加了其在严重低血压时发生缺血损伤的风险。垂体卒中一般发生在腺垂体，很少累及神经垂体。激素替代疗法是主要的治疗方法。

（杨新宇　宫达森）

第四篇　颅脑创伤

创伤性脑损伤（traumatic brain injury，TBI）是全球致残、致死的主要原因之一，对颅脑创伤患者的救治要耗费大量的医疗资源，给社会、家庭带来了沉重负担和巨大压力。提高颅脑创伤的诊治水平和能力，是神经外科义不容辞的责任。

第十九章　颅脑创伤基础

创伤后原发性和继发性脑损伤的机制众多且复杂。随着神经影像、神经生理监测、药理学和手术技术等领域技术的进步，对创伤性脑损伤机制的理解在逐步加深，治疗能力也在逐步提高。

第一节　创伤性脑损伤概述

一、定　　义

创伤性脑损伤是外力直接撞击脑组织，或使颅脑快速加/减速，或有物体（如枪弹）穿透脑组织，或爆炸产生的爆炸波等导致的脑组织损伤。这些暴力的性质、强度、方向和持续时间决定了损伤的模式和程度。

二、分类和伤情分级

（一）分类

1. 按致伤原理分类　按施加于头部的暴力形式，可分为静态暴力伤和动态暴力伤；头部惯性改变也可致伤。

（1）静态暴力伤：是指施加在头部的外力时间超过200ms，也称为挤压伤，能导致颅盖骨或颅底骨折、脑组织变形，发生致命的脑损伤。

（2）动态暴力伤：是指外力持续时间小于50ms，又分为挥鞭样损伤、击打伤和爆炸伤3种。

1）挥鞭样损伤：是身体其他区域（如躯干）突然受力，再传导到头部使之受到损伤的情况。如胸部或面部遭受打击时，头部被动剧烈运动，脑组织在颅腔内移位，脑表面和脑实质内受到损伤，常导致弥漫性脑损伤和脑震荡。

2）击打伤：头部遭外力击打，局部暴力冲击点可发生颅骨线形/凹陷骨折和颅底骨折、硬脑膜外/下血肿、脑挫伤等，称为冲击点伤。击打暴力也可以沿暴力方向传播到冲击点的对侧，导致颅腔对侧发生颅骨骨折和脑挫伤等，称为对冲损伤。

3）爆炸伤：是爆炸冲击波对大脑的损伤，压力波非常快（小于5ms）地传导通过脑组织造成损伤。

（3）惯性损伤是指头部剧烈加/减速运动时发生的损伤，头部在平移、旋转和角运动时都可有加/减速发生，加/减速过于剧烈能导致脑组织内发生应变和结构损伤，称为加速或减速损伤，可见桥静脉牵拉破裂、脑组织变形、弥漫性轴突损伤等。

2. 按临床病理分类　从临床治疗的角度，神经外科上常将颅脑创伤分为颅骨骨折、局灶性脑损伤和弥漫性脑损伤。局灶性损伤是脑实质损伤，范围相对清楚，包括局部脑皮质损伤、硬脑膜下/外血肿和脑内血肿等。

弥漫性脑损伤通常没有显著的结构性损伤，但出现广泛弥散性脑功能障碍，多见于严重脑损伤患者，可出现神经兴奋性毒性、神经传递或受体功能障碍等现象。弥漫性脑损伤还包括脑肿胀、缺血性损伤，以及皮质下白质内的弥漫性轴突损伤。

3. 按损伤时间顺序分类　原发性脑损伤是颅脑创伤患者受到外界暴力损伤时，外部机械力作用于大脑使脑组织产生的病理生理现象。继发性脑损伤是暴力致伤后，受损脑组织因炎症反应、兴奋氨基酸毒性、自由基损伤等导致损伤进一步加重的过程。

（二）伤情分级

临床常用评分系统对创伤性脑损伤的严重程度进行分类，指导临床治疗和评估预后。

1. 格拉斯哥昏迷评分（GCS）　对睁眼、运动和言语 3 个方面进行评分（最高分 15 分，最低分 3 分），3～8 分为重度创伤性脑损伤，9～13 分为中度创伤性脑损伤，14～15 分为轻度创伤性脑损伤。但受伤前使用酒精或药物、院前镇静、麻醉和气管插管等对 GCS 会造成混淆，需要鉴别和标识。

2. 简明损伤评分（AIS）或损伤严重程度评分（ISS）　AIS 或 ISS 也是颅外损伤的严重程度评估方法。

3. 马歇尔 CT 评分　评估颅脑结构的损伤，侧重于 CT 扫描中是否存在占位效应，对弥漫性损伤评估欠佳。

（张建宁　候长凯）

第二节　创伤性脑损伤的神经化学机制

创伤性脑损伤后神经化学过程异常复杂，对细胞膜、离子通道和轴突产生继发性损害，影响中枢神经系统细胞的功能，使脑组织出现血运障碍、物质转运和脑代谢紊乱。

一、原发性脑损伤

（一）弥漫性与局灶性原发性脑损伤

1. 弥漫性原发性脑损伤　包括弥漫性轴索损伤和脑震荡。

2. 局灶性原发性脑损伤　包括脑挫裂伤血肿形成，可导致脑缺血缺氧、高颅压和脑疝。

（二）脑组织/细胞的原发性损伤

1. 神经元　神经元和树突形成了一个表面积巨大的膜。由于细胞膜柔软，具有抵抗变形和移动的能力，创伤性机械剪切应力对神经元膜的影响尚不清楚。

2. 轴突　轴突损伤后会出现轴突不连续、轴质"回缩球"等现象。伤后轴索膜一过性钙通道开放，钙离子内流引发了钙蛋白酶激活和线粒体肿胀、细胞色素 c 释放和胱天蛋白酶激活，导致轴突进一步损伤，甚至细胞凋亡。伤后 24～72h 轴突内内容物淤积，轴突远端被挤压，称为延迟性或继发性轴索损伤。

3. 星形胶质细胞　原发损伤时星形胶质细胞膜被拉伸，会产生正离子电流，是伤后胞膜兴奋离子通道开放、细胞毒性肿胀的基础。星形胶质细胞是血-脑屏障的组成部分，伤后功能也会下降。星形胶质细胞在维持离子稳态和中枢神经系统中神经递质的再摄取方面发挥着关键作用，有助于减轻继发损伤过程。

（三）剪切应力对微血管系统的影响

外来暴力首先传递到脑表面血管，容易破坏血管而造成局灶挫裂伤。伤后微血管系统出现血管周围星形细胞肿胀、细胞内微空泡化和微伪足活性增加、血管周围出血、血管内白细胞黏附增加等。微血管损伤使局部脑血流减少，加剧血管源性和细胞毒性水肿，增高颅内压。

二、继发性脑损伤

继发性脑损伤是在原发性脑损伤基础上引发的一系列复杂的、相互关联的分子过程，在原发损伤后数周和数月内导致中枢神经系统细胞进展性功能缺失甚至死亡。

（一）脑缺血缺氧

伤后脑出血和脑挫裂伤都可以通过血栓和破坏微循环导致局部脑缺血。缺血会导致神经元凋亡，海马神经元、小脑颗粒细胞、皮质神经元易于受累。

缺氧后造成细胞内氢离子浓度升高，影响细胞内多种酶的功能，如低 pH 环境可引起 N-甲基-D-天冬氨酸（NMDA）离子通道的构象变化，造成钠离子和钙离子的内流和钾离子的外流，导致细胞损伤。

（二）脑水肿、颅内压增高

脑水肿导致高颅压、脑灌注压下降，与缺血再灌注损伤、细胞毒性水肿等一起形成恶性循环。兴奋性氨基酸毒性会引起细胞膜去极化钠离子内流和钠离子积累，加重细胞肿胀。

（三）兴奋毒性

伤后突触前神经末梢和星形胶质细胞释放过量的兴奋性氨基酸（如谷氨酸盐和天冬氨酸）到细胞外，与突触后受体结合后激活离子通道，导致细胞内钙和钠水平上升，氯离子和水被动向胞内运动，多种酶（磷脂酶、钙蛋白酶、胱天蛋白酶、一氧化氮合酶等）被激活，电压门控钙通道也被打开，细胞去极化，最终造成细胞坏死或凋亡。

（四）钙调节异常

伤后细胞钙离子内流机制包括电压门控钙通道开放、机械变形所致膜和离子通道开放、激动剂依赖的钙通道开放。细胞内钙离子超载会引起半胱氨酸蛋白酶激活、细胞骨架蛋白水解、线粒体通透性转变和自由基毒性，启动细胞凋亡和坏死。钙离子内流还可引起细胞内储存的钙离子进一步释放和含有谷氨酸的胞外囊泡释放，形成恶性循环，加速细胞损害。

（五）细胞骨架蛋白水解作用

神经元的细胞骨架包括微丝、神经丝和微管，原发性损伤后早期细胞骨架出现畸形和扭曲，引起微管丢失和神经丝间距增加。胱天蛋白酶（caspase）参与细胞骨架蛋白分解，钙离子内流激活钙蛋白酶（calpain）诱导细胞骨架蛋白水解。

（六）脑代谢紊乱

1. 线粒体损伤　伤后大脑葡萄糖代谢下降。损伤导致的钙离子超载诱导线粒体膜通透性增加，导致跨膜电位丧失，线粒体肿胀、外层线粒体膜破裂、线粒体功能障碍，能量供应缺乏。

2. 自由基损伤　脑组织含有高浓度的多不饱和脂肪酸，更容易被氧化应激破坏。伤后产生大量活性氧自由基（如过氧化物和过氧化氢等），损害蛋白质、碳水化合物、核酸和脂类等，导致细胞死亡。

3. 乳酸代谢紊乱　伤后缺氧导致脑组织中最主要的代谢形式——有氧糖酵解下降，星形胶质细胞通过无氧代谢将葡萄糖转化为乳酸，释放到细胞外被神经元吸收，通过线粒体氧化磷酸化进行有氧代谢，产生能量。

（七）细胞死亡

创伤性脑损伤后神经元死亡模式包括自噬、坏死和凋亡。细胞凋亡是一个能量依赖的相对缓慢过程，通常称为"程序性细胞死亡"。在凋亡发生前，可能有药物治疗的窗口期。研究创伤性脑损伤后细胞凋亡机制有助于进行恰当的靶向治疗。

（八）神经炎症

神经炎症过程一方面释放神经毒性物质加剧脑损伤，另一方面启动损伤组织的修复。多形核白细胞在急性损伤后 24h 内开始在受损脑组织中聚集，巨噬细胞在受伤后 36～48h 内到达损伤组织，其分泌的细胞因子是同时具有多种有益和有害作用的旁分泌因子。炎症参与了脑外伤后早期和继发性脑损伤，减轻炎症反应是创伤性脑损伤治疗中的研究目标之一。

（张建宁　汪邦月）

第三节　颅脑创伤的神经病理学

一、颅内压增高和脑疝

（一）颅内压增高原理

颅内容物由脑、脑脊液和血液组成（颅内体积=脑组织体积+脑脊液体积+血液体积），任何有占位效应的病理过程都以颅内压（intracranial pressure，ICP）增高和减少脑、脑脊液或血液的体积为代价。

正常颅内压小于 1.96kPa（200mmH$_2$O 或 15mmHg）。随着颅内压的增高，人体首先发生的生理性代偿是减少脑脊液的体积，脑室和脑沟的空间缩小，随后脑血流也减少，如果占位性病变进一步扩大，脑本身将受到挤压。被挤压的部分脑组织通过小脑幕、大脑镰、枕骨大孔或开放的颅骨发生移位，即脑疝。创伤性脑损伤可因脑水肿、挫伤或颅内出血，导致脑疝。

（二）脑疝

1. 扣带回疝　一侧大脑半球受到挤压，该侧扣带回首先通过大脑镰下移位到对侧，称为镰下疝或扣带回疝。患者出现疲惫、呆滞感，大脑前动脉也同时在镰下移位，其供血区域内可能发生梗死，出现对侧下肢无力和尿失禁等。

2. 小脑幕裂孔疝　一侧大脑半球受到挤压，其颞叶内侧尤其是钩回从小脑幕上移位到幕下，首先压迫同侧动眼神经（第Ⅲ对脑神经），导致同侧除外直肌（第Ⅵ对脑神经）和上斜肌（第Ⅳ对脑神经）以外的所有眼外肌瘫痪，患者出现眼球外展位和瞳孔扩大。随着颅内压增高，颞叶内侧继续移位，中脑开始受压，同侧大脑脚内的锥体束受压，患者会出现对侧肢体偏瘫；如果中脑整体偏移，对侧大脑脚首先被挤压到对侧的小脑幕缘（Kernohan 切迹），会引起同侧的偏瘫，需要临床加以鉴别。小脑幕裂孔疝也可能导致大脑后动脉受压，发生枕叶梗死和视野缺损。

3. 中心疝　如果两侧半球出现小脑幕裂孔疝，称为中心疝或中央疝综合征，患者瞳孔放大，很快进入昏迷状态。

4. 小脑扁桃体疝　小脑幕下腔压力增高，脑干和小脑通过枕骨大孔向颈椎管内移位，小脑扁桃体和延髓在枕骨大孔处挤压在一起，延髓内呼吸与心跳等生命中枢受到损伤，患者会很快死亡。脑疝发生后，中脑和脑桥内的血管受到牵拉损伤，出现多发出血，称为 Duret 出血或脑疝继发性出血，需要与高血压性脑桥出血相鉴别。

5. 脑膨出疝　创伤或减压手术后颅骨出现缺损，在颅内压力增高的情况下，脑组织从颅骨缺损处被挤压出来，称为脑膨出疝。

二、脑 水 肿

脑水肿是指脑含水量绝对增加。脑水肿能导致颅内压升高，常与颅高压形成恶性循环加重脑水肿。脑内血管内膜紧密连接的内皮细胞构成血-脑屏障，正常情况下将脑与血液循环分隔开，只有脂溶性分子或经运输系统转运的分子能进入脑组织。如果屏障被破坏，或者通过屏障的渗透力足以驱动水分子进入脑组织，就会发生脑水肿。

细胞毒性水肿是由于脑细胞损伤无法维持渗透稳态，或全身水过载导致水分子穿过完整的血-脑屏障，沿着浓度梯度进入脑组织，直到达到平衡。

血管源性水肿是由于出血、挫伤、肿瘤、脓肿、脑膜炎和重金属中毒等，导致血-脑屏障破坏，水分子进入脑组织中。糖皮质激素对减轻肿瘤性血管源性水肿效果显著，但对创伤性脑水肿没有显著效果。

间质水肿是产生多于回吸收，导致多余的脑脊液渗入到脑室管膜下，在白质内积累产生的脑水肿。

三、按解剖层次的病理分类

（一）头皮

头部的撞击常导致头皮呈锯齿状/星状撕裂，最严重的撕脱伤会导致头皮缺损。头皮血管丰富，头皮撕裂伤时会大量出血，甚至导致休克。

（二）颅骨

颅骨骨折按照是否有头皮和（或）硬脑膜裂开向外界暴露/沟通，分为开放性或闭合性骨折。血液和脑脊液可以通过开放性颅骨骨折渗出，颅底骨折时，血性脑脊液主要通过鼻孔或外耳道渗出；按照骨折线的多少，分为线形骨折（单一骨折线）和粉碎性骨折；如果颅骨骨折的中心比边缘深，则称为凹陷骨折。

（三）硬脑膜

1. 硬脑膜外血肿（EDH）　是硬脑膜外表面和颅骨内表面之间的出血和占位积存，多是颅骨骨折时脑膜中动脉受损出血形成，造成颅内压的增高。25ml 以上或厚度超过 1cm 的硬脑膜外血肿就可以引起症状。

部分硬脑膜外血肿患者可有典型的临床过程，即创伤后意识丧失，随后意识短暂地完全恢复（清醒期），然后神经系统情况迅速再次恶化，患者二次昏迷，是 EDH 逐渐增大造成的。随着血肿增大，患者出现高血压、昏迷、对侧偏瘫、同侧动眼神经麻痹、去大脑强直、心律失常、呼吸障碍，最后导致呼吸暂停和死亡。

颅后骨窝 EDH 罕见，患者可能一直保持清醒，却突然失去知觉、昏迷并死亡，血肿常跨越横窦。

2. 硬脑膜下血肿（SDH）　是发生在硬脑膜内侧和蛛网膜之间的出血和积血。SDH 是由大脑表面到硬脑膜静脉窦的桥静脉撕裂出血，或脑表面出现挫裂伤造成的。临床上 SDH 可分为急性（72h 内）、亚急性（3～21d）或慢性（大于 21d）。

3. 慢性硬脑膜下血肿（CSDH）　是硬脑膜内侧和蛛网膜之间缓慢出血所致，出血常为连接静脉窦和皮质表面的桥静脉因脑萎缩受到牵拉而导致。慢性硬脑膜下血肿一般在伤后 2～3 周或更长时间才能被发现，可有双侧病变，创伤常较轻微或无察觉。CSDH 表面由一层含纤维细胞的薄膜覆盖，膜上有许多脆弱的血管，反复出血导致血肿逐渐扩大。

（四）脑实质损伤

1. 脑震荡 表现为头部被撞击后短暂的意识丧失，随后迅速恢复到正常状态，这一现象的结构和生理基础尚不清楚，可能是伤后网状激活系统故障。反复脑震荡会导致某种程度的永久性神经损伤。

2. 脑挫裂伤 是在外力作用下，大脑在颅腔内做加速或减速运动，撞击颅腔内骨和硬脑膜造成的以脑表面为主的损伤，尤其容易发生在颅前窝和颅中窝底等骨质轮廓不规则的部位，造成额叶下表面和颞叶前部脑皮质的挫裂伤。组织学上，急性脑挫裂伤包括出血性坏死和巨噬细胞浸润等炎症反应，愈合后遗留不规则褐色缺损并伴有胶质增生等。

3. 轴索损伤 脑白质轴索损伤是头部严重的角速度/旋转加速或减速过程中，因不同组织密度不同，产生剪切力造成的轴索损伤。轴索损伤多见于大脑半球的白质、第三脑室周围结构（下丘脑、穹窿柱、前汇合部）、内囊、基底节、胼胝体、脑干和小脑。损伤诱导的轴质运输障碍导致轴突肿胀，在伤后数小时至数天内形成轴突收缩球。患者可以没有明显的脑挫伤或血肿，伤后即处于昏迷状态，即使经抢救存活下来，只有有限的意识恢复。

4. 创伤性脑出血 是指伤后脑内出血形成的血肿直径大于 2cm，可能是损伤时脑内固有血管（单个或多个）变形和破裂导致。大的脑内血肿具有占位效应，可导致高颅压和脑疝，在血肿周围甚至同侧半球有明显的低灌注和低代谢。迟发性外伤性脑内血肿（DTICH）是头部损伤数小时至数天后，神经系统情况再次恶化，原有脑出血增加或出现新的血肿。

外伤性脑室内出血伤情通常较重，出血的来源难以确定，可能是脑室壁静脉撕裂及胼胝体、透明隔和室间孔组织挫伤，或脉络膜丛撕裂等。

（张建宁　宋云飞）

第四节　颅脑创伤的影像学特征

神经影像在颅脑创伤的临床治疗中起着至关重要的作用。

一、常 用 方 法

CT 是急性 TBI 的首选影像的检查方式，多排 CT 扫描头部可以在约 1s 内完成，可发现颅内血肿，用于制订手术方案。CT 对出血高度敏感，对小的脑挫伤灶中等敏感。

MRI 对脑组织的损伤，如挫裂伤、轴索损伤的敏感度要优于 CT。

二、影像学表现

（一）急性轻型颅脑损伤

轻型 TBI（GCS 13～15 分）的患者，如果伤后有短时意识下降或昏迷、伤后遗忘、局灶性神经症状、癫痫发作、开放性颅骨骨折或颅骨凹陷骨折或怀疑有颅底骨折等情况，需行头颅 CT 检查。

（二）颅骨骨折

怀疑颅骨骨折时首选 CT 检查，CT 上颅骨骨折根据形态可分为线形、凹陷、混合型、复合型（硬脑膜开放性）和骨缝分离型。

（三）硬脑膜外血肿

急性硬脑膜外血肿（epidural hematoma，EDH）CT 表现是双凸高密度影，其内可存在低密度区。多数 EDH 发生在颞区，一般不跨越骨缝线，但顶部硬脑膜与矢状缝结合不牢固，EDH 可以穿过顶部中线，形成双侧血肿。横窦处硬脑膜与颅骨连接也不牢固，EDH 能跨过横窦分布于小脑幕上、下区域。少数 EDH 是伤后硬脑膜静脉窦撕裂造成的。这些静脉性硬脑膜外血肿最常见于蝶顶窦、横窦、上矢状窦区域。

（四）硬脑膜下血肿

CT 上硬脑膜下血肿（subdural hematoma，SDH）最常见的表现为月牙形高密度脑表面占位，覆盖在大脑表面，可蔓延到大部分或全部大脑表面。大脑镰下、天幕上 SDH 也较常见。

（五）蛛网膜下腔出血

创伤性 SAH 是由沿脑表面的软脑膜小血管破裂引起的，多见于脑沟、侧裂和半球间，基底池内有时也可见少量创伤性 SAH。CT 对急性 SAH 的敏感性较高，但 MRI 的 T_2 FLAIR 序列对急性、亚急性 SAH 的敏感性高于 CT。

（六）脑挫伤

CT 和 MRI 上表现为颅骨附近脑浅部的斑片状出血和水肿。CT 可见高低密度混杂的病变区域，随着时间的推移，周边出现低密度区域。MRI 对脑挫伤，尤其是小的皮质挫伤比 CT 更敏感。在 T_1 和 T_2 加权成像上挫伤表现为信号强度可变的不均匀区域，陈旧性挫伤的含铁血黄素信号可长期存在。在亚急性期（伤后 1d 或 2d 至数周），新生毛细血管增生，缺乏完整的血-脑屏障，挫伤病灶在 CT 和 MRI 强化上呈环状强化，需要与转移瘤、原发性脑肿瘤、感染、脑脓肿、脑炎、亚急性脑梗死和其他典型的环形增强病变等相鉴别。

（七）脑内血肿

脑内血肿常位于额颞脑实质内，也可以发生在基底节区，需要与自发高血压性基底节出血相鉴别。伤后 1~4d 才出现增大的血肿，称为迟发性脑内血肿。

（八）弥漫性轴索损伤

CT 对弥漫性轴索损伤（diffuse axonal injury，DAI）的敏感性极差。MRI 序列中 T_2 加权梯度回波和 SWI 对出血性剪切损伤的敏感性最高，DWI 在急性期至亚急性早期（伤后 1d 至几天内）对 DAI 敏感。

（九）脑疝

大脑镰下疝影像上以中线移位为特征，是一侧大脑半球的内侧部分移位挤压对侧半球，常见的是扣带回在大脑镰下的移位。小脑幕裂孔疝可见颞叶钩回向下移位、脑干环池或鞍上池消失。小脑扁桃体疝可见小脑扁桃体通过枕骨大孔向下移位。

（王增光　彭　超）

第二十章　颅脑创伤的救治

重型颅脑创伤的紧急抢救包括预防低血压、预防缺氧、维持正常呼吸、控制 ICP、快速诊断和及时手术清创、清除血肿。在现代神经重症监护病房，通过多种技术进行持续生理监测，全面掌握受伤大脑的状态，及时治疗继发性脑损伤。

第一节　颅脑创伤的院前和急诊室抢救

一、院前急救

院前急救要防止出现原发性脑损伤后的二次损伤。与继发性脑损伤不同，二次损伤通常是由于伤后低血压或缺氧引起的。针对二次损伤的有效治疗包括给予充足的氧合和充足的脑灌注压。在技术条件允许下，可在现场为 GCS 8 分及以下的伤员行气管插管、建立呼吸通道，同时建立静脉输液通道，持续监测氧合与血压情况，预防缺氧和低血压，迅速转往神经创伤中心。

二、急诊室抢救

急诊创伤复苏室应配备呼吸机、手术器械、复苏、补液等抢救设备。

（一）气道管理

首先对气道进行初步评估，确保患者气道通畅，无异物、胃内容物、血块或软组织，注意是否合并面部或气管损伤。如果有面部或鼻窦骨折应避免经鼻插管。在评估气道的同时评估胸部呼吸，观察胸壁运动、听诊呼吸音等。

（二）血压管理

密切监测和维持血压，迅速对活动性出血进行止血。头皮撕裂和开放性穿透性颅骨损伤可导致急性大量失血。低血压伴心动过缓提示潜在与脊髓损伤相关的神经源性休克。警惕高血压、心率缓慢和呼吸不规则表现，其可能是颅内压增高和脑疝造成的。

（三）神经系统评估

评估创伤患者是否存在神经功能障碍，记录 GCS。神经科检查包括脑神经检查、感觉和运动功能检查；对昏迷患者应检查脑干反射，如瞳孔对光反射、角膜反射、咳嗽反射和呕吐反射等。

（四）全身检查

全面检查患者，避免遗漏任何伤口、畸形或其他异常，确定头颅、面部或脊柱中可能的潜在问题，检查过程中应注意患者保暖，怀疑颈椎损伤时应做好颈部固定。

三、神经创伤专科诊治

（一）入院病历和辅助检查

获取病史、过敏史、药物史、既往史（包括孕育史）、最后一餐，以及与受伤有关的详情。对车祸伤员要了解车速和车辆损坏程度、其他人受伤情况、患者相对于车辆的位置（驾驶员或乘客、在车内或从车上摔出）、安全特征（如安全气囊、安全带）等。请目击者描述是否有癫痫发作、伤员意识状态、肌张力状态等。

从头部开始查体，触诊头皮和头部是否有骨折、撕裂和挫伤。检查眼睛的视力、瞳孔大小和对光反射、眼球运动和出血。检查面部是否有瘀斑或脑脊液耳/鼻漏。再次确认气道通畅、插管适合。检查颈部是否气管居中、肿胀或颈静脉扩张，触诊检查是否有包块或皮下气肿、颈动脉搏动、颈后疼痛、棘突骨折。评估是否有脊柱损伤，对胸部、腹部、骨盆和四肢进行系统检查，排查受伤或畸形迹象。

（二）神经学评估

神经学评估包括再次评估 GCS、瞳孔检查、粗大运动和感觉检查。对四肢施加疼痛刺激来评估感觉、运动和定位能力。

1. 瞳孔检查　眼睛的直接创伤可导致单侧瞳孔扩张，但外伤患者单侧瞳孔扩张对光无反应（或反应非常缓慢）时，应高度怀疑同侧小脑幕裂孔疝。

双侧瞳孔扩张可能由缺氧、低血压、散瞳药物或双侧动眼神经（第Ⅲ对脑神经）功能障碍引起。双侧瞳孔收缩通常是药物（麻醉药）反应，也可能有脑桥损伤。出现单侧瞳孔收缩伴有轻度上睑下垂的霍纳综合征症状时，要考虑颈动脉夹层的可能性。

2. 昏迷评分　评估 GCS 之前，应确认患者没有低肌张力或药物麻痹。评分时应观察患者是否自发睁眼，然后用问候语和简单的命令指挥患者，记录言语、睁眼和运动反应。如果患者无反应，则给予胸骨摩擦或眶上压迫等疼痛刺激。运动和睁眼 GCS 计分之和后有 T 分，表示插管患者无法正常发声，做出语言反应。

（三）影像学检查

最常用的辅助检查是头部、胸部和腹部的 CT 检查。怀疑血管损伤时，应首先使用 CTA 来评估大血管。对脊髓损伤，首选磁共振检查方案。颅骨 X 线摄影用于颅骨骨折、穿透性损伤和不透射线异物的成像。

（四）治疗

如果患者出现低氧血症，应迅速插管，在急性复苏期间，收缩压应保持在 100mmHg 以上。对出现脑疝症状的急性恶化患者，在准备将患者送往手术室时可尝试过度通气治疗。对 GCS＜9 分的患者，可行 ICP 监测。

甘露醇通过渗透性利尿降低 ICP，高渗盐水也通过渗透压降低 ICP 来治疗脑水肿。需注意，使用渗透性利尿药时血浆渗透压要维持在 320mmol/L 以下，以防止出现急性肾小管坏死。

要考虑预防急性癫痫发作，给予苯妥英钠等药物时要注意避免心律失常和低血压。

（王增光　蔡仕飞）

第二节　颅脑创伤的重症管理

神经重症监护病房拥有现代重症监护管理技术，为重症颅脑创伤提供了快速诊断和治疗继发性脑创伤的最佳环境，为颅脑创伤患者提供了获得最好预后的机会。

一、重症监护措施

（一）神经状态监测

定时评估患者的神经功能状态，记录 GCS、精神状态、瞳孔和运动功能等神经科体征。

（二）颅内压监测

正常情况下，成人静息颅内压小于 1.33kPa（10mmHg）。颅内压持续大于 2.67kPa（20mmHg）表示存在高颅压问题。中度高颅压为 2.67～5.33kPa（20～40mmHg）；严重高颅压大于 5.33kPa（40mmHg），并可危及生命。

重型脑创伤（GCS 3～8 分）、CT 扫描发现异常者，可应用颅内压监测；GCS 3～8 分但 CT 扫描正常者，如果肢体肌张力异常，或收缩压小于 90mmHg，或年龄大于 40 岁，也可以应用颅内压监测。

（三）脑灌注压监测

组织灌注压（PP）是平均动脉压（MAP）与平均静脉压（MVP）之差（PP=MAP−MVP），脑组织平均静脉压与颅内压（ICP）非常接近，计算脑灌注压（CPP）需要监测平均动脉压和颅内压（CPP=MAP−ICP）。

在健康个体中，恒定的脑血流量（CBF）在较大的 CPP 范围内保持不变，但在超过较低阈值后下降，这种脑血流量减少会导致脑低灌注和细胞损伤；相反，如突破 CPP 上限，CBF 呈线性增加并导致 ICP 升高。这种脑血流量在较大范围内相对恒定的现象称为大脑自动调节功能。在成人患者中，大脑自动调节功能的下限是 6.67～8.00kPa（50～60mmHg），上限为 20.00kPa（150mmHg）。

脑外伤患者的大脑自动调节功能受损，会导致颅内压波动，因此，CPP 降低会导致 CBF 下降，而 CPP 增加会导致 CBF 增加、脑血容量（CBV）和 ICP 的增加。CPP 宜维持在 6.67～9.33kPa（50～70mmHg）之间，并避免使用液体和血管活性药，使 CPP 主动升高至 9.33kPa（70mmHg）以上。

（四）脑氧监测

维持足够的组织氧合是重症医学的一个基本目标，成人大脑重量约占体重的 2%，但耗氧量约占 20%。

1. 脑组织氧分压（$PbtO_2$） 是脑细胞外组织中的氧浓度，反映氧扩散。直接测量脑组织氧分压有 Clark 极谱电极、光学荧光两种主要技术。正常的 $PbtO_2$ 是 3.33～4.67kPa（25～35mmHg），$PbtO_2$ 值低于 2.67kPa（20mmHg）表明脑氧含量受损，$PbtO_2 < 2.00kPa$（15mmHg）提示缺氧，$PbtO_2 < 2.00kPa$（10mmHg）提示严重缺氧，小于 0.667kPa（5mmHg）提示细胞死亡。$PbtO_2$ 的下降可能是由 PaO_2 下降引起，CBF 减少也会导致 $PbtO_2$ 减少。

2. 颈静脉氧饱和度监测（$SvjO_2$） 正常青年男性颈静脉氧饱和度在 55%～71% 之间。严重创伤性脑损伤患者因脑组织的高代谢或供氧不足，会出现氧饱和度下降；如果发生脑梗死或脑挫裂伤，因组织死亡不能提取氧气，会出现高颈静脉氧饱和度的现象。

矢状窦分流为左右横窦，左右颈静脉球部获得的氧饱和度可能存在显著差异。当损伤呈弥漫性时，监测用导管应置于主导血流一侧；对局灶性损伤，导管应置于病变侧。

该监测的并发症包括颈动脉刺伤、颈神经损伤、气胸、感染、颅内压增加、静脉血栓形成等。

（五）脑微透析

脑微透析测量各种大小的内源性和外源性分子，不破坏组织连续采样。测量的主要生化标志物包括脑代谢、缺血或能量相关的代谢标志物、兴奋性氨基酸毒性的神经递质或标志物，以及组织损伤和炎症的标志物。

（六）癫痫的监测

癫痫发作可显著提高大脑对氧和葡萄糖的代谢消耗，如果伤后脑血流量处于边缘状态，癫痫发作时会诱发脑缺血及损伤。创伤后使用镇静药物可掩盖患者的癫痫脑电活动，采用脑电生理监测措施，可发现异常脑电生理活动，采取对应治疗。

（七）脑血流监测

脑血流成像技术包括PET、氙气增强CT、磁共振血管成像技术，也包括SPECT、CT灌注和磁共振灌注成像等定性技术。移动CT能在床边完成CT灌注成像，其他各种成像技术都需要将患者从ICU运送出去，有一定的风险。其他各种床边间接技术包括经颅多普勒超声（TCD）测量血流速度、激光多普勒测量CBF；还有以反映脑血流量充分性为依据的替代方法，包括颈静脉血氧饱和度、近红外光谱（NIRS）、热扩散流量计（TDF）、激光多普勒流量计和脑电图（EEG）等。

（八）系统性监测

1. 低血压 重型颅脑创伤后脑血管自主调节能力可能丧失，低血压常见，与较差的预后相关。可动脉导管连续监测血压，控制平均血压在80～90mmHg，脑灌注压至少8.00kPa（60mmHg）。

2. 低碳酸血症 控制下的过度换气能降低动脉二氧化碳分压（$PaCO_2$），升高细胞外液pH，使脑血管收缩，减少全脑血流量和脑血容量。多数重型颅脑创伤患者可通过过度通气减少脑血容量，迅速降低颅内压。

3. 低氧血症 重型颅脑创伤后常见肺部并发症，如肺挫伤、肺不张、肺炎或成人呼吸窘迫综合征等，应监测并维持动脉血氧饱和度在95%或更高。

4. 贫血 颅脑创伤后合并贫血，如果脑血管的调节机制障碍可导致脑缺血，如果调节机制正常会增加脑血流量导致颅内压增高，因此，伤后早期要监测血红蛋白浓度。

5. 体温 发热时机体代谢率增加，体温高于39℃就可加重脑损伤。中度低温具有脑保护作用。降温的方法包括体外降温、血管内降温和退热药。

二、颅脑创伤重症监护病房的综合治疗

（一）降低高颅压/改善脑灌注

将患者床头抬高30°，给予镇静、气道保护/控制通气；预防癫痫，治疗高血压和发热；给予液体维持电解质平衡和营养支持，以及预防消化性溃疡和血栓栓塞等。

（二）镇静/镇痛

镇静/镇痛药物可减少患者因素对颅内压的影响。苯二氮䓬类药物很少引起脑氧代谢率和脑血流量的同时减少，对颅内压无影响；麻醉药对脑氧代谢率和脑血流量也无影响。选择镇静药要避免降低血压，使用镇静药物前应注意补充血容量。

（三）治疗发热

寻找发热的病因、感染源，给予抗生素治疗并辅以低温治疗。

（四）预防癫痫发作

严重头部创伤的患者有外伤性癫痫的风险，脑挫裂伤合并硬脑膜下血肿、颅骨骨折、意识丧失或失忆1d以上、年龄65岁及以上是癫痫发作的主要危险因素。对风险高的患者可给予苯妥英钠、左乙拉西坦等预防癫痫发作。

（五）其他措施

1. 肺部感染和肺炎 颅脑创伤患者肺炎发生率很高，与误吸导致的吸入性肺炎有关。尽量采取呼吸机无创通气，如需插管尽量经口腔插管；让患者取半卧位，吸除口内、声门下和插管内的分泌物，保持插管袖套压力＞2.67kPa（20cmH$_2$O）；在使用抗生素预防肺炎的同时，减少气管插管的持续时间。

2. 预防静脉血栓栓塞 静脉血栓栓塞是严重创伤后的常见并发症。血栓栓塞的危险因素包括脊髓损伤、骨盆/股骨/胫骨骨折、手术、输血、高龄、头部损伤等。下肢静脉加压袜和低剂量肝素都能有效降低血栓栓塞及肺栓塞的风险。脑创伤后相对禁忌抗凝治疗，因此，优先使用下肢静脉加压袜，如果伤后12～24h CT扫描未发现迟发性出血，则可以使用低分子肝素。

3. 预防应激性溃疡 应激性溃疡是危重患者常见的并发症。严重脑损伤后24h内可出现黏膜损伤，并进展为出血。发生胃出血的主要危险因素是脑损伤的严重程度。应激性溃疡形成的机制尚不完全清楚，但胃酸分泌有重要作用。颅内损伤累及间脑和脑干损伤可导致胃泌素和胃酸分泌增加。质子泵抑制药或硫糖铝是目前预防胃肠应激性溃疡的较好选择。

4. 营养支持 重型颅脑损伤患者代谢和分解代谢异常，头部受伤患者的蛋白质和热量需求显著增加，受伤后应尽快开始补充。肠内营养能保持肠道功能完整，常通过胃肠置管的方式提供营养。

5. 液体和电解质管理 在颅脑损伤患者中，电解质异常发生率最高。低钠血症和高钠血症是最常见的现象，高血糖是损伤应激反应的一部分，也很常见。

6. 低钠血症综合征 颅脑外伤患者低钠血症通常分为抗利尿激素（ADH）分泌失调综合征（syndrome of inappropriate secretion of antidiuretic hormone，SIADH）和脑性耗盐综合征（cerebral salt wasting syndrome，CSWS）两种，容量状态是两种综合征之间的关键临床区别。

抗利尿激素分泌失调综合征的诊断标准：①低钠血症（血清钠＜135mmol/L）；②低渗透压（血浆渗透压＜280mOsm/L）；③尿渗透压大于血清渗透压；④尿钠过高（＞40mmol/L）。SIADH患者为等容或轻度容积扩张，液体限制是对SIADH的主要治疗方法。如果危重患者不能限制液体，去甲环素是一种替代方案。去甲环素是一种抗生素，可抑制ADH对肾脏集合管的作用，产生利尿作用。对于严重低钠血症或明显症状（如癫痫发作或ICP增高）的患者，可缓慢施用高渗（3%）盐水；同时，服用呋塞米可降低产生高血容量的风险。

脑性耗盐综合征患者的血容量较低，尿钠过高（＞40mmol/L），最初治疗用生理盐水补充血容量，随后用正常或高渗盐水，慢性阶段可以通过肠内给药（盐片）来补充尿中钠丢失。

7. 高钠血症和尿崩症 尿崩症（DI）发生在ADH不足时，因游离水丢失导致低血容量高钠血症。DI通常由下丘脑−垂体轴的损伤引起。对颅脑创伤患者，使用大量游离水治疗DI可能加重高颅压，可静脉注射醋酸去氨加压素以减少水清除率。

8. 高血糖 是严重脑组织损伤的反应，而且能加剧继发性脑损伤，与TBI后的不良预后相关，控制血糖低于10mmol/L可以降低发病率和死亡率。

9. 垂体功能减退症 创伤后如果下丘脑−垂体轴受损，垂体功能减退可引发多个垂体−肾上腺轴异常。伤后肾上腺功能减退可分为原发性（肾上腺功能衰竭）或继发性（垂体或下丘脑功能衰竭）两种情况。临床症状包括低血压、低血糖和低钠血症。氢化可的松用于治疗肾上腺素水平低下相关的低血压或低钠血症。

10. 其他合并伤的手术时机 头部严重损伤的患者常合并其他需要手术治疗的全身损伤，如果全身损伤危及生命，则需要紧急手术治疗。对于那些不会立即危及生命的合并损伤，手术的时机需要各专科会诊协商。手术时须注意血压、液体复苏和颅内压的管理，避免加重脑损伤。

三、高颅压的治疗

如患者突然出现严重高颅压时应立即行CT扫描，排除需要手术治疗的病变。对于颅内压持续大于20～25mmHg但无手术指征的患者，在采用了前面所述的一般措施的情况下，还要逐步加强以下具体措施，直到高颅压得到控制。

（一）药物镇静与麻醉管理

使用吗啡和劳拉西泮镇痛/镇静、顺阿曲库铵或维库溴铵松弛肌肉。可以每天暂停一次肌肉松弛药的使用，进行神经系统检查。但神经肌肉阻滞药有并发肌病和神经变性等的风险，要注意减少神经肌肉阻滞药的使用。

（二）过度通气

目前的指南不推荐过度通气治疗，在伤后最初 24h 内不应使用过度通气。只有在监测 $PbtO_2$ 或 $SvjO_2$ 以确保不产生缺血时才可使用过度通气。对于长期过度通气者，突然将动脉二氧化碳分压恢复正常可导致颅内压急剧增加。

（三）脑脊液引流

脑室外引流脑脊液可暂时降低颅内压。但随着脑组织肿胀，脑室受压，可供引流的脑脊液减少，该方法的有效性会降低。

（四）高渗性脱水疗法

正常血容量有维持电解质和预防肾衰竭的优点，一般多采取避免血容量过高的方法。甘露醇是最常用的高渗性药物，静脉滴注甘露醇可在 1～5min 内降低颅内压，20～60min 达到峰值，持续 1.5～6h。甘露醇用量通常为 0.25～1.00g/kg 体重，每 2～6h 可重复 0.25～0.50g/kg。要注意避免低血容量、高渗透压和肾衰竭等副作用。长时间使用甘露醇会开放血-脑屏障，造成脑水肿反弹。

浓度 3%～23.4% 之间的高渗盐水可减少颅内容量和颅内压。高渗盐水可增加血管内容量，在降低颅内压的同时可能增加血压，升高脑灌注压，增加脑氧合，更适于低血容量的患者。高渗盐水的不良反应包括血小板聚集减少、凝血时间延长、低钾血症和高氯血症性酸中毒等。

（五）巴比妥类药物冬眠

巴比妥类药物冬眠是降低颅内压的传统治疗方法。除了降低颅内压，细胞外的乳酸和兴奋性氨基酸浓度在使用巴比妥类药物治疗后也会降低，但有低血压的风险，使用期间宜监测脑电图、肺动脉楔压和心输出量等。

（六）亚低温治疗

治疗性低温可能具有神经保护作用，低温诱导有全身低温和选择性低温两种方法。全身低温相关的风险包括心血管和肺部并发症、感染和血小板减少症等；选择性低温的方法包括体表降温、鼻内选择性低温、血管内降温和硬膜外脑降温等。

（七）去骨瓣减压术

去骨瓣减压术是神经外科的经典手术，用于治疗各种不可控高颅压。

四、颅脑创伤后继发性缺血性脑损伤的治疗

（一）低血压的治疗

创伤性低血压源于失血性休克、脊髓损伤、心脏损伤、心脏压塞、张力性气胸等。颅脑创伤患者血压的治疗目标是为受伤的大脑提供足够的脑灌注压，可采用中心静脉压监测或 Swan-Ganz 导管测压。

首先纠正低血容量，输注晶体、胶体或血液。高渗盐水可增加血容量，对颅内压的增加较少。如果充足的血容量仍不能保证足够的血压，则应使用升压药物。

（二）缺氧的治疗

颅脑损伤患者的缺氧治疗与其他危重创伤患者的治疗方法相似。当出现肺水肿时，给予呼气末正压可改善通气灌注比例、降低吸入的氧气浓度，降低潜在的氧气毒性。

但呼气末正压可因减少静脉回流而降低血压，增加了胸腔内压、中心静脉压和脑静脉压而升高颅内压，特别是颅内顺应性降低时，呼气末正压引起的脑静脉升高，可能引起致命的颅内压升高。

（三）贫血的治疗

贫血可通过输入红细胞来治疗。

（四）癫痫的治疗

出现癫痫抽搐者应立即予以停止抽搐的治疗。首选抗癫痫发作的方法是静脉注射地西泮5～10mg，或劳拉西泮静脉注射 2～3mg，但作用短暂，应该继续给予其他抗癫痫药，预防癫痫复发。

（五）脑血管痉挛的治疗

脑外伤后症状性血管痉挛的治疗与蛛网膜下腔出血后血管痉挛的治疗相似。尼莫地平可有效减轻颅脑损伤后的血管痉挛，高容量血液稀释和提高血压也是血管痉挛的治疗方法。

（王增光　王　震）

第三节　颅脑创伤的外科治疗

一、外伤性颅内血肿清除和外减压术

（一）适应证

1. 急性硬脑膜下血肿

（1）CT 上厚度大于 10mm，或引起中线移位大于 5mm 的急性硬脑膜下血肿（subdural hematoma，SDH）均应行手术予以清除。

（2）SDH 厚度＜10mm 或中线移位＜5mm 者，如果入院后 GCS 下降 2 分以上，或出现瞳孔异常，或颅内压＞2.67kPa（20mmHg）时应行血肿清除术。

（3）GCS 小于 9 分的急性 SDH 患者应进行 ICP 监测，以决定手术时机。

2. 急性硬脑膜外血肿

（1）急性硬脑膜外血肿（EDH）超过 30ml 时，无论 GCS 得分多少都应手术清除血肿。

（2）出血 30ml 以下、厚度小于 15mm、中线移位小于 5mm、GCS 大于 8 分且无局灶性神经功能缺损的 EDH，在充分考虑颅内损伤和脑水肿的情况下，可以在监护下进行保守治疗。

3. 脑实质内血肿　手术时机的选择要基于影像学和临床表现，当病变有占位效应并且神经科征象进行性恶化，或出现药物难治性高颅压的患者，应进行手术治疗。大于 30ml 的血肿，或额叶、颞叶挫伤大于 20cm³ 及中线移位大于 5mm，或脑池受压、GCS 为 6～8 分的患者也应采取手术治疗。

4. 在尽量采取措施和最大程度药物控制 ICP 无效后，应立即考虑减压手术。一般颅内压监测 ICP 大于 2.67～3.33kPa（20～25mmHg），且脑灌注压下降、脑氧弥散压下降时，应及时行去骨瓣外减压手术。

（二）手术注意事项

1. 术前必须准备好处理多种损伤的预案，如复杂的颅骨骨折、动静脉撕裂、脑挫裂伤和静脉窦破裂。大骨瓣开颅能对皮质表面进行大范围观察，同时兼顾颅底和硬脑膜窦的探查，如果考虑脑肿胀，决定弃去骨瓣，大的骨窗对于有效的减压也很重要。

2. 行额颞顶开颅的患者采取仰卧位，头部抬高 15°～20° 以促进静脉回流，旋转头部至手术侧朝上，骨瓣设计约 12cm×15cm。如果同时发生脊柱损伤，应适当地采取措施预防脊柱再损伤。手术切口要考虑到头皮撕裂，尽量保留头皮主要血管。头架会限制切口的大小，也不适用于颅骨骨折患者。

3. 硬脑膜下血肿手术时，骨窗下缘到达颅中窝底部对环池有最大的减压效果。硬脑膜应该在血肿最厚的部分上方打开，注意避免压力不均造成脑实质撕裂。硬脑膜下血肿可以在直视下通过柔和的抽吸和冲洗排出，强力清除超出视线范围的血块可能造成或加重出血而且难以控制。桥静脉或软脑膜血管出血可通过电灼或止血控制。

4. 如果怀疑硬脑膜窦撕裂出血，应立即通知麻醉医师，监测生命体征和呼吸参数，注意是否有空气栓塞，如出现低血压、呼气末二氧化碳和动脉血氧饱和度下降等现象，在手术控制出血的同时备血。硬脑膜内侧静脉窦撕裂可以直接修补或用颞筋膜和肌肉移植物修补。如果硬脑膜外侧窦撕裂，可以多条缝线将硬脑膜紧密悬吊在颅骨上来控制出血。

5. 在尽可能不切开功能区脑组织的前提下清除坏死组织和出血，防止医源性损伤。对位置深在的血肿，通过尽量小的皮质切口来清除。术中超声成像有助于定位血肿，血肿残腔要仔细止血，防止术后血肿形成。

6. 关颅时是否去除骨瓣取决于术中对脑肿胀、颅内损伤程度、术后高颅压的评估。如果去除骨瓣，可以使用硬脑膜修补替代物和自身硬脑膜减张缝合，使用防止瘢痕形成和颞肌硬脑膜粘连的材料，便于将来颅骨修补整形。伤口引流放置在骨膜下层，再逐层关闭切口。

7. 如果硬脑膜外血肿患者神经功能迅速恶化或出现脑疝，可以选择在 CT 上血块最厚的部位钻孔，迅速吸出血块以降低 ICP。出血通常来自脑膜中动脉或其分支，如骨折累及岩骨、撕裂脑膜中动脉主干，手术要充分暴露颞下空间、显示棘孔，填充骨蜡控制出血。清除血肿后，悬吊硬脑膜，骨窗中央硬脑膜也放置缝线与骨瓣的中心收紧，以消除骨瓣下的中央无效腔。还纳骨瓣，皮下放置引流管，分层闭合伤口。硬脑膜外血肿清除后，如果硬脑膜张力变高，应该在硬脑膜上开一个小口，通过温和的抽吸和冲洗来清除血肿。如果持续硬脑膜下出血，必须迅速打开较大的硬脑膜开口，以显露和控制出血。

8. 脑实质内出血和挫裂伤清创可通过影像学检查脑实质内出血的位置定位手术，清除挫伤和出血区域坏死组织，如果存在明显的脑肿胀，可以进行右额叶或颞叶的部分切除，以最大限度地减少术后脑肿胀的压力效应。注意右额叶切除不超过 3～4cm，右颞叶不超过 5～6cm。左侧只切除挫伤的坏死组织。

二、手术并发症

（一）术中脑肿胀

手术中可能出现明显的脑肿胀，骨窗内的脑组织严重突出，需要准确地发现和解除原因。

应抬高床头促进静脉流出，减少头部扭转，防止颈静脉扭曲；如果在手术前放置了脑室外引流管，打开引流管进行脑脊液引流。检查气管插管的位置，检查动脉血气，调整呼吸机设置，以维持充足的氧合和 30～35mmHg 的 $PaCO_2$ 水平；积极过度换气可显著降低颅内压，但不宜持续太长时间；加深镇静的同时避免低血压；使用甘露醇和高渗盐水减轻水肿。

直接处理明显的出血部位，术中超声排查新的或加重的脑实质内出血，某些脑外伤或多发伤患者会因贫血、体温过低、酸中毒和休克而出现凝血功能障碍，导致大量出血，术中复苏和输注压缩红细胞所产生的血液稀释会进一步导致凝血异常。

如果所有手段对恶性脑肿胀都无效，则可进行脑叶切除以创造足够的减压空间，并迅速闭合头皮切口，立即进行 CT 扫描以评估病情变化。

（二）手术部位出血

围手术期出血可来自开颅手术部位，也可来自对侧或同侧其他部位。

（三）伤口感染

感染最常出现在术后 1 周。合并复杂的头皮撕裂伤时，手术部位经常被碎片污染。同时创伤导致免疫抑制状态，细胞介导的免疫功能受损，感染风险增加。若头部皮瓣较细长，或其蒂部相对较窄，或颞浅动脉主干在手术时受损，都会影响头皮的血管供应，增加感染风险。

（四）脑脊液漏

行去骨瓣减压术后，脑脊液吸收异常会导致脑表积液，从而增加脑脊液漏的风险。关颅时注意仔细缝合皮肤边缘，预防伤口并发症。

（五）创伤后脑积水

创伤后脑积水是一种延迟性并发症，在伤后数周至数月出现。

（王增光　杨宜璠）

第四节　外伤性脑脊液漏

外伤性脑脊液漏通常是由于颅底骨折，引起颅底硬脑膜和蛛网膜撕裂，脑脊液经由损伤部位流到鼻腔、鼻旁窦或中耳的现象。脑脊液漏一般发生于颅脑外伤或颅脑手术后，也可能是先天发育畸形所致。单纯面部骨折也可能发生脑脊液漏，但多数能自愈。鼻漏比耳漏更常见，且不易愈合。脑脊液漏的自然过程包括脑膜炎、脑脓肿和张力性气颅等。不愈合或复发的脑脊液漏需要进行手术治疗。

一、外伤性脑脊液漏的病理生理学

（一）钝性伤导致的脑脊液漏

外伤性脑脊液漏通常发生于颅前窝和颅中窝骨折，颅后窝骨折可以通过岩骨延伸到中耳或通过斜坡延伸到蝶窦。

1. 颅前窝钝性伤　脑脊液鼻漏通常是由额骨、筛骨或蝶骨骨折引起，该部位硬脑膜与颅前窝底的薄骨紧密结合，容易被骨折缘撕裂。脑脊液鼻漏最常见的部位是筛板-筛骨连接处或筛骨本身，该区域最薄弱，易于产生漏道，直接或通过筛窦气室与鼻腔相通。钝性撞击的剪切力还会导致嗅觉纤维从筛板上撕脱，引起嗅觉丧失。

2. 颅中、后窝钝性伤　延伸到中耳的岩骨骨折如伴随鼓膜撕裂，可导致脑脊液耳漏；如果通过咽鼓管渗漏到鼻咽部，会导致耳漏、鼻漏。在极少数情况下，颅眶骨折合并结膜囊撕裂可能会导致脑脊液从眼睛渗漏。

大多数颞骨骨折线与岩骨脊长轴纵向平行，可能会损害听骨，导致传导性听力障碍，也可引起面神经损伤，常伴有鼓膜撕裂，出现脑脊液耳漏。颞骨横断骨折通常造成面神经、听神经损伤，出现神经性耳聋和面瘫，但鼓膜通常完整，脑脊液通过咽鼓管漏入鼻腔，出现脑脊液鼻漏。颅中窝骨折延伸到蝶骨大翼，脑脊液可进入蝶窦的外侧延伸部，导致脑脊液鼻漏。

（二）穿透伤和枪伤导致的脑脊液漏

穿透伤尤其是高能量枪弹伤常造成脑脊液漏。在颅骨穿窿的飞弹穿透伤中，伴有较高的颅底骨折发生率，这种骨折很可能是与穿窿顶骨折不连续的。大约 50% 的病例会出现脑脊液鼻漏或耳漏。

（三）鼻内镜手术后脑脊液漏

鼻内镜手术是神经外科和耳鼻咽喉科最常见的手术之一，脑脊液漏发生率为常低于 1%。

（四）小儿外伤性脑脊液漏

脑脊液漏在儿童较少见，部分原因是额头撞击的概率较低，而且儿童颅底软骨成分较多，鼻窦发育不足，即使骨折也不易于发生脑脊液漏。额窦在 4 岁或以上发育成熟。筛窦在出生时就存在并迅速扩大，3 岁时鼻筛窦大小与成人相当，但筛窦成分以软骨为主。蝶窦在出生时非常小，5～10 岁时逐步扩大。岩骨被盖部鼓室壁出生时薄而且硬，外伤后易发生脑脊液耳漏。

二、外伤性脑脊液漏的发生时间段

（一）早发

钝性创伤后，脑脊液鼻漏通常在 48h 内开始。如果缺损较小，可能自行愈合，多数病例在 1 周内自发停止。但在下列情况时漏管不易自愈：①骨缺损较大，骨折线分离较宽，硬脑膜边缘撕裂或硬脑膜被骨脊刺破；②骨缺失范围大，硬脑膜缺乏支撑；③代谢性疾病组织影响组织愈合；④颅内压过高。

（二）迟发或复发

脑脊液漏可延迟发生或在停止一段时间后复发。出现这种情况的可能原因：①硬脑膜-蛛网膜撕裂处的血凝块收缩或脑肿胀；②硬脑膜瘢痕挛缩；③骨和软组织血管损伤导致坏死；④极长时间后发生感染导致迟发性脑脊液漏。

脑脊液鼻漏可以在颅脑创伤后相当长的时间点出现，外伤后极长时间出现感染可能是脑脊液漏的首发迹象。其可能的机制：①老年性脑萎缩堵塞了硬脑膜缺损；②在瘘管部位由脑组织挫伤形成的脑硬膜瘢痕封闭了裂口，但不能形成可靠的屏障以防止感染；③由于颅内脑搏动使筛窦骨折不断扩大，导致脑膨出、脑膜扩张和破裂。

外伤性脑脊液耳漏和耳鼻漏大多会早期自发停止，大多数病例可以保守治疗。一部分病例在愈合前会发生脑膜炎。

三、颅内积气（气颅）

颅内积气在颅脑创伤后脑脊液漏中较为常见，有导致脑膜炎的风险。气颅的发生可能是由单向阀效应和咳嗽时鼻咽部压力增加引起的，或者是由"倒置瓶"效应引起的，即体位改变导致 ICP 低于大气压时空气进入颅内。颅脑损伤后少量颅内积气很常见，通常能自行消退。张力性气颅是一种不常见但较严重的并发症。

四、外伤性脑脊液漏的临床特征

（一）病史

常见头部或面部正面撞击受伤。大量的脑脊液漏容易识别，需注意少量或间歇性脑脊液漏，尤其是脑脊液与血液和黏液混合时。对有颅底骨折迹象的昏迷患者，应积极寻找脑脊液漏的证据。意识清醒的患者会诉水样鼻涕或喉咙后面有咸味（脑脊液含钠）或耳朵有充盈感伴有部分听力下降。一般在头部位置改变时，如早上坐起来、前倾或精神紧张后会有水样液体从鼻腔或耳道漏出。

（二）查体

查体见眶周瘀斑（"熊猫眼"征），提示可能为颅前窝底骨折，额头明显凹陷提示可能为额窦骨折。乳突上的皮肤瘀斑提示可能为岩骨骨折（耳后瘀斑），应检查外耳道以确定鼓膜是否完整。如果鼓膜完整，要分辨鼓膜后是否有气泡或气液面；如果鼓膜破裂，要观察是否有血性液或透明液体。神经科检查中嗅觉缺失提示颅前窝在筛板处或附近骨折，但嗅觉完整并不能排除筛状骨折；视力或视野缺损，提示视神经损伤；三叉神经第 1 分支感觉丧失，提示颅前窝骨折；第Ⅶ或第Ⅷ对脑神经麻痹和平衡受损，提示颞骨骨折累及迷路。一般不能单纯依靠鼻漏的侧别来定位漏口的侧别。

（三）辅助检查

1. 靶征测定 从鼻腔或耳道漏出的透明水样液体很可能是脑脊液，如果与血液或鼻涕混合，可出现靶征（把液体滴在一张滤纸或纱布上，脑脊液从中心迁移更远，并在血液和黏液周围形成环状图案）。

2. β_2-转铁蛋白测试 β_2-转铁蛋白是一种参与亚铁转运的多肽。β_1-转铁蛋白存在于血清、眼泪、鼻腔分泌物和唾液中。β_2-转铁蛋白仅见于脑脊液、外淋巴液和玻璃体。脑脊液中转铁蛋白量占总蛋白量的 15%。1ml 以下少量标本就可以用于琼脂糖凝胶电泳定量检测 β_2-转铁蛋白，检测时首先要排除穿透性眼外伤。

3. 葡萄糖和氯浓度测定 脑脊液葡萄糖含量是血清葡萄糖浓度的 50%～70%，氯浓度大于110mmol/L 也表明液体可能是脑脊液。

（四）影像定位漏道

1. CT 在骨和软组织窗口，从水平轴向和冠状面进行精细切割（0.6～1mm 间隔）检查颅底，轴向骨扫描显示额窦壁和蝶窦后侧面，冠状扫描显示筛窦复合体、蝶窦顶和中耳被盖。颅底的三维重建有助于骨折的定性。软组织扫描可能显示鼻窦内有液体、颅内积气和通过骨折线的软组织开裂。约 70% 的病例可以识别出漏道的位置。

2. MRI 在 T_2 加权成像上，鼻窦脑脊液呈白色，黏膜周围分泌物和鼻疾病较暗。黏膜疾病可以通过钆对比剂强化来突出信号。脑脊液漏的 MRI 征象主要是骨缺损处有脑蛛网膜疝，鼻窦内有脑脊液信号与颅内脑脊液相连。

3. 荧光素示踪法 将荧光素与患者的脑脊液混合，然后鞘内注射，再通过鼻内镜观察荧光来寻找漏道。

五、治　疗

（一）预防和治疗感染

脑膜炎是脑脊液漏最严重的并发症，外伤性脑脊液漏导致的脑膜炎死亡率约为 10%。迟发的、持续长时间的、并发感染的脑脊液漏发生脑膜炎的风险较大。脑室外引流置管会增加颅底骨折颅内感染的概率，可以考虑以腰大池引流替代。

最常见的致病菌是肺炎球菌、流感嗜血杆菌。肺炎球菌脑膜炎发展快速，病情重。使用抗生素预防的目的是对鼻咽部的病原体进行杀灭。

（二）保守治疗

如果 CT 扫描显示线形骨折无移位，则应进行早期保守治疗，争取自行愈合。面部撞击伤者可同时进行面部骨折复位。保守治疗包括以下方面。

1. 卧床休息，头部适度抬高（如 30°）。

2. 避免可能导致 ICP 突然增加的行为，如擤鼻涕、排便紧张、咳嗽和打喷嚏。考虑给予患者泻药和粪便软化剂。

3. 脑脊液引流，如果漏液在 3d 内仍未停止，可考虑间断或连续腰大池引流。连续脑脊液引流有潜在引流过度的危险，可导致颅内积气、脑疝和昏迷，一般在 8h 内间断引流 20～30ml 脑脊液，如果使用连续引流，引流装置应放置在不低于肩高的位置。

（三）手术治疗

1.手术时机 脑脊液漏的修补术分为早期手术和择期手术两种情况。

（1）早期手术。适应证：①穿透伤，包括枪伤；②颅内血肿或面部骨折需要行颅前窝手术，同时治疗可探及的硬脑膜撕裂；③脑膜炎；④张力性颅内积气；⑤经鼻脑组织疝出；⑥放射学显示硬脑膜难以自然修复的情况（包括广泛粉碎与鼻或鼻旁窦相通的颅前窝骨折、移位骨碎片、骨折伴随骨缘间软组织损伤）。

（2）择期手术。一般包括以下情况：①保守治疗无效，脑脊液漏持续超过 10d；② 10d 后复发或迟发性脑脊液漏；③ 10d 后复发伴颅内积气；④伤后出现脑膜炎或脑脓肿。

2.手术方法

（1）颅前窝漏口的颅内修补术。手术时患者取仰卧位，麻醉后头皮切开前给予 20% 甘露醇，配合脑脊液外引流，保证开颅后能最大程度暴露颅底空间。双冠型标准皮瓣置于发际线后。打开额瓣后硬脑膜内探查，寻找硬脑膜撕裂口，注意保留所有引流静脉，并探测双侧额底，至少保留一根嗅神经。注意大脑和蛛网膜与漏道部位粘连的区域。蝶骨后平面和垂体窝需要仔细探查。

小的骨缺损用肌肉或脂肪封堵；如果骨缺损很大，应该用取自颅骨内板的植骨块填充。硬脑膜撕裂很难一期缝合，多将颞筋膜或阔筋膜等移植物放置在漏道口上，用不可吸收的缝线和组织胶将其固定在适当的位置。

如果仔细探查后未发现漏道，应停止手术，检查其他可能的部位，如颅中窝或颅后窝。如果复查其他部位没有漏口，而且漏液很少，可以间接地用腰大池-腹腔分流术来治疗。术后不常规进行脑脊液引流，如果漏复发，需要先进行一段时间的腰大池引流。

（2）颅中窝漏口的颅内修补术。岩骨骨折引起的持续性脑脊液耳漏或耳鼻漏很罕见。纵行岩骨骨折会破坏中耳顶，很少需要修复。如果出现持续或复发脑脊液漏，或发生感染需要修复，一般通过颞下入路进行手术。

手术中患者取仰卧或侧卧位，头部完全偏向对侧并适度抬高。颞瓣向下翻，使骨窗下缘到颅中窝底。如果乳突气房开放，则用骨蜡密封。硬脑膜打开，必须保留 Labbé 静脉，颞下引流到硬脑膜的静脉可以处理掉。在鼓室盖区域寻找漏口的位置进行硬脑膜内修复。

（3）颅后窝漏口的颅内修补术。通过岩后表面的骨折（横断骨折）常导致听力障碍。如果听力完全丧失，可以通过经迷路入路修复漏管；如果听力完整，应经颅后窝颅内修补漏口。

（4）内镜修补术。随着新的内镜手术设备的发展，内镜下修复脑脊液漏的应用越来越广泛，内镜修复技术的优点是保持美容效果、减少嗅觉损伤、降低手术并发症发生率。

（王增光 李 健）

第二十一章　特殊类型颅脑创伤

第一节　脑　震　荡

一、成人轻型颅脑创伤与脑震荡的差异

轻型颅脑创伤和脑震荡非常容易混淆，脑震荡的临床、病理和生物力学等特征包括：①脑震荡是外界暴力作用的结果；②脑震荡可导致短暂意识障碍，发作迅速但能自行恢复；③脑震荡有导致脑组织发生病理性改变的可能，但神经影像学检查无异常发现；④脑震荡可出现近期记忆丧失现象。

格拉斯哥昏迷评分（GCS）13～15 分的患者为轻型颅脑创伤（mTBI），临床标准包括患者出现意识混乱，或意识丧失不超过 30min，或对受伤前 24h 内的记忆有逆行性遗忘，同时伴有局灶性损伤或癫痫或颅内出血等，须排除心理疾病、药物、酒精、毒品、合并创伤、面部损伤、气管插管等影响因素。

虽然 mTBI 患者可能具有脑震荡特征，但 mTBI 在神经影像学上可能有结构性病变，如硬脑膜下或硬脑膜外血肿、脑实质挫裂伤、蛛网膜下腔出血、颅骨骨折等，因此，脑震荡和 mTBI 不能互相替代。

二、体育运动相关的脑震荡

脑震荡后常见头痛、疲劳、头晕、健忘、易怒、焦虑、注意力不集中、畏光/恐音、定向障碍和姿势不稳等。头痛是最常见的症状，可包括紧张型、偏头痛、簇集状和混合型等头痛形式。脑震荡后头痛的出现可能与记忆功能障碍、反应时间延长、逆行性遗忘等有关。

精神状态改变和神经认知缺陷也很常见。意识混乱是脑震荡的标志，可伴有警惕性下降、注意力分散、无法保持连贯的思维或无法完成目标导向的运动。强直姿势和抽搐可伴随着脑震荡出现，常能自行恢复。

体育运动反复脑震荡或亚脑震荡对运动员的损伤值得关注。"二次撞击综合征"是运动员在第一次受伤后重返赛场时，因头部第二次受伤而迅速恶化和死亡的现象。一般认为，死亡是继发于严重和快速的脑水肿。这种综合征主要发生在青少年和年轻的成年运动员中，首次创伤后因脑血管自我调节和儿茶酚胺释放障碍，即使轻微的二次打击也可能引起广泛的脑水肿而导致死亡。

多次脑震荡与远期睡眠障碍、认知缺陷、迟发性认知损害等相关，确切的病理生理机制尚不完全清楚，但已被证实与弥漫性轴索损伤（DAI）、微血管改变、血-脑屏障破坏和免疫兴奋性毒性等有一定的相关性。

三、脑震荡临床评估的辅助诊断

（一）神经心理学测试

注意力、处理速度、反应时间和学习记忆缺陷是脑震荡的常见后遗症，必要时可由专业的神经心理学医师检查认知功能，如记忆、注意力、视觉能力、语言和执行功能（即解决问题、推理和认知灵活性）等。

（二）高级神经影像学检查

常规神经成像如 CT 和 MRI 在检查脑震荡时结果通常是正常的。更为先进的神经成像技术如

功能 MRI（fMRI）、PET、磁共振波谱（MRS）、弥散张量成像（DTI）和高清纤维跟踪（HDFT）等还需要在临床实践中积累经验。

（三）脑脊液和血清的损伤生物标志物

已有研究脑脊液（CSF）和血清中神经元、轴突和星形胶质细胞损伤的生物标志物，如 S100B、胶质纤维酸性蛋白（GFAP）、神经元特异性烯醇化酶（NSE）、髓鞘碱性蛋白（MBP）和 Tau 蛋白等的报道，但目前尚未成为常规临床应用项目。

四、脑震荡治疗

任何怀疑有脑震荡的运动员应立即退出比赛，以防止进一步受伤。患有脑震荡的运动员要停止相关竞技活动并接受治疗。

脑震荡治疗主要是休息，大多数症状在受伤后几天会消失，患者可以逐渐恢复学习和社交活动。运动员恢复体育比赛要逐步进行，从轻度有氧运动，到特定运动，再到非接触训练和接触训练，最后回到竞技体育中。

脑震荡后症状超过 10d 需要考虑对症药物治疗，脑震荡后持续性头痛可考虑使用对乙酰氨基酚、阿米替林、双氢麦角胺（DHE）、曲坦类、抗惊厥药（丙戊酸、加巴喷丁和托吡酯）、β 受体阻滞药和钙通道阻滞剂等。对失眠患者可考虑使用治疗睡眠障碍的曲唑酮，或哌唑嗪、唑吡坦和褪黑素。脑震荡后情绪症状可使用抗抑郁药治疗，如选择性 5-羟色胺再摄取抑制药（SSRI）。对认知缺陷患者，可考虑金刚烷胺。

（王增光　张恒瑞）

第二节　头部穿透伤

穿透性脑损伤是由低速锐利物体（如刀）或高速投射物（炮弹碎片或子弹）引起的创伤性脑损伤。

一、病理学表现

低速物体穿透头皮、颅骨和硬脑膜，对脑皮质、皮质下白质、基底节、间脑、脑干和其路径上的任何血管都可造成撕裂和挫伤，可导致蛛网膜下腔出血、颅内血肿、外伤性颅内动脉瘤或动静脉畸形及脑梗死等。

高速物体如子弹，通过颅腔所产生的弹道伤和冲击波都会损伤脑组织，引起的变形和破坏极为显著，导致大部分受害者瞬间死亡。

二、院前抢救

急救措施应包括气管插管、吸氧、补充血容量和心肺复苏，使用广谱抗菌药物和抗惊厥药物；注意观察瞳孔变化；对可疑颅底-鼻窦损伤的患者，应考虑张力性气颅的影响；对颅内压增高的患者，给予高渗盐水或甘露醇；迅速转运至创伤救治医院。

三、诊　　断

CT 及三维重建，能确定碎片进入大脑的位置、轨迹、弹道和鼻窦、眼眶、颅底和乳突等受累情况，以及是否有颅内血肿、脑水肿、脑缺血等。注意穿透伤是否累及鼻旁窦和乳突气房，以及导致脑脊液漏和深部颅内感染。出现蛛网膜下腔出血和外伤性脑内血肿，提示需要 CTA 或常规血管造影检查。如果怀疑有木质碎片穿透伤，须行 MRI。

四、手术治疗要点

头部伤口是污染伤口，污染物源于患者皮肤上的微生物，葡萄球菌是最常见的皮肤污染物，应规范使用抗生素。清创不足残留骨碎片或异物是多数深度感染（如脓肿）的原因。头皮被击碎、撕裂或烧伤后，失去活力的边缘需要切除，可请颅面与整形外科专业医师协同处理，尽量保留枕动脉、颞浅动脉等头皮血液供应。

如果清创后没有脑肿胀，可以术中修复碎骨，还纳骨瓣。如果估计术后有脑肿胀导致高颅压的可能，应行去骨瓣减压处理。可采取尽量到达颅底的大骨瓣开颅（前后径大于 14cm），以防止脑膨出，并充分给予脑干减压，完成异物清创和适度的脑组织清创，封闭硬脑膜。对于合并眶-面-脑-颞窝损伤、鼻窦和乳突气房开放的硬脑膜和脑损伤的患者，须严密修复硬脑膜、帽状腱膜和头皮，预防术后脑脊液漏和深部感染。

五、并　发　症

（一）血管损伤

对怀疑脑穿透伤导致的血管损伤的患者，应行血管造影。引起脑血管损伤的危险因素包括眶面颅脑损伤、翼点附近损伤和颅内血肿。创伤性颅内动脉瘤和动静脉瘘是主要的血管损伤并发症。高速穿通冲击脑损伤，可迅速诱发恶性脑血管痉挛和脑水肿，而且持续时间长。

（二）创伤后癫痫

穿透性颅脑损伤（PBI）患者创伤后癫痫的发生率高于闭合性颅脑损伤患者。苯妥英钠、卡马西平和丙戊酸能有效预防早期创伤后癫痫发作，应考虑对 PBI 患者进行更长时间的预防性抗惊厥治疗。

（三）颅骨缺损

如果颅骨缺损大于 $6cm^2$，应行颅骨修补重建术。

（王增光　吴卓霖）

第三节　颅脑爆炸伤

爆炸是液体或固体爆炸性物质通过快速的化学反应转化为气体，释放出大量能量。爆炸波以迅速膨胀的气体球的形式，从爆炸中心以快于声音的速度传播，同时高速压缩同等体积的周围空气，随后爆炸中心气体球还有一个短时间的负压阶段。冲击波对人身体各部分造成损伤，颅脑爆炸伤是由冲击波引起的一种创伤性脑损伤。

一、冲击波致神经损伤的病理生物学研究

人体受到冲击波损伤后，冲击波与脑相互作用激活原发性脑损伤机制，脑组织出现挫伤、剪力伤、撕裂伤等，随后启动继发性脑损伤机制，如血-脑屏障通透性增高、弥漫性轴索损伤、星形胶质细胞和小胶质细胞激活、细胞凋亡、浦肯野细胞变性，以及细胞超微结构改变，如细胞质空泡化、髓鞘损伤、神经丝异常等，导致细胞坏死、凋亡。

第一阶段：原发性脑损伤机制的激活。冲击波作用会导致颅腔内脑位移变形，严重者可撕裂桥静脉导致 SAH，脑出血多见于脑干和小脑。在细胞水平，爆炸冲击波-大脑相互作用可导致神

经元的损伤，刺激细胞内机制如激活钙蛋白酶-2 和 caspasae-3，导致细胞骨架分子变性损伤、神经丝蛋白去磷酸化，使细胞骨架损伤、轴突运输受损。

冲击波加大了器官内的压力，肺部的压力增加刺激位于肺泡间质由迷走神经支配的受体，经迷走神经反射导致呼吸暂停，随后出现呼吸浅快、心动过缓和低血压导致的脑缺氧。爆炸引发交感神经系统应激反应，去甲肾上腺素和肾上腺素合成释放增加，激活 β-肾上腺素受体，诱发高代谢，增加心脏和大脑耗氧量。

冲击波引起中心静脉压增加，并通过静脉系统反馈到大脑的血管系统，由此产生的流体力学变化会增加血小板活性，诱导中性粒细胞活化，促进脑水肿。

第二阶段：继发性脑损伤机制的早期激活。爆炸伤后损伤反应的急性阶段会出现脑代谢衰竭，如葡萄糖、三磷酸腺苷、镁离子浓度显著降低，乳酸浓度升高，线粒体草酰乙酸转氨酶、钠钾 ATP 酶（Na^+，K^+-ATP 酶）表达和活性降低。活性氧生成增加和抗氧化酶防御系统能力下降，导致脑组织出现炎症反应和神经退行性变，以及坏死和凋亡等多种损伤级联反应。

第三阶段：爆炸性神经损伤的慢性后果。爆炸冲击引起神经内分泌系统如下丘脑-垂体-肾上腺轴或下丘脑-垂体-甲状腺轴的显著改变。受伤者远期可出现神经功能和行为的变化，包括记忆力下降、执行功能受损、平衡和精细运动控制受损及抑郁症等。

二、爆炸性神经损伤的诊断

1. 病史采集 主观症状包括耳聋、耳鸣、耳痛、胸痛、反射性干咳、咯血、呼吸困难和呼吸急促、恶心、眩晕和逆行性遗忘。

2. 体格检查 外耳及鼻部血液分泌、口唇发绀、鼓膜破裂、胸部听诊有啰音、腹部触诊腹韧伴压痛/反跳痛。常规神经学检查，注重测试神经反射和反应时间。

3. 临床辅助检查 包括 X 线摄影、CT、MRI，以及听力学和前庭功能测试。胸部可出现气胸、血胸、纵隔气肿、肺气肿等病理改变，腹部可见胃肠扩张。感觉性听力损失（听力下降 6000Hz）是典型的爆炸伤后听力变化，可伴有眼肌功能障碍、眼球震颤等。

4. 实验室检测 动脉血气和血清生物标志物检测，后者包括泛素羧基末端水解酶 L1（UCHL1）、αⅡ光谱分解产物（神经细胞坏死标志物 SBDP-150）和胶质纤维酸性蛋白（GFAP）。

三、临床表现

轻度爆炸性神经损伤可导致头痛、混乱、健忘、注意力不集中、短期记忆丧失、情绪改变、睡眠障碍、眩晕和焦虑，一般在受伤后立即出现，并在几小时或几天后缓解。

严重爆炸性神经损伤一般不仅有颅脑穿透性损伤、重型钝性创伤，以及合并的颅骨骨折、脑出血、脑实质损伤等，还有多脏器和器官系统的损伤，需要多学科团队来解决复杂的头部、颈部、脊柱，以及影响胸部、腹部、泌尿生殖道和四肢的创伤。患者可能会出现各种症状，如谵妄、昏睡、昏迷甚至死亡。

四、临床治疗

院前救治包括维持气道充分通气，纠正缺氧和低血压等，旨在预防继发性脑损伤。

复苏，纠正低血压、缺氧和高碳酸血症。给予高渗盐水增加血清渗透压而不影响血管内容积，治疗脑肿胀，避免给予过量晶体。出现外伤性凝血障碍者给予血液制品（新鲜冰冻血浆、血小板），或凝血酶原复合物。给予广谱抗生素预防感染。

急诊外科手术包括快速去骨瓣减压术，降低 ICP，预防脑水肿引起不可逆性神经损伤，以及手术清创（如眶面骨折、鼻窦损伤、积液和脑脊液漏），减少颅内感染的概率。

早期诊断和处理外伤性血管损伤，如颅内假性动脉瘤、动脉夹层、动静脉瘘或动脉闭塞。择期行面部和颅骨重建。

远期对神经退行性变、神经内分泌功能不足、心率/血压不稳定、消化不良和肠易激等慢性多器官功能障碍进行常规治疗和随访。

（王增光　李　杨）

第四节　颅面部复合创伤

颅面部范围从颅骨冠状缝延伸到下颌部，包括额骨、前颅底、面部骨骼和全部软组织覆盖物，包括大脑额叶、眼眶内容物、脑神经、上呼吸道和上消化道的最前端等。严重的颅面创伤不仅能导致脑组织损伤、意识改变，还可导致面部骨骼粉碎性骨折、移位，下颌骨塌陷和舌后移等，同时引起气道阻塞、大量出血、低血压性休克等。

一、解剖学基础

（一）颅前窝

颅前窝由额骨在前方和侧面形成。额骨通过额鼻缝、额上颌缝和额颧缝与面部骨骼相连。颅前窝的底板构成了头盖骨和面部骨骼之间的界面。它是由眶上薄板向内侧倾斜，通过前筛板和筛骨嵴（筛骨的一部分）与筛骨小翼连接，通过蝶额缝向后与蝶骨小翼连接而形成的。筛板是前颅底的最低点，构成鼻顶的一部分，与筛前和筛中的气房联系。筛骨后面附着在蝶窦顶端的蝶体上，蝶骨的小翼形成了颅前窝的新月形后缘。视神经管由蝶骨小翼在蝶窦上外侧壁向前外侧延伸至眶尖。颞骨构成颅底的一部分，其鳞部与下颌骨在颞下颌关节处接合。颅前窝底骨折可累及额窦、筛窦或蝶窦、筛板或视神经管。

（二）面部骨骼

面部骨骼包括鼻骨、筛骨、颧骨、上颌骨和下颌骨。

眼眶呈四边形，眶缘坚固但四壁薄，颧骨构成眼眶外侧缘和下缘、眼眶外侧壁和眶底。内壁较薄由筛骨外侧板组成，泪骨和筛骨的垂直板是内侧壁最薄的部分。

（三）鼻旁窦

额窦个体差异很大，额鼻导管在内侧下方开口，流入鼻腔的额窦。

筛窦气房各不相同，位于鼻腔上外侧和眼眶之间，其顶形成筛板外侧的颅前窝底。

蝶窦位于蝶骨体内，被一个或多个隔膜隔开。海绵窦内的颈内动脉在其外侧壁上形成压迹，视神经管位于其上外侧。蝶窦口位于蝶窦前壁，向上与鼻腔相通。

上颌窦通常填满整个上颌，可以延伸到颧弓和鼻底以下。窦壁很脆弱，易骨折。

二、颅面创伤的病理生理学

头部外伤，尤其是减速伤时，额眶皮质与颅前窝底相对运动发生碰撞与摩擦，特别是有颅前窝骨折时，易损伤双侧额叶底面，可导致广泛的神经心理障碍。前颅底的硬脑膜与筛板附着牢固，筛板上嗅神经丝有蛛网膜伴行。颅前窝底骨折可能会撕裂硬脑膜，蛛网膜下腔与鼻旁窦相通，导致脑脊液漏。嗅觉神经丝撕裂，导致嗅觉缺失。

视神经管的移位骨折、视神经挫伤、眼眶损伤直接压迫等均可造成视神经损伤，常表现为瞳孔扩大，有时瞳孔不规则；瞳孔直接或间接对光反射消失，但对侧可有对光反射。

眼眶骨折可表现为复视、眼球内陷，或软组织压迫眼球抬高；面颊或上切牙感觉异常。早期明显的眼球突出提示骨性眼眶体积显著减少，需要紧急眼科和放射学检查。单纯内侧壁骨折可增加眼球后方的眼眶容积，引起眼球内陷。

瞳孔不对称或无对光反射可能是眶上裂骨折直接损伤动眼神经，常合并视神经损伤。眼球钝挫伤引起暂时性括约肌麻痹可导致瞳孔扩大，但在昏迷患者中瞳孔不对称应考虑脑干损伤或小脑幕裂孔疝的可能。

眼眶骨折可损伤三叉神经眼支，颧骨骨折可损伤眶下神经，下颌支骨折可损伤下牙槽神经。颞骨骨折可损伤面神经主干，面部撕裂伤可损伤面神经分支。

三、伤后紧急救治要点

（一）气道管理

头颈部外伤后，可出现颅前窝底骨折、面部畸形、唇舌肿胀、牙齿断裂、下颌塌陷、呼吸道出血、呕吐、颈部软组织出血、喉部骨折等。应尽快解决呼吸道通畅问题，对昏迷患者，可在给予轻度镇静的情况下插管，不要盲目经鼻插管，否则可能导致颅前窝骨折者损伤加重；对清醒的患者可局部麻醉下气管切开或行环甲膜切开术。在处理气道时，必须警惕合并脊柱损伤的可能性。

（二）止血

颅面损伤可导致面动脉、上颌动脉或颞浅动脉出血。浅部动脉出血可直接压迫或结扎出血点来控制。深部出血无法控制时，可以考虑动脉结扎术。鼻出血或口咽出血可以经内镜观察，放置填充物止血。

四、神经科临床评估

对患者进行格拉斯哥昏迷评分，重点检查瞳孔和神经科定位体征，排除是否存在脑脊液漏。注意检查颈椎是否有压痛或畸形，头皮是否有撕裂和血肿。

眼眶周围皮下瘀斑（"熊猫眼"征）表明可能有颅前窝骨折，乳突区皮下瘀斑（巴特综合征）可能有颞骨骨折。

五、急诊影像学检查

患者初步复苏后，可进行颅脑 CT 扫描，并与颈椎、胸部和腹部的扫描相结合一次完成。MRI 用于确定脑脊液漏部位、识别穿透到颅内的木材和其他非金属异物等。血管造影术适用于主要血管区域的穿透性损伤或有血管损伤嫌疑的钝性损伤。

六、院内救治要点

院内救治宜启动多学科综合治疗，救治的顺序为：①气道阻塞或大出血需要立即采取措施救治；②复苏后神经外科和眼科的急症情况首批处理；③其他系统，如胸部、腹部的损伤由多学科会诊决定优先顺序；④伤后裸露的脑、硬脑膜、皮质骨和主要血管需紧急手术覆盖，闭合伤口；⑤皮肤和口腔黏膜软组织裂伤应尽快闭合，以减少感染、出血和坏死；⑥外周神经、眼睑和唾液管等重要结构尽量优先修复；⑦面部骨折可以在受伤后 7～10d 或更长时间内进行修复。

救治颅面创伤的患者，要考虑面部骨折和穿透性对脑组织损伤的可能，如受伤瞬间加速或减速导致的原发性脑损伤、脑脊液漏、张力性气颅、颈动脉海绵窦瘘、癫痫、颅内感染，以及颅内出血、脑肿胀、缺氧和代谢紊乱等继发性脑损伤。采取措施早期复苏，防止缺氧和低血压，早期发现和治疗颅内血肿，控制颅内压增高、预防感染等。

眼眶内出血或爆裂性眶壁骨折，会导致眼眶内压急剧上升，阻断视网膜中央动脉，引起眼眶隔室综合征，导致失明，需要立即进行眼眶减压术。

颅面部手术如涉及眶上时，要注意尽量保存眶上神经血管束；如需处理颞肌可切开颞筋膜浅层，在脂肪面下解剖保留面神经额支。对累及额窦合并脑脊液漏的骨折，开颅手术时暴露额窦后壁，尽量保留额窦前壁并从硬脑膜外接近骨折，剥离窦黏膜，严密修补硬脑膜，可一期缝合或使用颞筋膜移植修补。额窦可以用肌肉堵塞后以筋膜或骨膜封闭。

对低速枪伤，应尽早去除弹片，固定骨折。对高速枪伤，应早期闭合软组织，再根据需要进行二次修复。对合并的脑损伤予以清创，严密修补硬脑膜，闭合头皮损伤。

七、颅面创伤的常见并发症

（一）硬膜脑脊液漏

面部骨折和筛窦骨折可能会通过筛板、额窦、筛窦或蝶窦导致脑脊液鼻漏，可通过检测 β_2-转铁蛋白来确认脑脊液鼻漏，大部分的少量脑脊液漏能在 10d 内自愈，如果脑脊液漏持续超过 10d，可能需要手术治疗。

（二）感染

面部皮肤、上呼吸道和口腔有少量的自然菌群会污染颅面伤口，并造成感染性损伤。但头面部血供丰富，头皮和面部创伤的感染率较低，可以通过伤口清创、异物取出、预防性抗生素和营养支持等预防感染。

（三）血管损伤

面部撞击可能导致血管损伤，包括颈内动脉海绵窦瘘、颈动脉或椎动脉夹层、血栓形成或动脉瘤等。

（四）颈内动脉海绵窦瘘

颈内动脉在硬脑膜入口处和海绵窦出口处，固定附着在颅底骨质上，容易受到剪切力的作用。暴力引起海绵窦内颈内动脉或颈外动脉脑膜支撕裂，或造成创伤性动脉瘤延迟破裂，导致创伤性颈内动脉海绵窦瘘。通常创伤性瘘口血流量大，眼静脉压高，患者出现眼睑和结膜水肿、眼球突出、眼压升高和青光眼，可伴有第Ⅲ、Ⅳ和Ⅵ对脑神经瘫痪。临床首先要评估瘘对视力的威胁，如果眼压超过 3.33kPa（25mmHg）应进行紧急治疗。

（五）颈内动脉损伤

岩颞骨骨折或前床突骨折可能损伤颅内颈内动脉，产生动脉夹层或创伤性动脉瘤，部分患者出现脑缺血症状。

（六）胃肠减压管置入

为大面积前颅底骨折患者经鼻置入胃肠减压管时，有导管进入颅内的风险，因此，在这类患者中宜使用经口腔置入导管。

（王增光　杨明昊）

第五节　慢性硬脑膜下血肿

慢性硬脑膜下血肿（chronic subdural hematoma，CSDH）被定义为硬膜下隙内具有特征性外膜的液化血肿，至少发生在颅脑损伤后 3 周。CSDH 的发病率为每年 13/100 000，随着年龄的增长，发病率从 65 岁以下人群的每年 3.4‰上升到老年人的每年 58‰。死亡率为 39/100 000。

一、发病原因

一般认为 CSDH 由外伤引起，但约 50% 患者否认外伤史。引起 CSDH 最常见的外伤原因是年轻患者的交通事故和老年患者的跌倒，但并不是所有外伤患者都会进展为 CSDH。与 CSDH 发病有关的常见危险因素有高龄、饮酒、男性、使用抗血栓药物、脑萎缩、透析、与低颅内压有关的情况（如腰大池引流和自发性脑脊液漏）等。

二、发病机制

CSDH 发生、发展及吸收的机制尚不十分清楚。桥静脉撕裂出血、渗透压增高、血肿包膜出血和局部纤溶亢进等均被认为与 CSDH 的产生及发展有关。近期有证据表明，外伤等原因导致硬膜下隙局部血液和（或）脑脊液聚集、炎性细胞因子和血管内皮生长因子大量分泌聚集，导致血肿壁上幼稚血管的大量增生、血管内皮细胞受损、缝隙连接开放、通透性增高，并导致循环中的物质不断渗漏，血肿逐渐增大。同时，CSDH 患者体内存在的可调节 T 细胞和内皮祖细胞等相关抑炎、促修复因素不足，从而导致血肿壁上"幼稚血管新生-内皮细胞损害-血管渗漏"反复出现，可能是 CSDH 形成的关键因素。

三、临床表现

CSDH 可以表现为异质性，症状的出现和进展可以从几天到几周不等。常见的症状和体征包括头痛、步态障碍、偏瘫、偏身感觉障碍、认知能力下降和神志不清等。有 20%～30% 的 CSDH 可能是完全没有症状的，是偶然发现的。

四、辅助检查

CSDH 在 CT 上早期为低密度，成熟期为等密度或高密度，进展期为混合密度，溶解阶段为低密度。在急性硬脑膜下血肿向慢性硬脑膜下血肿演变的过程中，病变明显以高密度急性血肿开始。硬脑膜下积液的演变可能始于均匀的低密度 CSDH。在反复出血的情况下，脑表面可能有一层密度增加的液体，密度较低的液体更浅（层状或混合型）。随着纤溶作用的进行和 CSDH 的成熟，出现层状外观。

与 CT 相比，MRI 是更敏感的检测 CSDH 的方法。MRI 表现有助于将 CSDH 与硬脑膜下积液区分开来。

五、手术治疗

手术治疗是目前治疗有症状 CSDH 患者的主要方法，手术治疗可使患者的症状迅速改善，且手术风险相对较低。

（一）钻孔引流术

钻孔引流术是治疗 CSDH 最常用的手术，通常在局部麻醉下进行，但对于不能配合的患者可以选择全身麻醉下进行。

最理想的钻孔位置是位于头部最高点的血肿位置，一般是顶结节。切开硬脑膜和 CSDH 外膜，释放出血肿液，典型的表现为"机油"色，也可能类似于血液、血清或脑脊液。然后用温度为 36～37℃的温生理盐水冲洗硬脑膜下隙，直到流出的液体清澈。可以使用柔软、灵活的导管在远离钻孔的区域进行彻底的冲洗，但要避免将引流管盲目插入硬脑膜下隙，造成颅内积气和残余血肿在蛛网膜内外层播散。将软性硅胶引流管留置于硬膜下血肿残腔内，分两层缝合头皮，残腔和引流管在头皮闭合前用生理盐水填充，便于术后以脑组织搏动和引流管的虹吸效应来帮助大脑重新复张。引流袋放置在患者头部水平以下。引流管留置约48h后拔除。

（二）开颅手术与小骨瓣开颅手术

开颅手术适用于血肿中有分层或急性血肿的患者，一些患者可使用小骨瓣开颅作为替代方法。开颅手术和小骨瓣开颅手术均采用全身麻醉。

患者仰卧，头部和肩部向对侧倾斜约45°，头部血肿部分位于最高点。开颅后切开硬脑膜和血肿外膜，用36～37℃温生理盐水冲洗血肿腔。在硬膜下隙留置引流管，约48h后拔管。

（三）其他手术方法

目前开展的还有内镜辅助下血肿清除术，以及硬脑膜中动脉介入栓塞术辅助疗法。

六、药物保守治疗

药物保守治疗的适应证：①生命体征平稳且症状较轻；②影像学显示中线移位未超过1cm，无须紧急手术干预的患者；③合并多器官衰竭、凝血功能障碍等不适宜手术或拒绝手术的患者；④手术治疗后用于防治术后复发等。对于接受药物保守治疗2周或2周以上、临床表现及影像学检查仍无明显改善或血肿持续增大或不能耐受药物治疗者，建议改行手术治疗。

可采用小剂量长疗程阿托伐他汀钙治疗（20mg/d），连续治疗至少8周，直到神经症状体征消失、血肿吸收满意后停药。围手术期患者也适用该方案，以减少术后复发概率。用药期间患者血脂仍然升高者，可以适当增加阿托伐他汀钙用量，但从安全方面考虑，不超过调节血脂水平限定的剂量（80mg/d）。

对于术后反复复发等难治性CSDH和使用单药阿托伐他汀钙疗效不明显者，可在小剂量阿托伐他汀钙（20mg/d）治疗基础上，联合应用地塞米松片（首剂量2.25mg/d，持续1～2周，逐步在4周之内减量至停药），然后可继续接受小剂量阿托伐他汀钙（20mg/d），直到神经症状体征消失、血肿吸收满意后停药。

CSDH患者一旦确诊，原则上应停用抗凝及抗血小板药物，除合并全身凝血障碍的患者外，止血药物需慎重使用。可使用渗透性脱水治疗CSDH引起的颅内压增高，但不推荐应用该疗法促进CSDH吸收；推荐丙戊酸钠作为CSDH患者癫痫发作的治疗性药物，但不推荐用于无癫痫患者的预防性治疗。

七、转归与并发症

总的来说，CSDH的手术效果明显，超过80%的患者可获得良好预后。死亡率在2%～5%之间。发病时的年龄、GCS或临床状态、是否存在内科合并症（包括肝和肾功能障碍）和凝血功能障碍是影响预后的重要因素。

CSDH最重要的并发症是复发，需要再次手术。与复发相关的因素包括双侧CSDH、术前抗血栓药物的使用、术中可见脑复张不良和血肿膜增厚、术后中线移位持续和颅内积气等。

手术并发症包括局灶性脑损伤、术后急性硬脑膜下或颅内出血、癫痫发作、手术部位感染、硬膜下脓肿和张力性气颅。非手术并发症包括医院获得性感染、下肢静脉血栓、心肌梗死和脑卒中。在老年人群中，即使是轻微的并发症也可能导致严重的不良后果，必须努力在可能的情况下预防这些并发症，并在发生时及早诊断和治疗。

（江荣才　田　野）

第五篇　功能性神经外科

早期的立体定向和功能性神经外科主要关注精神疾病，随后扩展到疼痛、运动障碍和肿瘤的治疗。近年来，功能性神经外科的应用有了长足的进步，涵盖了更广泛的病种，治疗方法正从消融性干预，向神经调节性或恢复性干预转变。

第二十二章　运动障碍疾病

运动障碍疾病是一组由基底节通路运动和非运动功能异常引起的疾病。运动障碍常见，影响所有年龄组的人。常见的运动障碍主要包括帕金森病、进行性核上性麻痹、多系统萎缩、特发性震颤、亨廷顿（Huntington）病、发生和多种运动联合抽动障碍（又称 Tourette 综合征）、痉挛性斜颈、不宁腿综合征、弗里德赖希（Friedreich）共济失调等。运动障碍的早期症状和体征可能很轻微，容易被患者有意识或无意识地融入日常姿势中而被忽略。

第一节　基底节神经环路

一、基底节概述

基底节是一组复杂且相互联系的神经核团，包括背侧纹状体（尾状核和壳核）、腹侧纹状体（伏隔核）、苍白球内侧部（internal globus pallidus，GPi）、苍白球外侧部（external globus pallidus，GPe）、底丘脑核（subthalamic nucleus，STN）、黑质网状部（substantia nigra pars reticulata，SNr）、黑质致密部（substantia nigra pars compacta，SNc）和腹侧被盖区（ventral tegmental area，VTA）。尾状核与壳核在进化上较先进并具有功能上的联系，合称为新纹状体。苍白球较为古老，称作旧纹状体。作为锥体外系运动系统的重要组成部分，这些核团不但参与自主运动的控制，也参与高阶认知和边缘系统功能。

基底节之间的基础环路是将源于整个大脑皮质和丘脑的信息传送到纹状体（striatum）和 STN，再将处理完毕的信息通过 GPi 和 SNr 传递到额叶皮质区域或脑干。STN 是重要的基底节结构，被称为基底节的"起搏器"，STN 在正常和病理条件下对基底节功能的调节起着关键作用，因此，STN 是帕金森病外科治疗的主要靶点。

二、纹状体及其神经回路投射

纹状体是基底节的主要输入结构，分为背侧纹状体和腹侧纹状体两部分。不同区域的纹状体功能不同，处理来自大脑皮质的信息。背侧纹状体主要接受来自联想区和感觉运动区的皮质信息，腹侧纹状体主要接受来自边缘皮质的信息。

γ-氨基丁酸（γ-aminobutyric acid，GABA）能的中型多棘投射神经元（medium spiny projection neuron，MSN）构成纹状体大部分细胞，无棘突的中间神经元占其余的部分。MSN 分为两个亚型，直接通路神经元表达 P 物质、强啡肽和 D_1 多巴胺受体，投射到 GPi 和 SNr；间接通路神经元表达脑啡肽和 D_2 多巴胺受体，投射至 GPe。

（一）皮质–纹状体投射

大脑皮质是主要的纹状体谷氨酸能（glutamatergic）输入来源。皮质–纹状体投射起源于所有大脑皮质，它们在纹状体中的分布模式具有高度区域性。躯体感觉皮质、运动皮质和前运动皮质呈带状支配壳核后部；额叶、顶叶和颞叶的联合皮质区向尾状核和壳核前部投射；边缘皮质、杏仁核和海马大部分投射至腹侧纹状体。MSN 的树突棘和 γ-GABA/小白蛋白中间神经元也是皮质–纹状体投射的主要目标。通过这些联系，皮质对纹状体神经元具有直接兴奋或间接反馈抑制的双重作用。

（二）丘脑–纹状体投射

丘脑–纹状体系统是谷氨酸能投射到纹状体的另一个来源，主要分为以下两种。

1. 丘脑（板内核团）–纹状体的投射 丘脑（板内核团）是纹状体兴奋性传入的主要来源。中央中核（centromedian nucleus）和束旁核（parafascicular nucleus）产生的投射大部分终止于纹状体的不同功能区域。中央中核的内侧部投射到壳核的后部，而束旁核主要支配尾状核和伏隔核。束旁核背外侧核选择性投射到壳核前部。中央中核–束旁核神经元只向大脑皮质发送稀疏的投射，但中央中核–束旁核复合体的投射高度调节胆碱能中间神经元的电生理活动和神经递质的释放。

2. 丘脑（其他核团）–纹状体的投射 中央中核–束旁核复合体并不是丘脑–纹状体投射的唯一来源，大多数丘脑核团也影响着纹状体神经的拓扑结构和功能。目前，对中央中核–束旁核核团和非中央中核–束旁核核团纹状体输入的解剖学差异和功能意义仍然知之甚少，仍需要后续的探索。

（三）纹状体的多巴胺能神经投射

1. 多巴胺能细胞群 在中脑腹侧有 3 个主要的多巴胺能神经元群，即 A8 群（红核后方）、A9 群（SNc）和 A10 群（VTA）。红核后方和 SNc 亚核主要由多巴胺能神经元组成；VTA 有大量的GABA 能投射神经元。

2. 黑质–纹状体多巴胺能系统 多巴胺是基底节神经元活动的一个重要神经递质，在纹状体投射神经元和中间神经元中表达了 5 种多巴胺受体亚型，为多巴胺介导其作用提供了多个靶点。在帕金森病中，多巴胺介导的谷氨酸能和胆碱能神经调节受到严重影响，导致基底节网络活动异常改变。多巴胺在调节 MSN 树突棘的丰富度和可塑性方面也起着重要作用，帕金森病患者树突棘的严重缺失证实了这一点。

（四）GABA 能神经元对纹状体的投射（苍白球–纹状体系统）

纹状体除了由 MSN 的中间神经元和其侧支提供 GABA 外，还接受 GPe 的 GABA 能投射。通过这些连接，GPe 可以影响纹状体内信息处理。

（五）基底节的直接和间接环路

基底节神经环路包括直接环路和间接环路。直接环路是"皮质—纹状体—GPi/SNr—丘脑—皮质"。间接环路是"皮质—纹状体—GPe—底丘脑—GPi/SNr—丘脑—皮质"。直接环路易化躯体运动的神经兴奋，间接环路抑制躯体运动的神经兴奋，两条环路协调控制同一动作。黑质的多巴胺神经对两条环路同时起调制作用时产生正常运动，当多巴胺缺乏时只有间接环路起作用，皮质运动神经兴奋性下降，引起运动不能或运动过缓。

（六）脚桥核

脚桥核由小脑上脚周围的神经元组成。外侧被内侧丘系纤维所包围，内侧被小脑上脚包围，包含两个主要神经元群，即由密集的胆碱能神经元组成的致密部和位于小脑脚稀疏的非胆碱能神经元组成的分散部。

脚桥核接收来自 GPi、SNr、STN 的输入，其他 PPN 的输入来自脊髓、中缝核团、蓝斑、小脑深部核团、上丘和 SNc。反过来，脚桥核向所有基底节核团发送上行投射，特别是向 SNc 和 STN 的投射。脚桥核被认为是一个中继站，将来自基底节的信息绕过丘脑皮质环路，直接传递到脑干网状结构和脊髓。脚桥核还向丘脑发送大量胆碱能和非胆碱能投射，对意识清醒状态和快速眼动睡眠期的皮质去同步化起着重要作用。

（尹绍雅　吴玉璋）

第二节　运动障碍疾病概述

大多数运动僵直和运动过度，都源于基底节的功能障碍。基底节通过复杂的信息回路与大脑皮质协同工作，基底节网络中断是运动障碍的基础。根据涉及基底节的病理生理机制，运动障碍的经典分类包括：①帕金森综合征，以强直、动作迟缓、静止性震颤和姿势不稳为特征；②舞蹈症，动作从一个身体节段不规则地向另一个身体节段发展，造成舞蹈样的外观；③肌张力障碍，主要表现为长时间肌肉痉挛和体位异常。

一、运动障碍的神经病理学

根据遗传学和分子生物学，运动障碍可分为以下几类：①共核蛋白病，由错误折叠的 α-突触核蛋白聚集形成路易（Lewy）小体引起，如帕金森病、路易体痴呆、多系统萎缩；② Tau 蛋白病，以神经原纤维病理为特征，如进行性核上性麻痹（progressive supranuclear palsy，PSP）、皮质基底节变性、额颞叶退行性变、皮克病（Pick's disease）等；③多谷氨酰胺紊乱，如亨廷顿病；④反应性 DNA 结合蛋白 43kDa（TDP43）蛋白病；⑤迄今未检测到遗传或特异性标记的其他疾病。

病理蛋白表型的多样性，以及在不同脑区和细胞群中的沉积，导致了不同的运动障碍，遗传和后天环境在某种程度上也是致病因素。另外，由于协同机制不同，运动障碍之间常有重叠表现。

二、运动障碍的临床评估

运动障碍是由运动和非运动基底节神经通路功能异常引起的一组疾病。运动障碍常见，所有年龄段均可发病。诊断运动障碍的关键是寻找其行为学以及相关非运动学特征。询问病史和神经学检查后如果考虑异常运动，应根据运动的幅度、神经解剖定位、特征、意向性（自发、非自发）、触发因素、缓解因素等进行运动障碍的分类，明确异常运动所涉及的大脑解剖区域，然后区分运动障碍是运动过多还是运动不足，观察异常运动的表现形式。表 22-1 列出了运动障碍的常见特征和可能诊断。

表 22-1　常见的运动障碍疾病及有助于诊断的特征、类别和综合征

特征	类别	疾病实例
频率	运动过度	震颤、舞蹈症、肌阵挛、不宁腿综合征
	运动减少	失用症、帕金森病的运动迟缓、原发性进行性步态冻结
累及区域	全身	多动症、全身性肌张力障碍
	半身	偏身帕金森综合征、偏身肌张力障碍
	部分	脊髓性肌阵挛
	多灶	多肌阵挛
	局限的	局部书写痉挛

续表

特征	类别	疾病实例
累及区域	身体中线附近	红核震颤
	四肢末端	下肢疼痛足趾运动症
	口部	迟发性运动障碍、神经棘红细胞增多症
特征	节律	节律性：帕金森病、特发性震颤
		非节律性：肌阵挛、肌张力障碍性震颤
	频率	较快：特发性震颤、直立性震颤
		较慢：红核震颤
	幅度	大：特发性震颤、红核震颤
		一般：直立性震颤、生理性震颤
	静息的	帕金森综合征的震颤
	姿势时	生理性震颤、药物性震颤、特发性震颤
	运动时	意向性震颤、特发性震颤、肌张力障碍性震颤
诱发因素	运动	演奏家痉挛
	姿势	直立性震颤
	感觉	多动症
缓解因素	睡眠	肌张力障碍、震颤可改善
	感觉诡计	肌张力障碍可改善
非运动症状	自发的	流口水：帕金森综合征
	精神疾病	抑郁：亨廷顿病、帕金森病

三、脑深部电刺激

脑深部电刺激（deep brain stimulation，DBS）电流是一种类似外科手术的刺激发放，抑制靶区神经元的活动。DBS 电极附近的细胞活动受到抑制，但高频刺激直接激活了靠近或穿过靶点的局部投射神经元轴突，通过对下游核团施加更规则的输出来抑制异常神经元活动，同时还能中断受刺激核团到脑网络中其他结构异常信息的传递。DBS 是一种成功的治疗方法，临床效果显著。

DBS 的最新技术进展包括新型定位系统，如无框架立体定向技术以及神经导航引导放置电极的 DBS 技术，局部麻醉+全身麻醉是目前的主要方式。DBS 的主要并发症是出血、感染和硬件故障。DBS 手术治疗运动障碍疾病要严格遵循手术适应证，术中精准放置电极，术后管理得当。

（一）适应证与禁忌证

DBS 的适应证包括特发性震颤（essential tremor，ET）、帕金森病（Parkinson disease，PD）和原发性肌张力障碍，其他形式的震颤（即中脑性震颤、意向性震颤和直立性震颤）和舞蹈症（亨廷顿病和神经棘红细胞增多症）也可行 DBS 治疗。DBS 手术的禁忌证包括高血压、糖尿病、携带心脏起搏器、肝或肾衰竭、癫痫发作或凝血功能障碍等。

（二）术前评估

1. 神经病学评估 DBS 术前要由具有运动障碍专业知识的神经科医师进行评估，侧重于诊断正确并且确保患者已尝试了所有合理的药物治疗，并沟通消除患者或家属对 DBS 手术不合实际的期望。

2. 神经外科学评估　功能性神经外科医师进一步确认患者适合手术治疗，确定可用的靶点、手术方法以及 DBS 的风险和手术目的，确定手术过程的风险–效益比，充分告知脑出血、感染等并发症。

3. 神经认知和精神病学评估　DBS 术前要考虑神经认知和精神病学评估。对帕金森病患者行 STN DBS、对精神疾病患者行 GPi 或丘脑腹外侧核［又称丘脑腹侧中间核（ventral-intermediate nucleus）］DBS 时可能产生行为和认知的影响，需要全面精神病学评估，筛查抑郁症或精神类疾病。注意患者的多巴胺能调节障碍综合征、药物躁狂和自杀风险等。DBS 治疗 ET 和肌张力障碍时，术前神经认知和精神病学评估需求较小。

四、运动障碍疾病的新疗法

（一）PD 的新兴和试验性神经外科治疗

1. 磁共振引导聚焦超声（MRgFUS）　类似立体定向放射外科治疗的方式，排列多个超声源的焦点，将这些源的微弱能量在大脑深处的靶点汇合，形成更高的焦点能量，与磁共振测温相结合，优化能量和加热，造成局灶性损伤，达到治疗目的。

2. 胚胎神经元移植　是将流产胎儿的神经元移植到帕金森病患者体内，持续产生多巴胺而改善帕金森病症状的方法，但许多患者仍有明显的运动障碍，目前该治疗仍在试验阶段。

3. 基因治疗　有 4 种基于病毒为载体进行基因传递的方法已经进行了人体的临床试验，这些方法采用立体定向神经外科技术将病毒注射到脑的特定区域。另外，许多采用非病毒基因传递的方法也在研究中。

（二）MRgFUS 丘脑毁损术治疗震颤

与其他立体定向毁损手术一样，MRgFUS 可以作为一种单侧手术，用于严重的药物难治性震颤患者。

（尹绍雅　吴玉璋）

第三节　震颤的外科治疗

震颤（tremor）是身体某一部分（通常是上肢），因屈肌和伸肌之间肌张力的节律性波动，引起不自觉、有节奏抖动的运动现象。

一、震颤的分类

震颤主要有两种类型：①静止性震颤，当肌肉处于静止状态时发生，一旦肌肉活动就消失，如帕金森病；②运动性（特发性）震颤，又称为意向性震颤，肌肉放松时不会发作，但当肌肉紧张或保持活动时开始发作。

二、震颤的治疗方法

震颤通常很难用药物治疗。β 受体阻滞药、抗胆碱能药或抗惊厥药对特发性震颤治疗常无效，多巴胺能药物治疗帕金森病震颤的效果较行动迟钝和僵直要差。

可以手术治疗的震颤包括肌张力障碍性震颤（伴随特定身体姿势的显著、不规则震颤）、红核震颤（结合静止性、姿势性和意向性的震颤）和多发性硬化症震颤（小脑性震颤）。

（一）PD 的消融治疗

PD 是一种原因不明的进行性共核蛋白病，是仅次于阿尔茨海默病的第二大最常见的神经退行性疾病。中晚期 PD 患者的运动和非运动症状增加，药物治疗的有效性减弱，并可能有严重药物不良反应。对于这些患者，消融手术仍然是可行的治疗选择。

1. 苍白球毁损术　PD 的根本原因在于 SNc 多巴胺能神经元的缺失导致 GPi 和 SNr 的抑制性 GABA 能输出增加。GPi 过度抑制丘脑及其下游皮质运动系统和脑干运动区的兴奋性，丘脑和脑干对运动的调节能力下降，尤其是对运动启动的调节能力下降，导致运动中断和运动减少。

苍白球毁损术选择性地消融 GPi 的感觉运动区，减少其抑制输出，从而使下游丘脑皮质活动和脑干运动区功能不变。苍白球毁损术后对侧异动症改善，而同侧异动症改善较少，对于对侧僵直、震颤和运动迟缓作用显著。

苍白球毁损术急性并发症是脑出血或梗死，长期并发症中言语改变（构音障碍、发音困难和吞咽困难）最常见，认知、人格和行为也可能受到影响。其他少见并发症包括多涎、记忆丧失、抑郁、癫痫发作、同向性偏盲、精神疾病和尿失禁等。晚期罕见的并发症是以颈部侧屈为特征的比萨综合征（Pisa syndrome）。双侧苍白球毁损术可能导致严重吞咽困难、淡漠、主动性丧失，丧失劳动能力和运动驱动能力，以及产生对左旋多巴耐药的冻结步态等。

2. 丘脑毁损术　丘脑腹中间核（ventro-intermediate nucleus，Vim）主要接收对侧的小脑输入，并将同侧的投射发送到初级运动皮质、运动前区皮质和辅助运动皮质区域。丘脑毁损术是通过靶向定位毁损 Vim 后部来控制震颤，对于以震颤为主的 PD 最有效，对四肢震颤效果最佳，能使震颤长期缓解；对于轴性震颤（头部和声音震颤）和其他特征（如僵直、运动迟缓和步态障碍）效果较差，而且该手术不能阻止疾病的进展。

3. 丘脑底核毁损术　多巴胺能缺陷引起间接通路失调，导致 STN 过度活跃，阻断这种 STN 过度活跃可使症状改善。STN 毁损术对于对侧震颤、运动迟缓、术后僵直均有明显效果。STN 毁损术改善了步态和姿势稳定性，提高了日常生活质量，减少了患者对药物的需求。该手术的并发症包括运动功能异常、偏头痛、欣快感等，其他并发症包括一过性姿势异常和共济失调。

（二）PD 的 DBS 治疗

1. DBS 治疗 PD 手术适应证及禁忌证　DBS 治疗 PD 前需要进行神经病学、神经外科和神经心理学评估，排除进行性核上性麻痹和多系统萎缩等与 PD 相似但手术无效的疾病。

DBS 手术适应证是长期药物治疗无效和顽固性震颤，禁忌证包括高龄、高血压、糖尿病、口服抗凝血药物等情况，对认知障碍的患者行手术干预可能使其痴呆加重而致残。

2. DBS 治疗 PD 的靶点

（1）STN 和 GPi：是两个主要靶点。DBS 治疗 PD 运动症状的基础是"隔离环路假说"（segregated circuit hypothesis）。在基底节-丘脑皮质回路中，纹状体和 STN 是基底节的主要输入结构，GPi 是主要输出结构。输入核和输出核通过大量的 GABA 能纹状体苍白球通路直接连接；在到达输出 GPi 之前，通过 GPe 和 STN 间接连接。直接激活和间接抑制通路之间的平衡，控制着正常运动。STN 和 GPi 的 DBS 可以通过使特定频率的神经元活动去同步化而发挥治疗作用。

（2）Vim：历史上用于 PD 治疗的第一个靶点是 Vim，该靶点仅能减少震颤，因此治疗 PD 价值有限。

（尹绍雅　吴玉璋）

第四节　肌张力障碍的外科治疗

肌张力障碍（dystonia）是肌肉持续或间歇性收缩，导致扭曲、重复的运动，从而使得姿势异常的现象，多伴疼痛，而且不同肌肉群受到的影响不同。肌张力障碍不是一种疾病，是许多病理状态的神经学表现。

一、临床分类

局灶性肌张力障碍局限于身体单一部位，表现如书写痉挛（graphospasm）、痉挛性斜颈（spasmodic torticollis）等；节段性肌张力障碍累及身体多个相邻部位，如颅颈肌张力障碍（craniocervical dystonia）；多灶性肌张力障碍涉及身体多个不连续部位，如偏身性肌张力障碍病变发生于身体一侧的多个非毗邻部位；全身性肌张力障碍广泛累及中轴肌和四肢肌肉。遗传性肌张力障碍症状出现早（年龄＜26岁），容易出现全身性症状。肌张力障碍可合并肌阵挛、PD等运动障碍疾病或认知、精神障碍等。

病因学上肌张力障碍分为原发性（特发性）和继发性（症状性）。原发性肌张力障碍是指没有确定的脑结构异常或特异性毒性、代谢性、外伤性或感染性病因。遗传性肌张力障碍也属于原发性肌张力障碍，最常见的是由编码耐扭蛋白A基因的GAG缺失引起的。DYT1肌张力障碍是常染色体显性遗传病，但外显率只有30%～40%，DYT1突变与儿童期发病的奥本海姆征（Oppenheim sign）肌张力障碍有关。

脑结构异常或存在特定潜在病因时的肌张力障碍称为继发性肌张力障碍。继发性肌张力障碍比原发性肌张力障碍更为常见，可由多种原因引起，包括滞留性脑病（static encephalopathy）、卒中、创伤性脑损伤，或中毒性、代谢性、感染性疾病。

二、治　　疗

（一）药物治疗

在大多数情况下肌张力障碍的药物治疗仅限于控制症状。物理治疗和矫形器可以帮助维持姿势，防止患病部位的挛缩。抗胆碱能药物是治疗全身性肌张力障碍的主要药物，但改善效果轻微，大剂量使用会引起嗜睡、视物模糊和记忆力障碍等明显的副作用。治疗肌张力障碍的其他药物包括巴氯芬（Baclofen）、苯二氮䓬类、唑吡坦（Zolpidem）和四苯喹嗪（Tetrabenazine）。原因不明的儿童和青少年肌张力障碍应考虑肝豆状核变性［又称威尔逊病（Wilson disease）］，并接受左旋多巴试验治疗。

靶向注射肉毒毒素可以缓解局灶性肌张力障碍，部分患者可能产生阻断抗体而对肉毒毒素产生耐药。

（二）手术治疗

一般当患者丧失正常活动能力、对药物治疗的反应变差或受到药物副作用制约时，应考虑手术干预。双侧DBS手术目前已经成为难治性原发性肌张力障碍的首选手术方式，但由于多数患者对DBS没有反应，或者获益可能要在一年或更长时间内才能实现，故术前的专业评估和充分告知非常重要。GPi-DBS是一线治疗，目的是减少活动能力丧失和关节畸形，降低中枢性药物对认知的影响。病程较短且没有关节挛缩的年轻患者，以及DYT1阳性的患者手术效果最好。

（三）特殊的肌张力障碍治疗

1. 颈部肌张力障碍的外周神经切断术　颈部肌张力障碍（cervical dystonia，CD）是最常见的局灶性肌张力障碍，病因不明，主要累及颈部，包括颈前部肌肉和颈后部肌肉，CD也可累及面部、喉部或上肢的肌肉，常发生头部颤抖或抽搐，还可伴有颈部疼痛，患者常采取触摸下巴、托住脖子等姿势，以减少肌张力异常活动。

CD 的一线治疗是注射 A 型肉毒毒素；选择性外周神经切断术是治疗 CD 的二线治疗方法，适用于药物治疗无效的患者；苍白球-DBS 仅作为三线治疗。以强直性肌张力障碍为主的 CD 患者更适合选择性外周神经切断术。

有明显的肌阵挛或异常性头部震颤的患者不适合选择性外周神经切断术，丘脑-DBS 手术可能更能产生有益效果。选择性外周神经切断术可以作为肉毒毒素的辅助治疗，也可以与苍白球-DBS 联合使用。

2. 丘脑核团毁损术治疗局灶性手肌张力障碍　局灶性手肌张力障碍（focal hand dystonia，FHD）是肌张力障碍症状仅限于手部，最常见的类型是书写痉挛，仅在写作时出现肌张力障碍症状并导致手指或手腕运动受损。FHD 有 3 个重要的特征，即任务特异性、刻板表现和清晨多见。任务特异性 FHD（task-specific FHD，TSFHD）的治疗非常困难。肉毒毒素注射可以作为治疗 FHD 的一种方法，但疗效并不满意。单侧丘脑腹侧核（ventral nucleus of thalamus）毁损术对该疾病有效，应根据病变严重程度和患者的痛苦程度决定手术，该手术术后见效快，效果持久。但在 60 岁以上的患者中，手术并发症发生率较高，一般不建议手术治疗。

（尹绍雅　吴玉璋）

第五节　肌　痉　挛

肌痉挛（spasticity）是一种运动障碍，其特征是紧张性伸展反射（伸肌）亢进，并伴有明显的肌痉挛。该疾病与脊髓的下行抑制丧失有关。当肌痉挛患者肌张力过高导致运动功能障碍、肌肉挛缩或关节畸形时，应积极进行治疗。当肌痉挛不能通过物理治疗和药物治疗来控制时，应考虑外科干预。

评估肌痉挛状态的方法可以分为 3 类：①临床评估，即由临床医师观察患者进行运动检查；②被动量化评估，即将肢体被动机械移动，或通过电刺激反射通路进行评估；③主动量化评估，即让患者主动运动进行评估。

治疗的总体目标是改善神经功能，减少肌痉挛的影响。巴氯芬是一种脂溶性 γ-氨基丁酸激动药，可以通过血-脑屏障，作用于脊髓背侧灰质中的受体。口服该药物无效时，可鞘内注射给药。肌痉挛患者鞘内注射巴氯芬可以显著减少肌痉挛和肌肉张力。鞘内注射 50～100μg 巴氯芬可使患者的肌张力不同程度地降低。该药的副作用包括嗜睡、精神错乱、头晕和共济失调。一些患者可能会因为肌张力降低而丧失运动功能。

破坏性神经毁损术或其他神经外科手术，仅限于鞘内注射巴氯芬无法缓解病情的少数患者。手术治疗主要包括选择性周围神经切断术、脊神经入髓区毁损术、辅助性矫形手术等。

肌痉挛的预后因患者而异，一般的治疗原则是个体化治疗。其目标是减少"有害的肌痉挛"，保留"有用的肌痉挛"，保留残留的运动感觉功能。

（尹绍雅　吴玉璋）

第二十三章 癫痫外科

癫痫（epilepsy）是最常见的神经系统疾病之一。世界范围内癫痫的年发病率约为 50/10 万。

第一节 癫痫的概念、分类和诊断

一、癫痫的概念

癫痫发作（epileptic seizure）是由于大脑神经元异常过度或同步放电而出现的一过性体征和（或）症状。癫痫是一种以具有持久致痫倾向为特征的脑部疾病。

为了更好地诊断癫痫，2014 年国际抗癫痫联盟（International League Against Epilepsy，ILAE）建议，当病情符合如下任何一种情况时即可确定为癫痫：①至少两次间隔 >24h 的非诱发性（或反应性）癫痫发作；②一次非诱发性（或反应性）癫痫发作，以及至少两次非诱发性癫痫发作后的 10 年内，类似癫痫发作的总再发风险在 60% 以上；③癫痫综合征。

相反，如患者已经超过了某种年龄依赖癫痫综合征的患病年龄，或已经 10 年无癫痫发作，并且近 5 年已停用抗癫痫药物，则可认为癫痫已不存在。

二、癫痫发作的分类

国际抗癫痫联盟 1981 年的分类系统区分了 3 种主要类型的癫痫发作，即部分（局灶）性发作、全身性发作和不能分类的发作。2010 年，分类报告对癫痫发作的概念进行了部分修订（表 23-1，表 23-2）。

表 23-1 国际抗癫痫联盟 1981 年癫痫分类

1. 部分（局灶）性发作
   (1) 单纯部分性发作（无意识障碍）
   　①有运动症状
   　②有躯体或特殊感觉症状
   　③有自主神经症状
   　④有精神症状
   (2) 复杂部分性发作
   　①开始为单纯部分性发作，继之意识障碍
   　②发作开始就有意识障碍
   (3) 部分性发作继发全身性发作
2. 全身性发作
   (1) 失神发作（小发作）
   (2) 肌阵挛发作
   (3) 阵挛性发作
   (4) 强直性发作
   (5) 强直-阵挛性发作（大发作）
   (6) 失张力发作（跌倒发作）
3. 不能分类的发作

表 23-2 国际抗癫痫联盟 2010 年癫痫分类

1. 全身性发作
   (1) 强直-阵挛性发作（可以任何形式组合）
   (2) 失神发作强直-阵挛性发作（可以任何形式组合）
   　①典型失神
   　②不典型失神
   　③伴特殊表现的失神
   　④肌阵挛失神
   　⑤眼睑肌阵挛
   (3) 肌阵挛发作
   　①单纯肌阵挛
   　②肌阵挛失张力
   　③肌阵挛强直
   (4) 阵挛性发作
   (5) 强直性发作
   (6) 失张力发作
2. 局灶性发作
3. 不能分类的发作
   癫痫性阵挛

三、癫痫综合征分类

国际抗癫痫联盟 1989 年的癫痫综合征分类系统，根据癫痫发作类型（全面性和局灶性发作）和癫痫发作的原因将癫痫综合征分为：与部位相关（局灶、局限和部分）性癫痫和综合征、全身性癫痫及综合征、不能确定为局限性或全身性的癫痫及综合征。尽管 2010 年国际抗癫痫联盟提出了一个新的系统，但迄今为止还没有一个替代系统被广泛采纳（表 23-3，表 23-4）。

表 23-3　国际抗癫痫联盟 1989 年癫痫和癫痫综合征分类

1. 与部位相关（局灶、局限和部分）性癫痫和综合征
   （1）特发性（与年龄有关）：具有中央、颞区棘波的良性小儿癫痫；具有枕叶暴发的小儿癫痫；原发性阅读性癫痫
   （2）症状性：小儿慢性进行性部分性癫痫状态（Kojewnikow 综合征）、以特殊状态诱发发作为特征的综合征、颞叶癫痫、额叶癫痫、顶叶癫痫、枕叶癫痫
   （3）隐源性癫痫

2. 全身性癫痫及综合征
   （1）特发性（与年龄有关）：良性家族性新生儿惊厥、良性新生儿惊厥、良性婴儿肌阵挛癫痫、儿童失神癫痫、青少年失神癫痫、青少年肌阵挛癫痫、具有大发作的癫痫、觉醒期全面强直-阵挛性发作（GTCS）癫痫、其他全身性特发性癫痫、以特殊状态诱发的癫痫
   （2）隐源性和（或）症状性（与年龄有关）：West 综合征（婴儿痉挛症）、伦诺克斯-加斯托（Lennox-Gastaut）综合征、肌阵挛站立不能性癫痫、肌阵挛失神性癫痫
   （3）症状性或继发性：非特殊性病因、早期肌阵挛性脑病、早期婴儿伴有暴发抑制脑电图的癫痫性脑病、其他症状性全身性癫痫。特殊综合征：合并其他疾病的癫痫发作，包括有发作及以发作为主要症状的疾病

3. 不能确定为局限性或全身性的癫痫及综合征
   （1）兼有全身性和局限性发作：新生儿发作、婴儿严重肌阵挛性癫痫、慢波睡眠中持续棘慢复合波癫痫（ECSWS）、获得性癫痫性失语（Landau-Kleffner 综合征）、其他不能确定的癫痫
   （2）未能确定为全身性或局限性发作：在临床及脑电图所见不能确定为全身性或局限性的全面强直-阵挛性发作，如多睡眠的 GTCS

表 23-4　国际抗癫痫联盟 2010 年癫痫和癫痫综合征分类

1. 根据起病年龄分类的电-临床综合征
   （1）新生儿期：良性家族性新生儿惊厥（BFNC）、早期肌阵挛脑病（EME）、大田原综合征
   （2）婴儿期：伴游走性局灶性发作的婴儿癫痫、West 综合征、婴儿肌阵挛癫痫（MEI）、良性婴儿癫痫、良性家族性婴儿癫痫、Dravet 综合征、非进行性疾病中肌阵挛脑病
   （3）儿童期：热性惊厥附加症（FS+，可起病于婴儿期）、Panayiotopoulos 综合征、肌阵挛失张力癫痫、伴中央颞区棘波的良性癫痫（BECT）、常染色体显性遗传发作性夜间额叶癫痫（ADNFLE）、晚发性儿童枕叶癫痫（Gastaut 型）、肌阵挛失神癫痫、Lennox-Gastaut 综合征、ECSWS、Landau-Kleffner 综合征、儿童失神癫痫（CAE）
   （4）青少年-成年期：青少年失神癫痫（JAE）、青少年肌阵挛癫痫（JME）、仅有全面强直-阵挛性发作癫痫、进行性肌阵挛癫痫（PME）、伴有听觉特征的常染色体显性遗传性癫痫（ADPEAF）、其他家族性颞叶癫痫
   （5）与年龄无特殊关系的癫痫：部位可变的家族性局灶性癫痫（儿童至成人）、反射性癫痫

2. 特殊类型/手术癫痫综合征
   （1）伴有海马硬化（HS）的内侧颞叶癫痫（mTLE）
   （2）拉斯马森（Rasmussen）综合征
   （3）伴下丘脑错构瘤的痴笑性发作
   （4）偏侧抽动偏瘫综合征

3. 由于脑结构-代谢异常所致的癫痫
 （1）皮质发育畸形（半侧巨脑回、灰质异位等）
 （2）神经皮肤综合征（结节性硬化、斯德奇-韦伯综合征等）
 （3）肿瘤、感染、创伤、血管瘤、围生期损伤、卒中等与疾病相关的发作：热性惊厥、孤立发作或孤立癫痫状态、仅发生于
  急性代谢性或中毒状况的发作
 （4）原因不明的癫痫——有癫痫发作在传统上本身不诊断为一种癫痫的情况
 1）良性新生儿惊厥（BNS）
 2）热性发作（FS）

四、癫痫的诊断

（一）初步诊断与鉴别诊断

诊断癫痫应明确两个问题，即发病是否为癫痫发作、是否为诱发发作两个问题。

1. 癫痫发作的初步诊断　了解病史，明确癫痫和其他类似癫痫的发作情况，确定癫痫发作的原因。对首次无诱因癫痫发作的患者进行仔细的内科检查，监测血清电解质、钙和镁，进行毒理学筛选，至少行常规脑电图和神经影像学检查。

2. 鉴别诊断要点

（1）最容易误诊为癫痫发作的是晕厥和心因性非癫痫性发作（psychogenic nonepileptic seizure，PNES）。诊断晕厥需要了解病史并辅以检查。视频脑电图监测下可以鉴别诊断心因性非癫痫性发作。将 PNES 误诊为癫痫会导致非指征使用抗癫痫药物（antiepileptic drug，AED）及其不良反应，甚至死亡的严重后果。

血清催乳素水平在癫痫发作特别是癫痫大发作后 $10\sim20$min 内升高，但 PNES 后不升高，其他癫痫后常出现异常的实验室检测值，包括代谢性酸中毒、阴离子间隙扩大、白细胞计数升高、肌酸激酶升高、血氨升高和神经元特异性烯醇化酶升高等。

（2）鉴别抽搐和癫痫发作：反复下蹲、换气、瓦尔萨尔瓦（Valsalva）动作、起立等动作可诱发晕厥和肌阵挛，也可能诱发出转头、无目的重复运动、凝视和怪声等异常运动。晕厥时姿势语调和瘫痪要先于异常运动，一般没有持续强直性发作，而大多数癫痫发作则相反。

（3）尿失禁：癫痫发作与晕厥或 PNES 都可能发生尿失禁。

（4）舌咬伤：一侧舌咬伤多发生在癫痫发作中。

（5）其他伤害：PNES 可发生在乳糜泻、骨折、牙齿损伤和烧伤等严重损伤后。

3. 诱发性癫痫发作的诊断　由于创伤、代谢、毒物、占位、感染或炎症引起急性中枢神经系统损伤，作为诱发因素引起的癫痫发作，称为急性症状性癫痫发作、诱发性癫痫发作或反应性癫痫发作。

4. 癫痫复发风险　评估癫痫复发风险较为困难，一般第一次无诱因发作后复发癫痫发作的长期风险在 $40\%\sim50\%$。

（二）专科检查确诊癫痫

1. 脑电图　对于评估癫痫发作患者有 3 个作用。

（1）癫痫样放电能为癫痫诊断提供证据。

（2）提供有关诊断癫痫亚型的信息。

（3）确定首次癫痫发作后反复发作的可能性。

脑电图正常不排除癫痫或癫痫发作。视频脑电图监测是诊断癫痫发作和非癫痫发作的"金标准"。

2. 神经影像学　所有首次发作的患者，尤其是局灶性发作和检查发现局灶病变的患者，均应

考虑 CT 或 MRI 检查。图 23-1 在 MRI 上显示了一些与癫痫有关的常见异常病灶。

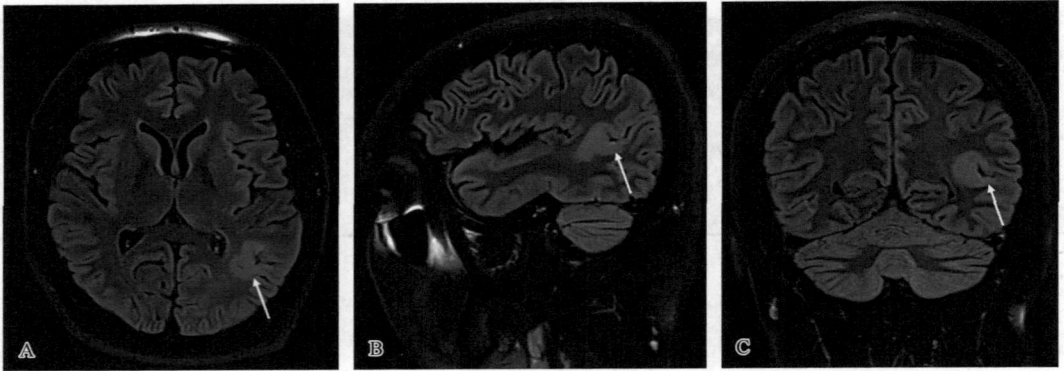

图 23-1　患者主因"反复失神发作 26 年，加重 5 个月"入院。行 MRI 检查提示左侧颞叶局部脑回较对侧增宽，脑沟较对侧变宽、变深。诊断为左侧颞叶局灶性皮质发育不良。A、B、C 分别为轴位、矢状位、冠状位致痫区的位置（白色箭头）

（杨卫东　刘宝斌　陈旨娟）

第二节　癫痫的治疗原则

一、癫痫处理的基本原则

1. 明确诊断并且尽可能将诊断细化，而且在治疗过程中不断完善、修正诊断，避免误诊误治。

2. 合理选择处理方案，根据治疗反应，在治疗过程中不断修正，或者进行多种治疗手段的序贯/联合治疗。

3. 恰当地长期治疗。

4. 坚持健康的生活方式，养成规律的睡眠及饮食方式，避免过劳。

5. 癫痫治疗的目标是在控制发作的同时提高患者生活质量，降低疾病致残程度。对于儿童患者还要兼顾其正常发育的需求。

二、癫痫的治疗手段

目前，癫痫常用的治疗方法可以分为药物治疗、外科治疗和生酮饮食。

（一）药物治疗

药物治疗是癫痫的首选方案。起始阶段为单药治疗，两种或两种以上的单药治疗失败后可考虑进行联合药物治疗，也有部分专家认为在第一种抗癫痫药物治疗失败后就可以考虑多药治疗。多药联合要考虑不同药物的作用机制、药效动力学、药代动力学（无相互作用，至少是无不良的相互作用，且可以产生协同作用）、副作用（无协同增强或者叠加）。

（二）外科治疗

癫痫外科治疗必须经过严格的多学科评估，确保诊断和分类的准确性。

1. 外科治疗的目的是终止或减少癫痫发作，进而提高患者生活质量，同时要结合患者的具体病情及本身的预期，明确合理现实的手术目的。

2. 癫痫外科治疗的主要方法　①切除性手术：病灶切除术、致痫区切除术、（多）脑叶切除术、大脑半球切除术、选择性海马-杏仁核切除术；②姑息性手术：胼胝体切开术、多处软膜下横切术；③神经调控治疗：迷走神经刺激、脑深部电刺激、反应性神经电刺激；④立体定向放射治疗；⑤脑立体定向射频毁损术。

3. 适应证　目前尚不统一，各种手术方式均有不同的适应患者群。如切除性手术的适应证主要是可以确定致痫部位的耐药性癫痫、有明确病灶的症状性癫痫，同时要结合切除后可能产生的永久性功能损害综合评估；姑息性手术主要用于一些特殊的癫痫性脑病和其他一些不能行切除性手术的患者。

4. 癫痫外科治疗后仍应当继续应用抗癫痫药物。

5. 癫痫外科治疗后做好患者的随访，注意定期复查。

（三）生酮饮食

生酮饮食抗癫痫的机制目前还不清楚，但其有效性和安全性已得到了公认。此法的食物配比原则是高脂、低碳水化合物和适当蛋白质。生酮饮食的适应证包括符合药物难治性癫痫的儿童或成人、葡萄糖转运体Ⅰ缺乏症、丙酮酸脱氢酶缺乏症。禁忌证包括患有脂肪酸转运和氧化障碍的疾病者。

（四）癫痫发作的即刻处理原则

1. 明确癫痫发作的诊断。

2. 密切观察患者生命体征及临床症状。

3. 防止意外伤害。

4. 积极寻找原因，要询问患者的用药情况；癫痫发作的诱发因素；进行必要的实验室检查，如血常规、生化常规、血糖、抗癫痫药物浓度等；条件允许时可进行脑电图同步记录。如发作持续时间超过 5min，按"癫痫持续状态"处理。

（杨卫东　刘宝斌　陈旨娟）

第三节　癫痫的治疗药物

本节将介绍抗癫痫药物（AED）的使用方法，以及启动、监测和停止药物治疗的指征。

一、抗癫痫药物

（一）苯妥英钠

苯妥英钠是一种广谱的 AED，用于治疗局灶性癫痫发作、全身性惊厥发作、癫痫持续状态和新生儿发作，但对失神发作、阵挛发作、肌阵挛发作、强直性发作或失张力发作疗效有限。苯妥英钠通常是癫痫持续状态的一线治疗药物，因为它可以静脉给药并快速负荷。

（二）卡马西平

卡马西平用于治疗局灶性发作，包括部分性和次全身性发作，且副作用极少。目前没有卡马西平的静脉注射制剂。

（三）丙戊酸

丙戊酸对全身性发作有效，包括失神发作、肌阵挛发作和强直-阵挛性发作。它也能有效地治疗部分性癫痫发作、与 Lennox-Gastaut 综合征相关的癫痫发作、婴儿痉挛症、新生儿癫痫发作和热性癫痫发作。

（四）苯巴比妥和普利米酮

苯巴比妥和普利米酮具有相似的化学结构，用于治疗局灶性和次全身性癫痫发作。苯巴比妥仍常用于癫痫持续状态和新生儿癫痫发作。

（五）非尔氨酯

非尔氨酯可作为单一疗法或辅助疗法用于 14 岁以上局灶性癫痫发作的患者，且无论是否继发泛化。非尔氨酯也适用于所有年龄段的 Lennox-Gastaut 综合征的辅助治疗。非尔氨酯也通常用于耐药性癫痫患者。

（六）加巴喷丁和普瑞巴林

加巴喷丁对难治性局灶性癫痫、儿童良性癫痫伴有中央颞部棘波有效。普瑞巴林类似于加巴喷丁，用于治疗局灶性发作和继发性癫痫发作。但这两种 AED 现在更多地用于治疗疼痛而不是癫痫。

（七）拉莫三嗪

拉莫三嗪可作为局灶性发作、全面强直-阵挛性发作，以及 Lennox-Gastaut 综合征相关全身性发作的辅助治疗。它也能有效治疗失神发作和青少年肌阵挛发作。

（八）托吡酯

托吡酯主要用于儿童和成人局灶性发作、全面强直-阵挛性发作和 Lennox-Gastaut 综合征相关的多重发作类型的治疗。在美国，托吡酯被批准为成人和 10 岁及以上儿童的单一疗法。

（九）左乙拉西坦

左乙拉西坦于 2000 年在美国批准作为局灶性癫痫的辅助治疗。它目前用于治疗局灶性发作和继发性全身性发作、原发性全身性强直-阵挛发作，以及青少年肌阵挛发作。

（十）唑尼沙胺

唑尼沙胺对局灶性和继发性全身性癫痫发作、原发性全面强直-阵挛性发作、Lennox-Gastaut 综合征相关发作、青少年肌阵挛性癫痫、失神发作、婴儿痉挛症、肌阵挛-失张力癫痫发作有效。唑尼沙胺可能导致嗜睡、疲劳、共济失调、精神运动迟滞、行为或精神障碍（或两者兼而有之）、厌食和体重减轻。唑尼沙胺是磺胺类药物，可能引起过敏性皮疹；因此，对磺胺类药物过敏的患者应避免使用。与托吡酯一样，唑尼沙胺可能导致代谢性酸中毒、少汗、肾结石和感觉异常。

（十一）拉科酰胺

拉科酰胺于 2008 年在美国被批准用于成人复杂部分性癫痫发作的辅助治疗。拉科酰胺的副作用包括头晕、恶心、呕吐、头痛、共济失调、疲劳和复视。

（十二）抗癫痫新药物

1. 吡仑帕奈　是一种新的辅助药物，用于治疗 12 岁及以上人群的部分发作性癫痫，无论是否有第二次全身性发作。

2. 卢非酰胺　用于治疗 Lennox-Gastaut 综合征的患者，包括复杂部分性发作、全面强直-阵挛性发作、失神发作、强直性发作和失张力发作。

3. 艾司利卡西平醋酸酯　在美国被批准作为一种辅助疗法治疗部分发作性癫痫，且无论是否继发泛化。

二、麻醉药的使用

麻醉药可用于治疗癫痫持续状态，或 ICU 中烦躁状态，或容易过度通气的患者。如果癫痫持续状态超过 1h，对气管插管患者常规使用 AED，同时，有必要使用静脉麻醉药，以快速终止癫痫发作。咪达唑仑或丙泊酚是难治性全身性发作或部分性癫痫持续状态的一线药物。

三、抗癫痫药物的启动与停用

（一）启动 AED 治疗

AED 可以降低反复发作的风险，但它们不会改变潜在的疾病或影响长期的结局。因此，启动 AED 治疗是基于权衡反复发作的风险与长期使用 AED 的风险。并且根据对特定癫痫类型或癫痫综合征的已知疗效来选择 AED。

在选择 AED 之前，应考虑副作用概况、患者的年龄和性别，以及基础病情况。剂量大小以能控制癫痫发作和耐受副作用为指导。

（二）神经外科患者的注意事项

一般开颅手术术后第 1 周内可减少和停用 AED；对出现癫痫发作的脑肿瘤患者应立即开始 AED 治疗，围手术期 AED 预防用药取决于肿瘤的大小和位置。

（三）停止 AED

对于癫痫患儿，通常是在无癫痫发作 2 年后讨论是否停止使用 AED。在癫痫手术后无癫痫发作的患者中，除副作用不可耐受，通常要到手术后 1 年才考虑改变用药方案，是否完全停药通常要到手术后 2 年下决定。

（杨卫东 刘宝斌 陈旨娟）

第四节 癫痫的手术评估

一、癫痫患者术前评估的目的

癫痫手术的主要目的，是完全切除（或断开）导致癫痫发作的皮质区域或神经网络即致痫区（epileptogenic zone，EZ），使多种 AED 治疗无效的患者能够完全控制癫痫发作。准确而全面地绘制确定癫痫状态的解剖-脑电-临床网络图是术前评估的主要目标。癫痫术前评估流程见图 23-2。

二、术前评估的临床方法和技术

（一）临床评估

癫痫手术评估针对两种或两种以上 AED 无效的耐药性癫痫。首先要获取详细的病史，然后与长程脑电图和视频监测记录的癫痫发作进行比较。还要记载出生史、发热性惊厥病史、头部外伤史、中枢神经系统感染病史和其他可能引起癫痫发作的原因。了解癫痫和其他神经系统疾病家族病史。神经系统检查确定是否有局灶性神经功能异常。

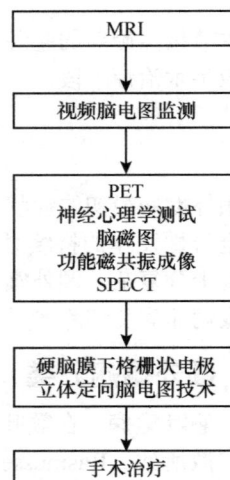

图 23-2 癫痫术前评估流程
PET. 正电子发射体层成像；SPECT. 单光子发射计算机体层摄影

（二）定位致病区的技术

高分辨率 MRI 和头皮视频脑电图监测是定位致病区最重要的两项技术。其他检查包括氟代脱氧葡萄糖正电子发射体层成像（fluorode-oxyglucose positron emission tomography，FDG-PET）、SPECT 减影与磁共振融合成像技术（SISCOM）、脑磁图、fMRI 等。

评估需切除癫痫病灶的脑组织时可行瓦达试验（Wada test）：在影像学检查前，分别在单侧颈内动脉注射异戊巴比妥钠麻醉同侧大脑半球，借以评估对侧大脑功能，尤其是记忆及语言功能，目的在于避免手术时损伤重要的脑功能。

（三）术前评估中的有创检查

无创检查有助于识别一般的 EZ 区域，但不能准确定位脑叶下病灶和范围。因此，直接皮质记录和电刺激监测是关键检查。

1. 有创检查的指征

（1）MRI 未见与视频脑电记录所产生的脑电或功能变化一致的皮质病变。

（2）MRI 所见病变的解剖位置与脑电临床表现不一致。

（3）存在两个或两个以上的解剖病变，其中至少一个的位置与脑电临床变化不一致，或两个病变位于同一功能区内，不能分清责任 EZ。

2. 有创检查的方式

（1）硬脑膜下格栅状电极置入：适用于脑皮质表面病变明显的患者（不包括半球间、扣带回、深沟和额叶或颞区的内侧）。

（2）立体定向脑电图（stereo-electroencephalography，SEEG）：主要用于如下情况。

1）位于颞叶近侧、顶叶、扣带回、半球间区、后眶额区、岛叶和脑沟深处的 EZ。

2）硬脑膜下有创检查未能清楚勾勒出 EZ 的确切位置。

3）需要广泛的双侧半球检查，特别是考虑半球间或岛叶深部 EZ 引起的局灶性癫痫。

4）术前评估 MRI 正常，可能累及多脑叶功能网络者。

（杨卫东　刘宝斌　陈旨娟）

第五节　癫痫的手术治疗

本节按照癫痫的起源部位，如颞外癫痫（非颞叶癫痫）、颞叶癫痫、大脑半球性癫痫，分别介绍对应手术治疗手段。

一、颞外癫痫的手术治疗

颞外癫痫最初的症状和体征往往具有定位价值，详细的病史可以阐明先兆、局灶性癫痫发作、继发全身性发作的持续时间、意识保留或丧失、后发性语言障碍和托德（Todd）瘫痪。颞外癫痫的原因十分复杂，颞外癫痫比颞叶癫痫更常泛化，致痫区定位困难。目前还没有治疗的标准流程，颞外癫痫非病变切除术后控制率较差，并发症发生率较高。

（一）颞外癫痫分类

1. 额叶癫痫　在额叶癫痫中定位发作源困难，发作行为多由发作向邻近或远处有功能连接的脑区扩散所致。Rasmussen 描述了额叶癫痫 6 种不同的抽搐模式：①失去意识，然后出现全面强直-阵挛性发作癫痫；②失去意识，头和眼睛转向相反，全身抽搐——额叶前 2/3；③头眼强迫性偏转，然后继发全面强直-阵挛性发作或出现过度运动症状——额叶背外侧；④身体的姿势、运动，对侧手臂强直性抬高，同侧手臂向下伸展，头部偏离病变一侧——中间额区近中侧面；⑤头部或身体有模糊的感觉，随后通常是短暂的活动停止、思维混乱、凝视，然后是全身抽搐发作；⑥自动症与颞叶癫痫相似。

2. 其他颞外癫痫　大多数顶叶癫痫患者的发作包括单侧运动或感觉异常，并伴有头晕、感觉倒置、错觉、幻觉、精神错乱、上腹异常感觉、语言障碍和自动症等其他特征。在中央区癫痫中，发作是躯体运动或躯体感觉性的，发作有时局限，但大多数患者的发作进展为全身抽搐发作。部分持续癫痫状态尤为常见。在枕叶癫痫中，视觉症状以短暂失明和视幻觉（如出现闪光、彩球和其他几何图案）为特征。

（二）检查诊断

1. MRI　能够显示局灶性皮质发育不良，可能是癫痫发作的原因。结构性病变包括缺血性梗死、斯德奇–韦伯综合征、拉斯马森（Rasmussen）综合征、先天性皮质发育畸形等。

2. SPECT 脑灌注显像　发作间期 SPECT 脑灌注显像可显示癫痫区血流量增加。以葡萄糖代谢（^{18}F-氟代脱氧葡萄糖）为示踪剂的发作间期 PET 显示颞叶癫痫区为低代谢。

3. 脑磁图（magnetoencephalography, MEG）　测量磁活动，是常用来定位致痫区的无创方法。

4. 神经心理学检查　神经心理学检查包括人格量表、记忆力、语言功能和智力测试，也能评估精神状态、智力低下等。

5. Wada 试验　又称颈动脉内异戊巴比妥钠注射试验，可用来确定语言、记忆等重要功能所在的优势半球，以利于术后语言和记忆功能的保留。fMRI 已被多项研究证明与 Wada 试验一致，已广泛取代 Wada 试验。

6. 有创脑电检测　定位不明确或致痫区与重要功能区关系密切，在皮质切除前行有创脑电监测是必要的。

（三）手术解剖学

皮质切除的范围基于术前评估的结果，以及术中脑电记录和刺激的结果。对成年患者禁止切除语言中枢及中央前回上、下肢运动区，以免导致偏瘫或失语症。切除中央后回上、下肢感觉区会导致严重的本体感觉缺陷。顶叶切除应限于顶上小叶，广泛的顶叶切除可导致格斯特曼综合征（Gerstmann syndrome，GSS）。枕叶切除可产生视力缺陷。关键动脉或静脉是否闭塞也需要术前评估。

（四）颞外癫痫的常用术式

1. 胼胝体切开术　是通过破坏连接大脑半球的白质束来隔离癫痫发作电活动，从而抑制癫痫发作的传播。手术目的是缓解癫痫发作，而不是治愈。胼胝体切开术已被成功地用于治疗各种全身性癫痫。

与手术方法相关的并发症包括硬脑膜外血肿、硬脑膜下血肿、脑膜炎和深静脉血栓形成。与半球形连接断开相关的并发症包括缄默症、急性失连合综合征（acute disconnection syndrome，ADS）、后失连合综合征、补充运动区（supplementary motor area，SMA）综合征和脑裂综合征等各种综合征。

2. 多处软脑膜下横切术（multiple subpial transection，MST）　可用于局灶性持续癫痫、局灶感觉癫痫、躯体感觉或视觉皮质癫痫、Landau-Kleffner 综合征、Rasmussen 综合征、癫痫持续状态，或在先前切除或切除部位相邻的重要功能区有持续的致痫性活动者。术后可有精细运动控制或语言能力的缺陷。

3. 额叶皮质局部切除术　患者术前脑电图可出现多次重复的尖波、尖波和慢波复合物、锐波和慢波复合物组成的发作间期癫痫样异常，可反映致痫区的位置和大小。术中通过监测躯体感觉诱发电位相位逆转初步识别中央沟，继续电刺激确定中央前和中央后脑回，以及语言关键区域。根据大体病理和颅内电极检测结果决定新皮质切除的范围，应保留运动和语言区（最好有 1～2cm

的边界）和血管供应。

二、颞叶癫痫的手术治疗

颞叶切除术是治疗难治性癫痫最常用和最有效的方法之一。

（一）术前评估

行颞叶切除术必须满足有局灶性癫痫发作、有难治性癫痫发作、无进行性或弥漫性脑部疾病3 个条件。

术前评估包括 24h 停用抗癫痫药物连续视听脑电图监测、MRI 评估病变、PET 评估代谢，以及发作期或发作间期的 SPECT、磁共振波谱（MRS）和脑磁图（MEG）。神经心理测试包括基线智商测定、语言或记忆功能测定。脑功能检测包括 Wada 试验、视力视野检测。颅内电生理监测仅适用于癫痫发作无创评估定位不一致者和语言定位。

理想的手术适应证为颞叶有病变或海马硬化、有严重的颞叶特异性神经心理缺陷，以及对抗癫痫药物耐药者。

（二）颞叶切除术

扩大的额颞开颅，自颞极向后 3～3.5cm、颞中回及以下切除颞叶，暴露脑室，切除杏仁核、海马体和海马旁回。优势半球要识别颞上回后部的语言区。可能的手术并发症包括视野缺损（由视辐射侵犯引起）、颞肌萎缩、额肌麻痹、语言障碍、复视和偏瘫（继发于脉络膜前动脉损伤）。

70%～80% 的患者在标准颞叶切除术后 2 年可免于癫痫发作，但 5 年时下降到约 50%。术前频繁发作、全身运动发作、双侧颞叶 MRI 异常及癫痫持续时间长等与手术不良预后相关。

三、大脑半球性癫痫的手术治疗

大脑半球离断术是一种难治性癫痫的外科干预措施，用于替代解剖性的大脑半球切除术。两种手术的共同点是将一侧大脑皮质与对侧大脑半球以及基底节深层结构分离。

（一）大脑半球性癫痫病因

半球性癫痫的病因可分为先天、围生期或后天性，见于斯德奇-韦伯综合征（Sturge-Weber syndrome，SWS）、发育缺陷（多叶皮质发育不良、多小脑回、无脑）、半侧巨脑综合征（hemimegalencephaly，HME）、宫内/围生期梗死或出血所致的囊性缺陷、偏侧惊厥-偏瘫-癫痫综合征（hemiconvulsion-hemiplegia-epilepsy syndrome，HHE）、Rasmussen 综合征、创伤、脑炎或原因不明。

（二）大脑半球离断术

大脑半球离断术的目的是终止癫痫发作、减轻癫痫性脑病和神经功能恶化、改善认知功能发育和行为障碍。术前评估包括 MRI、视频脑电图监测、神经心理测试、Wada 试验等。

儿童一旦确诊半球性病变所致难治性癫痫应尽早手术，成人难治性癫痫规律服药 1～2 年无效者考虑手术治疗。如果术前评估不能证明典型发作起源于受影响的大脑半球，则禁止行大脑半球分离术。

术中解剖侧裂，沿下环岛沟切除颅盖部进入颞角，沿脉络裂向后离断颞叶内侧结构，沿上环岛沟切开基底节/放射冠，进入侧脑室体部，沿丘脑周围离断，在侧脑室内全程离断胼胝体，沿蝶骨大翼自内向外进行额底白质纤维离断，自海马伞向后离断颞枕白质纤维至大脑镰下缘与小脑幕交界处，完成离断。

大脑半球离断术后并发症最常见的是脑积水，其他包括术后出血、无菌性脑膜炎等。大脑半球相关术式是治疗半球性病变所致难治性癫痫的有效方法，尤其适用于儿童半球性病变所致的难治性癫痫。

（杨卫东　刘宝斌　陈旨娟）

第六节　癫痫的其他治疗

癫痫的其他治疗主要是放射外科治疗和电刺激治疗。

一、癫痫的放射外科治疗

放射外科是在立体定向引导下，将聚焦的辐射精确地应用到 MRI 确定的大脑内目标区域，向较小的区域提供有效、精准的辐射剂量，从而对所选择的靶点容积产生强大的放射生物学效应。癫痫外科是放射外科的一个新领域，具有广阔的应用前景，如 γ 刀使压钴-60 产生的 γ 射线进行大剂量聚焦照射颅内病灶，使其发生局灶性坏死而达到治疗目的，但会受到目标病灶体积、延迟效应和放射性脑坏死等因素的影响。

二、癫痫的电刺激治疗

作为 AED、手术治疗的辅助手段，神经系统电刺激治疗已迅速发展起来。

（一）迷走神经刺激

迷走神经的感觉传入纤维投射到延髓的孤束核，再广泛投射到丘脑、杏仁核、前扣带回，以及额叶和顶叶皮质。迷走神经刺激（vagus nerve stimulation，VNS）用于 12 岁以上耐药性癫痫患者。该装置刺激导线缠绕在左侧迷走神经周围，从皮下连接到锁骨下方的脉冲发生器，以电流间断刺激迷走神经传入支，从而达到控制癫痫发作的目的。

（二）小脑

最早用于电刺激治疗癫痫的皮质下靶点是小脑，其作用机制最初被认为是通过刺激诱导浦肯野细胞输出来抑制丘脑。

（三）海马区

海马区是立体定向神经调节技术的靶点，也是癫痫外科立体定向置入记录深度电极的常见靶点。

（四）底丘脑核

底丘脑核（subthalamic nucleus，STN）脑深部电刺激是一种姑息治疗方案，尤其是在肌阵挛癫痫患者中。

（五）丘脑中央正中核

根据其对皮质的广泛投射及其在皮质兴奋性中的作用，丘脑中央正中核是 DBS 治疗的潜在靶点。

（六）丘脑前核

丘脑前核（anterior nucleus of thalamus，ANT）由几个不同的亚核组成，其中一些亚核具有广泛的额叶和颞叶皮质投射，另一些亚核是帕佩兹（Papez）边缘回路的关键节点。因此，ANT 是调节整个丘脑皮质兴奋性和调节癫痫网络的一个有吸引力的靶点。

（杨卫东　刘宝斌　陈旨娟）

第二十四章 功能性神经外科与其他神经、精神疾病

第一节 常见精神疾病的外科治疗

精神疾病和行为障碍的外科手术治疗历史悠久，但争议相当大。早期的手术是以广泛的组织破坏为基础，立体定向神经外科的出现使精神外科的手术损伤大幅度减小。目前，手术治疗是在所有其他干预措施都失败的情况下作为减轻或缓解疾病的补充方法，神经调节（如脑深部电刺激）作为一种新技术已产生了一些令人欣喜的疗效。

一、Tourette 综合征

Tourette 综合征又称抽动秽语综合征，是一种特发性神经精神障碍，病因涉及遗传和环境因素，症状平均出现在 5～7 岁，10 岁时达到高峰。Tourette 综合征患者皮质-基底节-丘脑皮质通路循环障碍，该发病网络区域包括运动和边缘皮质、纹状体（尾状体和壳核）、苍白球内侧部（internus globus pallidus，GPi）、苍白球外侧部（externus globus pallidus，GPe）、黑质网状部和致密部、伏隔核（NAc）、丘脑底核和丘脑等重要结构。

临床上患儿智力一般正常，可表现出：①强直收缩，如腹部肌肉的紧张。②肌张力异常，肩关节旋转和眼侧偏。③阵发性快速动作，如眨眼、面部抽搐或四肢抽搐。从语音上看，这些症状表现为清嗓子、咳嗽或咕哝。④复杂抽动，包括手势、跳跃和哼唱，发出动物的声音和出现秽语症（发音）。Tourette 综合征一般是自限性的，部分患者可能会经历持续的、严重的、难以治疗的抽搐。诊断基于儿童期开始出现慢性非自主运动和语音障碍，这些障碍不能用药物或其他疾病解释，且持续时间不少于 1 年。

Tourette 综合征无法治愈，治疗的目标是减少抽动的程度和频率。对于儿童和较轻的 Tourette 综合征病例，行为疗法可作为一线干预。在中重度病例中，神经抑制剂可有效减轻抽搐。对于严重且难治性的 Tourette 综合征患者，需要手术干预。早期的消融手术因为后遗症等，现在逐渐被更安全的脑深部电刺激（deep brain stimulation，DBS）替代。目前，DBS 用于 Tourette 综合征仍在探索中，大多数 DBS 涉及内侧丘脑、GPi、GPe 和内囊/伏隔核（IC/NAc）4 个靶点。

二、强　迫　症

强迫症（obsessive-compulsive disorder，OCD）是一种慢性的、严重的焦虑症，是由多个交织的神经回路或目标异常引起的，如基底节-丘脑皮质回路、皮质-丘脑-皮质回路、前扣带回皮质（anterior cingulate cortex，ACC）、眶额皮质（orbitofrontal cortex，OFC）、背内侧丘脑、NAc 和 Papez 回路之间的广泛连接，这些神经回路或目标形成了一个控制情绪和焦虑的复杂网络。

OCD 的特征是持续的强迫性思维，导致严重的广泛性焦虑或强迫性行为，以重复性任务的形式来缓解这种痛苦。这些强迫行为很严重，而且持续时间长，干扰一个人的日常活动、工作、家庭和社会交往，强迫症患者自杀的可能性是其他精神疾病患者的 2 倍。

选择性 5-羟色胺再摄取抑制药（selective serotonin reuptake inhibitor，SSRI）和认知行为疗法（cognitive-behavioral therapy，CBT）是 OCD 患者的一线治疗选择。严重、难治性强迫症患者可考虑手术治疗，调节 OFC、背外侧前额叶皮质（dorsolateral prefrontal cortex，DLPFC）和 ACC 的活动，以及它们与基底节和丘脑的相互作用。DBS、立体定向消融术、迷走神经刺激（vagus nerve stimulation，VNS）可以改善强迫症症状，DBS 为首选手术疗法。

三、重度抑郁症

重度抑郁症（major depressive disorder，MDD）是一种常见且严重的精神疾病。情绪的产生和维持是情感和情绪处理皮质-皮质下回路信号传导的结果。快感缺乏症是重度抑郁症的核心特征，胼胝体扣带回（subcallosal cingulate，SCC）是调节情绪的中心节点，内囊前肢（anterior limb of internal capsule，ALIC）作为边缘通路是调节结构之间的关键连接，对情绪和情绪处理、决策都很重要，与MDD相关。

重度抑郁症表现为社交能力障碍、离群、情绪低落、躯体不适、食欲缺乏，严重者有自杀倾向。患者的智力正常、意识清楚，但心境不良、情绪消沉，或焦虑、烦躁、坐立不安；对日常生活活动丧失兴趣、丧失愉快感，整日愁眉苦脸，忧心忡忡；精力减退，常常感到持续性疲乏；感到绝望无助、生不如死、度日如年，大部分患者有结束自己生命的意念。临床常用的症状评定量表有汉密尔顿抑郁量表（HAMD）、贝克抑郁自评问卷（BD1）和抑郁自评量表（SDS），可评定抑郁的程度。

MDD的治疗主要是心理治疗和药物治疗相结合。认知行为疗法是最常用的心理社会治疗。有几种治疗抑郁情绪的药物，旨在纠正潜在的神经递质缺陷，但常有副作用且耐受性差。对于保守治疗失败的患者，神经调节方法可能适用，如电休克治疗、经颅磁刺激（transcranial magnetic stimulation，TMS），以及损伤性手术和DBS手术。

损伤性手术包括内囊切开术、边缘白质切除术等，开颅手术损伤较大，常导致不必要的情感和性格变化。DBS手术损伤较小，副作用较低，针对解剖回路中情绪处理的SCC、NAc、丘脑下脚（ITP）、缰核和内侧前脑束（MFB）等靶点进行治疗。

四、神经性厌食症

神经性厌食症是一种难治性的精神障碍类疾病，以过度节食为特征。常始于青春期，表现为过度节食，常伴有强迫性运动，导致体重严重减轻，一些患者也表现出通便行为（自我诱导的呕吐或滥用泻药、利尿药），其他特征有身材变形、对肥胖恐惧。长期营养不良会导致骨质疏松、胃肠道和心脏并发症、肝脏损伤、电解质紊乱，并最终导致多器官功能衰竭。精神类并发症包括严重抑郁障碍、焦虑症和强迫症，人格障碍、酗酒或药物滥用也常见，部分有自杀倾向。

神经性厌食症的生物学过程和神经回路尚在研究中，多巴胺介导的"奖赏通路"紊乱、岛叶皮质功能障碍、恐惧感知关键区域功能障碍、边缘-认知神经回路（杏仁核、岛叶、纹状体、ACC、眶额叶皮质、海马、背外侧前额叶皮质和顶叶皮质等）障碍都促进了神经性厌食症的发生发展。

目前，没有针对神经性厌食症的有效的心理干预治疗和药物治疗，手术治疗尚未有明确指南，对如下表现才考虑手术治疗。①接受适当治疗3年以上；②必须至少使用两种治疗方法（包括药物治疗、行为治疗、家庭治疗和心理治疗），但没有理想的效果；③患者在短时间内体重迅速下降，如果没有有效的干预，可能会危及生命等的难治性神经性厌食症。方法包括双侧NAc-DBS、双侧内囊前肢毁损术、双侧NAc消融术、双侧扣带回前部切开术。

（尹绍雅　吴玉璋）

第二节　其他神经系统疾病

一、顽固性眩晕

前庭疾病分为中枢性或外周性。中枢性疾病包括脑干或小脑的病理性改变，由椎基底动脉供血不足、偏头痛、肿瘤、副肿瘤综合征和脱髓鞘疾病引起。外周疾病涉及迷路或前庭神经，包括良性阵发性位置性眩晕（benign paroxysmal positional vertigo，BPPV）、梅尼埃病（Ménière's disease）、迷路炎、前庭神经炎、外淋巴瘘（perilymphatic fistula，PLF）和前半规管裂综合征（superior semicircular canal dehiscence syndrome，SSCD）等，常起病突然，随中枢代偿症状逐渐减轻。

非手术方法治疗眩晕包括前庭康复、良性位置性眩晕复位（Epley 手法），以及药物治疗。眩晕的药物治疗旨在抑制失调的前庭传入冲动，苯二氮䓬类药物、抗组胺药物和抗胆碱能药物常用于治疗眩晕。

保守和药物治疗无效的患者可能需要手术干预。单纯性神经切除术（后壶腹部神经切断术）或后半规管闭塞术会减轻症状。

SSCD 是颞骨扁平变薄声能分流到前庭系统导致发病。SSCD 患者表现为噪声引起的头晕和眼球运动（Tullio 现象），以及对外耳道压力脉冲的反应眼球运动［安纳贝尔征（Hennebert 征）］。颞骨薄层 CT 可用于诊断 SSCD。SSCD 的手术有微创的鼓膜置管和开颅修补缺损。

PLF 是充满液体的内耳和充满空气的鼓室之间的一种异常连接，很难确定渗漏的确切位置，保守治疗是首选方法，修补卵圆窗及圆窗可成功治疗 PLF。

梅尼埃病以急性复发性发作性眩晕为特征，难治性梅尼埃病可手术治疗，包括鼓室内注射庆大霉素、应用 Meniett 装置、前庭消融术、选择性前庭神经切除术等。

二、DBS 治疗肥胖

病态肥胖会导致生活质量受损、过早死亡，产生多种并发症，如 2 型糖尿病、心血管疾病、肌肉骨骼疾病，以及某些癌症。遗传因素在肥胖中起到了作用，促胃生长素（ghrelin）、肥胖抑素（obstatin）、人摄食抑制因子（nesfatin-1）瘦素和胰岛素与导致肥胖的遗传因素相互作用。中脑边缘多巴胺回路被认为是暴饮暴食的中枢责任病灶。

下丘脑外侧区（lateral hypothalamic area，LHA）是 DBS 治疗肥胖症的合适靶点，双侧 LHA-DBS 可以增加 RMR，患者在主观上也感受到对饥饿反应的变化，DBS 正在成为一种有希望的肥胖症治疗选择。

三、DBS 治疗阿尔茨海默病

阿尔茨海默病是一种起病隐匿、进行性发展的神经系统退行性疾病。临床上以记忆障碍、失语、失用、失认、空间视觉损害、执行功能障碍，以及人格和行为改变等全面性痴呆表现为特征。病理表现是以广泛分布的淀粉样蛋白核心为中心、周围反应性增生的小胶质细胞和星形胶质细胞环绕的皮质神经炎斑块。

目前，该病主要以内科治疗为主。通过口服乙酰胆碱酯酶抑制药提高脑内乙酰胆碱水平，增加突触传递；口服 N-甲基-D-天冬氨酸（NMDA）调节谷氨酸活性。最新研究表明，DBS 可能对阿尔茨海默病有效，但仍处于临床试验阶段。

（尹绍雅　吴玉璋）

第二十五章 疼　痛

　　疼痛是预警危险环境和反馈组织损伤的保护机制，慢性疼痛严重影响正常工作和生活，是功能性神经外科面对的临床问题之一。

第一节　疼痛的基础概述

一、疼痛的神经解剖和生理机制

　　反馈皮肤、内脏、深部肌肉和关节等感觉的神经元胞体位于脊神经背根或三叉神经节，其轴突延伸至周围靶点，向中央则延伸至脊髓和脑干。初级传入包括对低强度刺激做出反应的神经元，如有髓 Aβ 神经纤维（支配环状小体）和梅克尔细胞（检测振动和光压力）。伤害性传入主要分为两种亚型，即 A 纤维和 C 纤维。A 纤维细小，有髓，传导速度比无髓 C 纤维快，能引起剧烈的局部疼痛反应；C 纤维伤害性感受器引起隐匿性、弥漫性、灼热性疼痛，在皮肤中以游离神经末梢的形式终止。

　　疼痛信号和感知的确切机制尚不清楚，现在已知感觉性神经元负责将机械、化学或热刺激转换为电信号，通过电压门控钠通道传播痛觉。组织损伤时多种炎症介质被释放，包括组胺、5-羟色胺、缓激肽、P 物质、白三烯、细胞因子、神经营养因子和前列腺素。这些介质上调电压门控钠通道，引起转导蛋白的构象变化，增加第二信使系统中的钙离子内流，导致已经激活的伤害性感受器的敏化和休眠的伤害性感受器的激活，将信号传递到脊髓背角，并受到背角内抑制性和兴奋性中间神经元以及来自中枢神经系统的下行抑制性神经元的调节。

　　背角信号通过脊髓丘脑束传递到丘脑，中脑导水管周围灰质、躯体感觉皮质、脑室周围灰质、腹侧延髓、中缝大核、边缘系统和岛叶也接收疼痛信号。痛觉刺激可引起内啡肽、脑啡肽、强啡肽、去甲肾上腺素、γ-氨基丁酸和 5-羟色胺等释放，这些神经递质抑制痛觉，也是治疗疼痛的特定药物靶点。

　　神经病理性疼痛是神经功能障碍或躯体感觉通路受损的结果，见于创伤、神经撕脱伤、多发性神经病（如糖尿病、带状疱疹后疼痛）、幻觉疼痛或复杂的区域疼痛综合征等。治疗神经病理性疼痛旨在调节神经递质、受体和离子通道的作用，抗抑郁药和抗癫痫药是控制疼痛的首选药物，可联合使用。阿片类药物在部分难治性神经性疼痛病例中具有协同价值。

二、疼痛的治疗

　　目前，主要的治疗药物包括非类固醇抗炎药、对乙酰氨基酚、抗抑郁药、离子通道阻滞药和阿片类药物。

（一）急性疼痛

　　急性疼痛是由直接伤害和创伤引起的，如术后疼痛。非甾体抗炎药可抑制炎症过程，阿片类药物可以进一步减轻疼痛。阻断电压门控离子通道的局部麻醉药、硬膜外和鞘内阿片类药物旨在中断外周神经到中枢神经系统的传递。

（二）慢性疼痛

　　1. 临床特点　评估慢性疼痛要详细了解病史，提取有价值的信息，按时间顺序明确复杂病例的特点，分析疼痛的特征、疼痛治疗史、内科及外科病史、家族史、社会史和心理史，进行体格检查，设计合适的治疗方案。可使用多种药物组成的方案对患者进行长期管理，如阿片类药物、选择性 5-羟色胺再摄取抑制药（selective serotonin reuptake inhibitor，SSRI）或 5-羟色胺去甲肾上腺素再摄取抑制药（serotonin-norepinephrine reuptake inhibitor，SNRI）、抗惊厥药物、非类固醇抗炎药、肌肉松弛药等。要避免无意中过量用药、药物相互作用和用药的混乱。

2. 电刺激治疗疼痛 慢性疼痛造成躯体和精神双重痛苦，神经电刺激是最近发展起来的干预手段。神经电刺激选择造成慢性疼痛的神经解剖学靶点，包括脑深部电刺激（DBS）、脊髓电刺激和周围神经电刺激等。

DBS 用于治疗各种对其他神经调节治疗无效的神经性疼痛和伤害性疼痛，包括丛集性头痛、背部术后综合征、周围神经性疼痛、三叉神经痛，以及继发于臂丛神经撕裂伤的疼痛。刺激部位包括脑室周围/导水管周围灰质、内囊、感觉丘脑和下丘脑后部。

运动皮质电刺激用于难治性神经性疼痛和中枢性疼痛患者。枕神经电刺激多用于丛集性头痛。脊髓电刺激通过刺激脊髓后柱来改善疼痛的感觉，可缓解神经病理性疼痛或缺血性疼痛。周围神经电刺激控制疼痛周围神经系统，通过手术将电极直接放置在周围神经上或经皮将电极放置在足够靠近神经的位置来调节神经传导。

（王增光　何岸琦）

第二节　三叉神经痛和微血管减压术

第 V、VII、IX、X 对脑神经在进入或离开脑干时，受到邻近脑血管如小脑上动脉、小脑下前动脉、小脑下后动脉、椎动脉甚至基底动脉的压迫，引起脑神经的刺激性症状，表现为三叉神经痛、面肌痉挛和舌咽神经痛等。微血管减压术是治疗此类疾病的有效方法。

（一）临床表现

三叉神经痛（trigeminal neuralgia，TN）是典型的临床综合征，患者反复出现短暂、强烈、阵发的，局限于三叉神经一个或多个分支的刺痛或电击样疼痛，最常见于三叉神经的第二支和第三支分布区。牙痛是常见症状，但拔牙不能缓解疼痛，剃须、洗脸、化妆、咀嚼和刷牙等动作可诱发疼痛，甚至轻微触摸三叉神经支配的任何区域都可能引发疼痛。典型的 TN 在发作间期往往没有任何疼痛。约有不到 5% 的 TN 患者有双侧受累。多数 TN 患者早期抗癫痫药物治疗有效。

（二）鉴别诊断

多发性硬化患者可出现 TN，其原因是神经的内在脱髓鞘，而不是由于外源性血管压迫，微血管减压术对多发性硬化患者没有作用，应采取神经破坏性手术治疗。40 岁以下双侧 TN 的患者，应特别注意多发性硬化的可能性。

其他能造成面部疼痛的疾病包括颅中窝肿瘤/囊肿或血管畸形、带状疱疹、牙科疾病、眼眶疾病、颞下颌功能障碍、颞动脉炎、创伤后神经痛，以及眼部偏头痛、阵发性偏头痛、丛集性头痛综合征、SUNCT 综合征（short-lasting, unilateral, neuralgiform headache attacks with conjunctival injection and tearing，表现为短暂、单侧、神经痛样头痛发作，伴有结膜充血和流泪）或 SUNA 综合征（SUNCT with cranial autonomic symptoms，SUNA，表现为短暂、单侧、神经痛性头痛发作，伴有颅部自主神经症状）等，与自主神经有关的 TN 症状包括皮肤潮红、上睑下垂、结膜充血、流泪或鼻炎。这些疾病的症状都不具有典型的 TN 特点。

（三）影像学检查

临床考虑三叉神经痛，应进行 MRI 以排除脱髓鞘疾病及感染、炎症、血管畸形和肿瘤等疾病，进行三叉神经磁共振血管成像技术扫描，可以发现与三叉神经密切接触的微血管。

（四）治疗

1. 药物治疗 对首诊三叉神经痛患者，首先行药物治疗。卡马西平是治疗 TN 最有效的一线药物，是一种酶诱导剂，与肾远端小管抗利尿激素受体相互作用，可导致低钠血症，因此，服用过程中应监测电解质变化，还需注意卡马西平的过敏和毒性作用。

卡马西平过敏或不耐受的患者可使用苯妥英、加巴喷丁、奥卡西平、氯硝西泮和巴氯芬等治疗。苯妥英钠对 TN 有治疗作用，但由于其较高的毒性作用，仅用于慢性治疗；加巴喷丁和普瑞巴林常用于多发性硬化患者，可作为已经服用卡马西平或奥卡西平患者的补充药物。拉莫三嗪可用于对卡马西平不耐受或过敏者，或者作为卡马西平或奥卡西平的增效剂使用。

药物治疗无效，或服药 1 年后疼痛仅部分缓解的患者，或不能耐受药物治疗的患者可手术治疗。TN 的手术治疗包括三叉神经微血管减压、经皮穿刺三叉神经射频消融或球囊压迫、立体定向放射外科治疗等。

2. 微血管减压术（microvascular decompression，MVD） 是治疗三叉神经痛的首选手术，适用于身体健康且相对年轻（通常小于 70 岁）的患者。

手术采用侧卧位或仰卧位枕下乙状窦后入路，头部顶点保持与地板平行。手术切口的 2/3 位于乳突切迹上方，1/3 位于下方。骨窗呈环形（2.5～3cm），向上至横窦边缘，向外侧暴露乙状窦边缘。如果乳突气房被开放，应消毒后用骨蜡密封。术中注意识别保护后组脑神经、面听神经、岩静脉等。

造成疼痛的责任血管常与三叉神经进入脑干的部位相挤压，挤压三叉神经远端的血管也可能是责任血管。微血管减压术是在神经和动脉之间置入 Teflon 面片，解除动脉对神经或脑干的压迫，或将血管悬吊到天幕上，使之离开血管。

精细的微血管减压术并发症不多见，但仍可有头晕、复视、面部麻木、面神经瘫、听力障碍等可能性。

3. 毁损手术治疗 包括选择性经皮射频热凝、经皮三叉神经球囊压迫、甘油注射溶解三叉神经周围支、神经立体定向放射外科等。经皮手术常用于高龄的患者、多发性硬化引起症状性三叉神经痛、MVD 后复发疼痛，或合并症较严重、手术风险较高的患者。其缺点是术后患者可能有面部感觉障碍或感觉丧失，如角膜麻痹，会进一步引起角膜炎，甚至角膜穿孔。

（王增光　何岸琦）

第三节　面肌痉挛和舌咽神经痛

一、面肌痉挛

（一）临床特征

面肌痉挛是由血管压迫面神经自脑干发出的根部引起，中年以上和女性较常见。患者面部肌肉出现反复、无痛的阵发性抽搐，情绪紧张时会变得严重，听力可能会中度受损。抽搐一般始于眼轮匝肌，逐渐累及中下面部肌肉，严重者额头的皱眉肌和颈前的颈阔肌也受累。有时会出现持续数秒的严重挛缩，如强迫闭眼、闭嘴，即紧张现象，患者不能自行放松。面肌痉挛干扰患者的社会交往、职业工作，对个人生活产生影响。

面肌痉挛需要与眼睑双侧强迫痉挛、特发性面神经麻痹（又称贝尔麻痹）后面神经异常、面部肌颤等相鉴别，肌电图可协助诊断面肌痉挛。

应对患者行 MRI 扫描以排除肿瘤、炎症、感染和非肿瘤性结构病变，同时进行面神经 MRTA 技术扫描，寻找与面神经根部密切接触的血管。

（二）治疗

对受累肌肉行肉毒毒素注射有止痉的作用，但需要反复注射，有毒性累积的风险。

对健康状况良好且年龄一般小于 70 岁的面肌痉挛患者，可首选微血管减压术。手术步骤和注意事项与三叉神经痛相同，血管压迫位于面神经离开脑干的区域，术中用 Teflon 面片将血管与脑干和面神经隔开达到减压的目的，监测第Ⅶ（肌电图）和Ⅷ（脑干听觉诱发电位）对脑神经有辅助作用。部分患者术后有头晕、面部无力、听力障碍等，少数有复发的可能。

其他替代方案包括选择性神经切断术、远端神经撕脱术、面神经切断术等。面神经切断术可结合舌下或副神经或脊髓副神经吻合，来治疗面神经切断后的面瘫。

二、舌咽神经痛

（一）临床特征

舌咽神经痛是发生在舌咽神经分布区域，与三叉神经痛类似的疾病，常由吞咽冷饮引起，打哈欠、说话、咀嚼、咳嗽、打喷嚏或触摸会加重发作。

根据疼痛的来源，舌咽神经痛分为鼓室型和口咽型两类。鼓室型疼痛始于耳朵区域并辐射至喉咙，口咽型疼痛始于喉咙并辐射至耳朵，都表现为阵发性刺伤样疼痛。需要与三叉神经痛（第三支）、喉上神经痛相鉴别，可以在患者的触发区局部注射可卡因来辅助诊断舌咽神经痛，注射后疼痛即缓解。

需对患者行 MRI 扫描排除肿瘤、感染、炎症、血管畸形或其他病变；进行 MRTA 技术扫描，寻找与后组脑神经根密切接触的血管。

（二）治疗

舌咽神经痛的药物治疗与三叉神经痛相同。对药物治疗难以缓解疼痛、身体状况良好、年龄小于 70 岁者，可行微血管减压术。

其他治疗包括经皮颈静脉孔舌咽神经消融术，舌咽神经颅外段、舌咽神经颅内段及迷走神经上根切断术。经皮舌咽神经根切断术可以缓解疼痛，但会导致永久性吞咽困难和声音嘶哑。

并发症包括颅内血肿，脑干梗死，第Ⅸ、Ⅹ对脑神经麻痹，脑脊液漏和吞咽困难等。

（王增光　何岸琦）

第六篇　脊髓和外周神经疾病

　　脊髓脊柱外科是神经外科的重要分支。国内 20 世纪 90 年代初，北京天坛医院神经外科王忠诚院士在国内率先开展显微镜下脊髓病变的切除手术，并通过大量的临床病例提出了脊髓功能的可塑性理论。但直到 10 余年前，国内多数的神经外科通常只做脊髓及椎管内外病变的手术切除，而很少涉及脊柱的固定和融合，故而被狭义为"脊髓神经外科"。事实上，脊髓和脊柱是有机统一的，神经外科医师应该在精准切除椎管内外病变的基础上，关注脊柱的稳定性变化，掌握生物力学和生物材料学，能够独立地处理脊柱的创伤、退变及肿瘤等病变，独立地修复脊柱的支撑功能。尽管以解放军总医院段国升教授为代表的神经外科医师已经开展了一定数量的脊柱手术，但是截止到 21 世纪初，脊柱手术在神经外科的开展依然是星星之火。

　　纵览现代脊髓脊柱外科的里程碑式事件，1887 年，英国现代神经外科创始人 Victor Horsley 成功地实施了椎板切除术后的硬膜下肿瘤切除；1905 年，神经外科学之父 Harvey Cushing 首次切除了脊髓内肿瘤；1909 年，德国医师 Hermann Oppenheim 报道 1 例 L_5/S_1 椎间盘切除术；1929 年，美国著名的神经外科医师 Walter Edward Dandy 最早进行了经硬脊膜内椎间盘切除术；1943 年，美国神经外科医师 Ralph Bingham Cloward 首次实施后路腰椎椎间融合术，又于 1958 年发表了关于颈前入路椎间盘切除并椎间融合术的论文；1977 年，世界显微神经外科之父 Yasargil 提出了在显微镜下切除椎间盘的手术方式；1997 年，美国神经外科医师 Foley 应用显微内镜下小通道切除椎间盘（MED）技术。种种事例表明，神经外科医师的智慧与实践贯穿了脊髓脊柱外科的发展历程，且扮演了非常重要的角色。

　　20 世纪 70～90 年代的西方，骨科医师凭借着对脊柱生物力学、生物材料学和内固定材料学的贡献成为脊柱外科的主力；之后 30 余年，神经外科医师开始自发地涉足于脊髓之外的脊柱病变，将神经外科的显微技术和对脊髓神经的保护意识融入脊柱手术中去，逐步成为脊柱外科的主导。近些年来，以北京宣武医院、解放军总医院为代表的一批中国神经外科医师也不再固步于"脊髓神经外科"，积极地开展脊柱手术。

　　脊髓脊柱外科以医学影像学为基石。以 19 世纪末 X 线检查应用到脊柱检查为开始，到 20 世纪 70 年代 CT 和 MRI 的相继发明，后者克服了 X 线成像的影像重叠、明确了骨骼与肌肉之间的组织解剖关系，清晰地显影了脊髓等软组织的结构，使得脊柱和椎管内外病变的手术治疗成为可能，并长足发展。

　　进入 21 世纪后，多学科的成果丰富并壮大着脊髓脊柱外科。常规的术中电生理监测将病变切除和脊柱重建置于神经功能的实时监护之下；经皮椎弓根螺钉内固定和脊柱内镜等技术的广泛应用，意味着脊柱微创手术时代的开启；神经干细胞移植和脊髓功能谐控技术，为脊髓损伤和脊柱术后难以解决的神经功能障碍提供希望之路；除骨骼装置外，最近兴起的脑-机、脑-脊髓、脊髓-脊髓等接口技术让完全脊髓损伤患者恢复部分的触觉和行走功能成为可能，赋予了脊髓脊柱外科崭新的前景。

　　脊髓脊柱外科学主要包括以下几部分，即肿瘤（主要包括脊髓肿瘤、椎管内外肿瘤及骨肿瘤等）、血管畸形、先天发育畸形（主要包括寰枕畸形、脊柱裂、脊髓脊膜膨出、脊髓栓系综合征等）、退行性病变（颈椎、腰椎病等）、感染、创伤等，将在后面章节中分别讲述。

（贾文清）

第二十六章　脊柱退行性病变

脊柱退行性病变是指椎间盘、小关节滑膜、软骨、韧带等结构随着年龄的增长、遗传因素、长期负重，以及吸烟等因素的影响，导致组织细胞凋亡、炎症浸润、蛋白酶降解等一系列损伤修复反应，使相应组织结构出现代谢失衡、坏死、增生、钙化等病理改变的一种慢性脊柱疾病。脊柱退行性病变主要发生在腰椎，其次是颈椎和胸椎。

第一节　脊柱解剖及生理学基础

脊柱由 24 块椎骨、1 块骶骨和 1 块尾骨接骨连结形成，构成人体的中轴，上端承载颅骨，下端桥接下肢骨。脊柱的功能是支持躯干和保护脊髓。各个椎体间由韧带、软骨和滑膜关节相连。成年男性脊柱长约 70cm；女性略短，约 60cm。其长度可因姿势不同而略有差异，静卧可比站立时长出 2～3cm，主要为站立时椎间盘被压缩所致。椎间盘的总厚度约占脊柱全长的 1/4。椎体和椎弓围成椎管，椎弓上一般发出 7 个突起，分别是 1 个棘突、1 对横突、2 对关节突（上下各 1 对）。各个节段椎骨特点如下。

一、颈　　椎

椎体较小，横断面呈椭圆形。上、下关节突的关节面几乎呈水平位。第 3～7 颈椎体上面侧缘向上突起称为椎体钩。椎体钩若与上位椎体的前后唇缘相接，则形成钩椎关节，又称 Luschka 关节。如此处的骨质过度增生肥大，可使椎间孔狭窄，从而压迫脊神经，为颈椎病的病因之一。椎孔较大，呈三角形。

横突有横突孔，椎动脉和椎静脉通过。第 7 颈椎横突孔较小，只有椎静脉通过。第 6 颈椎横突末端前方的结节特别隆起称为颈动脉结节，颈总动脉经其前方。寰椎呈环状，无椎体、棘突和关节突，由前弓、后弓及侧块组成。前弓后面正中有齿突凹，与枢椎齿突相关节。侧块连接前后弓，上关节面与枕髁相关节，下关节面与枢椎上关节面相关节。第 2～6 颈椎的棘突较短，末端分叉。第 7 颈椎又称隆椎，棘突长且不分叉，体表易触及。

二、胸　　椎

胸椎椎体从上向下逐渐增大，横断面呈心形。横突末端前面有横突肋凹与肋结节相关节。第 1 胸椎与第 9 胸椎以下各胸椎肋凹不典型。关节突的关节面几乎呈冠状位，上关节突关节面朝向后，下关节突关节面则朝向前。棘突较长，向后下方倾斜，呈叠瓦状排列。

三、腰　　椎

椎体粗壮，横断面呈肾形。椎孔呈卵圆形或三角形。上、下关节突粗大，关节面几乎呈矢状位；棘突宽而短，呈板状，水平伸向后方。

四、骶　　骨

由 5 块骶椎融合而成，呈三角形，底向上，尖向下。盆面凹陷，上缘中间部分向前隆凸，称为岬。中部有 4 条横线，是椎体融合的痕迹，横线两端有 4 对骶前孔。背面粗糙隆凸，正中线上有骶正中嵴，嵴外侧有 4 对骶后孔。骶前、后孔均与骶管相通，分别有骶神经前、后支通过。骶管上端连通椎管，下端的裂孔称为骶管裂孔，裂孔两侧有向下突出的骶角。骶骨外侧部上宽下窄，上份有耳状面与髂骨的耳状面构成骶髂关节，耳状面后方骨面凹凸不平，称骶粗隆。

五、尾　骨

尾骨由3～4块退化的尾椎融合而成。上接骶骨，下端游离为尾骨尖。

六、脊柱连结

椎体间借助椎间盘和前、后纵韧带相连。椎间盘是连结相邻两个椎体的纤维软骨盘（第1及第2颈椎之间除外），成人有23个椎间盘。椎间盘由两部分构成，中央部为髓核，是柔软而富有弹性的胶状物质，为胚胎时脊索的残留物；周围部为纤维环，由多层纤维软骨环按同心圆排列组成，牢固连结各椎体上、下面，保护髓核并限制髓核向周围膨出。椎间盘既坚韧，又富弹性，承受压力时被压缩，除去压力后又复原，具有"弹性垫"样作用，可缓冲外力对脊柱的震荡，也可增加脊柱的运动幅度。23个椎间盘的厚薄各不相同，以中胸部较薄，颈部较厚，而腰部最厚，所以颈、腰椎的活动度较大。颈、腰部的椎间盘前厚后薄，胸部的则与此相反，厚薄和大小可随年龄而有差异。当纤维环破裂时，髓核容易向后外侧脱出，突入椎管或椎间孔压迫相邻的脊髓或神经根，引起放射性疼痛。

（贾文清）

第二节　颈　椎　病

颈椎病是指颈椎间盘退行性变以及继发性椎间关节退行性变所致脊髓、神经、血管损害而表现的相应症状和体征。

一、颈椎病的分型

（一）神经根型颈椎病

颈椎病中以神经根型发病率最高（50%～60%），这是由于颈椎间盘向侧后方突出或钩椎关节增生、肥大，压迫神经根所致。临床症状多为颈肩痛并向上肢放射；皮肤可有麻木、过敏等感觉异常；同时可有上肢肌力下降，手指动作不灵活。当头部或上肢姿势不当，或突然牵拉、撞击患肢时，即可发生剧烈的闪电样锐痛。

（二）脊髓型颈椎病

脊髓型颈椎病占颈椎病的10%～15%。脊髓受压的主要原因是中央后突的髓核、椎体后缘骨赘、增生肥厚的黄韧带，以及骨化的后纵韧带等。由于下颈段椎管相对软小（脊髓颈膨大处），且活动度大，故退行性变亦发生较早、较重，脊髓受压也易发生在下颈段。脊髓受压早期，由于压迫物多来自脊髓前方，故临床上以侧束、锥体束损害表现突出。此时颈痛不明显，而以四肢乏力、行走"踩棉花感"，以及持物不稳为最先出现的症状。随着病情加重，发生自下而上的痉挛性瘫痪。有时压迫物也可来自侧方（关节突关节增生）或后方（黄韧带肥厚），而出现不同类型的脊髓损害。

（三）交感神经型颈椎病

本型的发病机制尚不清楚。颈脊神经灰交通支与颈交感神经及第1、2胸交感神经的白交通支相连。因此，颈椎各种结构病变的刺激通过脊髓反射或脑-脊髓反射而发生一系列交感神经症状：①交感神经兴奋症状，如头痛或偏头痛，头晕特别是在头转动时加重，有时伴恶心、呕吐；视物模糊、视力下降；心率加速、心律不齐，心前区疼痛和血压升高；头颈及上肢出汗异常，以及耳鸣、听力下降等。②交感神经抑制症状，主要表现为头晕、眼花、流泪、鼻塞、心动过缓、血压下降、胃肠胀气等。

（四）椎动脉型颈椎病

颈椎横突孔骨质增生或者上关节突明显增生肥大可直接刺激或压迫椎动脉，颈椎退行性变后稳定性降低，在颈部活动时椎间关节产生过度移动而牵拉椎动脉，或颈交感神经兴奋，反射性地引起椎动脉痉挛等，以上均是本型病因。当患者出现原有动脉硬化等血管疾病时，则更易发生。临床表现主要有：①眩晕，为本型的主要症状，可表现为旋转性、浮动性或摇晃性眩晕，头部活动时可诱发或加重。②头痛，由椎基底动脉供血不足而侧支循环血管代偿性扩张引起。主要表现为枕部、顶枕部疼痛，也可放射到颞部。多为发作性胀痛，常伴自主神经功能紊乱症状。③视觉障碍，为突发性弱视或失明、复视，短期内自动恢复。由大脑后动脉及脑干内第 III、IV、VI 对脑神经核缺血所致。④猝倒，由椎动脉受到刺激突然痉挛引起，多在头部突然旋转或屈伸时发生，倒地后再站起即可继续正常活动。⑤其他，还可有不同程度运动及感觉障碍，以及精神症状。

二、临床表现与体征

颈椎间盘突出导致的症状主要表现为 3 个方面，①脊柱骨性结构异常导致的相关症状；②神经根受压的相关症状；③脊髓受压导致的症状。

颈椎出现增生、退变等变化，导致脊柱结构性异常，如钩椎关节增生、僵硬，椎动脉受压，患者出现耳鸣、眩晕、间歇性视物模糊、头痛等。

神经根压迫症状较为常见，患者常常出现颈肩痛及手臂、胸部的放射性疼痛，手指麻木及感觉减退，也偶尔或出现类似心脏病的表现，如胸痛等。通常神经根痛呈间歇性，并常伴有颈肩部不适及疼痛。椎间盘或骨赘压迫不同颈椎神经根时会出现不同的临床表现，通过检查不同肌群的肌力、肌张力、腱反射、深浅感觉等可准确定位患者症状的病变位置，见表 26-1。

表 26-1　不同神经根受压对应的临床表现

受压神经根	感觉缺失	肌力减弱	反射改变
C_5 神经根	臂外上侧和肘部	三角肌、肱二头肌	肱二头肌
C_6 神经根	前臂外侧、拇指、示指	肱二头肌及桡侧腕长、短伸肌	肱二头肌、肱桡肌
C_7 神经根	中指（因重叠支配而不一定）	肱三头肌、桡侧腕屈肌、指屈肌	肱三头肌
C_8 神经根	环指、小指、手掌尺侧	骨间肌、指屈肌、尺侧腕屈肌	无
T_1 神经根	肘内侧	骨间肌	无

中央型椎间盘突出通常表现为脊髓受压的相关症状及体征。若为颈部高位损伤，可出现感觉异常、肌力减退和肌萎缩，偶尔出现手部肌纤维不自主震颤。查体可出现霍夫曼（Hoffman）征阳性。但最常见的首发症状则是皮质脊髓束受累的表现。主要体征包括踝阵挛、反射亢进、巴宾斯基（Babinski）征阳性。也会伴有不同程度的肌肉痉挛、下肢肌力减弱、本体感觉障碍、平衡力异常等，但痛温觉异常少见。

三、鉴　别　诊　断

鉴别诊断主要分为两类，一类是可导致相关神经功能症状的原发性疾病，如颈/胸椎管内肿瘤、远端神经炎性病变、肩部及上肢的炎性退行性改变、颞下颌关节综合征、急慢性肩周炎、肩峰撞击综合征等。另一类则是继发性椎管狭窄导致的类似疾病，如后纵韧带骨化、颈椎原发或继发性肿瘤等。

四、影像学检查

1. 颈椎 DR 颈椎 X 线可显示不同体位颈椎整体观，从而判断患者中立位脊柱形态，过伸过屈活动度及椎间孔形态（斜位相）。椎间隙狭窄程度随年龄增加而加重。

2. 颈椎 CT 与 DR 相比，对颈椎骨性结构形态、相对位置关系的显示具有明显优势，对椎管内空间、椎体结构具有很好的显示效果。

3. 颈椎 MRI 是目前颈椎病的主要检查手段，显示椎间盘、神经根、脊髓等相关结构清晰，可准确显示颈椎管狭窄的节段及程度，并能直接显示硬膜囊和脊髓受压的情况（图 26-1）。

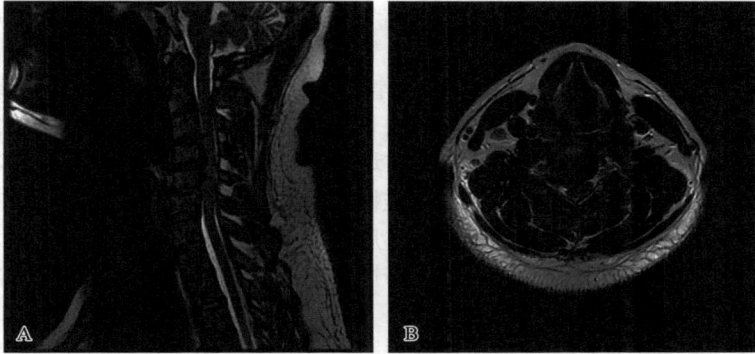

图 26-1 颈椎 MRI

A. 颈 4～5 节段椎间盘突出；B. 轴位像可明确脊髓受压的情况

五、治 疗

（一）非手术治疗

1. 牵引治疗 适用于除脊髓型颈椎病以外的其他类型颈椎病。常用的方法为颌枕带牵引和充气颈托牵引。牵引治疗可解除肌肉痉挛、增大椎间隙、减少椎间盘压力，从而减轻对神经根的压力和对椎动脉的刺激，并使嵌顿于小关节内的滑膜皱襞复位。

2. 颈托 主要用于限制颈椎过度活动，预防因外部因素导致的颈椎过度屈伸。

3. 按摩、理疗 主要有利于改善局部血液循环，减轻肌肉痉挛，具有使炎性水肿消退和松弛肌肉的作用。

4. 药物治疗 均为对症治疗。多使用非甾体抗炎药、肌肉松弛药及镇静药、膏药局部贴敷等缓解症状。当局部有固定且范围较小的痛点时，可局部注射皮质类固醇制剂及局部麻醉药局部封闭治疗。

（二）手术治疗

诊断明确的颈椎病经非手术治疗无效，或反复发作者，须行手术治疗。而脊髓型颈椎病一旦明确诊断，均建议手术治疗。根据手术入路不同，主要分为 3 类手术方式，即前路手术、后路手术，以及前后联合入路手术。

1. 前路手术 从颈前入路可直接暴露椎体前方，对椎间盘、后纵韧带骨化及钩椎关节骨赘等处理有一定的优势。根据病情不同，手术方案主要分为前路颈椎间盘切除椎间植骨融合术、前路椎体次全切除椎间植骨融合术及前路椎体可控前移椎间融合术等。

2. 后路手术 主要通过椎板切除术或椎板成形术达到对脊髓减压的效果。减压后应辅助后方脊柱融合术，从而达到维持脊柱稳定性的要求。

六、特殊类型颈椎病

（一）颈椎管狭窄

颈椎管狭窄是一种由于构成颈椎管各解剖结构因发育性或退行性变因素造成的骨性或纤维性退行性变，引起一个或多个平面椎管狭窄，导致脊髓血液循环障碍、脊髓及神经根压迫症状的一类疾病可分为先天性和继发性两大类。

1. 先天性颈椎管狭窄　是因为先天性脊椎异常发育，导致椎管矢状径小于正常，从而导致的颈椎管狭窄。年轻时可无明显症状，随着年龄的增长，椎管内脊髓与管径不相适应时出现脊髓型颈椎病的相关症状。据统计，中国人颈椎管（$C_3 \sim C_6$）矢状径以 13mm 为临界值，大于 13mm 为正常，小于 11mm 为椎管狭窄。

2. 继发性颈椎管狭窄　主要分为退变性颈椎管狭窄、后纵韧带骨化，以及医源性颈椎管狭窄。其中退变性颈椎管狭窄最为常见，随着年龄的增长，机体出现退变性改变、颈椎间盘退变、椎体骨质增生、黄韧带肥厚、椎板增生肥厚、小关节增生肥厚等，均可导致椎管容积减小，导致脊髓受压。同时，轻微损伤可使椎管部分骨性或纤维性结构破坏，造成椎管内的缓冲间隙减小，更加重椎管狭窄。而医源性椎管狭窄一般是因为手术后引起的椎管狭窄，主要包括手术后椎管内瘢痕组织增生、粘连；手术导致颈椎不稳，继发创伤性骨性或纤维性结构增生；椎体融合术后，骨块突入椎管内等。

治疗方案主要为手术治疗，不论前路还是后路手术方案，其手术目的均为椎管扩大减压，减轻脊髓、神经受压症状，同时行脊柱融合术，稳定颈椎。

（二）后纵韧带骨化

后纵韧带骨化（ossification of the posterior longitudinal ligament，OPLL）指因椎体的后纵韧带发生骨化，从而压迫脊髓和神经根，产生肢体的感觉和运动障碍以及内脏自主神经功能紊乱的一种疾病。最早是由 Aston C. Key 于 1838 年首次报道。本病在东亚人种中发病率较高，发病率在日本高达 4.3%，在中国约为 1.8%，而非亚洲人群仅为 0.01%～2%，因此，也被称为亚洲病或黄种人病。

在该疾病早期，由于骨化物较小，对脊髓、神经根压迫不明显，患者没有典型的神经症状而常被忽视。但随着骨化物的逐渐增大，脊髓、神经根逐渐受到来自其前方骨化物的持续性压迫，导致患者出现严重神经症状进而影响生活质量。此外，由于骨化物会按照每年 0.6mm 左右的速度逐渐增厚，患者在出现神经症状后可能短期内有进行性加重。因此，重视颈椎 OPLL 的临床诊疗对于避免患者出现不可逆的严重脊髓神经功能障碍至关重要。然而，由于该疾病具有早期不表现出症状而较为隐匿的特性，导致其在出现症状时脊髓压迫已较严重，行保守治疗的效果非常有限。此时患者往往需要手术治疗才能提高其生活质量。但手术治疗 OPLL 具有难度大、风险高、疗效不确定且并发症多的问题，尤其对于严重型颈椎 OPLL（椎管狭窄率＞50% 的 OPLL），患者的手术疗效要显著差于椎管狭窄率＜50% 的 OPLL 患者，是脊柱外科领域中的难点问题。在手术治疗方面，OPLL 的手术策略可粗略地分为前路、后路，以及前后联合入路手术方式；每一种手术入路都具有相应的优缺点。如何针对严重型颈椎 OPLL 患者选择合适的手术方式，是目前 OPLL 诊疗研究中的争论焦点。

（贾文清）

第三节　腰椎间盘突出症

腰椎间盘突出症主要是由于腰椎间盘退变，引起椎间盘纤维环破裂，髓核后突，从而压迫脊神经根及马尾神经，引起腰痛、下肢痛或大小便功能障碍的一类疾病。此病首先由 Mixter 和 Barr 于 1934 年报道。

一、症状和体征

腰腿痛为腰椎间盘突出症的主要症状。大多数情况下，腰痛发作时间相对短暂，休息后可缓解。用力、重复弯腰、扭转或举重是最常见的诱发因素。疼痛常常开始于下腰部，向坐骨神经支配区域，如臀部及大腿后外侧放射。根性疼痛常放射至膝关节以下，分布于受累神经根支配区域。劳累、打喷嚏、咳嗽时疼痛可加重。常见神经根受压（$L_4 \sim S_1$）症状表现见表 26-2。

表 26-2 常见神经根受压对应的临床表现

受累神经根	感觉	肌力	反射异常
L_4 神经根	大腿后外侧、膝关节前和小腿内侧	股四头肌、髋内收肌群	膝反射
L_5 神经根	小腿前外侧、踇趾和足背	踇长伸肌、臀中肌、趾长伸肌和趾短伸肌	通常无异常
S_1 神经根	外踝、足外侧、足跟及第 4、5 趾	腓骨长、短肌及小腿三头肌、臀大肌	跟腱反射

（一）间歇性跛行

患者行走时，随行走距离增加，逐渐出现腰背痛或不适，同时感觉患肢疼痛麻木加重，当取蹲位或卧床后，症状逐渐消失，此为腰椎间盘突出症压迫神经根，造成神经根充血、水肿、炎症反应和缺血，而行走致使椎管内受阻的椎静脉丛逐渐充血，加重了神经根的充血程度，而引起疼痛加重。此种间歇性跛行也与椎管狭窄相似，肢体活动时脊神经根血管扩张，加重了对神经根的压迫，因而引起缺氧和出现症状。

（二）马尾综合征

中央型腰椎间盘突出症，当突然有巨大椎间盘突出时，常出现压迫平面以下的马尾神经。早期表现为双侧严重坐骨神经痛，会阴区麻木，排便、排尿无力；有时坐骨神经痛可左右交替出现，随着马尾神经受压加重，坐骨神经痛消失，患者出现双下肢不全瘫，如不能伸趾或足下垂，同时双下肢后外侧及会阴部痛觉消失、大小便功能障碍，表现为急性尿潴留和排便不能控制。在女性患者可有假性尿失禁，在男性患者则表现为阳痿。

二、特殊检查及体征

（一）直腿抬高试验

检查时患者仰卧，检查者一手握住患者踝部，另一手置于其大腿前方，使膝关节保持于伸直位，抬高肢体到一定角度，患者感到疼痛或抬高有阻力时为阳性，并记录其抬高角度。如抬腿仅引起腰痛或仅引起不适，则不能算作直腿抬高试验阳性。如检查时有小腿外侧放射痛，从足背直达踇趾的麻痛感或放射痛，或直达踝部跟腱的疼痛，则为较典型的直腿抬高试验阳性。

（二）拉塞格征

患者仰卧，屈髋屈膝，当屈髋位伸膝时引起患肢疼痛或肌肉痉挛，为拉塞格（Lasègue）征阳性。

（三）健肢抬高试验

患者仰卧，当健肢直腿抬高时，患肢出现坐骨神经痛者为阳性。

（四）直腿抬高加强试验（Bragard 征）

患者仰卧，将患肢于膝关节伸直位，渐渐抬高到一定程度，即出现坐骨神经分布区的放射痛，然后将患肢抬高程度予以降低，放射痛消失。此时将患肢的踝关节突然背屈，又引起坐骨神经分布区放射痛即为阳性。

（五）仰卧挺腹试验

患者仰卧，做抬臀挺腹的动作，使臀部、背部离开床面，出现患肢放射痛即为阳性。

（六）屈颈试验（Lindner 征）

患者取坐位或半坐位，两下肢伸直，此时坐骨神经已处于一定紧张状态，然后向前屈颈，引起患侧下肢放射痛即为阳性。这是因为屈颈时，从上方牵拉了硬脊膜和脊髓从而刺激了神经根所致。

（七）股神经牵拉试验

患者俯卧，患侧膝关节伸直成 180°，检查者将患者小腿上提，使髋关节处于过伸位，出现大腿前方疼痛即为阳性，或屈曲小腿感觉大腿前方疼痛也为阳性。

三、鉴 别 诊 断

鉴别诊断主要包括椎管内占位性病变、脊髓炎性病变、脊柱脊髓损伤、免疫系统疾病、肌肉相关疾病、周围神经疾病等。

四、影像学检查

（一）腰椎 DR

X 线检查可以显示腰椎间盘突出的间接征象，如局部不稳、椎间隙变窄、代偿性侧弯畸形、牵张性骨赘等。但不能直接显示腰椎间盘突出及神经根压迫情况，故不能作为腰椎间盘突出症的主要诊断方法。

（二）腰椎 CT

CT 可以很好地观察腰椎的骨性结构，但对神经、椎间盘等软组织的分辨率较差，不能很好地显示椎间盘与神经根之间的关系，可作为腰椎间盘突出症的辅助检查手段。

（三）腰椎 MRI

腰椎 MRI 为目前腰椎间盘突出症的首选影像学检查手段。与 X 线及 CT 相比，MRI 可以很好地显示突出椎间盘与神经根、硬膜囊之间的关系（图 26-2）。

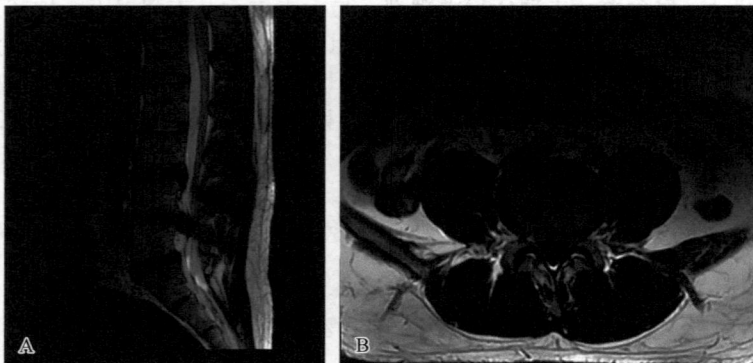

图 26-2　腰椎 MRI
A. 矢状位可见腰 4～5 节段椎间盘突出；B. 轴位可见局部椎管狭窄，硬膜囊明显受压

五、治　疗

（一）非手术治疗

腰椎间盘突出症急性期最好的治疗方法是卧床休息；其他非手术治疗方案均为对症治疗，如牵引、推拿、按摩、理疗等。非甾体抗炎药的应用可以抑制腰椎间盘局部炎性改变，缓解腰痛症状。

（二）手术治疗

1. 手术指征　①腰椎间盘突出症病史超过半年，经过严格保守治疗无效，或保守治疗有效，经常复发且疼痛较重者；②首次发作的腰椎间盘突出症疼痛剧烈，尤其下肢症状显著，患者因疼痛难以行动及入眠，被迫处于屈髋屈膝侧卧位甚至跪位；③出现单根神经麻痹或马尾神经受压麻痹；④中年患者，病史较长，影响工作或生活；⑤病史虽不典型，经影像学检查提示有巨大突出或神经压迫者；⑥椎间盘突出并有其他原因所致的椎管狭窄。

2. 单纯腰椎间盘髓核摘除术　分为开放手术及微创手术两种。仅摘除病变部位突出髓核，解除神经根压迫。主要适用于椎间盘膨出或轻度突出，且不合并侧隐窝狭窄的患者。目前，随着孔镜技术的发展与进步，开放单纯髓核摘除术已逐步被椎间孔镜或 UBE 技术所取代。微创技术有创伤小、恢复快、不影响脊柱稳定性等优势。

3. 后路腰椎管扩大减压术　传统后路腰椎管扩大减压术主要针对多节段椎管狭窄患者，其主要目的为椎管扩大减压，使硬膜囊及神经根后方空间扩大，从而达到缓解压迫的作用。

4. 椎间融合术　对于严重的腰椎退行性变，腰椎间盘突出、腰椎滑脱、腰椎管狭窄等患者，后路减压及腰椎间盘切除后脊柱稳定性受到严重破坏，需行融合术来稳定脊柱。腰椎一般选用椎间植骨融合术和后路关节间植骨融合术。成功的脊柱融合将脊柱中的两个或多个椎骨永久连结起来，提高稳定性、矫正畸形或减轻疼痛。消除了椎骨之间的运动，它还可以防止神经与周围韧带和肌肉的拉伸，缓解因椎间盘磨损而导致的椎骨或脊髓机械性疼痛引起的疼痛和压力。融合术的手术方式也多种多样，包括前路、侧方入路、后外侧入路及后路等。

5. 手术并发症　因术中操作导致的并发症主要包括血管损伤、神经损伤、硬膜囊损伤等。

六、预　防

由于腰椎间盘突出症是在退行性变基础上受到积累伤所致，故减少积累伤就显得非常重要。久坐、久站、常弯腰等劳动者需定时改变姿势，应定时做伸腰、挺胸活动，并适当使用护腰。已患有腰椎间盘突出症的，治疗后在一定时期内佩戴腰围，但应同时加强背肌训练，增加脊柱的内在稳定性。长期使用腰围而不锻炼腰背肌，反而可因失用性肌萎缩带来不良后果。如果需要弯腰取物，最好采用屈髋、屈膝下蹲方式，减少对椎间盘后方的压力。

（贾文清）

第二十七章　椎管内肿瘤

椎管内肿瘤（intraspinal tumor）又称脊髓肿瘤（spinal cord tumor），包括发生于椎管内脊髓及神经根、硬脊膜、脂肪组织、血管、先天性残留组织等的原发性肿瘤和从其他部位转移至椎管内的转移性肿瘤。

椎管内肿瘤的发病率为（2.5～10）/100 000。椎管内肿瘤按其生长的部位可分为：①髓内肿瘤（intramedullary tumor），以室管膜瘤和星形细胞瘤最常见，其次为血管网状细胞瘤、脊髓海绵状血管瘤、血管母细胞瘤、髓母细胞瘤、畸胎瘤等。②髓外硬脊膜内肿瘤（intradural extramedullary tumor），此类肿瘤大多数为良性肿瘤，如神经鞘瘤、脊膜瘤；少数为恶性肿瘤，如转移瘤、黑色素瘤等。③硬脊膜外肿瘤（spinal epidural tumor），大多数为恶性肿瘤，如转移瘤、脊索瘤；少数为良性肿瘤，如海绵状血管瘤和肉芽肿。

椎管内肿瘤按肿瘤性质可以分为良性肿瘤和恶性肿瘤。良性肿瘤早期诊断、及时手术治疗后，多预后良好；随着现代显微手术技术的进步，室管膜瘤及低级别星形细胞瘤也可以取得较好的手术效果。椎管内肿瘤还有一部分为先天性肿瘤，如皮样囊肿、表皮样囊肿、肠源性囊肿、畸胎瘤、脂肪瘤等。

第一节　髓外硬脊膜内肿瘤

一、神经鞘瘤

（一）流行病学

神经鞘瘤是椎管内最常见的肿瘤，占椎管内肿瘤的25%～50%，其发病率为（0.3～0.4）/100 000，男、女性中发病率相当，40～60岁为发病高峰期。2.5%的神经鞘瘤为恶性。10%～30%的神经鞘瘤可经椎间孔发展到椎管外呈哑铃形。

（二）组织病理学

神经鞘瘤起源于脊神经施万（Schwann）细胞的前体细胞。组织学类型包括带有栅栏状 Verocay 小体的致密细胞性 Antoni A 区和细胞疏松呈网状结构的 Antoni B 区，后者少见（图27-1）。

良性神经鞘瘤包膜完整，边界清楚。恶性神经鞘瘤常血运丰富，有管腔扩张、管壁纤维增厚和玻璃样变性，可伴有血栓形成或出血坏死。神经鞘瘤细胞染色对 S-100、Vimentin 和 Leu-7 蛋白表达阳性。基因检测可发现 NF2 基因、SMARCBl 基因、PRKARla 基因等突变。

（三）临床表现

多为慢性起病，病程较长，偶见因肿瘤囊变或出血而病情加剧。神经根性疼痛是早期最常见的症状，咳嗽、打喷嚏等使胸腔、腹腔压力突然增加可引起疼痛加剧。

感觉障碍常从下往上发展，表现为肿瘤同侧肢体深感觉消失，肿瘤对侧肢体痛温觉减退。患者可有下肢发冷、发麻和病变区束带感或下肢紧束感等感觉异常。

当肿瘤压迫前根或脊髓前角时，出现支配区肌群下运动神经元瘫痪。即肌张力降低、腱反射减弱或消失、肌萎缩，病理征阴性；当肿瘤压迫脊髓使肿瘤平面以下锥体束向下传导受阻，表现为上位运动神经元瘫痪，即肌张力增高、腱反射亢进、无肌萎缩，病理征阳性。

括约肌功能障碍出现较晚，表现为尿失禁、尿潴留、便秘、排便间隔时间延长；部分患者出现躯体少汗或无汗、皮肤初期潮红发热、后期发绀变冷等自主神经功能障碍。

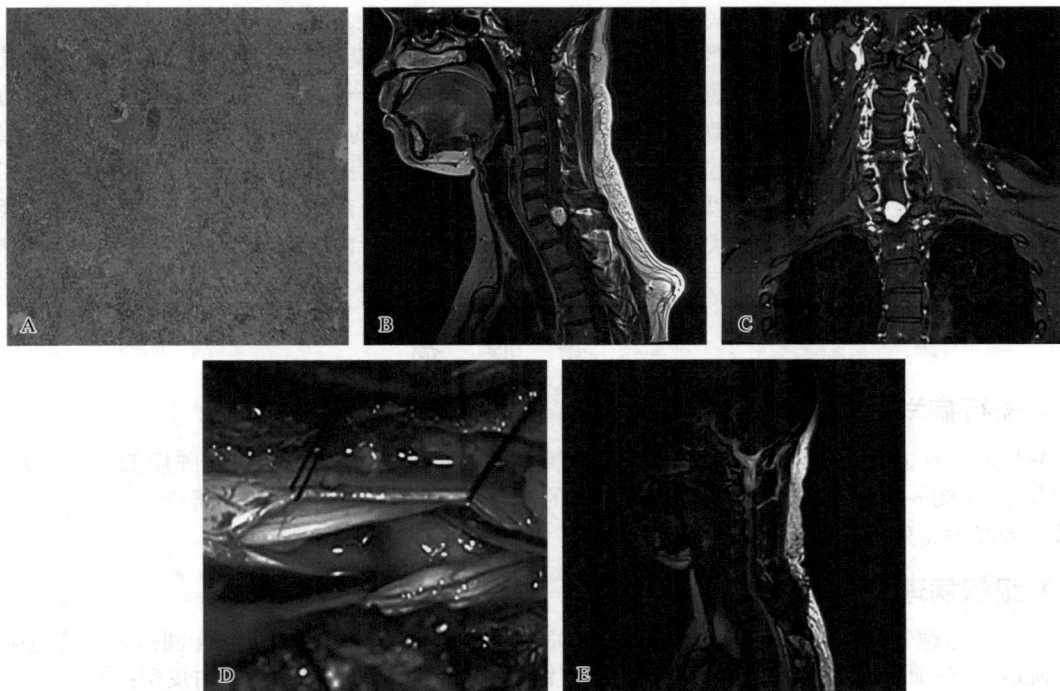

图 27-1　颈 7 至胸阶段椎管内神经鞘瘤及手术治疗

A. 术后病理；B、C. 术前 MRI 见椎管内髓外硬膜下占位；D. 术中见神经鞘瘤；E. 术后 MRI 提示肿瘤全切除

　　根据病情发展过程，其临床表现可以分为 3 期：刺激期，最常见的症状是神经根痛；脊髓部分受压期，即脊髓传导束受压症状，典型体征为布朗-塞卡综合征（Brown-Séquard syndrome）；脊髓瘫痪期，肿瘤平面以下深、浅感觉丧失，肢体完全瘫痪，自主神经功能障碍，如大小便障碍。

（四）辅助检查

　　1. 腰椎穿刺及脑脊液检查　神经鞘瘤多位于蛛网膜下腔，可引起蛛网膜下腔阻塞，造成脑脊液中蛋白质含量增高。脑脊液动力学检查（如奎肯施泰特试验等）多提示有不同程度的椎管梗阻，胸椎管腔较颈段、腰段狭小，可以较早出现完全梗阻。

　　2. X 线片检查　由于肿瘤压迫使椎管扩大，可出现椎板、椎体及椎弓根骨质吸收。若肿瘤呈哑铃形，可见椎间孔扩大。少数患者可见肿瘤钙化影。

　　3. CT 扫描　表现为圆形或类圆形等密度或略高密度影。有时可见瘤体钙化，椎管或椎间孔扩大，哑铃形肿瘤可通过扩大的椎间孔向椎管外发展。增强可见中度强化、脊髓受压；椎管造影后 CT 扫描可显示梗阻部位、肿瘤边界及与脊髓分界情况。

　　4. MRI 扫描　MRI 是诊断神经鞘瘤的首选检查。肿瘤在 T_1 加权成像上多呈等或稍低信号，边界清楚，脊髓受压变扁移位；T_2 加权成像为高信号影。增强扫描可见肿瘤明显强化，与脊髓分界清晰（图 27-1B、C）。

（五）诊断与鉴别诊断

　　有明显的神经根性疼痛，运动、感觉障碍自下而上发展，肿瘤节段水平有一个皮肤过敏区，特别是存在布朗-塞卡综合征，以及脑脊液动力学改变常引起疼痛加剧时，结合脊髓 MRI 检查可明确诊断。鉴别诊断应注意与脊膜瘤、椎间盘突出等疾病相鉴别。

（六）治疗

　　神经鞘瘤多为良性肿瘤，肿瘤边界清楚，包膜完整。手术治疗效果良好。体积较小的肿瘤可以从载瘤神经上剥离切除，体积较大的肿瘤常需要切断载瘤神经。

标准后路椎板切开术是常见的手术入路，肿瘤切除后硬脊膜严密缝合以减少脑脊液漏的发生率，椎板复位以保持脊柱的稳定性。对于体积较小且位于椎管一侧的肿瘤，可以采用半椎板切除术，也可以经通道在内镜辅助下切除肿瘤。位于椎间孔外侧处的肿瘤，可以采用经椎旁肌间隙入路，以减少对椎旁肌肉的损伤。位于胸腔的神经鞘瘤，可以采用神经内镜下或者胸腔镜下微创切除的方法。对于哑铃形肿瘤，可以一次手术完全切除；若椎管外部瘤组织较大，也可以二期切除。对于椎弓根、关节突咬除范围较大影响脊柱稳定性者，应考虑行内固定术。如果手术全切除肿瘤，复发一般很少发生（图 27-1D）。

二、脊 膜 瘤

（一）流行病学

脊膜瘤（spinal meningioma）发病率占椎管内肿瘤的第二位，为椎管内肿瘤的 10%～20%，好发年龄为 50～70 岁，女性多于男性。80% 的肿瘤位于胸段。多数的脊膜瘤完全位于硬膜下，少数呈硬膜内、外生长或者完全位于硬膜外。

（二）组织病理

脊膜瘤起源于蛛网膜内皮细胞或硬脊膜的成纤维细胞，瘤体多呈圆形或椭圆形，肿瘤包膜完整，血运丰富；质地较硬，切面呈灰红色，常有钙化。常见以下 3 种类型：①内皮型；②成纤维型；③沙粒型（图 27-2A、B）。

（三）临床表现

生长缓慢，早期症状不明显，故一般病史较长。常见首发症状为肿瘤所在部位相应的肢体麻木；其次为乏力，疼痛相对不明显。随着肿瘤生长，出现神经根痛或束性疼痛；从足部向上发展，出现肢体麻木及锥体束征阳性。

（四）辅助检查

1. CT 扫描 表现为圆形或类圆形等密度或略高密度影，有时见瘤体钙化；增强扫描可见均匀强化，与脊髓分界清晰，脊髓受压变细。椎管造影 CT 扫描可见肿瘤部位蛛网膜下腔部分或完全阻塞，脊髓受压变细并有明显移位。

2. MRI 扫描 MRI 扫描的矢状位或冠状位显示肿瘤呈长椭圆形。T_1 加权成像多呈等信号或略高信号，边缘清楚，脊髓受压变扁移位；T_2 加权成像上呈高密度或等密度影。增强扫描，肿瘤均匀强化，"硬脊膜尾征"为其特征性表现（图 27-2）。

（五）诊断与鉴别诊断

脊膜瘤常发生于胸段，患者为女性多于男性。本病钙化出现率高，是鉴别的主要征象之一。另外，本病很少引起神经孔扩大，哑铃形肿瘤明显少于神经鞘瘤。

（六）治疗

手术切除为首选治疗，如能完全切除预后良好。后路椎板切开复位术是治疗脊膜瘤最常用的方法，位于脊髓腹侧的肿瘤也可以经前路手术。术中松解齿状韧带可充分暴露肿瘤，肿瘤基底部烧灼止血可以缩小肿瘤体积和减少出血。肿瘤附着处的硬膜应予以一并切除，缺损的硬膜予以修补（图 27-2F、G）。

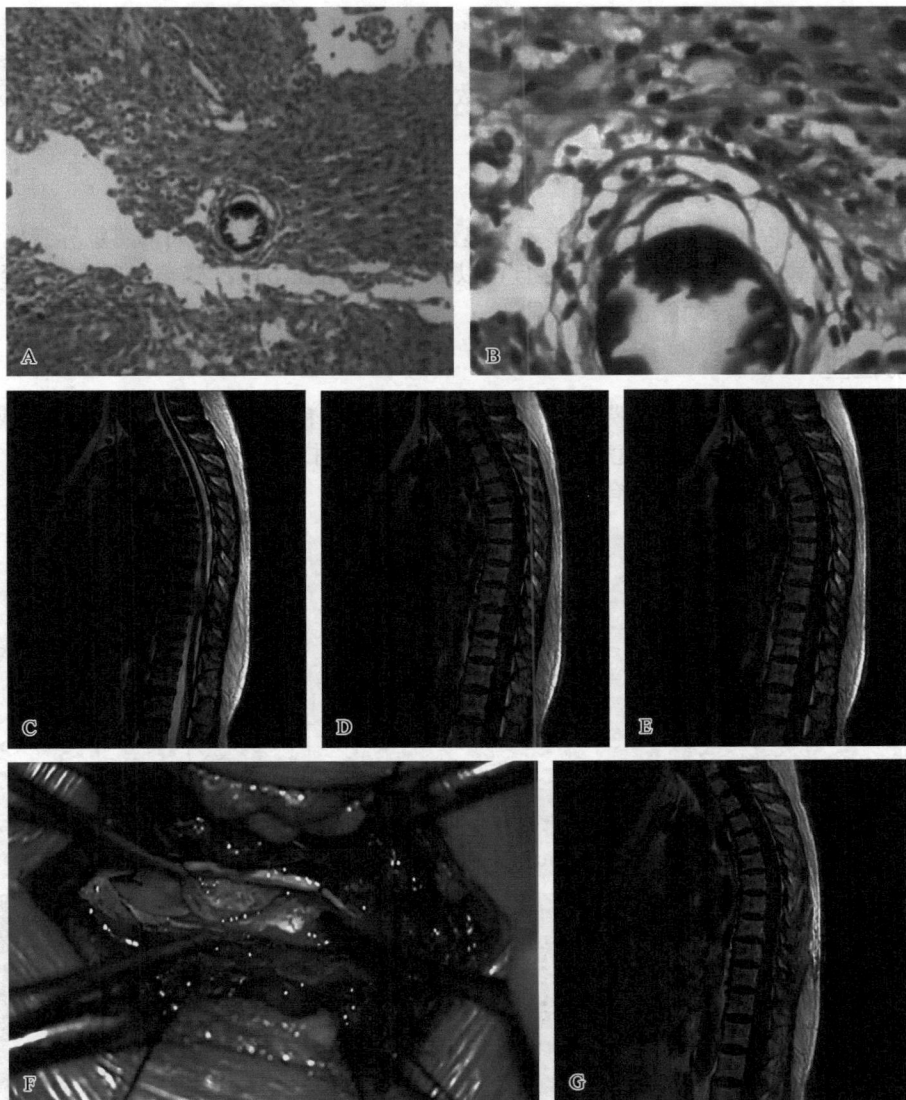

图 27-2 胸 9 椎管内脊膜瘤及手术治疗

A、B 术后病理；C～E. 术前 MRI 见椎管内肿瘤，强化明显；F. 术中见脊膜瘤；G. 术后 MRI 提示肿瘤全切除

（刘盛泽　林　健）

第二节　髓内肿瘤

一、室管膜瘤

（一）流行病学

室管膜瘤（ependymoma）是髓内肿瘤中最常见的肿瘤，占髓内肿瘤的 40% 左右，多位于终丝部位。青壮年多见，男女发病率没有明显差异。

（二）组织病理

室管膜瘤来源于脊髓中央管的室管膜上皮细胞或终丝等部位的室管膜残留物。肿瘤呈灰红色，质地柔软，有假包膜，与周围的脊髓组织有明显界限，可分为黏液乳头型、上皮细胞型、纤维型等多种分型。绝大多数为 1~2 级低度恶性肿瘤，如果肿瘤细胞异型分化，出现核分裂象，血管丰富，合并出血坏死，考虑恶性室管膜瘤。多数散发的髓内室管膜瘤与 NF2 基因改变及 MYCN 扩增有关（图 27-3）。

（三）临床表现

脊髓室管膜瘤病程较长，早期症状多不明显。最常见的临床症状为局部感觉异常或麻木，疼痛少见。感觉障碍较运动障碍先出现，并且可以提示肿瘤所在节段；感觉障碍常从上到下发展，有感觉分离现象。自主神经功能也出现较早。

（四）辅助检查

MRI 检查显示肿瘤周围蛛网膜下腔变窄，病变脊髓变粗，病变 T_1WI 显示稍低或等信号，T_2WI 呈不均匀高信号，脊髓室管膜瘤边界显示不清楚，增强扫描肿瘤呈轻、中度强化，70% 左右的室管膜瘤在肿瘤的两极有继发性脊髓空洞（图 27-3C~F）。

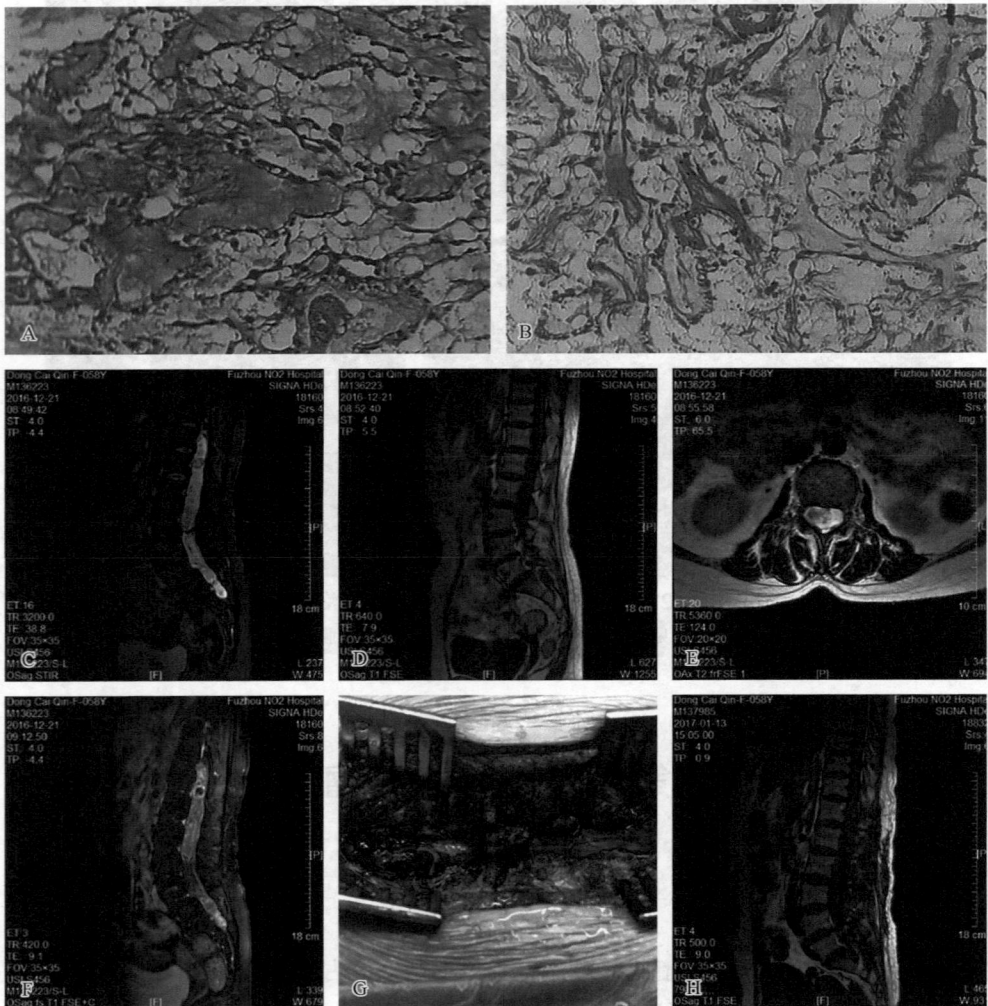

图 27-3　胸口至骶 2 椎管内室管膜瘤及手术治疗

A、B. 术后病理；C~F. 术前 MRI 提示 T_{12}~S_2 段椎管内占位，呈长 T_1、长 T_2 异常信号，不均匀强化；G. 术中见肿瘤；
H. 术后 MRI 复查

（五）鉴别诊断

室管膜瘤最主要需与星形细胞瘤相鉴别，其次应与血管母细胞瘤、转移瘤及神经鞘瘤等相鉴别。

（六）治疗

手术是室管膜瘤的首选治疗方法，完整地切除肿瘤是影响室管膜瘤预后最重要的因素。大多数肿瘤严格沿脊髓后正中沟切开，对于肿瘤较粗大、背侧脊髓白质已经菲薄者，可在脊髓的最薄弱处做纵行切开，尽量沿肿瘤和脊髓的界面进行分离。术中应在神经电生理监测下进行手术操作。术中可送快速冰冻病理检查。对于恶性室管膜瘤，可以行大部分切除减压，术后进行放疗或者化疗（图 27-3G）。

二、星形细胞瘤

（一）流行病学

髓内星形细胞瘤在髓内的发病率仅次于室管膜瘤，占成人髓内肿瘤的 30%～35%。是儿童最常见的髓内肿瘤，约占 10 岁以下患者髓内肿瘤的 90%。

（二）病理学

髓内星形细胞瘤起源于脊髓的星形细胞。大多数髓内星形细胞瘤是低级别的，与脊髓组织无明显分界。10%～15% 的髓内星形细胞瘤是高级别恶性肿瘤（WHO Ⅲ级和Ⅳ级）（图 27-4）。

（三）临床表现

髓内星形细胞瘤患者的临床表现与髓内室管膜瘤基本相似，神经功能缺损与受累的脊髓区域有关。因为这些肿瘤不对称地累及脊髓内的白质束，所以临床表现为典型的不对称性。

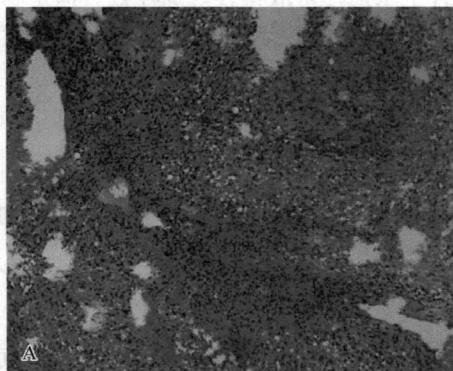

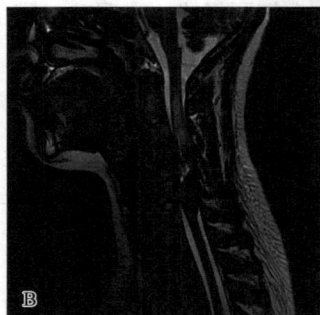

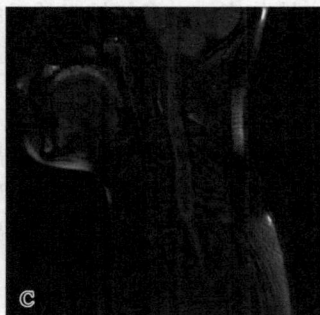

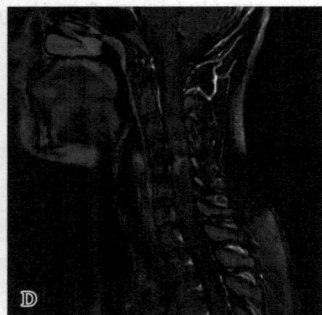

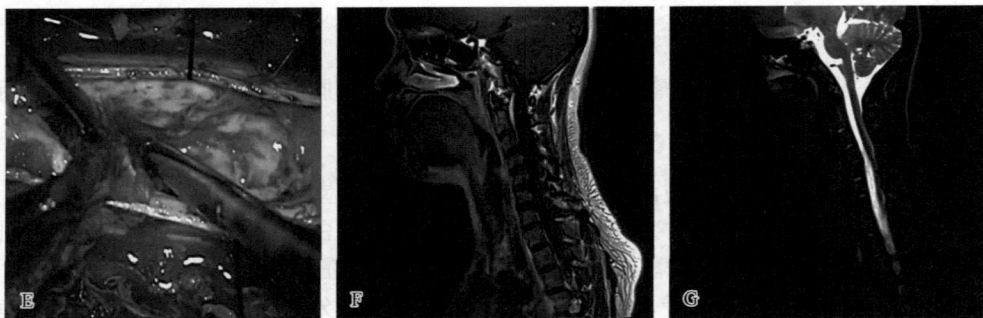

图 27-4　$C_2 \sim C_7$ 阶段脊髓内星形细胞瘤

A. 术后病理；B、C、D. 术前颈椎 MRI 提示 $C_2 \sim C_7$ 水平颈髓膨大伴占位性病变，呈 T_1 低信号、T_2 低或稍高信号，不均匀强化；E. 术中见肿瘤边界不清；F、G. 术后颈椎 MRI 复查

（四）辅助检查

在 MRI 上，髓内星形细胞瘤通常表现为不对称的梭形脊髓扩张，恶性病变可能是浸润性的，边界不清。通常会出现相关水肿或脊髓空洞症，肿瘤在 T_1 加权成像上通常为等信号至低信号，在 T_2 加权成像上为高信号。恶性星形细胞瘤通常以不均匀强化为特征，有出血、坏死和水肿的区域，而低级别病变中不常见（图 27-4B～D）。

（五）治疗

大多数的脊髓恶性星形细胞瘤患者接受外科治疗，包括从单纯活检到部分或全部切除。手术后建议进行放疗、化疗或者靶向治疗等综合治疗（图 27-4）。

（六）预后

部分低级别的星形细胞瘤行手术治疗可取得较好的疗效。但是髓内恶性星形细胞瘤预后不佳，尽管进行了积极的综合治疗，大部分恶性星形细胞瘤患者的预后仍然很差。

三、血管网状细胞瘤

（一）流行病学

血管网状细胞瘤，也称为血管母细胞瘤，其发病率仅次于星形细胞瘤和室管膜瘤，占全部原发性髓内肿瘤的 8%～10%。

（二）病理

血管网状细胞瘤是由中胚叶形成的血管细胞发生的真性肿瘤，可以和其他部位血管瘤或畸形瘤并存。血管网状细胞瘤几乎均为实性肿瘤，由多簇扩张的毛细血管团组成，有明确包膜呈紫红色，可突出于脊髓表面，与脊髓分界清楚。

（三）临床表现

脊髓肿瘤因肿瘤位置不同表现为相应节段的感觉运动障碍或自发疼痛。多表现为慢性起病，以进行性双下肢或四肢功能障碍、大小便障碍为主。常以肢体无力、感觉异常或疼痛为首发症状。因其临床表现不典型，故诊断较困难，易与脊髓血管畸形、海绵状血管瘤相混淆。

（四）辅助检查

CT 扫描的表现取决于肿瘤是否伴有囊肿。典型者出现大囊伴有附壁小结节的表现。MRI 扫描血管网状细胞瘤形态与信号特点往往与肿瘤大小相关，直径较小的病灶多表现为结节状或点状，

在 T_1WI 上大多呈等信号，在 T_2WI 上呈稍高信号或等信号；而直径较大的病灶多表现为椭圆形、腊肠状或不规则状，在 T_1WI 上呈等信号、稍低混杂信号，在 T_2WI 上呈等信号、稍高混杂信号。病灶周围可见明显的血管流空影，同时伴脊髓空洞症的增强扫描呈不均匀明显强化，强化不均匀为肿瘤内较多流空血管所致。

（五）治疗

对于有脊髓压迫症状或神经症状的患者，显微手术切除是目前公认的首选治疗方法。对于肿瘤位置较深，且供血动脉很难在术野中被找到并得到有效控制；以及肿瘤为多根供血动脉，且与肿瘤关系密切的实体性或囊实性肿瘤，术中出血往往较多，建议术前行血管造影术以确定肿瘤的血管，然后行肿瘤栓塞术以减少术中出血，有助于肿瘤全切除。

四、脊髓海绵状血管瘤

（一）流行病学

脊髓海绵状血管瘤并非真正意义上的肿瘤，而是一种血管畸形，是隐匿性血管畸形中最常见的一种，呈桑葚样，占全部脊髓血管病的 5%～12%。脊髓海绵状血管瘤多发于 30～40 岁，胸段及颈段发病率相当，男女发病率相当。但在儿童患者中，男性患儿更多见。

（二）组织病理

其病理改变是紧密填充的血窦样良性血管瘤结构，内衬以血管内皮细胞。海绵状血管瘤是由紧密排列的毛细血管组织构成，缺乏弹性和肌层，容易反复出现微小出血或形成血栓（图 27-5）。海绵状血管瘤的发病与常染色体上 3 个基因突变有关，分别是染色本 7p13-15（*KRIT1* 基因）、7q11-21（*MGC4607* 基因）和 3q25.2-27.3（*TFAR15* 基因），但其具体发生机制尚未阐明。

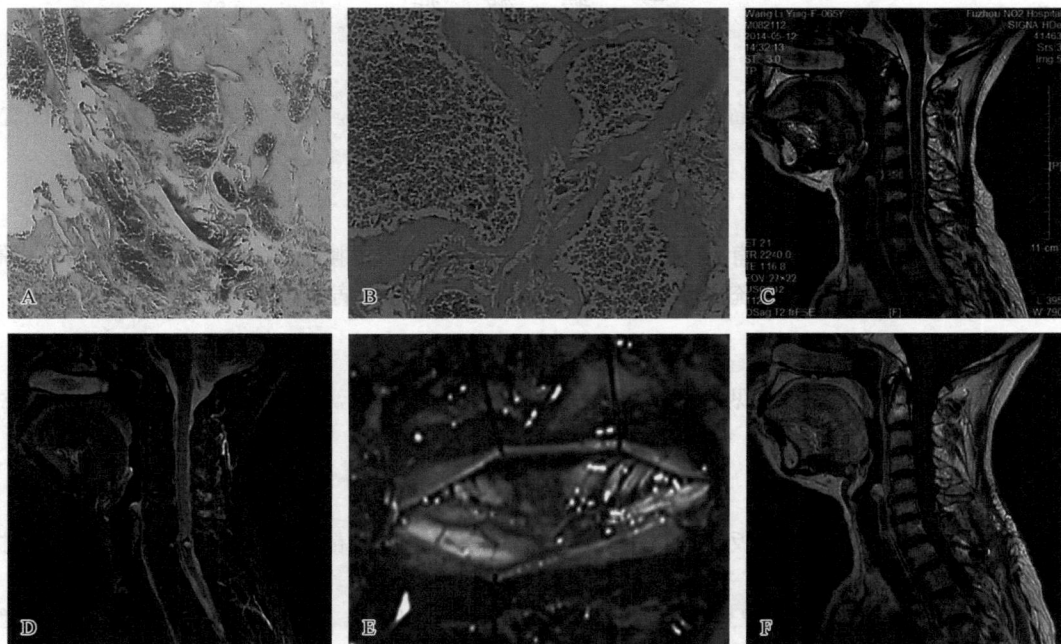

图 27-5　颈 7 阶段脊髓海绵状血管瘤及手术治疗

A、B. 术后病理；C、D. 术前颈椎 MRI 平扫显示肿瘤呈稍长 T_1、较长 T_2 信号，STIR 上呈高信号，周围可见低信号环；E. 术中见肿瘤；F. 术后颈椎 MRI 复查

（三）临床表现

海绵状血管瘤的临床表现根据其发病部位有所不同。普遍表现为病灶占位效应引起的进行性神经功能障碍，自发疼痛是最常见的首发症状，其次是肢体麻木和无力及肢体运动障碍。临床上以急性发作较为多见，而且病灶位于颈段的患者病程短，出血危险性最高。

（四）辅助检查

CT 平扫表现为高密度强化扫描轻度强化或不强化，或有钙化。MRI 是发现和诊断海绵状血管瘤的首要手段，病灶在 MRI 上的典型表现是 T_1、T_2 序列上均为混杂信号。在 T_2 序列上病灶周边可见含铁血黄素沉积形成的低密度环形影，一般无血管流空影（图 27-5）。

（五）诊断及鉴别诊断

临床可出现典型或不典型病灶占位效应引起的进行性神经功能障碍。MRI 是发现和诊断 CM 的首要手段，脊髓血管造影可鉴别该病与脊髓动静脉畸形。

（六）治疗

对于没有临床症状的患者可以选择密切观察。手术治疗的患者需要在神经电生理监测下完整切除肿瘤（图 27-5）。

（刘盛泽　刘水源）

第三节　硬脊膜外肿瘤

一、转　移　瘤

（一）流行病学

转移瘤为其他原发部位肿瘤转移至脊柱及脊柱椎管内的肿瘤，椎管内转移瘤大多位于硬脊膜外，好发于胸段，其次为腰段。

（二）组织病理

常见椎管内肿瘤的原发肿瘤为肺癌、乳腺癌、前列腺癌、甲状腺癌等。转移途径有经动脉播撒、经椎静脉系统播撒、经淋巴系统播撒、经脑脊液播撒，以及邻近病灶的直接侵犯（图 27-6）。

（三）临床表现

脊椎疼痛是最早也是最常见的症状，还包括全身疾病的症状，如乏力、厌食、盗汗和无意中体重减轻。

（四）辅助检查

1. CT　CT 显示椎体、椎板及椎弓根处骨质破坏情况，可以帮助评估脊柱的稳定性，同时也应进行胸部、腹部和骨盆的 CT 扫描。

2. MRI　病灶 T_1 加权成像呈低信号，T_2 加权成像呈高信号。增强多有明显强化。MRI 能分辨脊柱软组织，包括椎间盘、脑膜、神经根、脊髓、脊肌和韧带；还可以区分转移性病变和良性病变。鉴于脊柱转移瘤通常是多中心的，应该对整个脊柱进行成像（图 27-6B、C）。

3. DSA　可以显示肿瘤的血管组织，为手术方案提供有价值的信息，而且还可以作为姑息性治疗或手术的辅助手段。

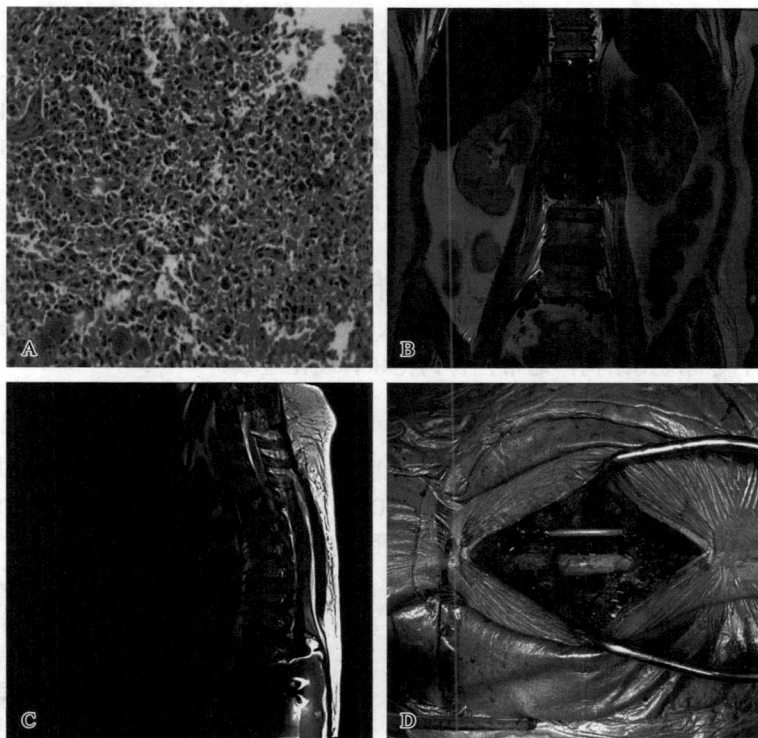

图 27-6　胸腰段脊柱和硬脊膜外多发转移瘤及手术治疗
A. 术后病理；B、C. 术前 MRI 显示椎体及椎旁多发占位性病变；D. 术中肿瘤切除情况

4. 骨扫描和 PET　PET 对转移瘤具有更高的敏感性，主要用于癌症分期。SPECT 是骨核素扫描的一种特殊类型，它比骨扫描具有更高的灵敏度和特异度，可以对肿瘤侵犯的可疑椎体进行三维成像，并对肿瘤良、恶性病变进行鉴别。

（五）组织活检

对于原发灶不明的脊柱转移瘤，通常需要对脊柱病变进行活检以进行组织诊断。CT 或超声引导下经皮活检是安全可行的方法。

（六）治疗

手术治疗的目标是通过缓解疼痛或改善神经功能来最大限度地提高生活质量，稳定脊柱，实现局部肿瘤控制，有时还可以延长生存时间（图 27-6D）。非手术治疗包括放疗和化疗等。

二、脊　索　瘤

（一）流行病学

脊索瘤总发病率为 0.08/100 000，脊索瘤占所有原发性骶骨肿瘤的 50%。其发病率为男性高于女性，平均发病年龄为 58.5 岁。

（二）组织病理

其发病可能是因轴向骨骼和椎体内未分化的脊索残留引起。脊索瘤通常是中线病变，仅发生在颅底、活动脊柱和骶骨的轴向骨骼上。脊索瘤的 3 种组织学变异是经典型、软骨样和去分化型。S100 蛋白呈阳性反应，转录因子 Brachyury 作为脊索瘤生物标志物具有非常高的敏感度和特异度（图 27-7）。

（三）临床表现

脊索瘤是一种生长缓慢的局部侵袭性病变，其临床表现通常由局部骨质破坏、神经元受压和肿瘤扩张至邻近软组织引起。颅底脊索瘤生长到斜坡和蝶鞍，导致脑神经麻痹和内分泌疾病的发生，而骶骨脊索瘤通常表现为局部隐痛、神经根病及肠道或膀胱症状。在 5% 的病例中，脊索瘤被发现时已经出现转移。

（四）辅助检查

在 MRI 上，脊索瘤的特征性表现为沿轴向骨骼的中线病变，在 T_1 加权成像上呈低信号，在 T_2 加权成像上呈高信号，强化不均匀，呈分叶状（图 27-7B、C）。在 CT 上，脊索瘤表现为扩张性溶解性病变，并浸润周围结构，通常包含钙化和骨硬化区域。

（五）治疗

手术前通过细针穿刺或活检获得病理诊断很重要。脊索瘤最好采用完整切除加放射治疗，但是由于肿瘤通常较大，完整切除较困难（图 27-7D）。质子束疗法被认为优于常规放疗。酪氨酸激酶抑制药伊马替尼和舒尼替尼可能具有抗肿瘤作用，但脊索瘤患者的预后差。

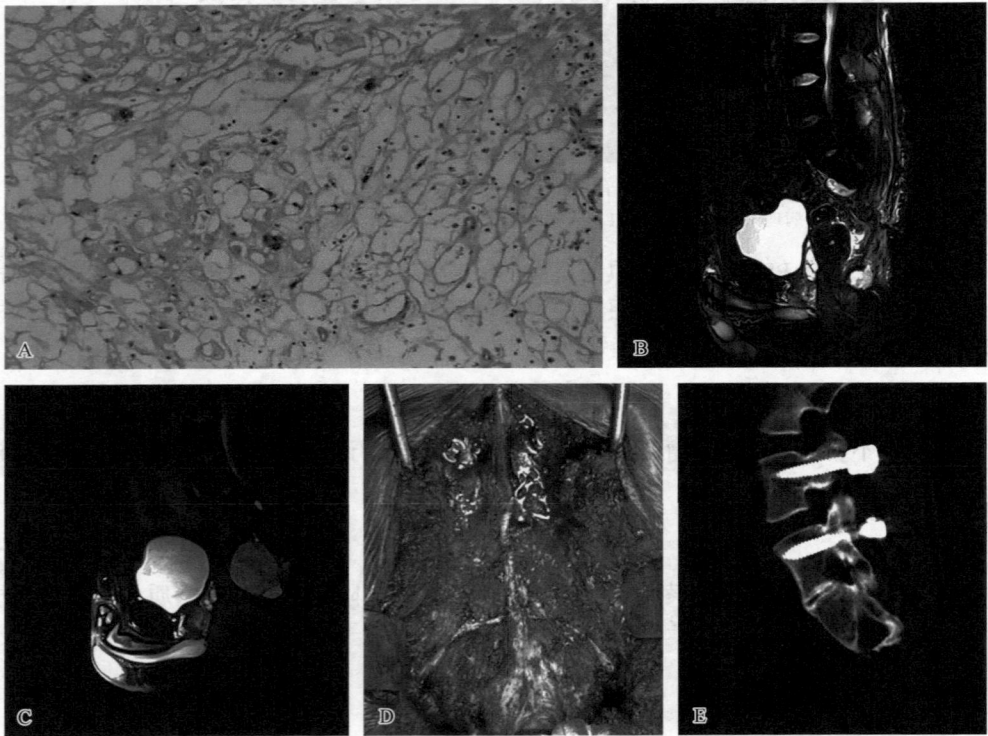

图 27-7　骶尾部硬脊膜外脊索瘤

A. 术后病理；B、C. 术前 MRI 检查示骶尾部占位性病变，呈等 T_1、稍长 T_2 信号；D. 术中情况；E. 术后 MRI 提示肿瘤性病变切除

（刘盛泽　詹梦熊）

第四节　先天性椎管内肿瘤

一、皮样囊肿和表皮样囊肿

（一）流行病学

皮样囊肿和表皮样囊肿占所有脊柱肿瘤的1%～2%，并且发生在大约50%的皮毛窦患者中。该类囊肿好发于椎管内腰骶部马尾、圆锥部，其次为胸段和颈段，大多数囊肿位于髓外硬膜下，部分位于髓内。

（二）组织病理

表皮样囊肿又称为胆脂瘤，是神经管闭合期间外胚层细胞移行异常所致。肿瘤包膜完整，富含胆固醇结晶。皮样囊肿含有外胚层和中胚层两种成分，囊内有汗腺、皮脂腺、毛发，囊壁较厚（图27-8）。

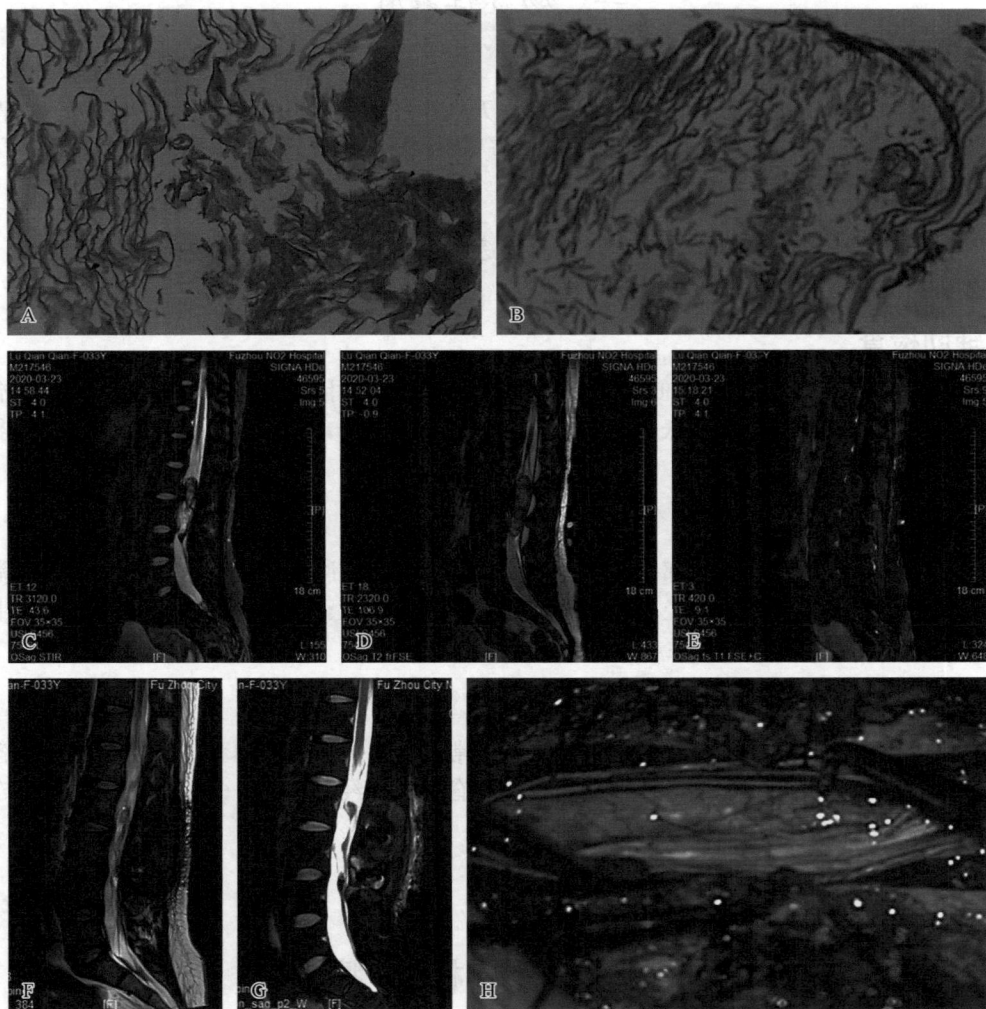

图27-8　腰椎管内表皮样囊肿及手术治疗

A、B. 术后病理；C～E. 术前MRI检查提示L_2～L_4椎体水平椎管内占位，呈T_1及T_2高低混杂信号，不均匀强化；F、G. 术后MRI复查；H. 术中见黄色结晶样肿瘤

（三）辅助检查

CT 扫描可显示椎管内边境清楚的低密度病灶，相应部位椎管增宽。MRI 扫描表现为 T_1 呈低信号或等信号，T_2 为高信号，增强扫描无强化（图 27-8C～E）。

（四）临床表现

椎管内表皮样及皮样囊肿一般病程较长，进展缓慢，症状可有波动性。典型表现为首先出现神经根性疼痛，随后会出现会阴部马鞍状感觉丧失、两下肢无力及括约肌功能障碍等。一些患者可伴有其他先天畸形，如脊柱裂、脊柱及下肢屈曲畸形、足内翻畸形、皮毛窦等。

（五）治疗

本病的治疗是手术切除，全切除术后复发率低。术中注意勿使囊内容物流入蛛网膜下腔，避免无菌性蛛网膜炎。

二、肠源性囊肿

（一）流行病学

肠源性囊肿（enterogenous cyst）是少见的先天性瘤样病变。可发生于任何年龄，但以青少年多见，男女比例为 2∶1。以颈段和上胸段多见，常单发，好发于脊髓腹侧、背侧；脊髓内也可见到。

（二）组织病理

囊肿大体呈椭圆形，囊壁厚薄不均，囊内为透明黏液。光镜下薄壁者外层为纤维组织，内衬柱状的杯状上皮细胞，单层或形成假复层乳头状。

（三）辅助检查

CT 扫描为椎管内界限清楚的低密度占位病变。而 MRI 是目前最佳检查手段，可显示椎管内椭圆形囊性占位，T_1 加权成像呈低信号，T_2 加权成像为高信号，增强后病变无强化；占位多位于脊髓前方，边界完整，有的可凸入脊髓。

（四）临床表现

首发临床表现多为囊肿所在部位的神经根痛，如颈后部或胸背部疼痛；以后发展为脊髓压迫症，如瘫痪、感觉异常、自主神经功能障碍，症状多为双侧性。病程一般较长，症状可有中间缓解期，部分患者表现为反复发作性。

（五）治疗

多采用手术切除囊肿，一般取后方入路，术中常先行囊肿穿刺抽出囊液，尽量避免内容物流入蛛网膜下腔，以减少刺激；然后仔细分离囊壁与脊髓和神经的粘连，争取全切除，但粘连紧密者不强求硬性剥离，以免造成脊髓等组织的损伤。

（刘盛泽　林　健）

第五节　脊柱肿瘤

脊柱肿瘤（spinal tumor）分为原发性和转移性两大类，前者又分为良性和恶性两类。良性肿瘤包括脊柱血管瘤、骨样骨瘤、骨母细胞瘤、多发性骨髓瘤；恶性肿瘤包括多发性骨髓瘤和浆细胞瘤、软骨肉瘤、骨肉瘤、尤因肉瘤。

一、脊柱血管瘤

（一）流行病学

脊柱血管瘤（spinal hemangioma）为错构瘤，是良性骨肿瘤，发病率高达 10% 左右。以胸椎最多，其次是腰椎、颈椎、骶椎。常见于 40 岁左右成人，女性多于男性。临床症状一般较轻微，随肿瘤的增大，压迫脊髓可以产生相应的症状，出现四肢运动和括约肌功能障碍。

（二）辅助检查

X 线显示，位于椎体的典型栅状或网眼状影像，密度降低的阴影中有许多致密且清晰的骨小梁，可见椎体压缩改变；位于椎弓根或椎板的脊柱血管瘤呈溶骨性改变。CT 显示增粗的骨小梁断面与透亮区相同。MRI 上 T_1 加权成像上呈低信号或等信号，T_2 加权成像上呈高信号（图 27-9A、B）。

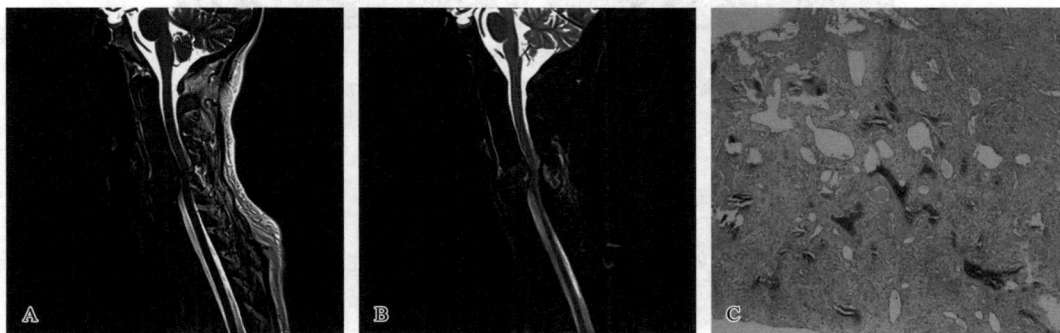

图 27-9　颈椎椎体血管瘤

A、B.颈椎 MRI 平扫显示椎体内占位，呈长 T_1、稍长 T_2 信号，C_5、C_6 椎体相对面不规整，椎间隙变窄；C. 术后病理

（三）治疗

脊柱血管瘤患者无临床症状，一般无须治疗；有临床症状可以选择手术治疗、放射治疗或者选择性栓塞术治疗。

二、骨样骨瘤

（一）流行病学

骨样骨瘤（osteoid osteoma）好发于青少年，尤其是 5～20 岁人群，男性多于女性。

（二）临床表现

典型表现是逐渐加重的疼痛，以及疼痛导致的脊柱侧凸。腰椎是最常见的受累部位，常累及脊柱后段。

（三）辅助检查

CT 上可见瘤巢及周围的反应性骨质增生，部分瘤巢中心可见钙化。MRI 上瘤巢则表现为 T_1WI 低信号、T_2WI 高信号，周围骨质增生硬化表现为低信号（图 27-10）。

（四）治疗

水杨酸盐保守治疗可以缓解初期的疼痛。手术目的是完全切除以防止复发，完整去除瘤巢是避免复发的关键。

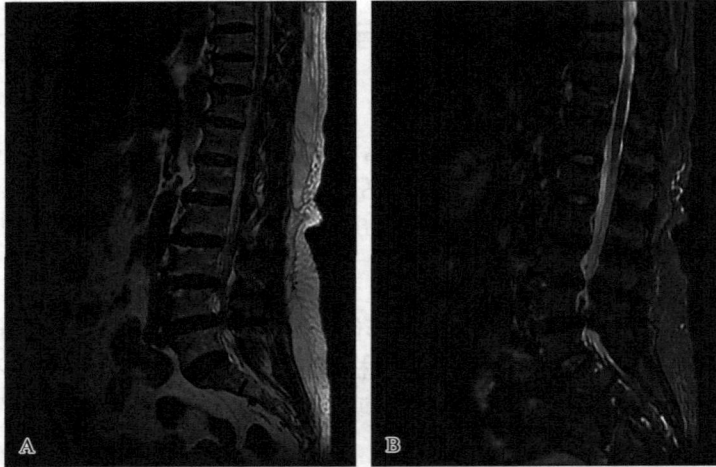

图 27-10　腰椎 MRI 平扫

A、B. 可见 S_3 小斑片状高信号，T_1 可见线样低信号，其中骨样骨瘤主体位于 S_3 椎体水平

三、骨母细胞瘤

（一）流行病学

骨母细胞瘤（osteoblastoma）好发于 10～15 岁人群，以男性多见。腰椎常见，其次为胸椎及颈椎，也称为成骨细胞瘤。

（二）临床表现

骨母细胞瘤常表现为局部钝痛及隐痛，多为持续性、逐渐加重的钝痛，很难定位，偶伴夜间加重。

（三）辅助检查

1. X 线　典型表现为椎体或附件局限性、膨胀性、囊状透亮区，病灶界限清楚，病灶周围出现清楚的薄壳为本病特征。

2. CT　典型表现为单椎体或附件溶骨性、膨胀性破坏；病灶内部为典型的片状或沙粒状骨化或钙化，边缘常有厚薄不一的骨包壳，形成包裹的硬化带，又称"蛋壳状硬化环"，也称为靶环征。

3. MRI　对脊柱骨母细胞瘤的 MRI 信号并无明显的特异性，T_1WI 呈低信号、等信号，T_2WI 呈高信号，增强扫描病灶呈不均匀强化（图 27-11）。

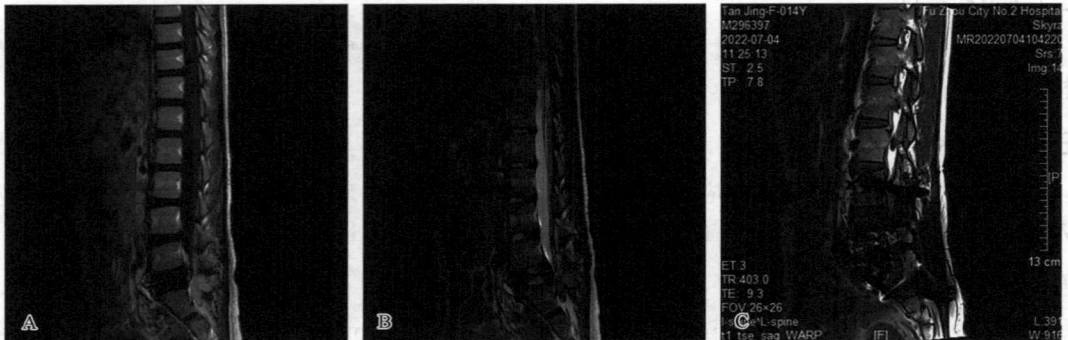

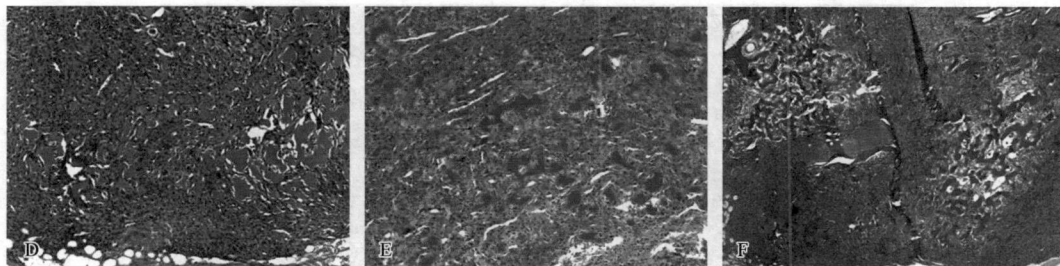

图 27-11　腰椎骨母细胞瘤

A、B. 术前 MRI 显示 L_5 椎旁及椎管内占位性病变，双侧椎弓及横突骨质信号异常，呈 T_1、T_2 等信号、稍高信号，呈 T_2 压脂高信号；
C. 术后腰椎 MRI 平扫提示肿瘤全切除；D～F. 术后病理

（四）治疗

对于脊柱骨母细胞瘤，手术切除是首选的治疗方式；有部分复发或无法耐受手术的患者，可以行放疗和化疗。

四、浆细胞瘤和多发性骨髓瘤

（一）流行病学

多发性骨髓瘤发病率为（2～3）/100 000，发病年龄多见于中老年，以 50～60 岁为多；男性多于女性，男女比约为 2∶1。

（二）病因病理

发病原因可能与下列因素有关，即与慢性感染及炎症、病毒感染、遗传因素有关。病变位于中轴骨的骨髓。浆细胞瘤包括髓外浆细胞瘤、骨孤立性浆细胞瘤、多发性骨髓瘤、浆母细胞瘤。多发性骨髓瘤的特征是免疫球蛋白的异常产生。脊柱内浆细胞的异常增殖是破坏骨骼解剖结构的原因，并可能最终导致病理性骨折和神经损害。

（三）临床表现

多发性骨髓瘤的临床表现复杂多样。骨痛是最常见的症状，骨骼变形和病理性骨折，以及胸骨、肋骨、锁骨连接处发生棉球样结节，对本病有诊断意义。贫血常见，贫血多为中度，后期严重；血小板减少多见，可伴有出血症状。脊髓受压引起截瘫，多数病例在截瘫前可出现相应的灼性神经根痛。大量 M 蛋白及其多肽链增加，正常免疫球蛋白形成减少和异常单克隆丙种球蛋白分解代谢增加，易引起感染和肾功能损害。同时可伴有其他肿瘤的发生。

（四）辅助检查

1. 实验室检查　周围血常规提示贫血，血中可见少量幼粒、幼红细胞。红细胞沉降率显著增快。骨髓穿刺活检显示病变部位骨髓有核细胞多呈增生活跃或明显活跃。当浆细胞在 10% 以上，伴有形态异常时，应考虑本病的可能。尿液检查可发现本周蛋白阳性。血清学检查表现为高球蛋白血症和 M 蛋白阳性。

2. 影像学检查　早期骨骼影像学检查无改变；晚期表现为广泛性骨质疏松改变，出现病理性骨折，并有溶骨性破坏（图 27-12）。

（五）诊断与鉴别诊断

主要依据骨髓穿刺活检发现异常浆细胞浸润，X 线片发现骨质破坏性改变，血清电泳检出 M 蛋白或（和）尿中存在轻链。

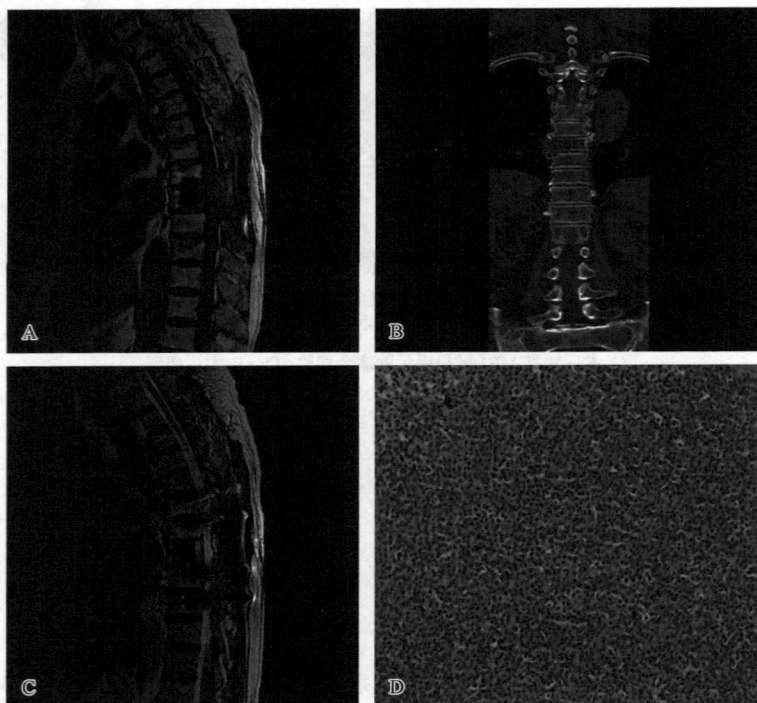

图 27-12 胸、腰椎多发性骨髓瘤

A、B. 术前 MRI 及 CT 显示 T_8 椎体及右侧附件、T_6 左侧附件见骨质破坏，局部见软组织肿块；C. 术后胸、腰椎 MRI 平扫提示肿瘤全切除；D. 术后病理

（六）治疗

本病尚无根治方法，全身化疗和支持治疗等对骨髓瘤细胞的减少、临床症状及体征的改善、健康状况的恢复有所帮助。

五、软骨肉瘤

（一）流行病学

软骨肉瘤多发生于胸椎，男性发病率高于女性。发病年龄为 41～55 岁。

（二）病因病理

低级别病变（Ⅰ级和Ⅱ级）更常见，其典型特征是软骨细胞有的大，有时是双核的细胞核。高级别病变（Ⅲ级）的发生更为罕见，表现出细胞增多和核多形性（图 27-13A、B）。

（三）临床表现

脊柱软骨肉瘤最常见的症状是神经功能缺损，以及局部疼痛、无痛性肿块的形成或关节僵硬。

（四）辅助检查

在 MRI 上，T_1 加权成像上表现为低信号到等信号，在 T_2 加权成像上表现为高信号；在增强 MRI 上可以看到"环形和弧形"强化（图 27-13C、D）。CT 可显示软骨样基质钙化。

（五）治疗

广泛整块切除术是脊柱软骨肉瘤的主要治疗方法（图 27-13E），脊柱软骨肉瘤对常规放疗和标准化疗具有高度耐药性。脊柱软骨肉瘤患者的预后较差，多数都会在发生肺转移后死亡。

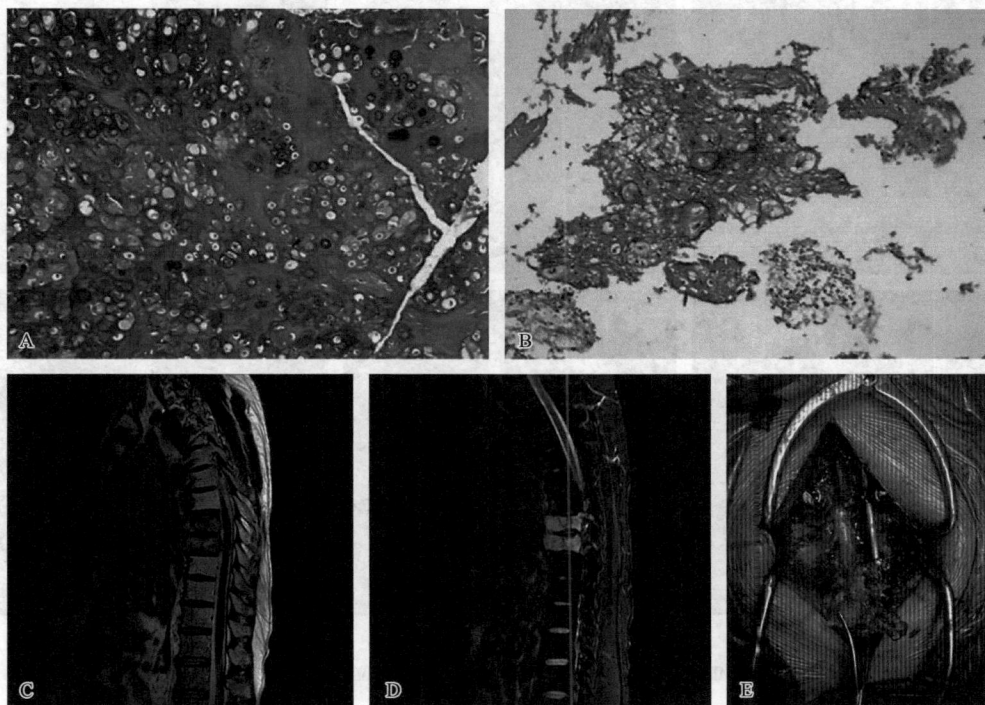

图 27-13　胸椎椎体软骨肉瘤

A、B. 术后病理，C、D. 患者胸椎 MRI 平扫提示第 7、8 胸椎椎体内占位，呈 T_1 低信号、T_2 稍高信号；E. 椎体软骨肉瘤切除+钛网置入+椎弓根内固定

六、骨　肉　瘤

（一）流行病学

占所有原发性脊柱肿瘤的 3.6%～14.5%，最常见于骶骨和胸椎后部。以男性为主，发病年龄呈双峰分布，在年轻人和老年人中达到高峰。

（二）临床表现

这些肿瘤常伴有局部隐匿性疼痛，这种疼痛可进展到无法忍受的程度，同时可因侵入椎管或神经孔而导致神经功能缺损。

（三）组织病理

骨肉瘤分为髓腔型、骨膜型、成骨型、溶骨型及毛细血管扩张型五种。根据肿瘤成分又可分为成骨细胞型、成软骨细胞型、成纤维细胞型、纤维组织细胞型、毛细血管扩张型、软骨细胞型和小细胞型。其中小细胞骨肉瘤与尤因肉瘤有一些相同的特征，因为 CD99 染色均为阳性（图 27-14A～C）。

（四）辅助检查

在大多数情况下，CT 和 X 线显示基质钙化，可见特征性日光样放射线征。脊柱骨肉瘤在 MRI 上的表现为非特异性（图 27-14D～F）。

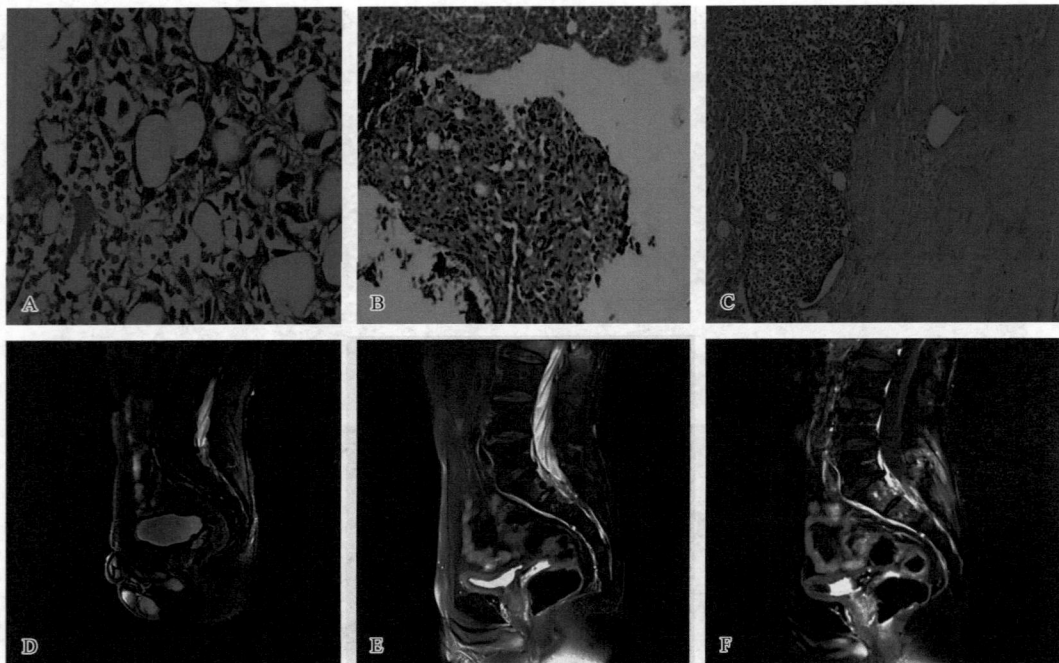

图 27-14　骶骨骨肉瘤

A～C. 术后病理；D～F. MRI 骨盆平扫提示骶骨左侧、左侧髂骨占位性病变，T_1、T_2 呈不均匀低信号影

（五）治疗

脊柱骨肉瘤的首要外科治疗方法是广泛整块切除，广泛手术切除有利于生存。但整体切除并不现实，因此，可以考虑病灶内切除，对于控制疼痛和防止神经功能缺损的进展仍然很有帮助。

骨肉瘤对化疗敏感，新辅助化疗已被证明能够抑制脊柱骨肉瘤患者的局部转移和提高生存率，放疗可能有助于改善局部转移。但是，尽管采取了积极的多模式治疗，脊柱骨肉瘤患者的预后仍然很差。

七、尤因肉瘤

（一）流行病学

尤因肉瘤是一种罕见的原发性恶性骨肿瘤，发生于年轻人，发病率在 20 岁时达到高峰，男性略占优势。

（二）临床表现

疼痛是最常见的主诉，硬膜外压迫导致的神经功能缺损在脊柱尤因肉瘤患者中也很常见。

（三）辅助检查

在 CT 检查上，这些病变通常表现为溶骨性肿块，常跨越 2 个或 3 个椎体。在脊柱的活动节段中，这些病变通常也累及脊柱后部。在 MRI 上，肿瘤表现为边界清晰的肿块性病变，T_1 加权成像上呈等信号，T_2 加权成像上呈高信号，不均匀强化。有时，这些肿瘤呈哑铃状，并导致椎间孔扩大（图 27-15）。

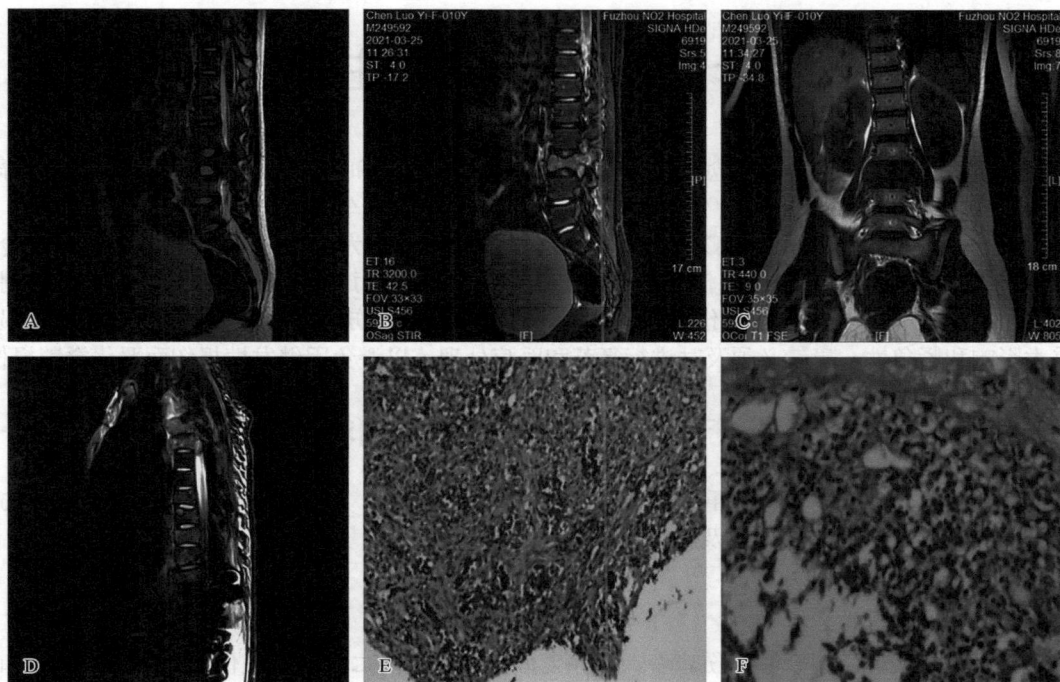

图 27-15　腰椎尤因肉瘤

A、B、C.术前 MRI 示 L₃ 椎体、双侧椎弓及椎旁软组织占位性病变；D.术后腰椎 MRI 平扫检查；E、F.术后病理

（四）治疗

尤因肉瘤需要手术、化疗和放疗结合使用。手术最好整体切除，如果手术时未达到足够的切缘，应考虑术后放疗。化疗能提高长期生存率并改善疾病的局部控制，建议对尤因肉瘤患者进行新辅助化疗。随着协作性多模式治疗策略的发展，脊柱尤因肉瘤患者的生存率有所提高。

（詹梦熊　刘水源）

第二十八章　脊髓脊柱损伤

脊髓脊柱损伤是脊髓脊柱的创伤性病损，具有很大的社会和个人影响。全世界每年急性脊髓损伤的发病率为每百万人 15~40 例，常见的损伤机制包括机动车碰撞（39%）、跌倒（28%）、人为暴力（15%）和运动事故（8%）。大多数急性脊髓损伤患者为男性（81%），平均受伤年龄为 40.6 岁。大约 50% 的急性脊髓损伤发生在 16~30 岁，见于暴力外伤和意外事故，25% 的病例涉及饮酒。老年人（>60 岁）的损伤归因于跌倒，占急性脊髓损伤病例的 12%。由于急性脊髓损伤的重大影响和紧急性，患者必须及时进行复苏和医疗处理，以避免因继发性损伤而恶化脊髓损伤。

第一节　急性脊髓损伤的救治

急性脊髓损伤致残率高，有重大的社会、家庭和经济影响。有 60%~75% 的急性脊髓损伤累及颈椎，15% 累及胸椎，10% 累及腰骶椎。

一、现场救治和固定

对已确定或疑似急性脊髓损伤患者，首先要固定脊柱预防二次脊髓损伤，同时处理呼吸和心血管合并伤，稳定生命体征，迅速向医院转运。

二、医院内评估

（一）伤情的神经学评估

神经学评估可参考美国脊髓损伤协会（ASIA）制定的"脊髓损伤神经学分类国际标准"进行。ASIA 运动评分基于双侧 10 组肌肉的肌力，评级在 0（无运动）到 5（正常）之间。感觉评分由双侧 28 个皮肤节的针刺感和轻触感组成，范围从 0（无感觉）到 2（正常感觉）。ASIA 损伤评定表将 SCI 分为 5 类，从 ASIA A 级（完全性损伤，无运动或感觉功能）到 ASIA E 级（正常）。

（二）辅助检查

应对所有出现脊髓损伤症状或全身严重创伤有潜在脊髓损伤可能的患者，进行高质量 CT 扫描，以发现脊柱骨折、椎管压迫或狭窄。MRI 可反映脊髓神经组织的损伤、预测预后，也可识别需要处理的软组织损伤、韧带断裂或椎间盘突出。对强直性脊柱炎或弥漫性间质骨质增生症的患者，即使是轻微的创伤，伤后应行 MRI 检查。一般用 T_2 矢状位进行脊髓损伤评估。

三、治　　疗

（一）气道管理

确诊或疑似急性脊髓损伤患者的呼吸道管理较为困难。对于颈椎不稳定的患者，进行呼吸道操作时要保持脊柱稳定，防止对脊髓造成二次损伤。但颈部固定限制了头、颈和咽部的活动范围，气管插管困难。

需要紧急气管插管时，可采用快速顺序插管联合脊柱稳定的方法。在患者清醒、需选择性插管时，可在局部麻醉下行气管镜辅助插管，减少颈椎运动。

（二）心动过缓和心律失常

急性脊髓损伤后有明显的心脏变化，常在损伤后的 2~6 周内逐渐改善。心脏交感神经张力

由 $T_{1\sim4}$ 提供，高于此水平的脊髓损伤会导致心脏收缩异常、心动过缓和神经源性休克。其他的心律失常包括房室传导阻滞、室上性心动过速、室性心动过速和原发性心搏骤停。

阿托品是抗胆碱能药，可抑制副交感神经，用于改善窦房结起搏和房室传导。这是窦性心动过缓的第一线药物，用来确保足够的心输出量。对于保守治疗无效的症状性心动过缓，可考虑使用心脏起搏器或临时心内膜起搏器电极。

（三）神经源性休克

全身血管阻力降低导致小动脉和静脉系统中的血液聚集，临床出现液体复苏无效的低血压、相对心动过缓和皮肤潮热。伤后的前 7d 要预防低血压（收缩压 ＜90mmHg），维持平均动脉压 85mmHg 或更高，以维护脊髓灌注压，避免缺血。对于晶体复苏无反应的神经源性休克，应尽早考虑使用血管升压药，以避免医源性液体超载，导致脊髓水肿、肺水肿和充血性心力衰竭。同时具有 α 和 β-肾上腺素受体活性的血管升压药，如多巴胺、去甲肾上腺素和肾上腺素会收缩血管并增加心率，是治疗神经源性休克的常见一线药物。

四、外科治疗

在初步救治稳定后，应在考虑神经损伤、创伤机制、生物力学稳定性、骨韧带完整性和骨折形态等多种因素基础上，对身体稳定且适合手术的患者在受伤后 24h 内行减压手术，对脊髓减压。

五、药物治疗

许多脊髓神经保护剂的疗效在进行研究，包括纳洛酮、促甲状腺激素释放激素、尼莫地平等。皮质类固醇和神经节苷脂显示了有限的益处。脊髓损伤后甲泼尼龙等糖皮质激素类药物对减轻水肿、减少自由基损伤等方面有一定的作用。

六、常见并发症

随着患者过渡到慢性脊髓损伤阶段，他们面临着发生心血管、肺部和内科并发症的风险，这些并发症会导致病程迁延和生活质量下降，并可能干扰早期康复。

最常见的并发症包括应激性溃疡、肺炎、静脉血栓栓塞、呼吸道和泌尿路感染、直立性低血压、二便障碍和压疮等。

七、预　　后

15%～20% 的急性脊髓损伤患者在到达医院之前死亡。幸存者中四肢瘫痪和呼吸机依赖患者的预后特别差，败血症和肺炎是主要死因。

（刘　辉　朱　涛）

第二节　枕骨及寰椎（颅颈交界处）损伤

一、单纯性韧带损伤

（一）寰枕脱位

寰枕脱位（occipitoatlantal dislocation，OAD）是枕骨和上颈椎之间韧带结构完全或接近完全断裂的结果，儿童的发病率明显高于成人。

1. 解剖　颅椎连合处（craniovertebral junction，CVJ）韧带包括覆膜、十字韧带、齿状突韧带和寰枕前膜。覆膜是后纵韧带从 C_2 向枕骨大孔前侧的向上延伸。它是 CVJ 屈曲和轴向拉伸的主要稳定结构之一。十字韧带是齿状突后的"十"字形结构，它的横向部分插入两侧 C_1 侧块的内侧部分，确保 $C_{1\sim2}$ 关节轴性旋转及侧向弯曲，防止齿状突向后平移；垂直部将 C_2 体连结到枕骨大孔的前部，头部与覆膜相连，尾部与顶韧带相连。齿状突韧带由翼状韧带和根尖韧带组成。顶端韧带将齿尖连结到枕骨大孔的前部，将头部连结到盖膜，增加了对牵张的抵抗力。成对的翼状韧带从齿状突的后上 1/3 行至枕骨外侧块和枕骨髁的内侧缘，它们对于防止上颈椎区域的过度轴向旋转至关重要，并与覆膜一起作用以防止屈曲而不影响伸展。十字韧带、成对翼状韧带和覆膜是CVJ 的主要稳定元素。寰枕前膜和后膜以及骨关节的作用较小。

2. 诊断　高速车祸伤，特别是有后组脑神经麻痹（第Ⅵ、Ⅹ和Ⅻ对）、单肢瘫、偏瘫、四肢瘫、呼吸暂停的患者应高度怀疑 OAD，上肢较下肢更为无力是 OAD 的一个表现特征。

3. 治疗　韧带损伤可能无法愈合，需要手术恢复脊柱稳定性，因此，所有 OAD 患者都应接受治疗。目前不建议 OAD 患者使用牵引，宜行内固定手术，联合外部固定。

（二）寰椎横韧带损伤

横韧带阻止齿状突向后移位，但颈部过伸会导致横韧带断裂、寰椎前脱位和寰齿间距增加。颈椎 X 线片成人从 C_1 前弓后壁到齿突前壁的距离超过 3mm，儿童超过 5mm，在张口颈椎 X 线片上寰椎侧块移位超过 7mm 就可能存在横韧带损伤。MRI 梯度回波序列上横韧带显示为连续的低信号带，结合 CT 可以评估软组织和骨组织病变。横韧带损伤分成两型，Ⅰ型是横韧带断裂，Ⅱ型是横韧带在 C_1 侧块插入点的骨折或撕脱。Ⅰ型损伤韧带的完整性被破坏，无法愈合，需要手术固定 $C_{1\sim2}$。Ⅱ型损伤韧带完整，患者有机会通过外部矫形器（Halo-vest）固定愈合，若制动 3～4 个月后仍不愈合，可以手术治疗。

二、单纯骨折

（一）枕骨髁部骨折

CT 可以诊断枕骨髁部骨折（occipital condylar fracture，OCF），OCF 分为 3 种类型，Ⅰ型为粉碎性枕髁骨折，Ⅱ型是延伸到枕髁的线状颅底骨折，Ⅲ型为枕髁骨片撕脱。Ⅰ型和Ⅱ型骨折被认为是稳定性骨折，只需要对患者头部和颈椎进行外固定；Ⅲ型骨折不稳定，患者可能需要手术内固定。

（二）单纯性寰椎骨折

C_1 骨折分为 3 种类型，Ⅰ型（前弓或后弓骨折）单一发生于前弓或后弓；Ⅱ型（爆裂性骨折）累及两个椎弓，可能存在两个或更多碎片；Ⅲ型（侧块骨折）断裂线从侧块延伸到一个弓部。

单纯 C_1 骨折的治疗基于横韧带的完整性；对于无移位的Ⅰ型和Ⅲ型骨折、横韧带完整的Ⅱ型（爆裂性）骨折，可采用颈外固定装置治疗 8～12 周；合并横韧带断裂的寰椎前、后弓骨折（Ⅱ型骨折）是不稳定的，需要后路手术治疗。

（刘　辉　朱　涛）

第三节　枢椎骨折

一、齿状突骨折

齿状突骨折是最常见的枢椎骨折，分为 3 型（图 28-1）。

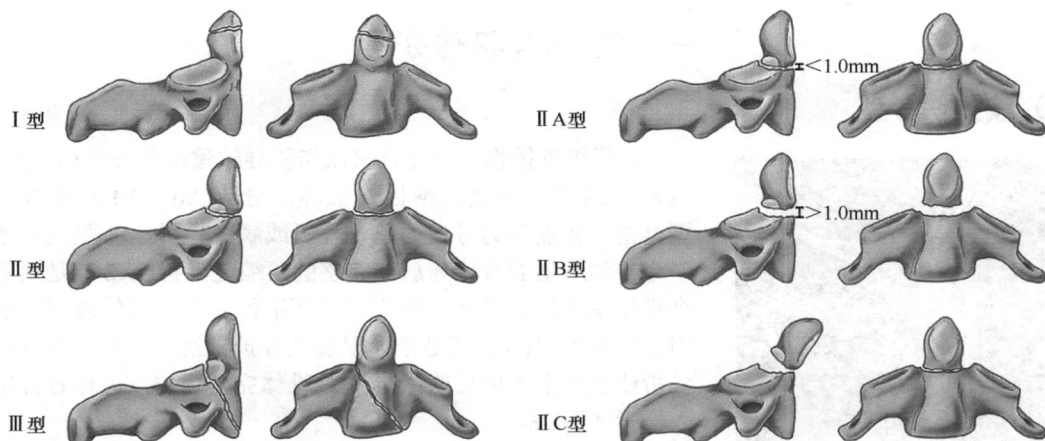

图 28-1　齿状突骨折的类型及治疗

Ⅰ型骨折是齿状突尖的骨折，可以用颈椎围领固定。Ⅱ型骨折是齿状突底部的骨折，治疗方法因年龄和移位距离的不同而不同。骨折移位大于 4～6mm 的患者和年龄超过 55 岁的患者不太可能通过外固定愈合，可能从手术稳定中受益。Ⅲ型骨折穿过齿状突和枢椎椎体，可用颈椎围领固定。Grauer 改良治疗Ⅱ型齿状突骨折。ⅡA 型为横行骨折，无粉碎性，移位小于 1mm；ⅡB 型类似于子类型 A，不同之处在于位移大于 1mm；ⅡC 型骨折，有明显粉碎性骨折

（一）Ⅰ型齿状突骨折

Ⅰ型是齿状突上部骨折，是由于一侧翼状韧带撕脱造成。骨折稳定，可以用外支架固定治疗。

（二）Ⅱ型齿状突骨折

Ⅱ型骨折发生在齿状突和 C_2 椎体的交界处，又分为 3 种亚型。ⅡA 型是横行、无粉碎性骨折，移位小于 1mm，可以外固定治疗；ⅡB 型为无粉碎性、移位大于 1mm 的横行骨折，前路内固定可有效治疗；ⅡC 型是有明显粉碎性骨折，宜采用后路寰枢椎固定治疗。

（三）Ⅲ型齿状突骨折

Ⅲ型骨折是延伸到枢椎体的骨折，是由于过伸造成。大多数未移位的Ⅲ型骨折可以用外支具治疗。脱位或不稳定的Ⅲ型骨折需要手术固定，如果横韧带断裂，则需要进行后路手术。

二、Hangman 骨折

外伤性枢椎滑脱称为 Hangman 骨折，损伤通常涉及颈部过伸和轴向超负荷，损伤涉及双侧关节间部骨折。大多数患者出现颈部疼痛，神经系统完好。大多数 Hangman 骨折可以非手术治疗。对于骨折半脱位超过 5mm 或角度至少 30° 的骨折、外固定失败的患者，应考虑手术固定。

三、其他 C_2 骨折

这类骨折包括非齿状突骨折和非 Hangman 骨折，分为椎体、椎板、棘突和侧块骨折 4 种基本类型。横突孔骨折可行 CTA 评估。

（刘　辉　侯长凯）

第四节　下颈椎（$C_3 \sim C_7$）损伤

下颈椎包括 $C_3 \sim C_7$ 节段，下颈椎损伤相对常见，约占所有颈椎骨折的 2/3 和脱位的 75%。

一、C₃～C₇ 损伤分类

（一）按损伤分型

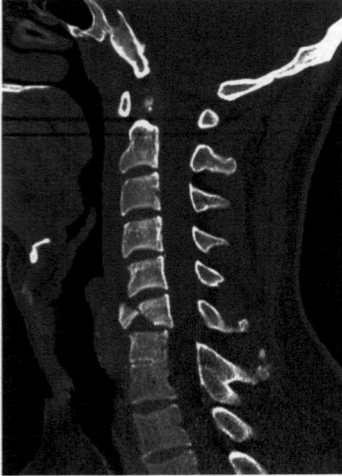

图 28-2　C₆ 冠状劈裂压缩性骨折
（矢状位）

1.压缩性损伤　下颈椎挤压伤能导致颈椎前方结构（椎体）或后方结构（棘突、椎板）破坏，分为 A0～A4 共 5 型。A0 型是由于较弱暴力导致的单一椎板或棘突骨折；A1 型是只累及一个椎体承重面且椎体后壁完整的压缩性骨折；A2 型是累及两个椎体承重面且椎体后壁完整的压缩性骨折，椎体内有冠状或钳状骨折裂缝；A3 型是椎体爆裂性骨折累及一个椎体承重面且骨折线延伸至椎体后壁；A4 型是椎体完全爆裂，可伴有骨块突入椎管（图 28-2）。

2.下颈椎张力带损伤　颈椎的张力带分为前张力带或后张力带。下颈椎张力带损伤在压缩性损伤的基础上进一步分为 3 型。① A0 B1 型：后张力带损伤累及骨骼或关节囊/韧带结构；② A0 B2 型：骨骼和关节囊/韧带结构都有损伤；③ A0 B3 型：前张力带损伤累及椎体或椎间盘。

3.移位性损伤　是发生在任何方向（前、后、侧、垂直）相邻两个椎体相对移位造成的损伤，常伴有椎体或其后方结构的骨折，定义为 A0 C 型，是高度不稳定的损伤。

（二）关节损伤

小关节复合体的完整性是决定颈椎稳定性的重要因素。损伤分型包括轻微的非移位骨折（A0 F1 型）、移位骨折（A0 F2 型）、侧块游离骨折（A0 F3 型），以及不同程度的小关节半脱位或脱位（A0 F4 型）。

二、治　　疗

对于无神经压迫的稳定性损伤，宜采用非手术治疗。不稳定性损伤需要手术干预。手术方法包括前路、后路或联合入路，如果脊髓腹侧受压，需要采用前路手术，必要时以后路补充。

（刘　辉　候长凯）

第五节　胸腰椎损伤

胸腰椎交界处（T₁₀～L₂）是一个生物力学过渡区，从头端坚固的胸椎向尾端相对柔韧的腰椎转变。后韧带复合体（posterior ligamentous complex，PLC）是指多个背侧韧带结构，包括棘上韧带、棘间韧带、黄韧带和腹侧小关节囊。

一、初步临床评估

首先确认呼吸道通畅、血氧饱和度正常和心血管稳定后，进行脊髓脊柱检查，检查运动和感觉变化，是否有脊柱畸形，是否有脊柱压痛及神经反射。

二、影像学检查

CT 能准确反映骨损伤，在骨质疏松症、强直性脊柱炎或其他脊柱僵硬疾病时，隐匿无移位的骨折可能漏诊。MRI 可诊断隐匿性骨折、韧带断裂、PLC 断裂、出血或椎间盘脱出。

三、分　类

胸腰椎损伤分为 A 型压缩（包括楔形压缩、嵌型劈裂、不完全爆裂或完全爆裂）、B 型张力带断裂（分为骨性和韧带性断裂），以及 C 型移位（过度伸展、平移或分离）。

四、手术治疗

标准的治疗方法是后路内固定和融合。对骨折片从前方突入椎管的病例，前路腹膜后入路可以最大限度地对脊髓神经进行减压，后外侧入路也能减压并固定。

（刘　辉　候长凯）

第二十九章 周围神经疾病

第一节 周围神经损伤

近年国内外对周围神经损伤的显微解剖学和手术学研究均有长足进展。我国多数周围神经损伤归属于骨科范围内，少数高水平的神经外科也在开展，在此简要介绍周围神经损伤。

一、周围神经解剖学与损伤的病理生理学特点

1. 周围神经的解剖学特点　神经纤维是周围神经的基本结构单位，又称为轴索，被神经内膜包裹。许多神经纤维组成神经束，被神经束膜包被。神经束组成神经干，其外包被神经外膜。神经束按功能分为运动束、感觉束和混合束。在神经干的近端多数为混合束，在神经干的远端不同功能的神经束已分开，因此，神经干近端的断裂吻合宜选用外膜缝合，远端宜采用束膜缝合。

神经纤维本质上是神经元核周质在胞膜被覆下向外延伸的轴突，最长可达到 1m，其外是基底膜和施万细胞形成的髓鞘，对神经的传导功能有重要意义。施万细胞也是产生神经营养因子的主要细胞，该因子在神经损伤时产生的数量为平时的 15 倍。轴索的直径为 $1\sim20\mu m$。神经的传导速度与其直径的平方根成正比。根据传导速度和动作电位的形态，神经纤维分 A、B、C 3 类。

2. 损伤的病理生理学特点　神经干是由神经纤维、血管、淋巴和结缔组织等组成的复合结构，神经纤维从轴质流得到代谢底物，由神经内微循环提供氧。周围神经富含血管结构，各层内均含血管丛。神经内的血管分为非固有系统和固有系统，非固有系统节段性分布，呈螺旋状或迂曲状进入神经外膜内再发出分支；固有系统是神经外膜内发育的血管丛。神经内毛细血管的内皮和神经束膜两层屏障保护神经纤维内环境，神经束膜将神经束与周围环境隔离，保证神经束的正常功能不受外部影响，束膜对机械损伤有一定的抵抗力，可耐受最长 24h 的缺血。

神经受到长时间压迫缺血可导致神经功能障碍，如果动脉缺血不超过 6h，神经功能可恢复，但缺血超过 8h 会导致神经内膜内血管内皮屏障破坏，蛋白质沿轴索渗漏到神经束膜鞘内，造成神经束水肿；如果神经束膜屏障完整，水肿液体不能扩散到神经束外，会导致神经束内压力进一步增高，微循环损伤加重，长时间持续水肿可导致神经束内纤维化和瘢痕形成。

轴索损伤后染色质溶解、核偏心、核仁扩大和细胞肿胀是最常见的形态学改变，这些变化伴随着神经元 RNA 表达的增加、蛋白质重组、轴质运输的重建和轴索再生而逐步恢复。轴索损伤后需要神经元合成大量的脂类和蛋白质，通过运输系统运送到轴索，以供再生修复。

二、周围神经损伤机制

（一）开放性神经损伤

因锐器切割肢体造成神经损伤，损伤程度从不完全离断到完全断裂差异很大。完全裂伤归为离断性神经损伤，不完全裂伤归入尚保持连续性的神经损伤。如果切割伤的长径和横径范围明确，仅需直接缝合，如伴有广泛的捻挫或撕脱伤应行清创术，待 3～4 周神经损伤范围明确后行二期处理。

（二）火器伤、骨伤

火器伤时神经功能即刻丧失，但神经不一定完全断裂，有部分神经功能恢复的可能，故不急于一期吻合修复。骨折虽可造成广泛的神经挫伤，但有功能恢复较好的可能，钝器伤、闭合性骨折等造成的神经挫伤，一般采取非手术疗法。

（三）牵张性损伤

当外在的牵张超过神经的耐受力时，造成神经失用或轴索断裂，使广泛的神经受损。轻度牵张性损伤预后良好，但严重的牵张性损伤会常造成神经纤维化，需要手术切除纤维化的神经，代之以神经移植。此类损伤常见于臂丛神经、桡神经和腓总神经。

神经外膜、神经束膜和神经内膜的纵行血管间有丰富的侧支吻合，游离很长一段的神经不会造成缺血，但手术中在神经内过度操作，有可能造成神经内微循环障碍而导致神经缺血性损害。神经横断或受到张力作用时对缺血非常敏感，神经吻合时不应过多破坏微循环，还应避免张力下吻合。

（四）压迫性损伤

神经的压迫性损伤有髓鞘结节化、轴索变薄、节段性脱髓鞘、顺行变性（Waller 变性）等病理变化，同时持续机械性压迫也引起血运障碍，使神经出现纤维化、脱髓鞘和顺行变性。四肢神经压迫性缺血不可逆性损伤的时间阈值大约为 8h。臂丛神经、尺神经、坐骨神经和腓总神经易发生压迫性缺血损伤。

（五）注射性损伤

注射性损伤是医疗工作中时常见到的神经损伤。机制有注射针头直接损伤、瘢痕挛缩引起的继发损害和化学药物对神经纤维的毒性作用等。治疗包括保守治疗、立即手术冲洗、早期神经松解、延期神经松解及切除。坐骨神经最易遭受此类损伤。

常见症状为立即发生的注射部位的剧烈疼痛并沿神经走行放射，随后出现感觉和运动的不完全或完全损害。此类损伤发生迅猛，首先保守治疗，密切随访，如未能按预料的时间恢复，再考虑手术治疗。多数患者遗留不同程度的功能缺失。最易引起注射性损伤的药物是青霉素钾盐、苯唑西林、地西泮、氯丙嗪等。

三、周围神经损伤的分类、分级

尽管显微神经外科进步使得周围神经损伤的治疗极大改善，但神经损伤的机制和范围仍然是关乎损伤预后的重要因素。目前尚无满意的分类能兼顾到从损伤到治疗的时间、损伤的范围及神经元、运动终板和靶器官的变化等各方面。现介绍临床常用的周围神经损伤分类。

（一）Seddon 分类

周围神经损伤的 Seddon 分类是较早期的分类，并被广泛采用，将神经损伤按程度分为 3 类。

1. 神经失用（neuropraxia）　是指短暂的、不完全的、可逆的神经功能丧失，在数小时或数周内恢复。轻者神经元胞膜离子通透性紊乱，重者节段性脱髓鞘，肌电图检查显示纤颤电位。好发于臂丛神经、桡神经、尺神经、正中神经和腓神经。

2. 轴突断伤（axonotmesis）　轴突和髓鞘完全断裂，但膜性结缔组织结构尚保存，即轴突的基底膜、神经束膜和神经外膜尚完好。损伤近侧的神经尚正常，但损伤处以远的神经感觉、运动和自主神经功能立即全部丧失，随之发生顺行变性。肌电图检查示肌肉随意动作电位消失，2~3周后提示去神经状态。在损伤远侧残存的神经管道内有自发的轴突再生和髓鞘形成，再生速度平均为 1~2mm/d。

3. 神经断伤（neurotmesis）　是指解剖学上的完全离断，或神经及其结缔组织成分断裂的范围无法达到自发再生的程度。

（二）Sunderland 分级

1968 年 Sunderland 根据神经损伤的程度将其分为 5 级。

第一级：相当于 Saddon 的神经失用，损伤部位有可逆性的局灶性传导阻滞而无顺行变性，也可能有局灶性的脱髓鞘改变。临床表现为轻度的运动和感觉不完全性或完全性的瘫痪及麻痹，在数小时或数天内开始，4~6 周内恢复征象。运动性损伤常重于感觉性损伤，感觉性损伤中有髓的较大纤维重于较小的无髓纤维。肌电检查显示传导阻滞仅发生在损伤部位，远端正常。

第二级：相当于轴索、髓鞘断裂，但被膜和周围的结缔组织完整。轴索断裂导致远侧顺行变性和运动、感觉、自主神经功能的完全丧失。由于神经内的鞘膜尚存，可望有较好的恢复。恢复速度取决于损伤部位到效应器的距离，从近端向远端恢复，常需数月甚至数年时间。高位损伤的恢复较差，轴索再生不完全，可能遗留部分功能缺失。

第三级：除轴索和髓鞘断裂外，神经束内在结构也受到损害。神经内膜丧失完整性，神经束膜和外膜可保留，包括 Saddon 分类中的轴索断伤和神经断伤，恢复取决于神经束内的纤维化程度，后者是神经传导和再生的主要障碍。此级损伤常见于神经束内的损害，如注射后、缺血、牵拉-压迫性损害等。尽管外观上未看到明显损伤，但内在损害可能很严重。临床上神经的各种功能均丧失，肌电图检查显示去神经状态。恢复取决于神经束内的纤维化程度，往往迟缓而且不完全，甚至无神经再生的迹象。

第四级：除神经外膜外，所有神经及其支持组织均断裂，神经固有的束状外观丧失，呈薄片或散在的发束状，或呈神经瘤状，需要外科修复或神经移植。

第五级：神经连续性完全丧失，损伤远侧神经功能完全消失。再生的轴索从伤处长出形成神经瘤。即使有少数轴索穿过伤处达到远端但也无功能。常见于撕脱伤、切割伤、牵拉或压榨伤，在最好的外科修复条件下，功能也很难实现完全恢复。

四、周围神经损伤的诊断及伤情评估

（一）病史

病史中需了解受伤当时的情况，要追问从受伤到就诊这段时间内运动和感觉功能的变化情况，另外患者的职业、受伤前的肢体功能、受伤的环境和机制、疼痛情况等均应记录。

（二）临床检查

伤口部位、瘢痕特征、组织类型、关节活动范围和挛缩程度等应详尽、准确、标准记录。

（三）电生理检查

电生理检查包括肌电图、神经传导速度、测定和躯体感觉诱发电位等。

（四）辅助检查

辅助检查包括 X 线片、CT 和 MRI，必要时行血管造影以明确合并的其他损伤。

五、神经修复技术

手术修复的目的是在受损伤的神经近端和远端之间建立最佳神经连结，使再生的轴索获得功能恢复，尽量减少错构性连结。

（一）修复时机

按伤后到手术的时间分为一期手术、早二期手术和晚二期手术。伤后 24h 内手术为一期手术，1~3 周内的手术称为延迟一期手术；伤后 3 个月内的吻合称为早期二期缝合，3 个月后为晚期二期缝合。

周围神经损伤的最佳修复时机尚有争议。一期修复有其优点，一是可使轴索再生较早地通过吻合口，二是轴索可进入正常大小的神经末梢内；缺点是难以准确判断神经两断端的损伤程度，断端吻合处有损伤残留会导致瘢痕组织过多形成。

对断端整齐、创口污染不重、伴随软组织伤也不严重、不超过 24h 的神经切割伤，可以一期缝合。臂丛神经和坐骨神经损伤一旦满足一期修复条件应立即修复，因在二期手术时其断端的回缩很难拉拢，且损伤平面距效应器官很远，只有早期修复才能保证末梢器官的功能恢复。

二期手术的优势在于：①便于鉴别损伤神经远、近端的瘢痕组织，明确切除的范围，利于修复；②合并神经附近组织的损伤有恢复的可能，感染已控制；③神经鞘膜增厚便于吻合。

（二）手术指征

1. 适应证

（1）开放性损伤，特别是锐器伤，神经断伤不能自行恢复。

（2）损伤平面较高，即使有自行恢复可能，但再生到终末器官耗时过长，应行手术修复，防止其去神经后的不可逆性退变。

（3）保守治疗不好转，或手术后经观察不恢复，或恢复到一定程度后即停药。

（4）损伤部位有明显的神经痛。

2. 禁忌证

（1）神经损伤后仍保持连续性有恢复可能者，或伤后仅为不完全性功能丧失者。

（2）观察有逐步恢复征象者。

（3）损伤部位严重污染，或软组织损伤严重者。

上述手术适应证和禁忌证是相对的，实际选择时还应结合患者的多方面因素考虑。

（三）手术技术

1. 神经松解术 手术从正常的部位开始向病变部位解剖，能找到正确的解剖层次，利于识别正常与病变组织的界限。手术主要是切除神经外膜和束膜间的瘢痕组织，保护神经的血运。

2. 神经缝合术 神经完全断裂，或切除两端瘢痕后缺损＜2cm，远、近两端游离后，端端对位可无张力缝合，分为外膜缝合、束膜缝合和外束膜联合缝合。神经外膜缝合时断端应在轴位上准确对位，神经外膜上的血管可作为解剖对位标记。180° 两定点对位，神经外膜全层缝合，如有张力断端可做少许松解，避免缝线穿入神经束膜下。打结时注意张力恰好使断端对合即可，过分的结扎张力会使神经束变形或堆积。创口闭合后，肢体用夹板固定 3～4 周。

3. 神经束修复 根据神经束分布，将两断端同一性质的神经束按单根神经束或多个神经束组分别对位缝合。缝合方法的选择根据神经束的性质、神经干的部位、神经组织和结缔组织的比率而定。神经干的近侧结缔组织含量少，则宜采用混合束神经外膜缝合方法；较单纯的运动或感觉束断裂、结缔组织含量多，则采用束膜缝合为佳。

4. 神经移植 视其移植物来源不同分为异种神经移植、同种异体神经移植和自体神经移植。目前，临床以自体神经移植方法为主。

（1）游离神经移植：神经缺损超过 2cm，两断端的勉强吻合会因张力过大而影响再生。宜采用游离神经移植，通常取材于感觉皮神经，如隐神经、腓肠神经、肋间神经等。

（2）带血管蒂的神经移植：采用动静脉血管蒂伴行的神经吻合，为神经移植体供血，如桡神经浅支与桡动静脉、腓浅神经和腓浅动静脉。

5. 非神经组织的桥接术 血管桥接和肌肉桥接，将缺损的神经两断端植入就近的健康的肌束内，观察骨骼肌内有再生的神经纤维生长，结果有待进一步观察。

6. 神经植入术 在神经的远侧和肌肉的近侧神经均已毁损的情况下，将神经的近侧断端分成若干束植入肌肉内，或接长后分束植入。

7. 神经移位替代术 切断功能相对次要的神经后缝合于近侧已损毁的重要神经的远侧断端，以期替代其功能，如颈 7 神经根移位术。

（四）影响神经修复结果的因素

1. 年龄 儿童的神经生长和再生能力远大于成人。
2. 损伤性质 钝挫伤对神经损伤较锐器伤更严重。
3. 损伤长度 损伤越长，神经束界面的解剖定位差异越大，手术要求越精细，恢复效果越差。
4. 损伤时间 损伤时间越长，恢复越差，一般在损伤 3 个月内修复。
5. 损伤部位及平面 越靠近脊髓或损伤平面越高，预后越差。
6. 手术医师 术者的经验、技能及手术室的硬件配置均对手术效果有一定影响。

（刘　博　宋云飞）

第二节　外周神经肿瘤

一、外周神经肿瘤的分类

外周神经肿瘤尚无统一分类。目前较通用的为 Willer 分类（表 29-1）。

表 29-1　Willer 分类

神经鞘的肿瘤	神经鞘瘤、颗粒细胞性神经瘤、神经纤维瘤、多发性黏液性神经瘤、恶性肿瘤
神经源性肿瘤	神经母细胞瘤、神经节神经母细胞瘤
非肿瘤性增生	创伤性神经瘤、局限性增生性神经病、血管周围施万细胞增生、假性神经囊肿
非神经源性肿瘤	嗜铬细胞瘤

二、外周神经肿瘤的临床诊断

（一）症状、体征

患者发现皮下肿块和疼痛，或肢体功能缺失，鉴别诊断比较困难。查体皮下肿块在垂直于神经走行的方向上活动度好，在平行方向上活动度差。触诊有疼痛或麻木感，可向肢体远端放射。

（二）辅助检查

CT、MR1 有助于确定肿瘤的范围，个别情况下需要血管造影或椎管造影。对于脊柱附近病变怀疑神经肿瘤的患者，要排查是否为哑铃形神经纤维瘤凸入椎管的部分。

（三）术中诊断

术中检查肿块与神经结构的解剖关系，观察肿块有无搏动、是否随肌肉收缩运动，以便与肌肉、肌腱和血管的肿瘤相鉴别。对于判断不明者谨慎活检，以免损伤神经。

三、外周神经鞘瘤

外周神经鞘瘤常发生于感觉性脑神经、脊神经的后根和外周神经干屈侧，发生于四肢者，多分布在关节的腹侧面。也可能是神经纤维瘤病的表现之一。为局限性肿块，局部有压痛并沿神经干向远端放射。术中见肿瘤呈圆形、质韧，有时呈分叶状，境界清楚，有被膜。肿瘤较大时可发生囊变。切面呈黄色橡胶样韧性，与脑膜瘤在肉眼上难以区分。神经鞘瘤属良性肿瘤，外科切除可获得良好结果。

四、神经纤维瘤

神经纤维瘤起源于外胚层，但可累及中胚层和内胚层，属于错构瘤。发生于各年龄段、身体任何部位的皮下组织，周围神经干和神经根均可发生。常见于外周神经，罕见于颅内神经根。肿瘤本身为梭形膨大的神经干，施万细胞、结缔组织也参与其中，边界不清，无被膜。

肿瘤全切除后将导致该神经的功能障碍，术中可沿神经长轴切开神经外膜后，在肿胀的神经束中选择一根半透明的光亮肿胀的神经束，切取 5mm 快速切片活检，如果活检病变无恶性征兆可随访；如果 6 个月内肿块无明显生长和神经功能缺失加重，不作进一步的外科处理。如需切除肿瘤，要尽可能地保留神经的完整性；如果神经必须切断，可应用隐神经移植替代部分功能。

五、多发神经纤维瘤

多发神经纤维瘤又称 von Recklinghausen 病，属于常染色体显性遗传病，为神经皮肤综合征之一。病理表现为成纤维细胞和施万细胞增生，12% 的患者可能恶变，神经干的近端和深部肿瘤易恶变。

临床表现为多发的皮肤结节、皮肤色素斑（牛奶咖啡斑）和神经纤维瘤样的象皮病、多发的周围神经纤维串珠样增生，有的还伴有智力低下或其他疾病。

对于多发神经纤维瘤病，须确定引起患者症状的责任神经，如果是单一肿块，应手术探查并作病检以确定诊断，视其性质再作进一步处理。

六、其他外周神经肿瘤

（一）外周神经元肿瘤

此肿瘤由成熟的神经元、神经突起、施万细胞和胶原组成。多见于儿童和青年，应与神经鞘瘤和神经纤维瘤相鉴别。

（二）神经节神经母细胞瘤

神经节神经母细胞瘤多发生于纵隔和后腹膜、肾上腺、腰背部的脊神经节。较大，呈圆形，均一发生于脊神经者多为哑铃形或形状与正常的神经节相似，但体积较大。颅底肿瘤中也有少数报道。

（三）神经元神经母细胞瘤

神经元神经母细胞瘤是一种胚胎性的神经元肿瘤，通常发生于 4 岁以下的儿童，是具有局部浸润和转移性质的恶性肿瘤。肾上腺和腹部交感神经节为好发部位。外观呈灰色，有被膜，大而软，常呈分叶状，境界清楚，常伴有囊、出血，甚至钙化。镜下可见由未成熟的原始神经元组成，有转变为神经节母细胞的可能。神经节神经母细胞瘤的患者尿液内可发现儿茶酚胺类分泌增多。此肿瘤也可发生在靠近筛窦的鼻腔内，可波及脑，多为年轻人。生长缓慢但可复发或转移。

（四）化学感受器瘤

化学感受器瘤以颈静脉球瘤相对多见。

（五）嗜铬细胞瘤

嗜铬细胞瘤多发生在肾上腺髓质，详见泌尿外科。

七、恶性外周神经肿瘤

恶性外周神经鞘瘤危险程度高，5 年生存率低。肿瘤沿神经干扩展并血行转移到肺和肝脏。放疗和化疗疗效差，一旦发现应积极做广泛的根治性切除。如无转移，手术切除术式参考如下：①距离神经干两侧 3cm 以上，做整块根治性切除；②截肢，适用于肢体近端的恶性神经肿瘤。

（陈　实　张文川）

第七篇　小儿神经外科学

第三十章　小儿神经创伤与重症监护

儿童颅脑创伤与成人有很大不同，在救治上有小儿外科的特点，需神经外科医师注意。致伤原因方面，2 岁以下儿童以非事故性伤害为主，2～14 岁儿童头部摔伤最多，15～18 岁者以车祸致伤常见。

第一节　儿童颅脑创伤的特点和救治要点

一、急诊抢救

抢救儿童颅脑创伤时，首先要对气道、呼吸和循环系统进行评估，然后再进行神经系统评估。医师要掌握儿童与成人创伤评估的差异，以及对儿童进行手术干预的意义。

儿童气道和呼吸管理通常与成人相似，对循环状态和失血的评估则有很大的不同。儿童创伤后需氧量较高，但血容量低于成人，儿科创伤因失血死亡者多于成人。儿童有生理储备强的特点，即使血容量减少了 25%～30%，常可以保持正常血压，很容易掩盖低血容量的问题。因此，当患儿出现低血压（低于正常值 20mmHg）时，可能已经非常接近心血管衰竭。

儿童正常血压可以通过方程 90+（2×年龄）来估计，血容量约为 80ml/kg 体重。头皮裂伤和颅内血肿是儿童严重失血的原因，婴儿头部创伤后骨缝裂开，导致颅盖骨穹窿下空间扩大，隐藏大量的出血。低血容量的临床症状主要为嗜睡、脉搏微弱、体温过低、尿量减少、皮肤斑驳、代谢性酸中毒和毛细血管充盈时间增加等，静脉通路补液是复苏的关键。

创伤出血、复苏补液稀释都会消耗或降低凝血因子，约 40% 严重创伤性脑损伤的儿童发生凝血障碍，易患弥散性血管内凝血（DIC）；另外，脑损伤组织释放组织凝血活酶，也增加了发生 DIC 的风险。因此，儿童在大量失血时，要同时补充血小板、血浆和红细胞。

二、神经科评估

在严重创伤初步复苏和稳定后，可以进行详细的神经检查。检查、评估头皮血肿或裂伤、颅骨骨折或颅底骨折的征象及局部神经症状。婴儿囟门膨隆表示颅内压可能增高，对于年龄较大的儿童可适用 GCS，对年龄较小的儿童则需采用修改后的评分系统。对于疑似头颈部损伤的患者，应给予标准颈椎保护措施。

脑和头部骨窗 CT（包括三维重建）是评估颅脑创伤的主要影像学检查手段。如果患儿有局部神经科症状、可疑颅骨骨折、GCS＜14 分、前囟膨大、持续呕吐、癫痫或昏迷，可行 CT 检查。

三、治疗要点

（一）轻型颅脑损伤

对轻度损伤、检查无异常、没有危险因素的患儿，可在急诊室观察 6～8h，确定无变化后再离开，并告知随访要求，不需要常规重复 CT。

发生脑震荡后的最初几个小时内，患儿会出现神经功能下降，应密切观察。如果发生在体育运动中，应立即休息，以免再次损伤使患儿发生二次撞击综合征，引发严重后果。二次撞击综合征是脑血管自动调节功能突然丧失，颅内压（ICP）在几分钟内迅速增高，患儿可出现突然晕倒、瞳孔散大、眼球固定、呼吸衰竭和死亡。

脑震荡后综合征是脑震荡发生后第 1 周的头痛、头晕、神经精神症状或认知障碍，1 周后或更长时间内可能出现抑郁、心理健康、睡眠障碍和焦虑等问题，应考虑进行 MRI 检查。

（二）中、重型颅脑创伤的治疗要点

儿童颅脑创伤后，应在稳定呼吸、循环系统的基础上，迅速开始进行针对脑损伤的治疗。

1. 高颅压的治疗

（1）高渗疗法：甘露醇和高渗盐水是常用于高颅压的药物。甘露醇能快速利尿，对于总血容量较小的儿童需注意低血容量问题。甘露醇剂量为 0.25～1g/kg，目标血清渗透压为 320mOsm/L。高渗盐水与快速利尿无关，没有明显的肾脏并发症，可帮助改善整体容量状态，对儿童有效。3%高渗液剂量可为 0.1～1.0ml/(kg·h)，目标血清渗透压可达 360mOsm/L。

（2）过度通气：目标是增加呼吸速率，让 $PaCO_2$ 达到 30mmHg 以下。儿童的自主血流调节对血清二氧化碳水平敏感，过度通气可降低血清 PCO_2，降低总碳酸氢盐水平，会导致血红蛋白-氧亲和力曲线左移，减少脑组织中的氧释放，导致脑缺血、脑血流量下降。因此，过度通气是降低急性 ICP 增高或脑疝患者 ICP 的一种短期临时方法，需尽快桥接开颅减压术或给予冬眠疗法。

（3）镇静和麻醉：镇静药物可通过镇静作用降低 ICP，但丙泊酚等药物有引起输注综合征（代谢性酸中毒、高钾血症、高甘油三酯血症和肝大，并导致多器官衰竭）的可能性，不能对创伤性脑损伤患儿长时间镇静（＞12h）。神经肌肉阻滞药可以减少患儿颤抖、不配合呼吸机治疗，并且可降低气道和胸部压力，但有导致肺炎、心血管不稳定和肌病等并发症的可能，因此，神经肌肉阻滞药应作为其他治疗顽固性 ICP 增高方法失败时的备选方案。

（4）巴比妥类药物：巴比妥类药物是降低 ICP 最显著和与改善预后相关的镇静药。巴比妥类药物通过抑制新陈代谢、改变血管张力、减少自由基和稳定脑细胞膜来控制 ICP。常用戊巴比妥，剂量为 10mg/kg 的负荷剂量和 1mg/(kg·h) 的维持剂量，需要连续脑电图（EEG）监测来调整维持剂量。巴比妥类药物会引起血流动力学不稳定，可能需要同时使用升压药来维持适当的血压，临床应谨慎使用，可作为其他控制 ICP 方法失败时的备选方案。

2. 癫痫的预防与治疗　创伤后癫痫较为常见，会增加脑代谢和 ICP。儿童的癫痫发作阈值比成人低，部分重度创伤性脑损伤儿童在创伤后早期即有癫痫发作。在患有严重创伤性脑损伤的儿童中，可行连续脑电图监测。抗惊厥药如左乙拉西坦可以降低癫痫发作的发生率，而且与提高总生存率有相关性，是安全有效的儿童药物。

3. 亚低温治疗　患儿体温升高与新陈代谢率增高、炎症反应、兴奋性毒性和癫痫发作有关。亚低温治疗对急性期管理有帮助。

四、手术治疗

手术的目标是降低 ICP，稳定生命体征，预防继发性脑损伤等。复杂性颅骨骨折、开放性凹陷骨折、脑脊液漏、伤口严重污染、导致 ICP 增高的弥漫性脑肿胀/颅内血肿等需手术治疗。与成年患者相比，儿科患者及早进行减压手术，可能获得更好的效果。

儿童血容量小，手术时皮瓣止血非常重要，良好的止血能显著减少失血。对于 2 岁以下的儿童，要注意保持骨膜在骨上的完整性，以利于生长发育。

幼儿骨骼较薄软，受伤后可能会出现颅骨凹陷，称为乒乓球骨折，可在骨折附近钻孔，在下方滑动器械，从内部复位骨折，或经皮向外牵引复位骨折。儿童时期的颅骨线形骨折会随时间推移持续生长、扩大，并导致明显的凹陷，常伴有硬脑膜撕裂，称为生长性骨折，需要择期手术修补。

（马　骁　王永军）

第二节　新生儿脑损伤

新生儿脑损伤是新生儿死亡的重要原因，新生儿脑损伤的原因包括出生创伤、感染、早产、多胎和极低出生体重等。

一、新生儿脑病

新生儿脑病是指妊娠 35 周或 35 周以上出生的缺氧缺血婴儿，出生后出现意识低下、癫痫发作、呼吸启动和自主呼吸维持困难，以及肌张力和腱反射减弱等。引发因素包括子宫破裂、严重胎盘早剥、脐带脱垂或母体心血管衰竭等。新生儿脑病发生率为 3/1000～5/1000 活产婴儿，10%～40% 的受累婴儿无法存活，近 1/3 的婴儿表现出长期神经发育迟缓。

根据意识水平、自发活动、肌肉张力、姿势、原始反射和自主功能 6 个基本特征的受累程度，将新生儿脑病分为轻度、中度或重度。新生儿脑病的损伤可能涉及深部灰质核团（丘脑、壳核和苍白球）和（或）前、中动脉循环与中、后动脉循环之间的"分水岭"区域，基底节、丘脑和内囊后肢受累通常会导致运动障碍型脑瘫。患儿可有面容苍白、肌肉松弛、哭闹无力、呼吸暂停、一侧或双侧瞳孔扩大、阵发性肢体痉挛和面肌抽搐等；晚期可出现囟门饱满、头围增大、骨缝分离等。

新生儿脑病的诊断标准是患儿出生 10min Apgar 评分小于 5 分，或脐带血 pH 小于 7.0 或血气中碱基减少超过 12mmol/L，MRI 有急性脑损伤表现，可伴有多系统器官功能衰竭。

新生儿脑病的治疗包括全身低温或选择性头部低温，能降低死亡或严重神经发育障碍的风险，常见副作用包括窦性心动过缓、轻度低血压和轻度血小板减少等。

新生儿期癫痫常见，缺血缺氧性脑病、中枢神经系统感染、颅内出血、先天性代谢疾病、围生期卒中和遗传性疾病均可导致癫痫发作。治疗新生儿癫痫可选择苯巴比妥（一线）、磷苯妥英（二线）、利多卡因和咪达唑仑（咪唑安定）等，对失血、高颅压、呼吸系统疾病、抽搐等方面都要做相应处理。颅内出血较多时可行手术钻孔引流。

二、早产儿颅内出血

早产儿颅内出血主要包括胎龄 32 周以下的早产儿生发基质出血和脑室周围出血（PVL），可导致脑室内出血（IVH），发生继发性脑积水，有较高的致残率、致死率，对存活婴儿的生长发育产生显著影响。

胎儿脑组织内的生发基质是一种高度细胞化、高度血管化的结构，位于侧脑室 Monro 孔，沿丘脑沟最突出，是细胞增殖活跃的区域，产生神经母细胞和胶质祖细胞，形成皮质和白质。妊娠 23 周时生殖基质大小平均为 2.5mm，妊娠 32 周时为 1.4mm，到妊娠 36 周时几乎完全消失。

多种因素导致了生发基质的出血倾向。来自颈内动脉、大脑前动脉和大脑中动脉的动脉分支为生发基质提供了丰富的血运，Huebner 返动脉、脉络膜前动脉和豆纹动脉尤为重要。脑室内的静脉接收生发基质静脉回流，汇入大脑内静脉和大脑大静脉，如果受压引起静脉梗死也可导致生发基质出血。产前使用皮质类固醇治疗，可以降低早产儿 IVH 的发病率。

脑室周围出血是与早产相关的出血，表现为深部白质的囊性改变或由胶质增生和少突胶质细胞丢失引起的非囊性改变，低出生体重儿的 PVL 更常见。PVL 累及大脑、间脑、小脑和脑干，被称为早产儿脑病。

早产儿的 IVH 最常发生在出生后 72h 内，头部超声检查诊断和监测新生儿颅内出血时，监测枕额周长（OFC）、额角宽度和骨缝的张开程度，也能早期发现脑积水。

治疗新生儿脑积水可采用引流脑脊液的方法来降低 ICP，一般采取脑室-帽状腱膜下分流、Ommaya 囊抽吸或脑室外引流的方法。如果需要永久性脑脊液分流，一般行脑室-腹腔分流术。出血后脑积水的长期治疗可能相当复杂，需要密切观察，并需要多次手术。需要长期分流的 IVH 早产儿，神经发育结果往往较差，多有运动或认知障碍。

三、新生儿创伤性颅内出血

分娩过程中的机械力可能导致新生儿头部外伤。与胎儿、母亲和分娩过程相关的多种因素，如巨大儿、母亲肥胖、胎儿畸形和阴道分娩等，都可能增加出生时头部创伤的风险。创伤性颅内出血是新生儿脑外伤最严重的情况，可发生在硬脑膜外、硬脑膜下、蛛网膜下腔、脑实质内或脑室内。无症状硬脑膜下血肿，可能会转变为水瘤。

新生儿创伤性脑实质内出血常出现癫痫，由于颅缝未闭合，少量出血时颅内压增加不明显，大量出血可出现颅内压增高，患儿易激惹、前角隆起和骨缝张开，严重时出现呼吸暂停或心动过缓和嗜睡，出现瞳孔反射迟钝和脑疝。

CT 通常用于诊断脑出血，还可检测到颅骨骨折或软组织损伤。快速序列 MRI 能够快速评估颅脑外伤，避免 CT 的辐射损伤。

对神经功能良好的新生儿，硬脑膜外或硬脑膜下小血肿可以采取保守治疗。必需手术治疗者可通过开颅直接清除血肿，或钻孔引流。

（孙　宁　王永军）

第三节　儿童脊髓损伤

较大儿童的脊柱解剖结构与成人相似，年幼的儿童则与成人有许多生理差异。第一，幼儿的颈椎小关节呈水平方向，小关节的角度随着年龄的增长而增加，与成人关节相比，关节面对旋转和平移的阻力较小；第二，颈关节的钩突直到大约 10 岁时才骨化，与成人相比对旋转和平移的抵抗力较低；第三，与体重相比，幼儿的头部质量相对大，颈椎整体旋转轴惯性也大；第四，成人屈曲支点在 $C_5 \sim C_6$ 水平，而幼儿位于 $C_2 \sim C_3$ 水平。

脊髓损伤在儿童中相对少见，但后果严重。脊髓损伤的原因包括直接暴力和间接暴力。直接暴力损伤如背部被重物击中，脊髓损伤部位与暴力部位一致。间接暴力损伤是脊髓损伤发生在暴力作用的远隔部位，如高处坠落时臀部着地导致的脊髓损伤。

脊髓损伤早期可出现损伤平面以下脊髓功能缺失，包括感觉丧失、瘫痪、深浅反射消失、大小便潴留等；如无明显脊髓实质损伤，可于数小时或数天恢复；如脊髓实质部分或完全损伤，脊髓功能不能完全恢复。

脊髓损伤后应禁止患儿坐起或站起，搬动患儿时保持身体呈直线轴位移动；可用甘露醇、激素来减轻脊髓水肿。手术解除脊髓压迫，有促进脊髓功能恢复的作用。对不完全神经损伤和关节脱位的患者，应紧急进行手术；对神经状况恶化和压迫性病变（如血肿或大型椎间盘突出症）的患者，也应紧急进行手术减压。

脊髓损伤的远期并发症包括压疮、尿路感染及肢体挛缩畸形等。

（魏中南　王永军）

第四节　儿童神经重症监护病房

对神经系统疾病危重儿童，要进行专门的神经系统连续功能监测，制订临床策略以避免继发性脑损伤，保护未受损伤的神经组织。创伤患儿、复杂神经外科手术后的患儿，以及患有复杂神经肌肉疾病的呼吸障碍者需要专业医疗和护理，儿童神经重症监护病房最好由医师、护士和支持人员组成多学科团队，配备专业设备。

儿童重症监护病房工作着重于以下几方面。

1. 患儿呼吸衰竭的救治与气道管理。儿童呼吸失代偿是心肺骤停的最常见原因，在重症监护病房中仔细监测患者的呼吸状态，旨在预防呼吸失代偿，并支持性治疗呼吸衰竭的患儿。

2. 预防脑卒中。及时有效地评估疑似脑卒中患儿，及时启动脑卒中治疗。

3. 维护水电解质平衡。急性脑损伤以及手术后的儿童在治疗期间通常需要静脉输液，应注意水电解质平衡，避免因血糖异常及电解质紊乱导致脑代谢异常、脑水肿而形成二次损伤。

4. 治疗高颅压。

5. 治疗癫痫发作。癫痫发作是危重患者发生新的缺血性或出血性损伤的危险因素，应及时终止癫痫发作，将其可能造成的继发性伤害降至最低。在急性处理的同时，应立即寻找癫痫的原因，如代谢紊乱、药物反应、血管损伤、感染等，予以管理。

6. 防止继发性脑损伤。儿童神经重症治疗旨在避免高颅压、全身性缺氧、低血压和低碳酸血症，以预防脑缺氧和缺血。

早期识别新的神经损伤对危重儿童非常重要，也是改善神经损伤预后的重要一步。小儿神经重症监护团队可以通过多学科方法对危重儿童的脑损伤做出重要且十分有意义的贡献。

（魏中南　王永军）

第三十一章 小儿先天性疾病

第一节 脑膨出、脑膜膨出

脑膨出（encephalocele）是指任何颅内容物因颅骨缺损而突出的现象。脑膨出的突出包块中包含正常脑或胶质组织、脑脊液；脑膜膨出（meningocele）仅包含脑膜和其中包裹的脑脊液。

一、病　　因

脑膨出的发病率占所有神经管闭合不全的 10%～20%，脑膨出可导致胎儿流产。种族和地理因素对发病和膨出的部位有影响，但是具体发病机制仍不完全清楚。

二、临床表现

患儿颅面中线部位局部出现囊性膨出，大小各异，触压时可有波动感，可随颅内压增高，哭闹时包块增大。根据部位可分为枕部脑膨出、顶部脑膨出、颅前部脑膨出、颅底脑膨出等。

三、诊断与评估

MRI 可清晰显示脑膨出的内容物。头、颌面部 CT 三维重建是评估脑膨出骨解剖缺陷的首选方法。

四、治疗及预后

治疗以手术修补为主，单纯的脑膜膨出经过手术治疗一般效果较好。脑膨出的手术目的是切除膨出的囊、回纳和保护有功能的神经组织，切除发育不良的组织对神经功能无影响。合并有脑积水形成则需行脑脊液分流手术。

颅底单纯脑膜膨出可经蝶/经口修补，主要并发症为感染与脑脊液漏。如疝出的囊内包括垂体柄、垂体及下丘脑，则手术死亡率高，需谨慎手术。

如果膨出囊内的发育不良脑组织体积超过颅内脑组织体积，或伴有其他的严重畸形，预计患儿预后极差者则不考虑手术修补。

（马　晓　张春燕）

第二节 蛛网膜囊肿

蛛网膜囊肿是脑膜中蛛网膜层内的良性非肿瘤性液体囊性占位，约占颅内占位性病变的 1%，1 岁和 5 岁时发病达到峰值。大多数儿童蛛网膜囊肿是先天畸形，几乎不引起症状，通常在头痛、头围增大、发育迟缓或创伤后的影像学检查中发现。头外伤、颅内出血或脑膜炎可继发蛛网膜囊肿。

囊肿可位于颅中窝、外侧裂、脑桥小脑三角、四叠体池、小脑蚓部、鞍上区、半球间裂隙、大脑凸面等。大的囊肿能导致相邻硬脑膜和骨骼变薄。囊肿膜为半透明薄膜状，可与周围软脑膜融合，蛛网膜内层紧贴软脑膜，蛛网膜下腔因囊肿压迫而闭塞，其下脑皮质通常正常，可存在少量胶质增生，也可因囊肿占位导致其下大脑皮质发育不全或缺失。

蛛网膜囊肿的发病机制仍有争议，病理学分析显示，囊肿壁的成分各不相同。大多数囊肿壁都有正常的蛛网膜细胞，部分囊肿壁有纤维化、微绒毛和纤毛。囊肿的内容与脑脊液也非常相似，但在蛋白质、乳酸脱氢酶和磷酸盐浓度方面不一致。

蛛网膜囊肿临床症状与其他儿童占位性病变相似，可有进行性巨头畸形、高颅压、头痛、脑积水、发育迟缓、共济失调、眩晕、听力损失和癫痫等。蛛网膜囊肿在轻度头部创伤后也可能出血，多见于颞叶囊肿患者。

先天性蛛网膜囊肿 CT 或 MRI 显示边界清晰、边缘平滑、无强化的病灶，与脑脊液密度或信号相等。MRI 可以更好地检测较小的囊肿和邻近骨结构的囊肿。MRI 可以分辨大多数蛛网膜囊肿的囊液和其他囊性病变所含蛋白质的差别。MRI 序列还可以通过质子密度加权和弥散加权序列上的信号不同，来区分蛛网膜囊肿与表皮样囊肿、寄生虫相关囊肿等。

蛛网膜囊肿具有良性自然史，多采取保守治疗，但应注意运动后囊肿出血风险。手术治疗有利于改善症状，手术方法有显微手术、内镜手术，以及囊肿-腹腔分流手术等。

（孙　宁　张春燕）

第三节　儿童脑积水

脑积水是由多种原因引起的脑脊液分泌过多、循环受阻或吸收障碍而导致脑脊液在脑室系统或蛛网膜下腔过多积聚的情况，常伴有脑室扩大、脑实质相应减少和颅内压增高。生理条件下，脉络丛产生脑脊液后，由侧脑室通过室间孔进入第三脑室，再经导水管进入第四脑室，经第四脑室外侧孔和正中孔流入枕大池内，并在这里与脊髓蛛网膜下腔来源的脑脊液汇合，最后经蛛网膜颗粒吸收进入矢状窦。

一、病　　因

脑脊液循环通路中各个位置出现病变均可导致循环障碍，常见原因分为先天性结构畸形和获得性病变（占位性病变、感染等）。脑积水的发生机制：①一侧室间孔阻塞；②中脑导水管梗阻；③第四脑室流出道梗阻；④脊髓和皮质蛛网膜下腔之间的阻塞；⑤蛛网膜颗粒发育不良或闭塞；⑥矢状窦压力较高。

儿童脑积水多以先天性发育异常多见，常见病因有中脑导水管狭窄或闭塞、小脑扁桃体下疝畸形、第四脑室正中孔和侧孔闭塞［丹迪-沃克（Dandy-Walker）畸形］、先天性脑池发育不良、颅内占位性病变、颅脑外伤出血、炎症、上矢状窦静脉压力增高等。

二、临床表现

临床表现常见头痛、呕吐、易激惹、智力发育障碍、视物模糊和（或）复视、颈部疼痛、行走困难、内分泌异常等。查体可见头围增大、颅缝分离、前囟张力增高、"落日目"征、肌张力增高等。

三、治　　疗

脑积水的治疗包括药物治疗和手术治疗，其中手术治疗为首选治疗方法。手术以恢复最佳神经功能为目标。手术方式需根据患儿病因选择，主要包括切除肿瘤梗阻、减少脑脊液生成、第三脑室造瘘术、脑脊液分流术等。

（一）脑脊液分流术

脑脊液分流术是将脑室或腰大池的脑脊液分流至其他部位，分流方式包括脑室-腹腔分流术（最常用）、脑室-心房分流术、Torkidsen 分流术、腰大池腹腔分流术等。分流术后患儿需定期随访。

分流手术的并发症包括分流装置故障［分流管近端及远端堵塞、分流阀门堵塞、感染、分流过度（低颅压、裂隙脑室、硬脑膜下血肿或积液）］、其他并发症（癫痫、分流管近端穿刺道出血、分流管远端移位、脏器穿孔等）。分流术改善了脑积水的预后，有助于患儿神经功能障碍的恢复，但存在一定的失败比例。

感染是脑室-腹腔分流术后并发症之一，感染途径包括血行感染、分流管逆行感染、术中分流材料污染等，多数病原菌为凝固酶阴性表皮葡萄球菌，其次为金黄色葡萄球菌。儿童术后感染多发生于术后 3 个月内。感染后常见发热、头痛、嗜睡、恶心、呕吐等，婴儿可表现为易激惹，严重者出现呼吸暂停及心动过缓，还可有走路不稳、癫痫发作、视觉障碍、腹痛、沿分流管出现红斑或水肿积液等。影像学 X 线片可以检查分流管是否破损或断裂；对于高度怀疑感染者，可以通过脑脊液常规、生化及细菌培养来进行诊断。治疗中要取出分流管，根据脑脊液培养及药敏试验结果选择抗生素。

（二）内镜手术

内镜技术可应用于脑积水的诊断和治疗，主要用于协助脑室-腹腔分流术中将脑室端导管放到最佳位置、内镜下第三脑室造瘘术、打通脑室内炎性粘连，如单侧脑积水、梗阻性脑积水、囊肿等，以及脑室内活检和切除病变等。

四、婴儿脑出血后脑积水

婴儿脑出血后脑积水是婴儿在生发基质-脑室内出血（GM-IVH）后脑室内的积血阻碍了脑脊液循环，导致婴儿脑室扩张。婴儿出血后脑积水死亡率高，多数患儿需要接受脑室-腹腔分流术。经颅超声和 CT 为最常使用的检查手段。

婴儿出血后脑积水的自然病程因人而异。GM-IVH 的短期病程常与出血的严重程度有关，且在最初的 4～6 周内最为明显。约 5% 的患儿在出血的数日内快速进展，严重出血的患儿，由于脑脊液循环受阻可发生急性脑室扩张，需紧急处理。对 IVH 婴儿，早期应密切观察生命体征，记录体征变化，如头围的增加、前囟张力变化、颅缝情况及"落日目"征等，其间每周行颅脑超声检查监测脑室大小。

对不宜手术治疗的婴儿可采取姑息治疗的方法，以保持脑室大小和颅内压稳定为目标，直至患儿体重及状态允许进行手术。治疗方法包括药物治疗、持续腰椎穿刺置管引流、持续脑室穿刺置管引流、置入与脑室相通的装置（Ommaya 囊）或行帽状腱膜下分流等。药物治疗的目标是维持颅内环境稳定，防止与脑积水有关的继发性脑损害，药物包括乙酰唑胺、呋塞米等，但在防止进行性脑室扩张上效果有限。

在采用各种预防及治疗措施下，产后 4 周后脑室仍继续扩张发展的患儿必须进行脑室-腹腔分流术。如果患儿的体重小于 1500g，腹膜面积过小不能充分吸收分流至腹腔中的脑脊液，如行手术治疗则有导致坏死性小肠结肠炎的风险，并可引发致命的革兰氏阴性菌脑膜炎。

（马　骁　李国栋）

第四节　Dandy-Walker 综合征

一、发病机制

丹迪-沃克综合征（Dandy-Walker syndrome，DWS）是一种先天畸形，其特征是小脑蚓部发育不全或不发育，第四脑室囊性扩张，颅后窝扩大，伴有或不伴有脑积水。

1914 年，Dandy 和 Blackfan 发现一个 13 个月大的女孩脑积水和囊性与第四脑室扩张间存在关联。1921 年 Dandy、1942 年 Taggart 和 Walker 进一步描述了该畸形与第四脑室出口孔先天性闭锁有关。1954 年，Benda 首次使用 "Dandy-Walker syndrome" 一词，并提出该畸形是由于发育中小脑后髓帆退行性变和小脑蚓部缺失，导致第四脑室远端囊肿形成、小脑半球分离的假说。

DWS 是一种先天性神经系统结构畸形性疾病，风险因素包括遗传异常、环境因素、致畸因子和先天性感染等。DWS 相关基因涉及染色体 6p25 上 FOXC1 的缺失或重复，以及 3q24 上 ZIC1/ZIC4 复合物的杂合缺失。50% 的病例中有染色体畸变，以 13 三体、18 三体和三倍体最常见。该病可能是 X 连锁或常染色体隐性遗传，偶有家族性发病。如果 DWS 与某单基因遗传病相关，再次妊娠胎儿发病风险较高。患儿同时合并的 CNS 异常以胼胝体发育不全最常见；在全身异常中，毛细血管瘤和心脏缺陷最常见。

二、临床症状

80% 的患儿在 1 岁左右出现典型表现，主要为脑积水症状，包括颅内压增高、癫痫、意识下降、运动障碍、智力下降等。症状程度与畸形程度相关，严重者可出现 "落日目" 征、大颅后窝、发育延迟，甚至呼吸衰竭。

三、影像诊断

目前，DWS 的诊断是基于胎儿或产后超声或 MRI，以及 CT 上的解剖发现，MRI 是 "金标准"。CT 和 MRI 出现以下 6 种影像学特征，可诊断 DWS。①与第四脑室连通的巨大颅后窝囊肿；②小脑下蚓部部分缺失；③发育不全的蚓部被向上挤压，发生上移和向前旋转；④第四脑室顶角变平或消失；⑤颅后窝巨大，呈环形隆起；⑥大脑半球向前外侧移位。

影像上需要与枕大池、颅后窝蛛网膜囊肿、第四脑室疝出、先天性小脑蚓部发育不良等相鉴别。

四、治　疗

无脑积水的患儿可随访观察；有幕上脑积水者可采用脑室–腹腔分流术治疗，对中脑导水管狭窄患儿还需行囊肿分流。近年来内镜手术逐步应用在 DWS 治疗中，用来打通脑脊液循环、电灼脉络丛、减少脑脊液分泌，或者辅助分流手术。

DWS 的预后因严重程度和病情多样而有很大不同。脑积水治疗成功的儿童，如果出现癫痫、听力或视力问题，或其他全身性或中枢神经系统异常，则预后不佳。

（马　骁　张春燕）

第五节　Chiari 畸形

一、定义与分类

Chiari 畸形是菱脑（小脑、脑桥和延髓的组成部分）畸形的总称，包括从小脑扁桃体（枕骨大孔）疝到小脑发育不全的一组疾病。19 世纪 90 年代初，捷克病理解剖学教授 Hans Chiari 博士描述了 4 种颅后窝先天畸形及其病理生理学变化，后来被称为 Chiari 畸形（Ⅰ～Ⅳ型）。

Chiari Ⅰ畸形是小脑扁桃体尾部下陷到枕骨大孔下方 5mm 及以上，常有颈、胸段脊髓空洞症，有时还会出现脑积水。Chiari Ⅱ畸形有脊髓发育不良和脑积水，小脑蚓部、脑干和第四脑室都可通过枕骨大孔疝出，伴随的脉络丛、基底动脉和小脑下后动脉也可能发生向尾部的移位，多数出现脊髓空洞症。Chiari Ⅲ畸形最罕见，小脑和脑干疝入上颈段脊柱裂，出现脑后膨出，并伴有 CⅡM 的异常变化，Chiari Ⅲ畸形患者的预后通常较差，常见严重的神经发育和脑神经缺陷，合并癫痫、呼吸功能不全等。Chiari Ⅳ畸形患儿颅后窝大小相对正常，有小脑发育不全或不发育，归纳入颅后窝囊肿更为合适。

二、发病机制

（一）脑脊液压力的作用

正常胚胎发育中，脑脊液脉冲对神经管扩张起重要作用，如果第四脑室搏动过度，天幕会被向上推，可能发展为 Dandy-Walker 畸形；相反，如果幕上搏动过度活跃，天幕向下移行将导致颅后窝变小，从而导致 Chiari 畸形的发展。在心脏收缩期，脑脊液会穿过枕骨大孔向下运动，但在心脏舒张时运动方向逆转。心脏收缩期 Chiari Ⅰ畸形小脑扁桃体被下压并阻碍脑脊液流过枕骨大孔，舒张期虽有回缩，但会造成脑脊液梗阻。在收缩期压力波反复作用下，脑脊液冲击脊髓中央管，致使中央管扩大，并冲破中央管壁形成脊髓空洞。

（二）Chiari Ⅰ畸形的病因

多数 Chiari Ⅰ畸形是因先天中胚层缺陷，颅骨、脊椎发育异常导致颅后窝狭小造成的，导致脑干小脑受压，并通过枕骨大孔疝出，阻塞脑脊液循环。流过枕骨大孔的脑脊液受阻，可引起颅脊压力差，导致或加速 Chiari Ⅰ畸形的发展。家族性抗维生素 D 佝偻病、生长激素缺乏等易患 Chiari Ⅰ畸形。腰大池腹腔分流术、多次重复腰椎穿刺和医源性慢性脊髓脑脊液漏是后天性 Chiari Ⅰ畸形的常见原因。

（三）Chiari Ⅱ畸形的病因

胚胎在子宫内发育时因压力异常，发生神经管缺陷，导致小脑蚓部和脑干结构移位，形成 Chiari Ⅱ畸形和脑积水，而扁桃体在移位之后才发育，因而没有受累，这种压力也可导致脑膜膨出。

三、临床表现

（一）Chiari Ⅰ畸形

Chiari Ⅰ畸形可出现从头痛到严重脊髓和脑干损害的多种症状和体征，枕部和上颈部疼痛最常见，常由 Valsalva 动作如大笑、打喷嚏和咳嗽等引起，婴幼儿言语交流差，头痛时以哭闹和易怒为主，其他常见症状包括虚弱、反射亢进、共济失调等。

部分患者有眼科或耳科症状，如视物模糊、眼球震颤、眼外肌瘫痪、复视和视野缺陷，以及耳鸣、波动性听力下降、眩晕和恶心等。3 岁以下的儿童后组脑神经功能易受累及，可出现声带麻痹、声音嘶哑或误吸，甚至因睡眠呼吸暂停而猝死。

出现脊髓空洞症者，在脊髓空洞阶段可有痛温觉丧失而触觉存在的典型表现，部分患者伴有脊柱侧凸和直接脊髓压迫的症状。

（二）Chiari Ⅱ畸形

Chiari Ⅱ畸形发生在大多数（＞95%）脑膜膨出的患儿中，是目前脊髓发育不良患儿主要的死亡因素，超过 1/3 死于呼吸衰竭。约 20% 的 Chiari Ⅱ畸形患儿以神经系统症状急性发作就诊，以第Ⅸ和第Ⅹ对脑神经功能异常为主，出现呼吸、吞咽和声带功能下降，症状可持续恶化，甚至导致死亡。约 1/3 的患儿在 5 岁前出现脑干症状，常发生在 2 岁以下，特别是 3 个月以下的婴儿中。

（三）脊髓空洞症

根据空洞位置，如脊髓颈段和胸上段，可有上肢与上胸部的节段性分离性感觉障碍，即痛觉、温觉减退或消失，深感觉存在。如累及颈胸段脊髓前角，出现上肢部分瘫痪症状，如鱼际肌、骨间肌萎缩，严重者呈现爪形手畸形；三叉神经下行根受累，出现同侧面部中枢型痛、温觉障碍，以及面部分离性感觉缺失呈"洋葱样"分布，伴咀嚼肌力减弱。若前庭小脑传导束受累，可出现眩晕、恶心、呕吐、走路不稳及眼球震颤。下肢可发生上运动神经元性部分瘫痪，肌张力亢进，腹壁反射消失及巴宾斯基（Babinski）征阳性。空洞累及脊髓（第8颈髓和第1胸髓）侧角之交感神经脊髓中枢，可出现霍纳综合征。

四、影像学诊断

Chiari 畸形的诊断需要综合 MRI、CT、颅平片等，从脑结构形态、骨结构变化、脑脊液循环改变等作出判断。

（一）Chiari Ⅰ畸形

Chiari Ⅰ畸形无颅内占位性病变，但存在 Dandy-Walker 畸形或脑积水，使小脑扁桃体移位，导致颅内压增高。影像学诊断首选 MRI，可见扁桃体经枕骨大孔下疝，常可达枕骨大孔以下 5mm 以上。其他相关的放射学异常包括寰枕椎同化、颅底凹陷和颈椎融合等。

（二）Chiari Ⅱ畸形

Chiari Ⅱ畸形影像学表现为脑膜膨出、脑积水、脊髓空洞和脑结构异常。MRI 可见中脑上下丘融合、顶盖变尖、小脑蚓部和脑干向尾侧移位延伸，以及延颈交界处脊髓扭曲。脉络丛可位于室外，小脑较小，可有小脑上疝。常伴有胼胝体发育不全、脑回过多等。侧脑室可不对称扩张，透明隔缺失，第三脑室扩张，第四脑室通常较小或被压扁，延伸至颈椎管内。

其他影像学改变包括寰椎后弓缺失、斜坡缩短、岩斜区扇形变、大脑镰和天幕发育不全、颅后窝狭小、枕骨大孔扩大等。颅底凹陷和寰枕融合少见。

五、治　疗

（一）Chiari Ⅰ畸形

无症状的小型脊髓空洞症患儿可通过临床检查和影像学观察随访，出现头痛、呼吸或脑神经功能障碍，或脊髓空洞症状者，应尽早接受手术治疗。

让脑脊液在颅内和椎管蛛网膜下腔之间自由流动，是成功治疗的基础。手术要切除寰椎后弓和枕骨大孔上 2.5cm×3.0cm 的枕骨，注意保护 C_1 两侧的椎动脉和周围静脉，保持 C_2 的肌肉附着和椎板完整，极少数情况下需要切除 C_2 椎板的上部，以完全显示小脑扁桃体。切开骨窗内的硬脑膜，电凝一个或两个扁桃体尖端的软脑膜，使扁桃体收缩，暴露第四脑室中间孔，让脑脊液从第四脑室能充分流出进入椎管。也可只切开硬脑膜外层，以恢复脑脊液流量，但在严重扁桃体异位、中间孔蛛网膜闭塞时该方法无效。

对脑干腹侧受到齿状突压迫出现脑干症状者，行前路减压要确保脊柱的稳定性，可首先背侧减压，然后密切观察，如果脑干持续受压，出现呼吸困难、吞咽困难，则需要保持枕颈稳定，并进行腹侧减压。

（二）Chiari Ⅱ畸形

Chiari Ⅱ畸形脑干和小脑结构异常，解剖高度变异。Chiari Ⅱ畸形手术应由经验丰富的神经外科医师评估和制订计划并完成。

（三）预后

颅后窝减压相对安全，但有可能出现直接血管/神经损伤、假性脑膜炎、脑脊液漏、枕颈不稳、齿状突压迫脑干等问题。

1 个月、6 个月和 12 个月时随访；对脊髓空洞和症状改善者，可每 12～24 个月再随访。如果脊髓空洞没有改善，或空洞相关症状加重，则需进行第二次手术。

（魏中南 张春燕）

第六节 狭 颅 症

一、颅 缝 早 闭

颅缝过早闭合表现为狭颅症，其中 80%～90% 为单纯颅缝早闭或称为非综合征颅缝早闭，包括舟状头、三角头、斜头、短头、尖头畸形等。目前，在不同类型的颅缝早闭中，发现了一系列复杂的致畸基因的变化，如 RUNX2、CBFA、FGFR1 或 FGFR2、TWIST1 或 TWIST2 等。

矢状缝早闭表现为舟状头畸形，在非综合征性颅缝早闭中发病率最高。额缝早闭表现为三角头畸形，一侧冠状缝早闭表现为前斜头畸形，双侧冠状缝或双侧人字缝早闭表现为短头畸形，一侧人字缝早闭表现为后斜头畸形。矢状缝及冠状缝早闭表现为尖头畸形。随着年龄增长，逐渐出现高颅压，部分单纯颅缝早闭伴有脑积水。

3D 颅骨 CT 可观察颅盖轮廓、早闭的颅缝和闭合骨缝处形成的骨嵴。头颅 MRI 平扫可明确是否合并其他畸形、脑积水等。治疗以颅骨重建术为主，最佳的手术时期在出生后 4～8 个月，1 岁以前手术效果明显好于 1 岁以后。

二、颅缝早闭综合征

颅缝过早闭合中 10%～20% 为复杂颅缝早闭，也称狭颅综合征，相关的综合征超过百种，其中最常见的是克鲁宗（Crouzon）综合征（约占全部颅缝早闭的 6%）、阿佩尔（Apert）综合征（约占全部颅缝早闭的 5%）和普法伊费尔（Pfeiffer）综合征，三者占狭颅综合征的 2/3。

颅缝早闭综合征多是单基因缺陷，常染色体显性遗传，最主要的相关基因是成纤维细胞生长因子受体（fibroblast growth factor receptor，FGFR）基因。

多颅缝早闭中冠状缝最常受累。表现为眶与中面部发育不良、颅内压增高、Chiari I 畸形、脑积水、智力发育异常、皮质发育异常、呼吸异常，以及全身并发其他畸形，如并指（趾）、腭裂、唇裂、脊柱裂、外生殖器异常等。

3D 颅骨 CT 可观察颅盖轮廓、早闭的颅缝和闭合骨缝处形成的骨嵴。头颅 MRI 平扫可明确是否合并其他畸形、脑积水。术前宜行智商评分，基因检测有助于明确疾病诊断。

治疗以颅骨重建术为主。最佳的手术时期在出生后 4～8 个月，1 岁以前手术效果明显好于 1 岁以后。

（马 骁 张春燕）

第七节 脑性瘫痪及其治疗

脑性瘫痪（cerebral palsy，CP）简称脑瘫，是由于发育中的胎儿或婴儿大脑中出现非进展性病变，导致一组影响患儿身体姿势和运动功能的疾病。CP 常伴随感觉/认知/沟通障碍、行为障碍、癫痫发作等。

CP 的发病率稳定，每 1000 名活产婴儿中有 1.5～3.0 人患有 CP，大多数情况下 CP 的原因未知。CP 最常发生在产前，主要危险因素包括早产、宫内生长停滞、多胎妊娠、先天畸形和宫内感染等。

发现患儿运动能力发育迟缓，出现运动异常考虑 CP 时，应进行 MRI 检查以排除其他疾病。

需要与 CP 鉴别的疾病包括家族性痉挛性瘫痪、多巴胺反应性肌张力障碍、脊髓栓系、脑白质营养不良、维生素缺乏和其他代谢紊乱等。

CP 分为痉挛型、不随意型、共济失调型和混合型。痉挛型 CP 更常见，进一步分为双瘫型（涉及腿部多于手臂）、四肢瘫痪型和偏瘫型。

对患儿的临床检查要着重记录运动障碍和音调异常的情况，如肌痉挛、肌张力障碍、强直、舞蹈症、肌阵挛等，以及是否存在异常持续的原始反射和保护性反射，同时评估肌肉力量、继发性肌肉骨骼损伤（骨质减少、骨折、脊柱侧凸、髋关节发育不良、肌肉挛缩、骨畸形）等。

大多数 CP 患者一般首先接受物理治疗，以改善运动功能和步行能力。因脑瘫患儿肌张力亢进的同时，也可伴有相关的肌无力和运动低下，缓解肌张力亢进的全身性药物可能会加重肢体瘫痪患儿的症状，全身性药物仅适用于广泛轻度痉挛的患者。常用的全身药物包括巴氯芬、替扎尼定、苯二氮䓬类药物、丹特罗林（抑制肌质网释放钙）等。鞘内注射巴氯芬是通过连接植入泵的导管，将极低剂量巴氯芬输送到鞘内蛛网膜下腔的方法，治疗剂量小于口服剂量的 1%，也降低了镇静副作用，适用于患有多节段性或全身性痉挛或张力亢进的儿童，尤其是下肢痉挛为主的儿童。

对局部肌痉挛可注射肉毒素，阻断神经肌肉突触功能，缓解肌痉挛。苯酚和酒精可致轴突变性，可针对较大的下肢肌肉使用（如行闭孔神经封闭可改善内收肌运动）。选择性脊神经背根切断术（SDR）用于治疗下肢中度至重度痉挛，SDR 能有效减轻肌痉挛，有时还能减轻疼痛，大多数患者在手术后 2～3 年运动功能得到了改善。痉挛型 CP 患儿发育期后，需要进行骨科矫形术来治疗继发畸形（肌肉挛缩、髋关节发育不良、骨畸形等）。

（孙　宁　费　川）

第八节　小儿脊髓先天性疾病

一、脊髓脊膜膨出和脊髓囊样膨出

脊髓脊膜膨出是原始神经形成过程中中胚叶发育障碍、神经管闭合不全，出现开放性缺陷，而影响中枢神经系统的畸形病变；脊髓囊样膨出是神经管的闭合性缺陷，该类缺陷与叶酸/锌缺乏、某些抗癫痫药物（如卡马西平和丙戊酸）的致畸性有关。

（一）脊髓脊膜膨出

胎儿出生后可见①局部包块：背部中线可见一囊性肿块，大小不等。包块透光试验阳性。②神经损害症状：脊髓脊膜膨出常伴有不同程度的双下肢瘫痪及大小便失禁。③膨出囊容易破溃感染，导致脑膜炎。④其他症状：少数脊膜膨出向胸、腹、盆腔内突入，出现包块及压迫内脏的症状。胎儿超声检查对于神经管缺陷灵敏度接近 100%，MRI 是诊断本病的首选检查方法。

多数主张早期手术修复新生儿脊髓脊膜膨出，以保护脊髓功能性组织、重建神经管及其覆盖物，降低脑膜炎的风险，并解决相关的先天性病变，如皮样囊肿、脂肪瘤、神经管囊肿等。术后加压包扎并采取俯卧或侧卧位，以防大、小便污染切口。脊髓脊膜膨出患儿的 2 年存活率是 95%，10%～15% 的脊柱裂患儿死于 6 岁之前，合并感染、多发畸形和脑积水的患儿预后欠佳。

（二）脊髓囊样膨出

脊髓囊样膨出罕见，临床表现主要为骶尾部囊性肿块，同时多伴有脐膨出、膀胱外翻、两性生殖器官、肛门闭锁和骨盆异常等。胎儿高分辨力超声检查可用来诊断脊髓囊样膨出，与脊髓脊膜膨出相同，可在出生时优先接受修补；如果存在泄殖腔外翻，脊髓囊样膨出应在泄殖腔外翻修补后再进行处理。在出生后 6 个月内完成修补术是理想的，可以使脊髓栓系造成的神经损伤最小化。末端脊髓囊样膨出的患儿，必须终身随访再栓系的症状和体征。

二、脂肪脊髓脊膜膨出

脂肪脊髓脊膜膨出（lipomyelomeningocele，LMM）是儿童腰骶部比较常见的先天性神经管畸形，大约每 4000 个新生儿中就有 1 例发生 LMM，男女患病率为 1.5∶1。

LMM 主要表现在腰骶部脊柱中线或附近的皮下脂肪肿块，无压痛。在初学走路或者青春前期的儿童，表现为肌肉发育不全、萎缩、无力、营养不良；腰骶区域感觉缺失，一侧或两侧肢体远端无力（骨科综合征）、大小便失禁（泌尿系统综合征）、脊柱侧凸或以上症状联合出现在青少年，成人还可能出现严重的背部、骨盆、会阴和肢体远端的疼痛。半数以上患者中可见腰骶部存在多毛症、毛细血管瘤或毛细血管扩张、色素沉着或脱失区、皮肤发育异常、皮肤凹陷或窦道、封闭的脊膜膨出等。

对于小于 6 个月的胎儿，超声检查可显示孕妇体内胎儿存在骶尾区背部团块。对于绝大多数病例，MRI 能够提供明确的诊断并提供有价值的术前信息。CT 三维重建对术前计划有很大的帮助作用。

手术是目前治疗该病唯一有效的方法。手术的目标是将脊髓从所有栓系结构中分离出来、减压髓内肿块、重建硬膜囊。如果切除脂肪瘤可能导致新的神经系统问题时，应终止手术。

三、脊髓纵裂

脊髓纵裂是指脊髓被分成两股，位于分离的硬膜囊内，每一股都有神经根发出，但每一股只有外侧神经根，而没有旁正中神经根。在脊髓纵裂以上的脊髓是正常的，并在纵裂以下重新融合形成正常脊髓；中央管分叉在每一股脊髓中延续，然后重新融合入正常脊髓；脊髓动脉也分叉，向每一股脊髓供血，每股脊髓外侧各自发出前根和后根，通常每一股脊髓都有软膜和蛛网膜覆盖。

脊髓纵裂是一种隐性椎管闭合不全，女性多于男性。病变阶段皮肤可见多毛、皮下脂肪瘤和皮肤血管瘤。大约 25% 的患者没有皮肤表现，80% 的患者有神经、肌肉、骨骼症状，其中 50%～60% 有一侧下肢受累，10%～15% 有双侧下肢受累。下肢畸形包括外翻足、爪形趾。大多数患者有背部和腿部疼痛，尤其是成年起病的患者。膀胱功能障碍少见（14%），30% 以上的患者伴有脊柱侧凸，它与严重的椎体畸形有关。

MRI 对本病的诊断具有重要意义，CT 对评价与脊髓纵裂合并的骨性畸形，尤其是术前了解椎板和分隔的解剖关系有帮助。

对于进行性神经功能障碍的患者，以及为防止将来神经功能障碍进一步加重的患者，应早期行手术治疗，切除硬膜鞘以防止持续脊髓栓系和分隔再生长，松解远端脊髓，解除纤维束栓系。脊髓栓系松解后，脊柱侧凸可能成为重要问题，应密切观察随访若干年。

四、脊髓栓系

隐性脊椎管闭合不全症（occult spinal dysraphism，OSD）是胚胎发育早期，背侧中线结构形成不全引起的一系列畸形，包括局灶性多毛症、皮下脂肪瘤、闭合性脊膜膨出和血管瘤等，OSD 会导致脊髓栓系综合征。

脊髓栓系综合征（tethered cord syndrome，TCS）在解剖上最常见的是圆锥位置低（低于 L_1～L_2 间隙），可伴有终丝增粗、脂肪瘤等，栓系作用在脊髓上的张力，引起进行性神经损害症候群，脊髓症状最常见于儿童时期，但在一些患者中可到成年才出现症状而确诊。

患者主要症状有背痛、腿痛、下肢肌力下降、步态改变、反射和感觉丧失、大小便功能障碍等，查体可见脊柱侧凸、髋和下肢变形、弓形足畸形等。50% 以上患者伴有皮肤畸形，腰骶部皮肤出现多毛、皮肤赘生物、皮下脂肪瘤、血管瘤、肛门闭锁等，出现伴有分泌物或感染的凹陷/窦道等。诊断 TCS 首选 MRI，MRI 对显示硬膜内脂肪瘤与腰骶部脂肪瘤的关系、脊髓纵裂、脊髓积水、圆锥低位等具有优势；CT 检查有利于发现脊柱骨性缺损或间隔。

行脊髓栓系手术越早，效果越好，术中切断终丝、松解粘连、解除脊髓受压、梳理马尾神经，达到改善脊髓圆锥血液供应、恢复功能的目的。手术通常不能改善大小便功能障碍、恢复下肢和足部变形，但可使疼痛和不完全的肌力下降得到一定程度的改善。终丝切断后可出现复发性栓系综合征，需再手术治疗。

五、先天性皮肤窦道

先天性皮肤窦道是连接皮肤和颅脊髓神经轴的皮肤窦道，最常见于腰骶部区域，几乎只发生在背侧中线，可能与颅骨或脊柱的中线骨缺损有关，可导致反复发热、慢性脑膜炎。

常见的皮肤表现包括扁平毛细血管瘤、局灶性多毛症、皮下脂肪瘤、局部感染征象，以及窦口渗液。在组织学上，在皮肤窦道内可发现脂肪、血管、软骨、脑膜残余物、神经或神经节细胞。在 MRI 上可以看到皮肤窦道从皮肤表面穿过背部的皮下脂肪深入椎管。查体高度怀疑先天性皮肤窦道者应探查窦道。

早期发现并切除窦道可以防止神经系统损伤。治疗方案是从其起源到其终止处手术切除先天性皮肤窦道。

（马　骁　任吉滨）

第九节　颅颈交界处发育异常

颅颈交界处称寰枕区，解剖学上包括枕骨及其开口（枕骨大孔）、寰椎和枢椎和其间通过的脑干、颈段脊髓、神经、血管和脑脊液。寰枕区畸形临床表现多且复杂，为先天性、炎症性、获得性和外伤所致。

本病多起病缓慢，神经功能障碍呈缓慢进展，出现多种症状与体征，但个别病例可迅速进展，甚至可能引起猝死。本病可影响到脑桥、延髓、高颈段脊髓、后组脑神经、上颈段神经根和其血液供应，同时常伴有小脑下疝综合征、脊髓空洞症，或因颅底陷入而产生枕骨大孔狭窄。

先天性颅颈交界处的异常可见头部偏至一侧（如寰枢椎半脱位），克利佩尔-费尔（Klippel-Feil）综合征可出现后发际线异常低、颈部活动受限、颈部短等典型三联征，并伴有面部不对称、颈部宽扁（蹼状颈）和脊柱侧凸。颅颈异常最常见的症状是枕下区域的颈部疼痛，并向颅顶放射。与枕骨大孔异常相关症状包括单瘫、偏瘫、截瘫和四肢瘫。最常见的脑神经功能障碍是听力丧失、舌咽神经或迷走神经麻痹，出现吞咽困难、消瘦及反复吸入性肺炎等。血管症状包括间断性发作的意识障碍、暂时性视野缺失、眩晕等，这些症状在头颈部后仰或旋转运动时可诱发或加重。

磁共振和 CT 颅底重建检查可明确延髓、颈髓的受压情况，为决定手术方式和入路提供参考。对有血管症状的患者应进行 MRA，以了解颈动脉和椎动脉及其分支的走行，椎动脉有无扭曲、受压、牵拉等情况，对判断血管症状的原因有帮助。

手术方式包括对可复原的颅颈交界处畸形直接处理并固定，对不可复原的畸形进行减压手术，以解除对脑干、脊髓的压迫。

（孙　宁　任吉滨）

第三十二章　儿童神经肿瘤

儿童神经肿瘤是儿童时期最常见的实体肿瘤，占所有儿童癌症诊断的 1/3，并有着最高的总死亡率。儿童期的中枢神经系统恶性肿瘤在组织学和位置上与成年期有很大的差异，这些差异对它们的诊断、治疗和预后有重要意义。

神经系统主要由神经元和多种称为胶质细胞或神经上皮细胞的支持细胞组成，神经上皮细胞的数量约是神经元的 3 倍，包括星形胶质细胞、少突胶质细胞、室管膜细胞和小胶质细胞。

在儿科人群中，神经源性肿瘤最常见，主要包括星形细胞瘤、胚胎性肿瘤和室管膜瘤，其中星形细胞瘤约占 50%。第二常见的中枢神经系统肿瘤是髓母细胞瘤，起源于第四脑室的神经前体干细胞，占该年龄组肿瘤的 15%～20%。其他常见的中枢神经系统肿瘤包括室管膜瘤、原始神经外胚叶肿瘤（PNET）、神经节胶质瘤、胚胎发育不良性神经上皮肿瘤、促结缔组织增生性婴儿神经节胶质瘤、混合肿瘤。非神经上皮肿瘤包括松果体或其他区域的生殖细胞瘤（包括生殖细胞瘤、畸胎瘤、绒毛膜癌和卵黄囊瘤），以及畸胎瘤/横纹肌瘤、脉络丛肿瘤和颅咽管瘤。

这些肿瘤的发病率在不同年龄组之间差异很大，婴儿期（0～2 岁）以脉络丛乳头状瘤、促结缔组织增生性婴儿神经节胶质瘤、畸胎瘤、PNET 和 AT/RT 为主。儿童时期（3～11 岁）星形细胞瘤和颅咽管瘤更常见。青春期（≥12 岁）生殖细胞瘤常见，颅咽管瘤较少见。

中枢神经系统肿瘤的分类方案中，以世界卫生组织（WHO）的分类系统最为广泛接受，该分类将肿瘤分级为 I～IV 级，IV 级肿瘤恶性程度最大。大多数儿童脑瘤的治疗以手术切除为主，对高级别病变术后需辅助放化疗，以延长生存期。

第一节　儿童幕上肿瘤概述

儿童幕上和幕下肿瘤的发病率相等，幕上肿瘤在 3 岁以下或 10 岁以上的儿童中更常见。约 60% 的幕上肿瘤以胶质细胞为基础，其中 80% 是低级别的。

一般来说，患儿最初的症状反映了病变的位置，症状持续时间反映了肿瘤的侵袭性，高级别肿瘤在较短的时间内症状加重快。颞叶肿瘤常表现为癫痫发作，额叶肿瘤可能首先引起人格改变或头痛，鞍上区肿瘤常有视野改变或内分泌异常，松果体区肿瘤可引起脑积水。

一、低级别胶质瘤

儿童低级别胶质瘤常见，是世界卫生组织 I 级和 II 级肿瘤，包括毛细胞型星形胶质瘤、毛黏液样星形细胞瘤、浸润性纤维状星形细胞瘤和少突胶质瘤。肿瘤缓慢生长，20 年总生存率接近 87%。

（一）毛细胞型星形细胞瘤

毛细胞型星形细胞瘤最常见，是世界卫生组织 I 级肿瘤，多发生在小脑、下丘脑和视交叉区域，约占 20 岁以下脑肿瘤患者的 20%。肿瘤非浸润性生长，边界良好，可伴囊肿形成。毛黏液样星形细胞瘤年龄较小者多见，容易复发。手术彻底切除是毛细胞型和毛黏液样星形细胞瘤的主要治疗方法和目标。全切除术后约 20% 的患者可能复发，次全切除术时复发可达 50%～80%。功能区如视神经/视束、下丘脑、丘脑可发生毛细胞型星形细胞瘤，难以切除。

（二）浸润性纤维状星形细胞瘤

浸润性纤维状星形细胞瘤在额叶或颞叶常见，手术是首选的治疗方法，手术方法（活检、部分或完全切除）受病变位置、大小和影像学特征的影响。

（三）少突胶质瘤

儿童少突胶质瘤约占儿童脑肿瘤的 1%，见于额叶、颞叶或顶叶。生长缓慢者可能出现癫痫发作，生长较快者会出现占位效应。少突胶质瘤常有异柠檬酸脱氢酶（IDH）突变，在染色体 1p 和（或）19q 有基因缺失，有可能发展为间变性病变。治疗首先行手术切除，放疗和化疗用于高级别病变和未完全切除的低级别肿瘤。

二、神经胶质瘤

神经胶质瘤包含不同分化程度的神经元和胶质细胞，包括神经节胶质瘤、促结缔组织增生性婴儿神经节胶质瘤、胚胎发育不良性神经上皮肿瘤（dysembryoplastic neuroepithelial tumor，DNET）和中央型神经细胞瘤。神经胶质瘤是良性病变，多数患者有长期的局灶性癫痫病史。

（一）神经节胶质瘤

神经节胶质瘤占儿童原发性脑肿瘤的 4%～6%，肿瘤由包含类似低级别纤维状星形细胞瘤或毛细胞型星形细胞瘤的胶质细胞成分的非典型神经节细胞构成，是世界卫生组织 I 级肿瘤，预后良好。小部分肿瘤有丝分裂活性和坏死增加，为世界卫生组织 III 级间变性神经节胶质瘤。

（二）促结缔组织增生性婴儿神经节胶质瘤

促结缔组织增生性婴儿神经节胶质瘤或星形细胞瘤（DIG/DIA）常位于脑表面并具有大的囊性成分，婴儿出现头围增大。组织学显示其由星形胶质细胞和神经节细胞组成，为世界卫生组织 I 级。

（三）胚胎发育不良性神经上皮肿瘤

DNET 是混合性神经胶质瘤，可有药物难治性部分复杂性癫痫发作。肿瘤位于颞叶或额叶皮质，伴有囊性成分，是世界卫生组织 I 级病变。神经节胶质瘤和 DNET 的治疗以外科手术为主，包括完全切除和控制癫痫发作。术中皮质脑电图有助于辅助切除致痫区。神经节胶质瘤和 DNET 患者的总体预后好。

（四）中央型神经细胞瘤

中央型神经细胞瘤起源于透明隔和 Monro 孔附近的室管膜下层，可延伸至侧脑室或第三脑室。常见于年轻人，占所有颅内肿瘤的不到 1%。脑脊液梗阻脑积水的体征和症状常见，属于良性病变，多数情况下手术可以完全切除，达到治愈。

三、高级别肿瘤

（一）高级别胶质瘤

儿童高级别胶质瘤（世界卫生组织 III 级和 IV 级）比儿童低级别胶质瘤罕见，发病率约 1/100 000。近 50% 的儿童高级别胶质瘤发生在脑干，多是弥漫性内生性脑桥胶质瘤（DIPG），其余的发生在幕上。儿童高级别胶质瘤的预后较差，中位生存期为 12～24 个月。对于儿童大脑半球高级别胶质瘤，手术仍是主要治疗方式，但很难实现完全切除。对年龄可以接受放疗的儿童，积极的手术联合放疗可提高生存率，替莫唑胺治疗对儿童多形性胶质母细胞瘤（GBM）也有益。

（二）室管膜瘤

儿童室管膜瘤多位于幕下，6 岁时发病率最高。室管膜瘤是世界卫生组织 II 级病变，间变性室管膜瘤为世界卫生组织Ⅲ级肿瘤。小儿室管膜瘤应尽可能完整手术切除，术后对残腔进行放疗，化疗作用不明显。

（三）原始神经外胚叶肿瘤

原始神经外胚叶肿瘤（primitive neuroectodermal tumor，PNET）是一组幕上恶性胚胎性肿瘤，占所有儿童中枢神经系统肿瘤的 1%～3%，组织学上这些肿瘤在趋向神经元、星形细胞或室管膜的分化方向上分化不同。小脑髓母细胞瘤是幕上 PNET 对应的幕下肿瘤。影像学常显示大的占位性病变伴有瘤周水肿，对比增强明显。平均发病年龄为 5 岁，约 1/4 的肿瘤在 2 岁之前诊断。治疗为手术、放疗和化疗的联合方案，但 PNET 患者的长期预后差。

（四）非典型畸胎瘤/横纹肌瘤

非典型畸胎瘤/横纹肌瘤（AT/RT）是一种相对罕见的高度恶性肿瘤，大多数病例发生在 2 岁以下的儿童。AT/RT 可以发生在中枢神经系统的任何地方，幕上和幕下比例几乎相等。组织学上，AT/RT 包含原始细胞背景中的横纹肌样细胞。CNS AT/RT 患儿染色体 22q11.2 突变导致了横纹肌病易感综合征，可引起肾和肾外包括脑的恶性横纹肌瘤。影像学显示大的占位性病变，伴有对比增强、边界模糊。AT/RT 患儿的预后差，大多数在诊断后 12 个月内死亡。手术后辅助化疗，对 3 岁以上患儿可行放疗。

（马　晓　姜泽宇）

第二节　视神经通路下丘脑胶质瘤

一、肿瘤特点

视神经通路下丘脑胶质瘤（optic pathway-hypothalamic glioma，OPHG）主要发生在儿童中，占所有儿童颅内肿瘤的 2%～7%，65% 出现在 5 岁以下儿童，男女发病率相同。肿瘤生长区域包括视神经通路（视神经、视交叉、视束等）、下丘脑、垂体、边缘系统和双脑，以及第三脑室。较小的肿瘤可能位于视神经或视交叉处，较大的肿瘤可向上生长累及下丘脑，也可能沿视神经向后扩散，或向颞叶外侧生长。

肿瘤直接侵犯或压迫造成儿童出现视力障碍、体重增加或减轻、内分泌功能障碍、认知问题和行为障碍等症状，也可能出现脑积水。OPHG 在组织病理学上是低级别肿瘤，大多数是毛细胞型星形细胞瘤（WHO Ⅰ级），罕见脑脊液途径播散或恶性转化，有一部分是毛黏液样星形细胞瘤，是 WHO Ⅱ级肿瘤。该肿瘤中有很大一部分发生在神经纤维瘤病Ⅰ型（NFⅠ）患者中，7 岁以下的无症状 NFⅠ 儿童每年可进行一次眼科检查以进行筛查。

二、临床表现

临床表现取决于肿瘤的大小和位置。在较年幼的儿童或婴儿中，视力变化可能较难发现，需要注意检查视力、视野、色觉和眼底的变化。最常见的内分泌紊乱是生长激素缺乏和性早熟。尿崩症在初期并不常见，但可能随着肿瘤进展而出现。脑积水可以表现为头围增大或头痛。

婴儿发病常出现间脑综合征（精神状态和进食正常的患儿出现发育不良、消瘦，以及兴奋、运动过度、眼球震颤、呕吐和面色苍白等）、发育不良、脑积水、三头等；幼儿发病可出现发育不良、脑积水、巨头、视力障碍、性早熟；较大儿童发病可有脑积水、内分泌紊乱、视力障碍。

三、影像学诊断

视神经通路下丘脑胶质瘤因手术和辅助治疗，不同于鞍上其他肿瘤，如垂体腺瘤、颅咽管瘤、生殖细胞瘤和错构瘤等，需要影像学鉴别诊断。视神经通路下丘脑胶质瘤 MRI T_1 加权序列为低信号或等信号，T_2 加权序列为高信号，对比剂增强的效果因患者而异。肿瘤通常为实性，可有囊性成分。新的 MRI 序列如磁共振波谱、DTI、MRA 或 CTA，以及磁共振灌注成像或灌注加权成像（PWI），在评估肿瘤及其周围结构方面取得了有益的进展。

四、治　　疗

活检可以确定肿瘤病理性质，为分子靶向治疗提供分析信息。活检可通过内镜、立体定向或开颅手术方式进行。影像学表现为典型的中枢神经系统低级别胶质瘤，是否有必要肿瘤活检一直存在争议。对影像学表现不典型的病变，在非手术治疗（化疗、放疗或生物治疗）之前，需要进行活检。

视神经通路下丘脑胶质瘤是一种慢性病，随着孩子年龄的增长，肿瘤趋于稳定，甚至一些肿瘤会自发性消退。长期观察适用于无脑积水的小肿瘤患者，以及局限于视神经/视交叉和视觉功能完整的小肿瘤患者。当脑积水或肿瘤体积增大导致颅内压增高、视力恶化、出现间脑综合征等，或连续影像学复查显示肿瘤显著生长时，需要手术干预。视神经通路下丘脑胶质瘤不全切除后有很大可能会相对稳定，而激进全切除会使患者出现下丘脑损伤和失明等严重并发症，甚至导致死亡，因此，这种疾病不需要全切除，出现脑积水者可采用脑室-腹腔分流术治疗。

化疗适用于较小的儿童，没有放疗相关的风险和长期副作用。长春新碱和卡铂联合用药有相对较好的作用。放疗用于经化疗和手术没有得到控制的肿瘤。放疗远期影响包括神经认知障碍、肿瘤再次形成、内分泌问题（生长激素缺乏症），以及严重的血管并发症如卒中和烟雾综合征等，5 岁以下的儿童须避免放疗。

（马　骁　姜泽宇）

第三节　丘脑肿瘤

一、肿瘤特点

丘脑位置深在、神经回路复杂，类似于脑干，曾是外科手术禁区。丘脑肿瘤发病率在儿童脑肿瘤中占 2%～5%，发病年龄中位数为 8～10 岁。随着术前成像（功能 MRI、DTI 和纤维束成像）、术中成像（MRI 和超声）、神经导航显微外科技术和术中神经生理监测的最新进展，越来越多的病例可通过手术切除。

大多数丘脑病变起源于胶质细胞，包括低级别和高级别胶质瘤、原始神经外胚叶肿瘤、神经细胞瘤和神经节胶质瘤。根据脑肿瘤解剖位置可进一步分为单侧丘脑肿瘤、丘脑大脑脚肿瘤、双侧丘脑肿瘤等亚型。

二、临床表现

由于位置较深，患儿可出现各种各样的症状，最常见的是颅内压增高导致的头痛、嗜睡、恶心和呕吐，甚至昏迷。肢体瘫痪常见，而感觉障碍较少。视觉症状包括偏盲、瞳孔对光反射迟钝和动眼神经麻痹。运动障碍不常见，可有震颤和肌张力障碍。丘脑肿瘤患者可能会出现认知功能障碍、语言和记忆问题。双侧丘脑肿瘤会有人格改变、记忆力丧失、意识混乱、幻觉、吞咽过度和精神减退等。

三、影像学诊断

丘脑肿瘤 CT 和 MRI 检查示其组织病理学有如下特征。

1. 丘脑实体肿瘤 CT 呈低密度，磁共振 T_1 加权成像呈低信号至等信号，T_2 加权成像呈高信号，无对比增强，周围组织中度水肿或无水肿，常提示为弥漫性非间变性星形细胞瘤。

2. 伴有囊变的实体肿瘤，CT 呈低密度，磁共振 T_1 加权成像呈低信号，T_2 加权成像呈高信号，有对比增强。如果边缘清晰，可能为毛细胞型星形细胞瘤，或更罕见的神经节胶质瘤；如果边缘不清晰，增强不均匀，更可能为高级别星形细胞瘤。

3. 伴有囊变的实体肿瘤，CT 可见钙化，磁共振 T_1 加权成像呈不均匀低信号，T_2 加权成像呈高信号，有对比增强，提示可能是少突胶质瘤或其他胶质瘤。

4. 实体性为主的肿瘤，CT 呈高密度，磁共振 T_1 和 T_2 加权成像呈低信号或等信号，对比增强，向第三脑室后壁侵犯，提示可能为生殖细胞瘤，或淋巴瘤。

四、治　疗

利用脑室作为手术入路，可以酌情切除丘脑肿瘤，常用的入路有经皮质经脑室、半球间经胼胝体经脑室、后纵裂经胼胝体压部及幕下-小脑上，以及经外侧裂经岛叶等，立体定向和内镜技术有极大的作用。放化疗是丘脑无法切除残余或复发肿瘤的辅助治疗手段。

（孙　宁　姜泽宇）

第四节　脉络丛肿瘤

一、肿瘤特点

脉络丛肿瘤是起源于脉络膜丛的良性或恶性肿瘤，病因不明，主要为脉络丛乳头状瘤（choroid plexus papilloma，CPP）和脉络丛癌（choroid plexus carcinoma，CPC），占儿童所有脑肿瘤的0.5%～0.6%，男女比例接近。45% 出现在 1 岁内，74% 出现在 10 岁内。脉络丛位于脑室内由室管膜细胞特化而来，分泌脑脊液。良性脉络丛肿瘤很少转化为恶性表型，通过手术切除可以治愈。

CPP 是世界卫生组织 I 级肿瘤，CPC 为 III 级肿瘤，非典型 CPP 为 II 级肿瘤，CPC 很少从颅内或椎管内转移到其他脏器，但可以扩散到整个脑脊液路径上。

二、临床特征

脉络丛肿瘤可因占位性梗阻或脑脊液分泌过多引起颅内压增高。在婴幼儿中，颅内压增高的特征性症状是恶心、呕吐、易怒、头痛、视物困难和癫痫发作，可见头围增大、视盘水肿、意识水平下降。

三、影像学诊断

CPP 起源于脉络丛，有影像学典型特征。CT 扫描见 CPP 位于脑室内，与脑界限清楚，呈分叶状，常有点状钙化，伴有脑积水脑室系统扩大，对比增强均匀。磁共振 T_1 加权成像上与脑组织呈等密度，高信号区表明出血坏死；T_2 加权成像显示中等至高信号强度，内部信号不均匀。磁共振波谱上 CPP 和 CPC 有显著的胆碱峰和 N-乙酰天冬氨酸的缺失。

四、治　　疗

（一）脑积水的处理

多数脑积水在肿瘤切除后消失，可以避免分流术。对术前脑积水颅内压增高者，术前要考虑是否脑脊液引流的问题。对于小于 8～10 个月的婴儿，因颅缝未闭可以等待在手术日期同时处理脑积水。术前脑室外引流可以在患儿神经功能下降的情况下使用。行脑室-腹腔分流术前要考虑肿瘤切除术后脑室内积血和手术残渣碎片堵塞分流系统的问题，但对高颅压的第三和第四脑室肿瘤，手术前应积极分流，延迟 7～14d 切除肿瘤。

（二）手术切除

脉络丛肿瘤血管丰富、体积大，手术困难，有效的策略是复合手术栓塞供血动脉，或者在术中早期识别和结扎供血动脉。侧脑室三角区 CPP 可由角回后方直接切开脑进入，也可由对侧切开大脑镰经同侧楔前回进入。进入侧脑室体部或颞角，切开皮质时，要避开功能区。第三脑室肿瘤可通过中线、经胼胝体入路。第四脑室肿瘤起源于第四脑室顶部的尾部，可通过标准中线颅后窝开颅术切除肿瘤。导管脑血管造影和术前辅助栓塞可减少肿瘤血供，有助于手术切除。

（三）辅助治疗

CPC 和非典型 CPC 可采用依托泊苷、长春新碱、卡铂或环磷酰胺治疗，以依托泊苷反应较好。手术后放疗可用于 3 岁以上的儿童，放疗也可用于软脑膜播散患者。

（四）预后

大多数 CPP 患者经过治疗可以长期生存，CPC 的生存期相对较短。

（魏中南　姜泽宇）

第五节　儿童颅咽管瘤

一、肿 瘤 特 点

儿童颅咽管瘤相对罕见，约占所有儿童颅内肿瘤的 3%，占所有儿童脑肿瘤的 6%～9%。儿童和老年人发病率最高，青春晚期和成年早期（15～34 岁）发病率最低。颅咽管瘤是儿童最常见的非胶质瘤，6～10 岁最高发，男性略高于女性。

颅咽管瘤由 Rathke 囊的胚胎残留物巢上皮发育而来，位于从蝶鞍延伸至下丘脑和第三脑室底部的垂体柄轴上，逐渐增大为鞍上区的肿块，可有钙化、异质性实体组织和囊性部分，可延伸至基底池或内陷至第三脑室内，并继发脑积水。90% 的儿童颅咽管瘤存在钙化，肿瘤囊内通常含有油性液体，富含脱落的上皮细胞、胆固醇、角蛋白和钙质。

二、临 床 表 现

颅咽管瘤生长缓慢，主要症状和体征继发于邻近神经结构的受压。颅内压增高引起头痛最常见，多数伴有视觉症状；下丘脑和内分泌功能障碍可导致生长衰竭（身材矮小）、性成熟延迟、体重增加和尿崩症。

生长激素和甲状腺激素缺乏常见，要在类固醇治疗开始前准确评估肾上腺功能和甲状腺功能，以及水盐平衡，定期测量促性腺激素和生长激素。术前未能识别和纠正促肾上腺皮质激素或甲状腺功能缺陷，或未能妥善处理尿崩症，可能导致严重的并发症或死亡。

三、影像学诊断

术前影像学检查可以确定诊断，并评估肿瘤囊性、实性和钙化部分的位置和范围，以及其与周围解剖结构的关系。CT 和 MRI 在颅咽管瘤的诊断中具有互补作用。

CT 上囊性成分呈低密度，但高于脑脊液密度，并能灵敏显示钙化和颅底变化，如蝶鞍扩大和（或）蝶鞍背侵蚀。

磁共振矢状 T_1 加权成像可显示正常垂体，可帮助诊断。钙化在 T_1 加权成像上不显影或显示反常增强信号，囊肿在 T_1 加权成像中可从低信号到高信号；T_2 加权成像上呈均匀高信号，反映出内容物的异质性。钆对比剂强化可见囊膜和实体瘤增强。

非钙化实体性颅咽管瘤的 CT 和 MRI 特征与儿童其他鞍上肿瘤（视交叉下丘脑胶质瘤、生殖细胞瘤和垂体腺瘤）类似，磁共振波谱（MRS）的光谱特征可帮助区分这些肿瘤。

应在术后 48h 内复查影像，评估肿瘤切除程度。

四、治　　疗

儿童颅咽管瘤的治疗目标是永久控制肿瘤或治愈，目前对最佳治疗策略仍然存在争议。

（一）手术切除

60% 以上的儿童原发性颅咽管瘤可以完全切除，无须辅助治疗。根治性手术后的围手术期死亡率已下降到 4% 以下，但由于下丘脑和垂体柄受影响，内分泌紊乱、尿崩症还较常见。大约 80% 的儿童术后需要采用激素替代疗法。

与邻近神经结构和 Willis 环血管粘连紧密的颅咽管瘤手术分离困难，为了避免下丘脑损伤产生并发症，可进行次全切除或有限手术。目前，全切除术后复发率为 0%～20%，大多数复发发生在术后 2～3 年内。部分切除必然导致肿瘤复发，需术后辅助放疗以最大限度地控制肿瘤。

（二）放疗

颅咽管瘤是放射敏感性肿瘤。放疗是囊液抽吸、活检或立体定向放射治疗（STR）后的主要治疗，也是复发后的补救治疗。SRS 作为颅咽管瘤的辅助治疗，以 γ 刀放射手术为主要形式，适合较小的实体肿瘤（直径＜3cm），对控制肿瘤生长有一定的效果。γ 刀常见的并发症是视力恶化和内分泌功能障碍和尿崩症。

（三）囊液抽吸

立体定向抽吸肿瘤囊液或在囊肿内放置 Ommaya 囊抽吸囊液是儿童颅咽管瘤的辅助治疗方法，主要用于其他治疗方法失败时。频繁抽吸往往会刺激囊液的分泌，导致无症状间隔时间逐渐缩短，实体瘤部分生长反而不受阻碍，可能扩展到减压囊腔区域。

（四）肿瘤腔内放疗

肿瘤腔内或囊内照射，也称为腔内近距离放疗，常用于治疗以囊性颅咽管瘤为主的肿瘤。对于壁相对较薄的原发性单囊性肿瘤最为有效，可以显著控制复发肿瘤的生长。

腔内 β 射线局部治疗囊性颅咽管瘤是在立体定向下穿刺囊肿，吸除等量的囊肿液，然后将放射性同位素注入囊内，让放射性同位素均匀分布在整个囊肿内壁。β 射线照射可在数周到数月中诱导囊肿逐渐收缩。放射性同位素是磷-32（^{32}P），可发射 β 射线，有效辐射范围为 0.9mm，半衰期为 14d。

腔内照射不能控制实体瘤的生长，也不能阻止新瘤囊形成。对囊性成分较大、残留固体成分较小的肿瘤患者，囊内照射通常可与 SRS 联合使用。此外，腔内也可进行化疗药物或活性因子如干扰素注射,来辅助治疗。

(魏中南　姜泽宇)

第六节　儿童室管膜瘤

一、肿瘤特点

室管膜瘤是儿童第三常见脑肿瘤,仅次于星形细胞瘤和髓母细胞瘤。室管膜瘤占儿童脑肿瘤的 8%～10%,平均发病年龄为 5～8 岁,5 年总生存率为 55%～57%。幕下肿瘤发病是幕上的 1 倍,脊髓发病多见于成人。室管膜下室管膜瘤和黏液乳头状型室管膜瘤是 WHO Ⅰ 级肿瘤,但室管膜瘤(WHO Ⅱ 级)和间变性室管膜瘤(WHO Ⅲ 级)在儿童中更常见。

室管膜瘤是起源于脑室壁或椎管、生长缓慢的肿瘤,分为细胞型、乳头型、透明细胞型和单核细胞型 4 种类型,病理学特征是血管周围出现玫瑰花结样放射排列的细胞群。间变性室管膜瘤是一种恶性胶质瘤,血管周围玫瑰花结常见。

二、影像学诊断

MRI 是室管膜瘤诊断、治疗和随访的主要影像学方法。室管膜瘤患儿应在术前对整个神经轴进行成像,以排查软脑膜播散。

术后检查应在 48h 内完成,评估切除的程度。如果错过了这个窗口期,应该延迟几周检查,以减少手术材料和出血的影响。大体近全切除者应每 3～6 个月进行一次 MRI 检查,部分切除者第 1 年每 3 个月、第 2～5 年每 6 个月复查一次,以早期发现复发。如果术前有肿瘤脊髓扩散者,复查成像部位还应包括脊髓。

三、治　　疗

室管膜瘤具有局部侵袭性,幕上肿瘤和第四脑室顶部肿瘤相对容易达到完全切除。完全切除侵犯第四脑室底,或穿过 Luschka 孔累及后组脑神经的肿瘤较为困难,手术并发症也较多。局部复发的儿童再次手术可显著提高生存期。

术前脑积水的室管膜瘤患儿,可用皮质类固醇治疗,避免术前脑室-腹腔分流术。对颅后窝肿瘤阻塞第四脑室或导水管继发脑积水,切除第四脑室肿瘤,打开导水管,恢复脑脊液动力学,有可能避免术后脑脊液分流术。

术后脑积水通常在几天甚至几周内缓慢发展,发病率为 25%～50%。典型表现为颅后窝切口处的假性脑膜膨出,也可表现为头痛、恶心、呕吐和嗜睡。有进行性脑积水症状时,可行脑室-腹腔分流术或内镜下第三脑室造瘘术。

放疗、分次放疗、质子束治疗和立体定向放射手术均可用于室管膜瘤治疗。完成肿瘤全切除和足够大的边界组织切除的儿童,幕上非间变性室管膜瘤无须放疗,颅后窝肿瘤患儿术后则需要放疗。3 岁以下室管膜瘤患儿接受放疗有神经、内分泌和认知方面损伤的危险,但延迟放疗对婴儿期室管膜瘤无益。有 5%～10% 的室管膜瘤儿童在诊断时患有播散性(软脑膜)种植,可行脊柱放疗。

化疗在治疗儿童室管膜瘤中没有明确的作用。化疗可能有助于需要延迟手术的患儿,或 3 岁以下需避免或延迟放疗的患儿。

(马　骁　姜泽宇)

第七节　髓母细胞瘤

一、肿瘤特点

髓母细胞瘤是儿童最常见的恶性脑肿瘤，也是儿童癌症相关死亡的主要原因。占儿童脑肿瘤的10%～20%，在成人中很少见。髓母细胞瘤在儿童中呈双峰分布，高峰分别在3～4岁和8～9岁，男女比例为1.5∶1。

髓母细胞瘤为粉红色至紫色肿块，大部分血供来自小脑下后动脉，肿瘤可卒中出血，也可沿脑脊液播散。髓母细胞瘤为WHO Ⅳ级肿瘤，分类为经典型、间变型、大细胞型、纤维增生/结节型和广泛结节性5种组织学亚型。

现在认为髓母细胞瘤起源于小脑颗粒细胞的外颗粒层前体细胞和脑室区、脑干背侧的神经前体细胞，根据转录谱分析分为WNT、SHH、第3组和第4组等4个分子上不同的亚组，进而提高了对特异亚型的深入理解和对预后的正确估计，改进了髓母细胞瘤的治疗方法和临床试验设计。

二、临床表现

头痛、呕吐和嗜睡等颅内压增高表现最明显，年龄大点的孩子会抱怨头痛、恶心或复视，小点的儿童可能会出现易怒、体重减轻和发育不良；常见的体征包括视盘水肿、眼球震颤和共济失调。不同亚组的髓母细胞瘤患儿的症状持续时间不同，WNT和第4组更长（分别为2周和4周）。

三、影像学诊断

MRI是髓母细胞瘤诊断和分期的"金标准"。肿瘤通常表现为具有明显边缘的第四脑室中线强化占位性病变，也可见于小脑半球或脑桥小脑三角。髓母细胞瘤通常在T_1加权成像上表现为低信号，在T_2加权成像中表现为高信号，增强明显。T_2加权成像和液体衰减反转恢复（FLAIR）序列显示瘤周水肿。瘤内可有囊变，脑积水常见。当考虑诊断髓母细胞瘤时，应进行全脊柱MRI，评估脑膜播散情况。应在手术后48h内复查MRI，评估残余肿瘤情况。

中线、脑桥小脑三角髓母细胞瘤与WNT亚组相关，小脑半球与SHH亚组相关，第3组和第4组肿瘤主要局限于中线位置。大多数第4组肿瘤轻微或无强化。

四、治　疗

髓母细胞瘤外科治疗以手术切除为主，目标是在最大安全前提下全切除或接近全切除肿瘤，获得组织诊断、减轻占位效应、缓解症状性脑积水。术后并发症包括术前症状恶化、感染、无菌性脑膜炎、假性脑膜膨出、脑积水，以及小脑缄默综合征，通常在术后24～48h内出现，表现为言语减少、静默、情绪不稳定、肌张力减退和共济失调，与小脑蚓部或小脑内侧表面的损伤有关，通常会在数周至数月内缓解，但言语障碍可能是长期的。

髓母细胞瘤患儿常见脑积水，有时可能需要紧急行脑室外引流术（EVD）。对症状较轻患者可在术前用短期高剂量地塞米松治疗瘤周水肿，并在手术切除肿瘤时行EVD。术后可能有1/3的患者需要二期永久性脑脊液分流。

放疗在髓母细胞瘤的治疗中具有重要作用，但需考虑颅脊髓照射对婴幼儿中枢神经系统的潜在危害。短期副作用包括脱发、疲劳、恶心和呕吐，晚期副作用包括认知减退、听力丧失、内分泌异常、生长迟缓、脊柱侧凸、听力损失、心脏毒性和继发性肿瘤等。最近，质子束照射已在髓母细胞瘤的治疗中应用，质子束可以更精确地聚焦照射目标区域，降低照射剂量，减少对周围组织的影响。

化疗已成为髓母细胞瘤的一种辅助治疗，对平均风险患儿常采用手术切除（大体全切除或接近全切除）之后进行放疗和辅助顺铂和长春新碱化疗。结合放疗的高剂量化疗联合自体干细胞移植也已在高风险髓母细胞瘤患儿中进行了研究。

术后前 2 年每 3～6 个月进行一次 MRI 随访，肿瘤复发可采取再次手术、再放射、标准剂量，以及清髓化疗等方案，但尚未发现复发性髓母细胞瘤的有效治疗方法。

（孙　宁　姜泽宇）

第八节　小脑星形细胞瘤

一、肿瘤特点

小脑星形细胞瘤 70% 发生在儿童中，占儿童中枢神经系统所有肿瘤的 15%～25%。诊断时的平均年龄为 7 岁，男女发病相等。

儿童星形细胞瘤多发生小脑、脑干内。大多数小脑星形细胞瘤为世界卫生组织 Ⅰ 级病变，但如果存在 IDH1 突变则为世界卫生组织 Ⅱ 级病变，毛细胞型星形细胞瘤是典型的世界卫生组织 Ⅰ 级病变，如果 p16 抑癌基因缺失可产生更恶性的表型，表现为肿瘤侵犯脑干、软脑膜等。弥漫性星形细胞瘤是世界卫生组织 Ⅱ 级肿瘤，5 年生存率为 87.5%。

二、临床特征

颅后窝病变症状无特异性，小脑星形细胞瘤生长缓慢，其发病表现多变。患儿可有晨间头痛、呕吐、大头畸形，以及视力缺陷、眼球震颤、共济失调和昏迷等。颅缝尚未闭合的幼儿头颅增大以适应颅内压增高，3 岁以下的儿童可能会出现运动迟缓或退化。

三、影像学诊断

对出现颅后窝病变症状的儿童，头部 CT 显示呈圆形、边界清楚等密度或低密度病变，强化后有增强，可见到囊壁包围的壁结节。MRI 上，T_1 加权成像呈低信号和 T_2 加权成像呈高信号。在 T_1 加权成像上，壁结节成分表现为低信号。通常不伴有血管源性脑水肿。囊壁和实质性成分显示增强。与高级别胶质瘤相比，低级别肿瘤（小脑毛细胞型星形细胞瘤）弥散加权成像的表观扩散系数（ADC）值较高，磁共振波谱胆碱与 N-乙酰天冬氨酸的比率显著升高，乳酸水平升高。低级别星形细胞瘤在脑外扩散的发生率约为 4%，手术前可对大脑和整个脊柱进行 MRI 检查。

弥散张量成像和纤维束成像可确定肿瘤组织附近的白质通路，可以辅助指导制订手术计划。手术中较薄的囊壁强化边缘可以残留，而不规则较厚的囊壁强化组织需要完全切除。

四、治　疗

术前类固醇治疗可暂时缓解头痛、恶心和呕吐。ICP 增高的患儿应进入儿科重症监护病房，密切监测其生命体征和神经检查；床边准备脑室外引流套件，以防阻塞性脑积水引起病情恶化。

新发现的小脑肿瘤需要组织病理学确认诊断，而且手术切除是决定预后的一线治疗，小脑星形细胞瘤容易完全切除，可以治愈。当脑干或小脑脚受侵不能进行全切除时，部分患儿在次全切除后会出现自发性退化，可连续监测 MRI 并采取保守治疗，在复发时考虑再次手术。在第二次次全切除后，大约 70% 的病例表现出自发性退化。

化疗通常用于延迟或避免放疗。最常用的初始化疗方案包括卡铂和长春新碱的组合或 6-硫鸟嘌呤、达卡巴嗪、洛莫司汀和长春新碱的组合。新型药物如司美替尼（Selumetinib）、威罗菲尼

（Vemurafenib）、BRAF^{V600E}抑制剂、索拉非尼和西罗莫司等目前正在研究中。

肿瘤复发性或软脑膜扩散者中难治性病例应进行积极化疗，然后进行放疗，可以阻止疾病进展。

小脑星形细胞瘤放疗通常仅限于年龄较大儿童的复发或难治性肿瘤。

五、并发症和复发风险

右侧小脑损伤可能导致长期的语言困难，左侧损伤可能导致空间和执行功能缺陷。右侧小脑、齿状核或蚓部损伤，患儿可能会出现智力下降、心理障碍。

小脑缄默综合征，也称为颅后窝综合征，在颅窝肿瘤手术的患者中发生率为11%~29%，表现为共济失调、肌张力减退、脑神经麻痹、偏瘫和情绪不稳定，可延迟发作（麻醉苏醒后1~12d），持续时间为4个月或更短，可能有永久性构音障碍。术后并发症还包括无菌性脑膜炎、假性脑膜膨出等。

全切除后局部复发的风险为10%~20%，次全切除后复发风险为50%~80%。近1/3未完全切除的肿瘤在定期影像复查中表现稳定，14%的肿瘤在几年内可自行消退。在诊断后行手术全切除超过15年，仍可见晚期复发。

（马　骁　姜泽宇）

第九节　脑干胶质瘤

一、肿瘤特点

脑干胶质瘤（brain stem glioma，BSG）是一组组织病理学性质不同肿瘤的总称，可分为顶盖胶质瘤、局灶性脑干胶质瘤、弥漫性内生性脑桥胶质瘤（DIPG）、延髓-颈髓胶质瘤和背侧外生胶质瘤等5型肿瘤。BSG占颅后窝肿瘤的25%，儿童BSG的中位年龄为6~7岁，平均年龄约为6岁。男女患者比例近似，并且没有种族倾向。神经纤维瘤病Ⅰ型（NFⅠ）患者有形成BSG的倾向。

弥漫性脑桥型病变中最常见的是纤维状星形细胞瘤，包括WHOⅡ~Ⅳ级肿瘤，其中大多数为高级别。毛细胞型星形细胞瘤是局灶型、背侧外生型和颈髓交界型病变的主要肿瘤。神经节胶质瘤（WHOⅠ级）和弥漫性星形细胞瘤（WHOⅡ级）是非DIPG肿瘤，较为少见。儿童脑干中的其他肿瘤包括胚胎性肿瘤（如原始神经外胚叶肿瘤）、非典型畸胎瘤样横纹肌瘤、血管母细胞瘤。非肿瘤性病变包括海绵状血管瘤和动静脉畸形、表皮样囊肿和脂肪瘤。

二、临床表现

（一）弥漫性脑桥胶质瘤

通常表现为典型的小脑功能障碍、长束征和脑神经病变三联征。后组脑神经（第Ⅴ、Ⅵ、Ⅶ、Ⅸ和Ⅹ对）最易受影响，症状常为双侧；第Ⅵ和Ⅶ对脑神经受累明显，大多数患儿有复视。小脑受累可导致共济失调，累及大脑脚或长传导束可导致偏瘫。多数患者的症状持续时间小于6个月，症状持续时间越短预后越差。DIPG常导致脑桥弥漫性增大，包裹基底动脉。随着肿瘤的进展可能会出现脑积水。

（二）顶盖胶质瘤

局灶性BSG，占BSG的5%以下。由于位置邻近中脑导水管，易发生脑积水，继发颅内压增高可引起头痛、视盘水肿、恶心和呕吐，可出现眼球震颤、共济失调和癫痫。

（三）局灶性肿瘤

局灶性肿瘤可发生在脑干任何一处，生长缓慢，患儿可出现视力障碍、声音嘶哑、恶心或呕吐等症状。中脑被盖部肿瘤可导致动眼神经麻痹或长传导束征，顶盖肿瘤通常仅表现为颅内压增高的症状。脑桥损伤可导致第Ⅵ、Ⅶ、Ⅷ对脑神经功能障碍，出现听力丧失、面部轻瘫、复视，以及长传导束症状。延髓病变常表现为吸入性肺炎、窒息和吞咽困难。婴儿可有发育不良、呕吐反射等。

（四）背侧外生型肿瘤

起源于第四脑室底部的室管膜下神经胶质细胞，并向后生长延伸到第四脑室内，患儿有发育不良、呕吐等症状。较大儿童出现慢性扁桃体疝，可导致斜颈。

（五）延髓颈髓交界区肿瘤

发生在延髓和颈髓髓内，向第四脑室背侧生长，挤压周围组织。患儿出现颈部疼痛、斜颈，并有感觉障碍、反射亢进和运动无力等。第四脑室梗阻导致脑积水和颅内压增高。延髓肿瘤常出现后组脑神经症状，如窒息和吞咽困难，引起上呼吸道感染和肺炎；呼吸中枢受累可导致中枢性呼吸暂停。

三、影像学诊断

CT 可用来筛查脑干肿瘤和脑积水。DIPG 呈脑桥弥漫性增大和第四脑室后移位，但很少出现脑积水。对比增强不均匀，偶有环形增强。中脑和顶盖的局灶性肿瘤偶尔会在 CT 上漏诊。

MRI 是脑干肿瘤成像的首选方法；约 15% 的病例可发生脑脊液转移，对 BSG 须行全脑脊液轴成像。

DIPG 在 T_1 加权成像上为低信号，对比增强不均匀，脑桥弥漫性增大，边缘模糊，通常在腹侧包裹基底动脉。脑干局灶性病变在 T_1 加权成像上呈等信号，有显著增强，轮廓清晰，没有大量水肿或病灶浸润的迹象。中脑和延髓常见，脑桥少见。顶盖是浸润性肿瘤，轮廓不清，很少增强，T_1 加权成像为低信号，T_2 加权成像为高信号。直径大于 2cm 和增强明显是预后较差的特征。背侧外生肿瘤与脑干分界不清，延伸到第四脑室，增强模式不一。颈髓交界区肿瘤位于大孔区，浸润生长阻碍第四脑室出口，或位于脑桥小脑三角导致延髓受压。

BSG 患儿的磁共振波谱 N-乙酰天冬氨酸水平低于正常对照组，有助于区分 BSG 与 NFⅠ 或急性脱髓鞘性脑脊髓炎。

四、治　疗

（一）活检

在临床病史或影像学检查没有典型病变特征的特殊情况下，可考虑对脑干病变进行诊断性活检。活检方法包括开放式和立体定向两种，但都有引起术后并发症的可能。

（二）手术治疗

手术切除在治疗局灶性肿瘤、背侧外生肿瘤和颈髓肿瘤中起主要作用。手术目标是在不引起神经功能障碍的前提下，最大程度地切除肿瘤。辅助手段包括现代神经生理学监测、神经导航和现代手术工具，如超声外科吸引器和神经内镜等。对继发性梗阻性脑积水，首选内镜下第三脑室造瘘术，其次是脑室-腹腔分流术。

（三）放射治疗

放疗是 DIPG 的主要治疗手段。立体定向放射治疗在局灶性 BSG 中有一些益处，质子束治疗虽然用于一些儿科肿瘤治疗，如髓母细胞瘤和脊索瘤，但不用于 BSG。

（四）化学治疗

佐剂和新佐剂化疗作为单一药物和联合药物已用于治疗 DIPG，佐剂替莫唑胺已用于治疗 DIPG。

（五）联合疗法

在手术干预的患者中，通常手术治疗后辅助进行化疗和放疗。对非手术患者，几项联合使用全身化疗或辐射增敏剂的临床试验在研究之中。

（马　骁　姜泽宇）

第十节　颅内生殖细胞瘤

一、肿瘤特点

生殖细胞肿瘤（germ cell tumor，GCT）起源于胚胎发育过程中异常残余的原始生殖细胞，包括精原细胞瘤（睾丸）和无性细胞瘤（卵巢）。GCT 在儿科中更常见，主要分布于 10～19 岁的儿童。原发性颅内生殖细胞瘤位于线结构深处，如松果体区和（或）鞍上区，部分有多个病灶，偶尔见于基底节和颅后窝。鞍上病变常见于儿童早期。

生殖细胞肿瘤可分为生殖细胞瘤、非生殖细胞瘤和畸胎瘤。世界卫生组织的组织学分类包括生殖细胞瘤、胚胎癌、卵黄囊瘤、绒毛膜癌、畸胎瘤和混合生殖细胞瘤 6 种亚型。生殖细胞瘤占所有 GCT 的 50% 以上，混合瘤和畸胎瘤各占病变的 10%～20%。按年龄组，畸胎瘤在新生儿中最常见，大多数非生殖细胞瘤发生在较年幼的儿童中，生殖细胞瘤往往发生在较大的儿童和青少年中。畸胎瘤进一步分为成熟畸胎瘤（良性病变）和具有胚胎成分的畸胎瘤，称为未成熟畸胎癌。GCT 可同时包含生殖细胞瘤和非生殖细胞瘤成分，后者可能对不良预后产生影响。

二、临床表现

松果体区生殖细胞瘤常由阻塞性脑积水引起头痛、恶心和呕吐等颅内压增高的症状。查体可见背侧中脑综合征，即帕里诺综合征，表现为双眼向上凝视障碍、瞳孔调节性麻痹、眼球震颤等。视盘水肿、嗜睡、行为改变和共济失调也很常见。鞍上区病变通常表现为下丘脑-垂体轴功能障碍的症状，尿崩症常见，视神经受压可出现视力丧失和视野缺损。基底节或丘脑发生生殖细胞瘤可有癫痫发作、偏瘫和痴呆等。

松果体区和鞍上区病变患者可能会出现继发于肿瘤分泌 β-人绒毛膜促性腺激素（β-hCG）造成的性早熟。非生殖细胞瘤中绒毛膜癌具有快速扩大和出血的特殊倾向，可导致症状突然发作和临床恶化。婴儿期和幼儿期生殖细胞瘤的症状主要是颅内压增高，表现为大头畸形、缝线裂开和前囟隆起，也可能有发育缓慢。

三、影像学诊断

诊断颅内生殖细胞瘤需要对临床症状、影像学特征、血清和脑脊液中的肿瘤标志物进行全面评估，一般还需要通过手术取样进行病理确认。

影像学诊断主要依靠 MRI 和 CT。颅内生殖细胞瘤的影像类似于其他松果体区和鞍上区肿瘤，包括松果体区肿瘤、胶质瘤和转移瘤，但多数呈中线对称生长，对比增强显著。累及松果体区和鞍上区的双灶病变而没有其他部位播散是颅内生殖细胞瘤的影像特征之一。绒毛膜癌血运丰富，常表现为肿瘤内出血。畸胎瘤可由囊性和混有脂肪和骨性的实性成分构成。

血液和脑脊液标志物包括 β-hCG 和甲胎蛋白（AFP）升高有诊断意义，CSF 水平更敏感。如果标志物没有显著升高，需要对活检样本进行组织病理学检查。AFP 是具有卵黄囊成分的肿瘤（内胚窦瘤、具有内胚层成分的未成熟畸胎瘤、胚胎癌）的标志物，而 β-hCG 通常在绒毛膜癌、恶性畸胎瘤和含有滋养层组织的胚胎癌中表达。脑脊液中 β-hCG 的高水平表达（100～200U）或可检测到 AFP（血清 5～10ng/dl；脑脊液 2～5ng/dl）可诊断非生殖细胞瘤，无须组织学证实。如果 AFP 和 β-hCG 均未升高，需要通过活检来确定诊断。

颅内生殖细胞瘤可以在神经轴内扩散，需要进行脑脊液细胞学和脊柱 MRI 检查。

四、治　疗

（一）手术

手术在颅内生殖细胞瘤的治疗中起到了明确诊断、解除肿瘤占位和治疗脑积水的作用。

对于考虑颅内生殖细胞瘤但不能确定诊断的松果体区和鞍上区肿瘤，可活检确定组织病理诊断，但活检存在抽样错误的可能，尤其是混合性生殖细胞瘤，需要引起注意。

颅内生殖细胞瘤对放疗和化疗反应极佳，神经外科手术解除占位需求较少，只有神经功能缺损或内分泌功能障碍的风险大于手术风险时才需要手术治疗。对化疗或放疗反应不佳的良性畸胎瘤，需要手术切除。非生殖细胞瘤可能混有畸胎瘤、生殖细胞瘤成分，应首先行放疗、化疗消除肿瘤恶性成分，如果需要可再将残余手术切除，可减少对辅助治疗有反应的非生殖细胞瘤患儿的手术风险。

松果体区肿瘤常出现梗阻性脑积水，需要脑室-腹腔分流术来降低颅内压增高，并获取脑脊液样品，因为有生殖细胞瘤分流转移的风险已不常采用。近年来，内镜下第三脑室造瘘术联合活检成为替代方法，适用于大多数鞍上区生殖细胞瘤，但不适用于肿瘤累及第三脑室底者。暂时性脑室外引流对生殖细胞瘤是一种有效的方法，肿瘤在开始放疗或化疗后几天内会明显消退，有机会恢复脑脊液循环。

（二）辅助治疗

颅内生殖细胞瘤首选放疗，目前在局部与全脑室放射治疗（WVRT）、全脑放疗或颅脊髓治疗上仍存在争议。对整体脑和脊髓轴行放疗的儿童要考虑对认知、内分泌、脑血管等并发症，以及继发肿瘤的风险。联合化疗可减少照射剂量/体积，环磷酰胺、卡铂、顺铂、依托泊苷、长春新碱等已用于联合方案治疗颅内生殖细胞瘤。

非生殖细胞瘤的预后明显较差，常采用化疗后手术与放疗联合的策略。成熟畸胎瘤放疗和化疗不敏感，可以手术切除治愈。

因为非生殖细胞瘤的一些病变也可能对辐射反应迅速，放疗后无法再行活检，但又需要不同的治疗方案，对考虑生殖细胞瘤患儿进行"试验剂量"的放疗策略已很少使用。

（魏中南　姜泽宇）

第十一节　神经皮肤肿瘤综合征

神经皮肤肿瘤综合征是一组影响所有年龄段患者的先天性疾病，神经外科的治疗具有挑战性，需要多学科团队协调配合。

一、神经纤维瘤病Ⅰ型

神经纤维瘤病Ⅰ型（NFⅠ）是最常见的神经皮肤肿瘤综合征，发病率约为 1/3000，为常染色体显性遗传病，但约 50% 的患者是散发性突变发病。NFⅠ 源于 17 号染色体长臂中编码的神经纤维瘤蛋白（neurofibromin）突变，突变较小者疾病倾向于良性，而基因缺失较大者出现发育迟缓和继发性智力障碍的风险更高。

诊断神经纤维瘤病Ⅰ型的标准是必须满足以下 6 条中的两条或两条以上才能确定诊断。① 6 个或更多的牛奶咖啡斑（青春期前为 >0.5cm，青春期后为 >1.5cm）；②两个或两个以上的神经纤维瘤或一个丛状神经纤维瘤雀斑；③两个或两个以上的 Lisch 结节（虹膜错构瘤）；④视神经胶质瘤；⑤骨发育不良（蝶翼发育不良，长骨发育不良和假关节）；⑥神经纤维瘤病Ⅰ型的一级亲属。

神经纤维瘤是 NFⅠ 的特征性表现，肿瘤由施万细胞、成纤维细胞、神经纤维周围的组织和细胞、内皮细胞、肥大细胞、周细胞和其他中间细胞类型组成。大多数 NFⅠ 患者神经纤维瘤为良性且生长缓慢，少数有退化，为恶性外周神经鞘瘤（MPNST）的可能。无症状病灶可在密切观察下随访，只有导致症状严重的肿瘤才需要手术干预。

约 15% 的 NFⅠ 患者发生视路胶质瘤（OPG），通常是低级别的毛细胞型星形细胞瘤，少数是高级别的病变。手术切除联合辅助化疗和放疗是目前的治疗方案。脑干胶质瘤、小脑胶质瘤在 NFⅠ 中也可见到。

二、神经纤维瘤病Ⅱ型

神经纤维瘤病Ⅱ型（NFⅡ）是 22 号染色体上的 NFⅡ 抑癌基因发生突变，为常染色体显性遗传病，但仍有 50% 以上的病例是新发突变引起的。青春期后期或成年早期多见，儿童发病多非典型，病程更严重。

NFⅡ 基因编码蛋白——施万膜蛋白（又称 merlin 蛋白），主要存在于中枢神经系统（CNS）细胞的细胞骨架中，其功能可能涉及调节接触介导的生长抑制信号通路。merlin 蛋白功能异常可导致多发 CNS 肿瘤，包括双侧听神经鞘瘤、颅内和脊髓脑膜瘤，以及其他脊髓肿瘤。

NFⅡ 的诊断标准有多个版本，美国国立卫生研究院的诊断标准为：①双侧听神经鞘瘤；②一级家庭亲属患有 NFⅡ，患者患有单侧听神经鞘瘤，或以下任何一种疾病，即脑膜瘤、神经鞘瘤、胶质瘤、神经纤维瘤、青少年型晶状体混浊。

对高危人群应进行 NFⅡ 筛查，筛选标准为：与 NFⅡ 有一级亲属关系、30 岁以前发现听神经鞘瘤、20 岁以前发现脊髓肿瘤或脑膜瘤、患有皮肤神经鞘瘤。筛查评估包括详细的个人和家族病史、皮肤和眼部检查，以及神经轴 MRI。对确诊为 NFⅡ 的患者，应进行年度检查，包括听力和脑干听觉诱发反应、眼科检查、皮肤科检查，10~20 岁，每 2 年一次，然后每 3~5 年重复一次。

NFⅡ 患者可因双侧肿瘤引起听力丧失、耳鸣和前庭功能障碍症状，严重者可引起脑积水和脑干功能障碍。治疗方法包括观察、手术切除、放疗或化疗。肿瘤较小时，手术后听力保存率最高，但对于双侧较小肿瘤手术适应证并不明确。立体定向放射外科治疗对单侧听神经鞘瘤安全有效，对 NFⅡ 听神经鞘瘤进行化疗还在研究之中。

大约 50% 的 NFⅡ 患者同时患有脑膜瘤、脊膜瘤或脊神经鞘瘤、脊髓室管膜瘤，如果影像学随访有进展或导致神经功能下降，则可手术切除。

三、结节性硬化症

结节性硬化症（TSC）是一种常染色体显性神经皮肤综合征，但新发突变引起的散发病例约占 80%。TSC 可累及中枢神经系统、心脏、肾脏、肝脏、皮肤和肺部。神经系统 TSC 是癫痫、孤独症和神经认知缺陷的主要原因。

TSC 在染色体 9q34（TSC1）或染色体 16p13（TSC2）中有突变，这两个染色体片段分别编码错构瘤蛋白（hamartin）和马铃薯球蛋白（tuberin）。这两种蛋白形成异二聚体，抑制哺乳动物雷帕霉素靶蛋白（mTOR）信号通路，通过改变 Ras 信号通路中的鸟苷三磷酸酶（GTPase）活性，来调节细胞增殖。当任一蛋白功能失调时，异二聚体不能形成，导致 mTOR 异常激活和细胞增殖活跃，细胞过度生长，形成错构瘤（结节）或肿瘤。

TSC 表现为癫痫发作、发育迟缓和面部血管纤维瘤，典型的非 CNS 症状包括肾血管平滑肌脂肪瘤、心脏横纹肌瘤、肺淋巴管平滑肌瘤、肾细胞癌、肾囊肿和皮肤病变。皮肤病变包括灰斑（色素沉着斑）、鲨鱼皮斑、甲周纤维瘤和面部血管纤维瘤。

CNS 表现包括皮质结节、室管膜下结节和室管膜下巨细胞型星形细胞瘤（SEGA）。皮质结节是由异常神经元和胶质细胞组成的错构瘤，常位于大脑皮质，大小趋于稳定，可能是癫痫发作的病灶，顽固性癫痫需适当的手术干预。其他颅内异常包括影像上可见的皮质发育不良和白质线性迁移线。室管膜下结节是从侧脑室室管膜表面突出的小的、无症状性钙化。在组织病理学上与 SEGA 相似，但在影像学成像上无对比剂增强。

SEGA 是神经胶质起源的良性肿瘤，发生在 5%～20% 的 TSC 患者中。肿瘤生长缓慢，多位于 Monro 孔的丘脑尾状核沟处。对于 SEGA 患者，建议每 1～3 年进行一次对比增强 MRI 检查，直到 25 岁。SEGA 的治疗包括观察、手术切除和使用 mTOR 抑制剂治疗。如果发生急性肿瘤卒中或症状性脑积水，则需要手术治疗。

四、von Hippel-Lindau 病

von Hippel-Lindau（VHL）病是一种常染色体显性神经皮肤肿瘤综合征，约 80% 的病例为家族性，外显率约为 90%，可在任何年龄发病。VHL 病是染色体 3p25 突变导致肿瘤抑制蛋白 pVHL 异常的结果，可通过基因检测来确定 VHL 病患者的基因突变。

基因检测是 VHL 病诊断的"金标准"，临床诊断标准为：有明确家族史者存在以下肿瘤之一即可诊断，即视网膜血管瘤、脊髓或小脑血管母细胞瘤、肾上腺或肾上腺外嗜铬细胞瘤、肾细胞癌、肾和胰腺多发囊肿。无家族史患者出现以下一种以上病变即可诊断：①视网膜、脊柱或大脑的两个及以上血管母细胞瘤，或与内脏相关（如肾或胰腺多发囊肿）的单个血管母细胞瘤；②肾细胞癌；③肾上腺或肾上腺外嗜铬细胞瘤；④较少见的是内淋巴囊肿瘤、附睾或阔韧带乳头状囊腺瘤，或胰腺神经内分泌肿瘤。

早期诊断 VHL 病可以通过针对性治疗来改善预后，对有家族史或可疑人群筛查方案为：①从婴儿期或幼儿期开始进行年度眼科检查，筛查视网膜血管瘤；②从青春期开始每 12～36 个月进行一次头部 MRI，筛查 CNS 血管母细胞瘤；③从 16 岁开始每 12 个月对腹部进行 MRI（或超声），筛查肾细胞癌和胰腺肿瘤；④血压监测和年度 24h 尿液儿茶酚胺代谢物检测，筛查嗜铬细胞瘤，对嗜铬细胞瘤高危家庭应进行更严格的检测。

VHL 病中常见血管母细胞瘤，是位于颅后窝或脊髓的良性病变，由壁结节和囊肿组成。由于囊肿扩大或肿瘤出血可导致邻近重要结构受压或颅内压增高，严重时危及生命。对有症状或快速生长的病变进行手术是目前的标准治疗，术前栓塞可减少肿瘤血供来辅助手术。立体定向放射外科是备选的治疗方案，化疗药物尚无效果。

脑干和脊髓血管母细胞瘤多于 VHL 病患者，小型病变可以安全切除，大型病变的手术风险也增大。VHL 病中其他 CNS 肿瘤包括视网膜毛细血管母细胞瘤和内淋巴囊肿瘤，通常不需要神经外科治疗。

VHL 病有多种内脏肿瘤，包括肾细胞癌、嗜铬细胞瘤、神经内分泌肿瘤和附睾囊腺瘤。嗜铬细胞瘤会导致术中高血压危象，所有 VHL 病患者都应进行术前嗜铬细胞瘤筛查。如果检查结果为

阳性，应考虑切除嗜铬细胞瘤；如果不能切除，患者应在术前接受 α 受体阻滞药，然后给予 β 受体阻滞药，以降低高血压危象的风险。

（孙　宁　姜泽宇）

第十二节　儿童颅骨肿瘤

一、头皮和颅骨肿瘤

儿童头皮和颅骨肿瘤中 50%～60% 为皮样或表皮样囊肿，主要累及颅骨，也可累及硬脑膜。皮样囊肿比表皮样囊肿更常见。表皮样囊肿壁由产生角蛋白的上皮细胞组成，囊内含白色、干酪状角蛋白碎片，多位于前、后囟门和中线区域。皮样囊肿壁包括皮肤内层的皮肤附属器、分泌皮脂和汗液的分泌腺，多在翼点和星点之间沿鳞状缝横向发生。

在 X 线片上可见清晰的颅骨侵蚀，CT 显示骨侵蚀位于硬脑膜外，MRI 显示囊肿有低信号或高信号的内容物，囊肿壁也可能增强。

外科手术应在尽量保持囊肿不破裂的情况下切除囊肿。

二、朗格汉斯细胞组织细胞增多症

朗格汉斯细胞组织细胞增多症占颅骨病变的 7%～10%，可扩散到中枢神经系统和内脏，产生皮肤病变、肺浸润、肝脾大、全血细胞减少和淋巴结病变。在颅骨病变中主要为肉芽肿，也可出现眼球突出和尿崩症（明显影响神经垂体结构）。组织学染色显示多形性组织细胞、嗜酸性粒细胞、淋巴细胞和浆细胞混合存在，存在朗格汉斯细胞是病理学特征。CT 可显示颅骨破坏，MRI 可显示软组织的情况。处理主要为手术切除病变到正常的骨边缘，刮除附着在硬脑膜外的肿瘤。

三、纤维发育不良

纤维发育不良是由未成熟的间充质细胞构成的良性骨骼病变，通常累及长骨、肋骨和颅骨，始于多能干细胞突变，可以是单骨或多骨受影响。纤维发育不良的遗传突变位于 GNAS 基因座的染色体 20q13 上。异常基因编码 G 蛋白 α，使 G 蛋白失活所需的正常鸟苷三磷酸酶活性降低。

病变骨在薄层 CT 上表现为典型的磨玻璃外观。

骨病通常在青春期稳定下来，可以保守治疗，但疼痛和骨折可以持续到成年。颅面部常见眼球突出、肌张力障碍和面部畸形。手术治疗用于神经结构如视神经减压和颅面外观的美容改善。

四、骨化性纤维瘤

青少年骨化性纤维瘤是骨的良性病变，常见于面部，也可能发生在颅骨。组织病理学上肿瘤有小梁型和砂质瘤样型，有被周围骨骼包裹的纤维结缔组织，具有更多的成骨细胞。放射学上骨化性纤维瘤有不同的表现，可有囊肿或磨玻璃样变性。与纤维发育不良相比，骨化性纤维瘤通常在放射学上表现为更多的纤维包膜，并被纤维包膜包围。病变可刮除或钻孔手术切除，复发率较高，需要随访。

五、颅骨骨内脂肪瘤

骨内脂肪瘤是一种无痛的、良性的间充质病变，常见于长骨干骺端，占所有骨性肿瘤的 0.1%，颅骨少见，可引起板障静脉扩张，病变主要局限于额顶区、蝶骨区。CT 典型表现为骨小梁吸收伴骨扩张、脂肪密度衰减区，以及继发于脂肪坏死和钙化的高密度区域。MRI 显示与皮下脂肪组织相似的脂肪抑制序列。因为极低的恶性程度，特别是在颅底处的肿瘤，如果不影响颅面外观，通常不进行切除。

（魏中南　姜泽宇）

第十三节　儿童脊髓肿瘤

一、概　　述

小儿椎管内肿瘤发病率较颅内肿瘤低。椎管内肿瘤依其所生长的位置，肿瘤与硬脊膜、脊髓的关系分为硬脊膜外、髓外硬膜内、脊髓髓内三大类。肿瘤位于髓内和硬脊膜外者较成人常见，肿瘤位于髓内者约占 1/4，位于硬脊膜外者约占 1/5。某些肿瘤有其特有的好发部位，如上皮样囊肿及皮样囊肿多发生在腰骶部，而神经纤维瘤则以胸段和胸腰段多见，肉瘤及神经节细胞瘤多见于硬膜外。

二、临床表现

（一）疼痛

为神经根或硬脊膜的刺激所致，并沿受累的神经根分布区放射，性质如刀割、针刺样或有烧灼感，常呈间歇性发作，在用力、咳嗽或打喷嚏时加重或诱发疼痛。

（二）感觉障碍

表现为感觉减退或感觉异常（麻木或蚁走感），发生率较成人组低，主要因为小儿对感觉障碍难以说清，检查多不合作，故判断较困难。

（三）运动障碍

小儿椎管内肿瘤较为突出的表现为肌力弱，颈髓病变可有四肢力弱；胸腰段损害表现为下肢无力、肌张力增高及病理反射阳性等；腰骶段表现为马尾神经损害征，即肌张力及腱反射低下等。因肢体不能支持体重而走路不稳，有时可产生脊柱骨骼、肌肉的变形。

（四）直肠和膀胱功能损害

表现为括约肌功能障碍，发生率较成人高，可有肛门松弛，哭时大小便失禁。

（五）合并脊柱或中线部位皮肤异常

可有脊柱畸形（前凸或侧凸等），多为胚胎残余组织发生的肿瘤长期慢性压迫的结果。背部或腰骶部皮肤可有皮毛窦或局部异常增多的毛发。

三、影像学诊断

MRI 可清晰显示肿物与脊髓的关系，对解剖位置判断准确。脊膜瘤或神经鞘瘤表现为椎管内等信号或稍高信号肿块，脊髓受压移位。脂肪瘤或上皮样囊肿则为低信号占位性病变影。先天性肿瘤在 CT 上常可见椎体压迹。

四、治　　疗

主要治疗方法是手术切除肿瘤，对于恶性肿瘤，术后可辅以放疗。连续切除椎板不宜超过 3 节，同时应保留小关节突，以免在以后生长发育过程中出现脊柱变形。手术方式视肿瘤部位、性质或与脊髓或马尾神经的关系而有所不同，神经纤维瘤可作全切除，皮样或上皮样囊肿尽可能完全切除，如果与脊髓或马尾神经粘连明显，则不可勉强切除，但囊内应尽可能刮净。手术死亡率在2%以下，死亡原因多为高颈段脊髓肿瘤术后的呼吸衰竭。

（孙　宁　任吉滨）

第三十三章　小儿脑血管病

第一节　烟　雾　病

烟雾病是儿童脑卒中的主要原因，手术治疗是烟雾病的首选治疗方法，直接血管重建和间接软脑膜贴附类手术都是成功的干预措施。

一、概　　述

烟雾病是颅内颈内动脉慢性进行性狭窄，并累及近端大脑前动脉和大脑中动脉，少数患者晚期影响到后循环基底动脉和大脑后动脉，可引起脑卒中的脑血管病。Takeuchi 和 Shimizu 于 1957 年首次报道了双侧颈内动脉发育不全的病例，但到 1969 年 Suzuki 和 Takaku 才使用"烟雾"（moyamoya）一词来描述这种颅底侧支血管异常扩张的特征性血管造影表现。烟雾综合征是指合并患有某种特发性疾病的双侧/单侧烟雾病患者。双侧颈内动脉狭窄/闭塞是诊断烟雾病的必要条件，只有单侧血管发病的患者诊断归于烟雾综合征。

烟雾病与第 3、6、8 和 17 号染色体上的某些位点以及特定 HLA 单倍型之间有关联；与头部或颈部放射治疗、唐氏综合征、神经纤维瘤病 I 型和镰状细胞贫血之间存在着较强的相关性。病理上受累的血管不出现动脉硬化或炎症变化，血管阻塞是由平滑肌细胞增生和管腔血栓形成引起的。烟雾血管是已有或新生的穿支动脉极度扩张的结果。

二、临床表现

（一）脑缺血性症状

烟雾病的脑缺血症状与 ICA 供血区域如额叶、颞叶有关，人格改变、晕厥、认知障碍、偏瘫、构音障碍、失语、视力缺陷和癫痫发作等常见，这些症状偶尔发作或长期存在。儿童常在哭闹、过度呼气或劳累后有 TIA，儿童感冒或发热后脱水也可能引起缺血性症状。

（二）脑出血

脑出血通常是成人烟雾病的特征，也可发生在儿童，是由于扩张的侧支血管过于脆弱或为动脉瘤破裂出血。出血常在脑室内，也见于脑实质内（基底节）或蛛网膜下腔。

（三）头痛和其他症状

烟雾病患儿常诉头痛，性质类似偏头痛，药物治疗无效，即使在外科治疗后，头痛也可能会持续存在。基底节中的侧支血管可能与晚期烟雾病患者舞蹈样动作有关。

三、诊　　断

对有新发脑缺血症状的儿童都应排除烟雾病的可能。

（一）血管造影

血管造影是诊断烟雾病的"金标准"，检查时应分别对 4 条脑血管和颈外动脉造影。Suzuki 和 Takaku 按严重程度将病程分为 6 个进展阶段。必备的诊断标准包括：①脑内 ICA 到末端分叉，以及近端 ACA 和 MCA 出现狭窄/闭塞；②出现扩张的颅底侧支血管（不同分期程度不同）；③双侧血管发病。

（二）计算机体层成像

无症状或症状较轻的烟雾病患者，CT 扫描可见皮质分水岭区、基底节、深白质或脑室周围区出血或低密度；在考虑卒中或颅内出血的患者中，CT 扫描会有脑出血或脑梗死的典型表现。

（三）磁共振成像

弥散加权成像能显示急性梗死，T_1 和 T_2 加权成像能显示慢性梗死。继发于烟雾病的皮质血流量减少，可以从 FLAIR 序列中显示。

（四）其他诊断技术

患儿脑电图可见颞部中央或后部减慢、过度通气诱导的单相慢波扩散。

脑血流检查包括经颅多普勒超声、CT 灌注成像、氙气 CT 增强、PET、MRI 灌注成像和乙酰唑胺激发 PETCT 等。

四、治　　疗

烟雾病的治疗目的是改善受累脑的血供、预防脑卒中，但尚无法逆转原发疾病的进程。

（一）药物治疗

抗血小板药物可用于因动脉狭窄微血栓形成而出现缺血性症状的患儿。钙通道阻滞药可改善顽固性头痛或偏头痛、降低难治性 TIA 的频率和严重程度，但需要谨慎使用以避免低血压。

（二）外科手术

手术的主要目的是为大脑提供新的血管供应渠道，纠正由烟雾病引起的缺血。手术适应证：①处于任何 Suzuki 分期并且有症状的烟雾病患儿；②无症状但有脑缺血放射学证据的 Suzuki Ⅱ～Ⅵ期患儿。

手术的禁忌证：①诊断尚不明确；②无症状、无脑缺血证据的低 Suzuki 期（Ⅰ～Ⅱ）患儿；③不适合手术患者（如严重心脏或肺部疾病）。4～6 周内发生脑卒中的患者是否可以手术，需由医师根据血管重建的紧迫性、近期梗死潜在的术后并发症风险等来判定。

烟雾病不累及 ECA，可用 ECA 为缺血半球供血。直接血运重建是用 ECA 的一个分支（通常 STA）与皮质动脉（通常是 MCA 的远端分支）进行端侧吻合，完成 STA-MCA 旁路手术。间接血运重建是将 ECA 供血的组织与大脑接触贴附，促进新血管向皮质内生长的手术方法。间接血运重建的方法包括硬脑膜-血管-脑贴附、肌肉血管联合-脑贴附和简单多处钻孔等。

成人烟雾病患者采用直接手术方法，具有立即恢复血液供应、对生理解剖结构影响小的优点；间接方法解剖结构发生变化，还需要数周的时间才能完成新血管向内皮质内的生长。儿童供体和受体血管纤细，难以完成直接血管旁路移植术，但间接贴附技术也有效。不少医师将直接和间接方法联合使用。

手术当天停用阿司匹林，术后可继续服用。哭闹和过度通气可降低 $PaCO_2$ 并诱发继发于脑血管收缩的脑缺血，需避免儿童术前过度通气和哭闹。适当的麻醉管理是烟雾病患者手术成功的关键，麻醉用药时注意避免脑缺血，最大限度地平衡脑血流量和耗氧量，避免使用甘露醇和呋塞米等利尿药，以免脱水导致低血压。术后要镇痛、镇静、吸氧，避免低血压、低血容量、高热等不利情况。静脉补液使用等渗液体，维护血清电解质和葡萄糖水平正常化。药物治疗癫痫发作。

（三）并发症

烟雾病手术的并发症包括脑卒中、感染和颅内出血。

（孙　宁　郭二康）

第二节　Galen 静脉动脉瘤样畸形

随着对 Galen 静脉动脉瘤样畸形（aneurysmal malformation of vein of Galen，VGAM，即大脑大静脉动脉瘤样畸形）解剖、病理生理和临床特征的进一步了解，以及血管内栓塞治疗方法的进展，显著改善了该畸形患儿的不良预后。经过适当的血管内治疗，大多数儿童可以存活下来，甚至神经发育正常。

一、分　　类

VGAM 是儿童特有的瘘管性动静脉畸形，是胚胎发育期间形成的汇入 Galen 静脉前体（前脑正中静脉）的动静脉瘘，分为脉络膜型和壁型。发育成熟的 Galen 静脉扩张的血管病变称为 Galen 静脉动脉瘤样扩张（VGAD）和 Galen 静脉曲张（VGV），VGAD 是由于软脑膜或硬脑膜的动静脉畸形/瘘分流流入 Galen 静脉或其分支的结果；VGV 是 Galen 扩张的静脉，没有动静脉瘘。

（一）Galen 静脉动脉瘤样畸形分型

1. 脉络膜型 Galen 静脉动脉瘤样畸形　由与胚胎前脑正中静脉相通的多个瘘管组成，主要位于脉络膜裂内侧的中间帆池中。脉络膜动脉是主要的供血动脉，包括双侧脉络膜前动脉和后动脉，以及通过胼胝体周围的大脑前动脉，也有来自四叠体动脉和丘脑穿支动脉的供血。这些供血血管在瘘点之前形成动脉-动脉吻合网。这种类型的一些瘘管流量极高，在新生儿期往往表现为高心输出量心力衰竭。

2. 壁型 Galen 静脉动脉瘤样畸形　位于中间帆池或四叠体池中。该型在扩张的前脑正中静脉后部壁上有一个或几个瘘管，通常由四叠体动脉和（或）脉络膜后动脉供血，瘘管比脉络膜型VGAM 少，前脑正中静脉的扩张更规则。壁型 VGAM 在婴儿期往往表现为大头畸形、脑积水和发育不良，可能与心力衰竭或无症状心脏扩大有关。

（二）Galen 静脉动脉瘤样扩张

VGAD 是继发于软脑膜或硬脑膜的动静脉畸形/瘘分流至深静脉系统，导致 Galen 静脉扩张的病理情况，VGAD 中扩张的静脉是发育成熟的 Galen 静脉。

1. 软脑膜动静脉畸形伴 Galen 静脉动脉瘤样扩张　该类型 Galen 静脉扩张常继发于流出道不畅，病因尚不清楚，可能与颈静脉球发育不良、颅底发育异常，以及静脉系统高流量导致的颅底幕缘或硬脑膜边缘扭结或血栓形成有关。Galen 静脉扩张可伴有血液回流至其他正常脑静脉（大脑内静脉、蚓部静脉、海马静脉、基底静脉、内侧脑室静脉、内顶叶静脉或内枕静脉，或 Galen 静脉的其他正常分支）。

在儿童期或青年期发病常为脑出血、局灶性神经功能缺损或癫痫发作。幼儿可有高心输出量心力衰竭或流体动力学紊乱。对 VGAD 不能经静脉闭塞 Galen 静脉，否则可能因流出道阻塞而导致脑深静脉出血或静脉性梗死。

2. 硬脑膜动静脉畸形伴 Galen 静脉动脉瘤样扩张　该类型 VGAD 是获得性病变，常在40～50 岁发病，动静脉分流入口位于 Galen 静脉壁上，常见从 Galen 静脉到大脑流出静脉的逆流现象。临床上可见头痛、癫痫、脑出血和进行性认知功能障碍、痴呆等。供血动脉主要来自颈内、外动脉和椎动脉等向天幕或大脑镰的分支，以及软脑膜动脉至 Galen 静脉壁的滋养血管。血管内治疗时可将微导管置于某个供血动脉，注入非黏附性液体栓塞剂 Onyx，封闭由多个供血血管构成的硬脑膜血管网络和扩张的 Galen 静脉。

（三）Galen 静脉曲张

Galen 静脉曲张无动静脉分流，在儿童中有两种类型。一种是新生儿出现的暂时性无症状的

Galen 静脉扩张，常在它引起心力衰竭时行超声检查中发现，并在心脏状况改善数天后消失；第二种类型的 Galen 静脉曲张是发育性静脉异常等解剖变异，也是无症状的，但有静脉血栓形成和出现缺血症状的可能。

二、临床表现

VGAM 的主要临床表现为高心输出量心力衰竭和静脉高压引起的症状，新生儿往往出现心力衰竭，而在婴儿和儿童中，静脉高压是临床表现的主要病因。

由于颅内动静脉分流导致脑脊液吸收紊乱和脑积水、颅骨缝扩大，患儿出现智力低下等。高流量动静脉分流还能导致乙状窦和颈静脉球闭塞，机制细节尚不详，但可导致软脑膜-皮质静脉逆流，引起癫痫、出血和神经功能缺损等。

胎儿、新生儿和婴儿可发生脑溶解综合征（melting brain syndrome），静脉高血压导致脑血流量减少，脑实质主要是白质被亚急性和渐进性损伤。在发现这种情况的早期阶段，需要紧急治疗，解除静脉高压，缓解病情。

三、治　　疗

对于婴儿和儿童 VGAM，治疗的最终目标是完全闭塞病变，给患儿正常发育的机会。对新生儿治疗的主要目标是缓解充血性心力衰竭，增加营养保障发育和增加体重，密切监测到出生后 5～8 个月，再进行血管内治疗。

VGAM 手术治疗效果较差，栓塞是首选的治疗方法。早期干预的适应证：①最大程度的药物治疗下仍有不稳定或进行性心力衰竭；②明显的脑积水；③发育延迟；④软脑膜静脉高压。

对于壁型 VGAM 可通过单次或分次血管内治疗完成病变的完全闭塞；对于脉络膜型 VGAM 可能需要几年内多次分期栓塞来完全闭塞。如果软脑膜静脉逆流充血导致急性局灶性神经功能缺损、癫痫发作或出血，则应紧急进行血管内治疗以降低脑静脉高压。

（马　晓　郭二康）

第三节　小儿脑动脉瘤

小儿脑动脉瘤罕见，病因尚不清楚，可能是先天性的或某些基因改变引起的结构缺陷造成的。

儿科患者创伤性和感染性脑动脉瘤数量高于成人，梭形和夹层动脉瘤在儿童中多见。儿童和成人动脉瘤的破裂率相似，破裂后的死亡率高出成人，但血管痉挛较成人轻。小儿脑动脉瘤好发于颈内动脉、前交通动脉复合体和大脑中动脉，后循环脑动脉瘤的发生率是成人的 2 倍，巨大动脉瘤也更常见。

最常见的症状是头痛、癫痫、意识丧失和运动/脑神经缺损。脑动脉瘤破裂是儿童自发性蛛网膜下腔出血的主要原因。通过 CT 能发现蛛网膜下腔出血；MRI 常规扫描和 FLAIR 能提供可靠的解剖、血栓和脑水肿的信息，辅助制订治疗方案。血管造影可反映载瘤血管、动脉瘤、穿支血管的情况，辅助反馈闭塞血管的可行性和旁路移植的选择。如果动脉瘤充满血栓，血管造影可能无法显示动脉瘤的真实大小；另外，还要考虑儿童在辐射和对比剂中暴露的问题。

累积证据表明，小儿脑动脉瘤具有侵袭性自然史，需要积极治疗。小儿动脉瘤应在高容量中心，由专门的综合神经血管团队进行积极治疗。保守随访、直接夹闭、包裹、夹闭旁路重建、弹簧圈栓塞、外科或血管介入下亨特结扎等都是备选方案。考虑治疗方法的持久性、脑动脉瘤儿童的预期寿命，更倾向于显微手术治疗儿童动脉瘤。

大多数动脉瘤可以直接夹闭，而且相对其他方法，显微手术远期效果较好。大多数前循环和基底动脉尖的动脉瘤可通过翼点/眶颧或半球间入路处理。对于后循环基底动脉尖部的动脉瘤，宜用眶颧入路；基底动脉中 1/3 通过经岩骨入路进入，累及基底动脉下 1/3 的动脉瘤，可采用枕下乙状窦后或远外侧开颅术治疗。

动脉瘤的血管内治疗也在不断发展，弹簧圈、支架、液体栓塞剂和血流导向装置等介入技术极大地改善了血管内动脉瘤的治疗。但是，儿童脑动脉瘤的复发率和新发动脉瘤形成率均高于成人，因此需要进行长期随访。

治疗方法参见本书第三篇第十二至十五章。

（孙　宁　郭二康）

第四节　儿童脑血管畸形

脑组织或软脑膜动静脉畸形（AVM）是动脉和静脉系统之间不流经毛细血管床的直接分流，是胚胎发育期间发生的问题，发病率低；是围生期后儿童出血性卒中的最常见原因。

AVM 由一个或多个供血动脉/引流静脉及位于动静脉之间的具有混合静脉/动脉特征、致密或弥漫的血管团构成，可伴有相关动脉瘤，也可有新的血管生成。

不少儿童 AVM 是偶然发现的，发病症状包括癫痫发作、头痛和神经功能缺损，儿童 AVM 比成人更易出血。AVM 破裂的年风险为 2%～4%，出血后儿童的死亡率高于成人。

血管造影是诊断 AVM 的"金标准"。CT 扫描或 MRI 发现原因不明的颅内出血，CTA/MRA 未发现 AVM 时，应在足够长的时间（4～6 周）后重复血管造影，以排除出血对 AVM 诊断的干扰。

对破裂出血的 AVM，应考虑儿童的预期寿命会面临较大的累积破裂风险，宜积极治疗。对未破裂的 AVM 需根据具体情况与终身破裂或神经功能缺损风险选择治疗方案。现代 AVM 治疗通常需要显微外科、放射外科、血管内治疗或多模式联合治疗。

治疗方法参见本书第三篇第十六章"脑和脊髓血管畸形"。

（孙　宁　郭二康）